Entgiften mit Heilkräutern

Margret Madejsky

Entgiften mit Heilkräutern

Heilkräuterrezepte und Entgiftungskonzepte

Entgiftungsorgane stärken
Schadstoffe gezielt ausleiten
Praxiswissen für Therapeuten und Betroffene

at VERLAG

Wichtiger Hinweis

Bitte beachten Sie, dass die in diesem Buch aufgeführten Heilkräuterrezepte und Therapiekonzepte ausschließlich Lehrbeispiele sind. Vor der Einnahme oder Anwendung der Rezepturen oder auch der aufgeführten Naturheilmittel und Nahrungsergänzungsmittel sollten Sie sich daher unbedingt über die genaue Dosierung sowie über mögliche Nebenwirkungen informieren.

Die Heilkräuteranwendungen ersetzen auch keine heilkundliche Beratung durch Ärzte oder Heilpraktiker. Vor allem Allergiker, Schwangere, Stillende und sehr alte oder schwerkranke Menschen sollten keine Selbstbehandlung durchführen, sondern sich stets therapeutisch beraten und begleiten lassen.

Weder die Autorin noch der Verlag haften für Folgeschäden, die aus der falschen Anwendung oder Einnahme der aufgeführten Naturheilmittel, Nahrungsergänzungsmittel, Heilkräuterrezepte oder Therapiekonzepte resultieren. Die Anwendung oder Einnahme erfolgt stets auf eigene Verantwortung.

Mit dem QR-Code gelangen Sie zu einer Internetseite
mit den Original-Interviews und weiterführenden Informationen.

Trotz sorgfältiger Recherchen konnten die Rechtsinhaber der verwendeten Zitate in Einzelfällen nicht ermittelt werden. Entsprechende Rechtsinhaber mögen sich bitte mit dem Verlag in Verbindung setzen.

Inhaltverzeichnis

Wegweiser zu den Rezepten und Praxistipps

Die Rezepte

Die Praxistipps

Übersichten und Tabellen

Übersichten

Tabellen

»Wenn ihr das wohl
erkannt habt,
welches Gift die Quelle
der Krankheit sei.
Dann könnt ihr wohl Ärzte
geheißen werden.
Denn ihr wisst dann,
womit ihr helfen sollt.«

— PARACELSUS I/32

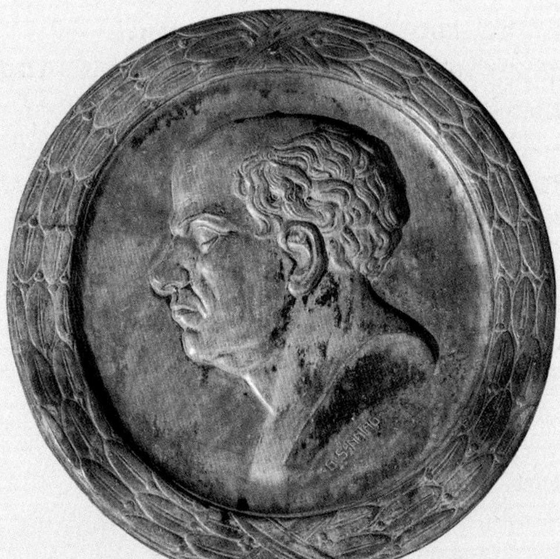

Paracelsus-Gedenktafel am Geburtsort bei Einsiedeln (Schweiz)

Vorwort

Von Paracelsus stammt der viel zitierte Spruch, auf den sich Toxikologen bis heute beziehen: »Allein die Dosis macht, ob ein Ding Gift oder Arznei ist.«

Auf der Annahme, dass kleine Giftmengen unschädlich sind, basieren bis heute die Grenzwerte, die meist mit Einzelsubstanzen im Tierversuch ermittelt und auf den menschlichen Organismus umgerechnet werden. Doch der Arzt und Medizinreformator Paracelsus (1493–1541) konnte nicht ahnen, dass wenige Jahrhunderte nach seinem Tod das Zeitalter der Chemie und der Industrialisierung anbrechen würde. Seither hat der Mensch unzählige neue Chemikalien geschaffen.

Daher stellt sich heute nicht mehr die Frage nach der Dosis des einzelnen Giftes, sondern vielmehr stellt sich die Frage, wie viele Schadstoffe gleichzeitig in einem Menschen interagieren. Der Synergismus, das Zusammenwirken verschiedener Chemikalien, ist aber nur schwer vorhersehbar. Ein ähnliches Phänomen ist aus der Astrophysik bekannt als das »Drei-Körper-Problem«. Die gegenseitige Beeinflussung der Laufbahnen von nur drei Himmelskörpern zu berechnen, stellt bereits eine große mathematische Herausforderung dar.

Man muss sich vor Augen führen, dass inzwischen eine Vielzahl an Umweltgiften in ein und derselben Person nachweisbar sind. Allein in der Muttermilch konnten bereits mehrere hundert Einzelstoffe nachgewiesen werden (BUND 2005)! Daher sollte uns klar sein, dass Grenzwertkontrollen für Einzelsubstanzen keine wirkliche Sicherheit bieten. Abgesehen davon hängt die Reaktion des Einzelnen auf Schadstoffe von vielen Faktoren ab: Alter, Geschlecht, Gewicht, Ernährung, Lebensweise, Vorerkrankungen und vieles mehr spielen eine Rolle. Manche Menschen leiden auch unter einer Detox-Blockade, weil vielleicht Leber und Nieren nicht optimal funktionieren oder ein genetischer Defekt vorliegt (z. B. Glutathiontransferase-Störung oder MTHFR-Mutation). Die individuelle Empfänglichkeit für Umweltgifte variiert also von Mensch zu Mensch. Was der eine locker wegsteckt, macht den anderen längst krank. Man darf daher die Rechnung keinesfalls ohne den Wirt machen.

Glücklicherweise ist unser Organismus kein geschlossenes System. Schadstoffe gelangen auf vielen Wegen in uns. Sofern aber Leber und Nieren ihre Entgiftungsfunktionen erfüllen und die Mitochondrien genug Energie für die zellulären Entgiftungsprozesse liefern, wenn außerdem der Abtransport und die Ausscheidung der Problemstoffe mit Lymphe, Harn, Schweiß, Galle und Stuhl gut läuft, werden viele der aufgenommenen Toxine den Körper auch wieder verlassen. Aber ebendie individuelle Entgiftungskapazität ist durch unsere toxische Lebensweise, also durch Stress, Fast Food und Elektrosmog im Zusammenspiel mit den anflutenden Umweltproblemstoffen, oftmals überlastet.

In meiner Praxis musste ich daher in den letzten drei Jahrzehnten beobachten, dass Allergien, Autoimmunerkrankungen, Nahrungsmittelunverträglichkeiten, Schilddrüsenleiden, aber auch Endometriose, Myome oder Zysten und nicht zuletzt die Unfruchtbarkeit beider Geschlechter drastisch zugenommen haben. Manche Ärzte sprechen davon, dass wir im Krebs- und Demenzzeitalter angekommen sind. Diese Erkrankungen sind jedoch keineswegs gottgegeben, sondern es liegt ihnen eine gemeinsame Ursache zugrunde: Sie werden durch Schadstoffe begünstigt.

- Immunologische Erkrankungen wie auch hormonelle Dysbalancen werden von manchen Labormedizinern längst mit einer Schwermetallbelastung assoziiert (Martin 2014, S. 171) oder auf hormonaktive Chemikalien zurückgeführt.
- Endometriose oder Myome kann man im Tierversuch seit Langem mit Dioxin oder auch mit Holzschutzmitteln wie DDT und Lindan erzeugen.
- Schilddrüsenleiden werden mit endokrinen Disruptoren wie etwa Holzschutzmitteln oder Quecksilber in Verbindung gebracht. Aber auch der hohe Nitratgehalt des Trinkwassers in ländlichen Gegenden oder die Strahlenbelastung infolge von oberirdischen Atomtests und radioaktivem Fallout schädigen die Schilddrüse.
- Weichmacher begünstigen die Entstehung von Brustzysten bis Brustkrebs und beeinträchtigen u. a. die Funktion männlicher Samenzellen.
- Das Leaky-Gut-Syndrom, auch »durchlässiger Darm« genannt, nimmt aufgrund von Agrargiften wie Glyphosat oder Fosetyl sowie durch Schwermetalle stetig zu.
- In Gehirnen von Alzheimerkranken fand man vermehrt Metalle wie Aluminium und Quecksilber. Aber auch bei anderen neurologischen Leiden wie Multiple Sklerose oder Parkinsonismus spielen chronische Metallvergiftungen eine Rolle. Leukämie wird mit Dioxinen aus der Müllverbrennung assoziiert ...

Nicht nur die Liste der Erkrankungen, bei denen Umweltfaktoren eine Rolle spielen, ist endlos. Die Studien zu umweltmedizinischen Themen sind ebenso zahlreich, und die Warnhinweise vonseiten der Wissenschaft sind deutlich.

Trotzdem befassen sich nur sehr wenige Ärzte mit der Umweltmedizin. Das mag einerseits daran liegen, dass der Nachweis von Umweltgiften nicht so einfach ist, da viele Problemstoffe in Depots abgelagert und deswegen nicht immer im Blut messbar sind. Auch spielt es eine Rolle, mit welchem Labor die jeweilige Praxis zusammenarbeitet. Denn nur wenige Labore bieten beispielsweise ein Holzschutzmittel- oder ein Pestizid-Screening an (Adressen siehe Anhang). Verschiedenste Schadstoffe könnten längst in Blut, Urin oder Gewebeproben nachgewiesen werden. In der haus- oder fachärztlichen Praxis, wo die an der Schadstoffbelastung Erkrankten Hilfe suchen, erfolgen trotzdem nur in den seltensten Fällen entsprechende Untersuchungen. Dies ist in erster Linie eine Kostenfrage. Denn umweltmedizinische Untersuchungen sprengen die ärztlichen Budgets bei Weitem und zählen nur in bestimmten Verdachtsfällen wie etwa bei berufsbedingtem Toxinkontakt zu den Kassenleistungen.

Würde man aber den gesundheitlichen Schaden, den beispielsweise Pestizide verursachen, in die Rechnung mit einbeziehen und die Hersteller der jeweiligen Substanzen in die Haftung nehmen, dann würden sich die Herstellung wie auch der Einsatz von Agrargiften wohl kaum noch rechnen. Ein pestizidbelasteter Apfel müsste dann vermutlich das Fünf- bis Zehnfache kosten, um die Schäden, die er langfristig an Mensch und Natur verursacht, mit abzudecken. Ähnlich verhält es sich eigentlich mit allen modernen Luxusgütern und Produktionsmethoden vom Auto bis zur E-Zigarette.

Nicht zuletzt stellt sich die Frage, ob es politisch überhaupt erwünscht ist, das Umwelt-Fass aufzumachen. Die chemische Industrie und die Pharmaindustrie würden mit unvorstellbar hohen Schadensersatzforderungen konfrontiert, wenn unabhängige Studien zu dem Ergebnis kämen, dass bestimmte Substanzen chronische Krank-

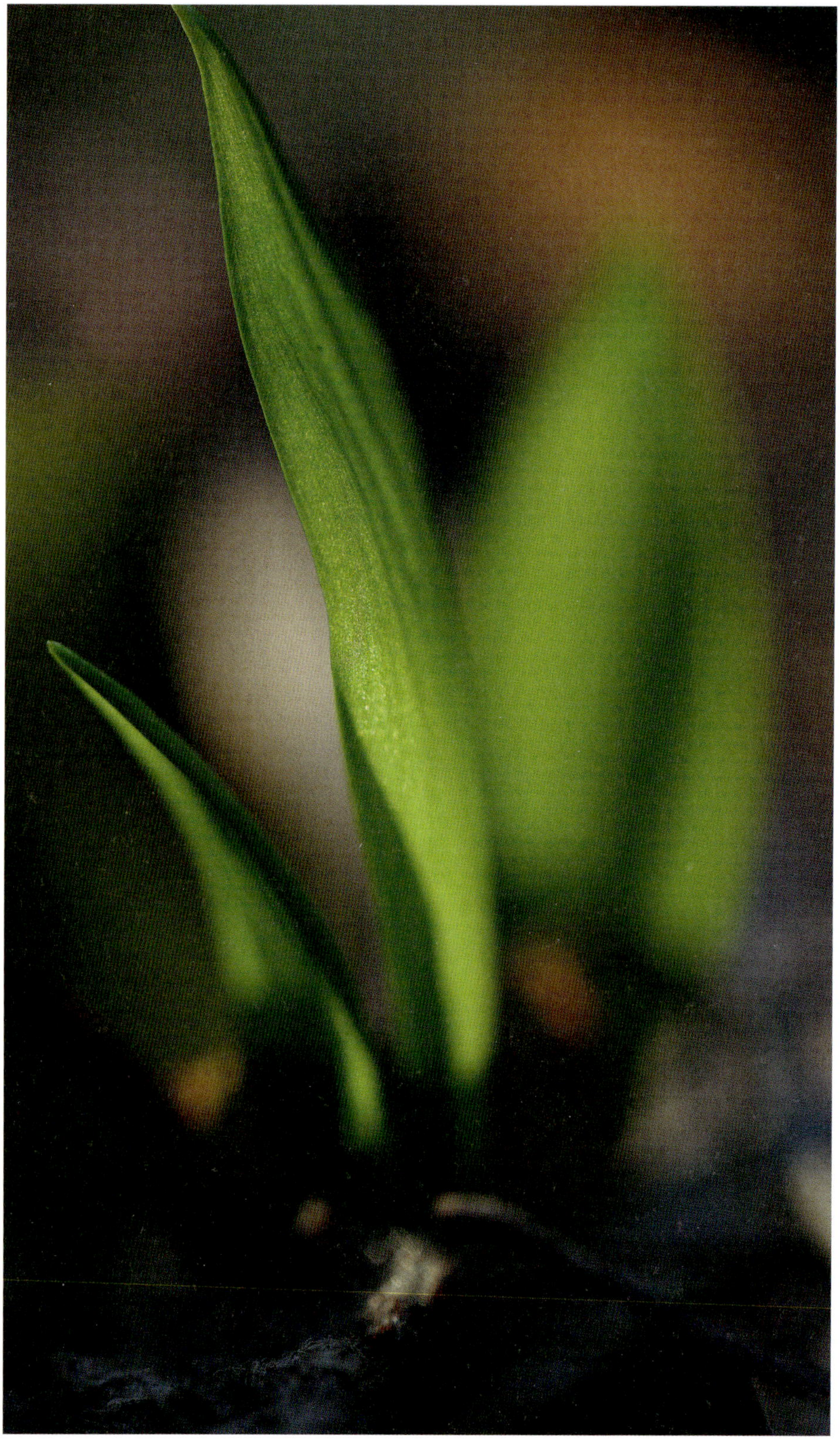

Volksmediziner schätzen den Bärlauch wegen seiner blutreinigenden Kräfte.

heiten begünstigen, und in der sogenannten Schulmedizin müsste ein vollständiges Umdenken erfolgen, um die Erkrankungen an der Ursache und nicht nur an den Symptomen zu packen ...

In jedem Fall kommt künftig nicht nur der Vermeidung und den Verboten von gesundheitsschädigenden Substanzen, sondern vor allem auch der Entgiftung eine große Bedeutung in der Heilkunst zu. Schon in den Werken der heilkundigen Äbtissin Hildegard von Bingen (1098–1179) und des Medizinreformators Paracelsus finden sich Hinweise darüber, dass endogene und exogene Gifte krank machen können. Doch beide pflegten eine große Liebe zur Natur, als deren ewige Studenten sie sich verstanden. Denn beide erkannten in der Natur jene große Alchimistin, die nicht nur Krankheit in Gesundheit zu verwandeln mag, sondern auch über erstaunliche Regenerationskräfte verfügt.

Während sich diese Weisen noch mit exogenen Giften wie Blei und mit endogenen Stoffwechselgiften sowie mit der Umweltbelastung durch den eigenen Unrat herumschlagen mussten, sind es heute vor allem Agrargifte wie Glyphosat oder Industriechemikalien wie Weichmacher oder Flammschutzmittel, die uns zunehmend Sorgen bereiten. Denn diese Problemstoffe sind nicht nur extrem langlebig, sie schädigen vor allem das werdende Leben im Mutterleib nachhaltig und gefährden insbesondere die Gesundheit unserer Kinder. Doch die allermeisten schädlichen Substanzen fliegen immer noch unter dem Radar des Alltagsbewusstseins der breiten Bevölkerung, sodass auf diesem Gebiet eine Bewusstseinserweiterung längst überfällig ist.

Aber zurück zur Allheilerin Natur: Sie beschenkt uns seit dem Anbeginn der Zeit mit Nahrung und mit Heilmitteln. Unter den Heilpflanzen sind es vor allem die Ruderalpflanzen – also jene Gewächse, die uns bis in die Großstädte hinein auf Schritt und Tritt folgen –, die uns den Weg in eine gesunde Zukunft weisen können. Unser Heilpraktikerkollege und Mitbegründer von Natura Naturans Dr. rer. nat. Max Amann (1932–2022) nannte diese Pflanzen »Bodenheiler«, denn sie regenerieren belastete Böden und entziehen ihnen Gifte. Sie wirken also wie grüne Krankenschwestern der Erde, und wir Menschen haben ein unglaubliches Glück, dass ebenjene Erdenheiler, in der rechten Art und Weise zu Heilzwecken gebraucht, unsere Entgiftungsorgane stärken, unsere Entgiftungswege öffnen und uns helfen, endogene wie auch exogene Toxine wieder auszuscheiden.

Also geben Sie Ihrem Körper bitte regelmäßig die Chance, leberbelastende, nierenschädigende und überhaupt krankmachende Schadstoffe auf natürlichem Weg wieder loszuwerden. Auf den nachfolgenden Seiten werde ich Ihnen dafür all meine Praxiserfahrungen aus mehr als drei Jahrzehnten zur Verfügung stellen.

In diesem Sinne wünsche ich Ihnen, liebe Leserinnen und Leser, dass Sie in diesem Buch die jeweils richtigen Entgiftungspflanzen, Heilkräuterrezepte und Ausleitungskonzepte finden.

Margret Madejsky, Ostern 2024

Wissenswertes rund um Blutreinigung, Entgiftung und Ausleitung

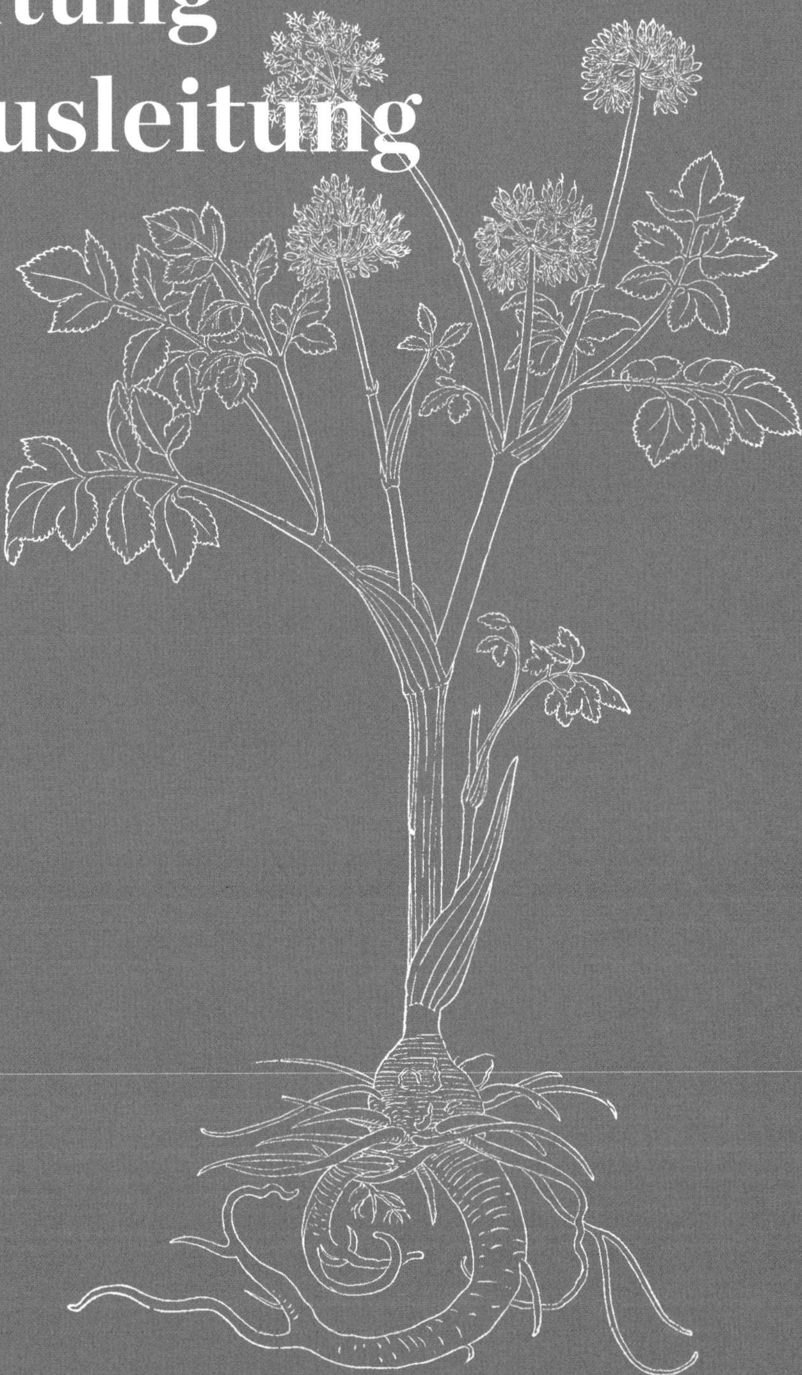

So fing alles an ...

Bevor ich hier einen ganzen Bauchladen voller Entgiftungsmöglichkeiten und Ausleitungskonzepte ausbreite, möchte ich meine eigene Geschichte erzählen. Sie handelt, wie soll es auch anders sein, vom Vergiftet-Werden und vom langen, genau genommen bis heute andauernden Weg der Entgiftung.

Vermutlich wurde ich – wie so viele in meiner Generation – schon im Säuglingsalter durch die Muttermilch mit Problemstoffen wie Quecksilber konfrontiert. Auch mit Wohngiften, etwa mit Holzschutzmitteln, dürfte ich von Kindesbeinen an in Kontakt gekommen sein, denn diese wurden in den 1960er-Jahren für Holzverschalungen im Innen- und Außenbereich vieler Häuser verwendet. Ganz zu schweigen von Impftoxinen, Weichmachern, Pestiziden, Dioxin usw.

Bewusst wurde mir meine schleichende Vergiftung durch meine vielen Amalgamfüllungen Mitte zwanzig, als ich mich entschloss, meine Zähne sanieren zu lassen. Damals diskutierten wir viel über den Zahnwerkstoff Amalgam. Mein Zahnarzt, der mit zu den ersten Amalgamkritikern gehörte, hatte damals Untersuchungen in Auftrag gegeben. So stellte er fest, dass er in seinen Haaren und mit seiner Kleidung reichlich Quecksilber nach Hause getragen hatte. Man fand Quecksilber im Fell seines Hundes und bei ihm daheim im Wohnzimmerteppich! Er selbst sah grau und fahl aus, weswegen wir schon dachten, dass er wohl nicht mehr lange praktizieren würde. Doch bald nachdem wir uns kennengelernt hatten, fing er an, sich auch mit Pflanzenextrakten zu entgiften, und wurde wieder richtig fit!

Im Rahmen der Vorbesprechung meiner Zahnsanierung fragte mich mein Zahnarzt einmal, ob ich mongolische Wurzeln hätte, weil Mongolen oftmals geschecktes Zahnfleisch hätten. Ich musste verneinen. Erst einige Jahre später stieß ich bei meiner Vorbereitung auf die Heilpraktikerprüfung auf den Begriff »Metallsaum«, eine bläuliche Verfärbung des Zahnfleischs durch Metalleinlagerung. Mir ging sofort ein Licht auf: Mein Zahnfleisch war also durch eingelagerte Metalle dunkel gefleckt!

Nachdem mein Zahnarzt die alten Füllungen herausgebohrt hatte, fragte er mich, ob ich einmal das »Amalgam-Tattoo« sehen wolle, und er reichte mir einen Spiegel. Unter den Füllungen waren die Zähne rabenschwarz verfärbt. Das Quecksilber war aus den Amalgamplomben über die Dentinkanälchen in die Tiefe diffundiert. Weil Quecksilber auf diesem Weg in den Kiefer gelangt und noch Jahrzehnte später krank machen kann, haben sich manche Amalgamkranke sogar den Kiefer abtragen lassen, um den giftigen Zahnwerkstoff wieder loszuwerden. Ob das der Weisheit letzter Schluss ist, wage ich jedoch zu bezweifeln.

Als meine Zahnsanierung abgeschlossen war, genoss ich das Leben erst einmal in vollen Zügen. Das Amalgam hatte ich vergessen und verdrängt. Schließlich war ich jung, fit und – abgesehen von ein paar kleinen hormonellen Dysbalancen wie etwa einer leichten Akne sowie gelegentlichem Brustspannen und Reizbarkeit vor der Regel – relativ gesund. Ich fühlte mich nicht vergiftet.

Im Jahr nach der Jahrtausendwende beschloss ich endlich nach 23 Jahren, mit dem Rauchen aufzuhören. Dies gelang mir auf Anhieb auch deswegen, weil ich erkannt hatte, dass ich keineswegs nur Genussraucherin, sondern suchtkrank war. Doch statt der Nikotinsucht drängten andere Süchte an die Oberfläche: Die innere Unruhe während des Nikotinentzugs förderte zunächst die Naschsucht. Diese bewirkte eine Gewichtszunahme von schätzungsweise 10 kg in wenigen Monaten. Dem begegnete ich mit Sport. Bis zu täglich ging ich joggen, und ein paar Pfunde wurde ich dadurch bald wieder los. Aber meine Unruhe steigerte sich quasi mit jedem Gramm, das ich verlor. Zudem war ich plötzlich elektrosensitiv geworden, litt unter massivsten Schlafstörungen, diffusem Haarausfall und Intentionstremor; d. h., wenn ich etwas greifen wollte, zitterten meine Hände manchmal wie bei einem Parkinsonkranken. Übrigens gelten alle vier Symptome als typisch für den sogenannten Merkurialismus, die chronische Quecksilbervergiftung.

Wegen eines anstehenden Umzugs mussten wir viele Möbelhäuser aufsuchen, und in den Lampenabteilungen glühte ich quasi jedes Mal mit. Ich vibrierte innerlich, als hielte ich den Finger in die Steckdose. Was ich nicht ahnte, war, dass ich mich durch das Abschmelzen der Fettdepots mit den frei werdenden Problemstoffen selbst vergiftete. Damals führte ich meine Befindlichkeitsstörungen allein auf den Nikotinentzug zurück. Das Amalgam hatte ich nicht mehr im Blick. Doch fastete ich in dieser Lebensphase regelmäßig, betrieb fast täglich schweißtreibenden Sport und verordnete mir selbst immer wieder Entgiftungskuren.

Eben wegen meiner relativ gesunden Lebensweise wurde ich bald schwanger. Dank meiner naturheilkundlichen Kenntnisse verliefen Schwangerschaft und Geburt bestens. Doch in der Stillzeit schmolzen wiederum meine Fettdepots ab, und nun plagten mich heftige Allergien. Plötzlich war ich allergisch gegen meine Katzen. Wenn mich eine von ihnen leckte, bekam ich davon juckende Schwellungen (Urticaria). Wenn ich weinte oder auch wenn ich nur Tränen lachte, begannen sofort meine Augenlider zu jucken und anzuschwellen. Jede Woche sah ich mindestens einmal aus wie nach einem Boxkampf. Entweder schwoll ein Auge zu, oder die Lippe wurde dick. Ich litt unter Quinckeödemen. Am schlimmsten waren diese allergischen Schwellungen, wenn ich gleichzeitig einen Infekt hatte, was man auch als »infektallergische Reaktion« bezeichnet. Diese Reaktionen traten bei mir auf, wenn zu den Umweltgiften noch Bakterien- oder Virustoxine hinzukamen und das berühmte Fass zum Überlaufen brachten. Insgesamt zweimal schwoll mir sogar der Hals zu, was im Extremfall lebensbedrohlich sein kann.

Schließlich suchte ich mehrere Ärzte und Heilpraktikerkollegen auf.

Ein Umweltmediziner erklärte mir, dass ich Nahrungsmittelallergien hätte und dass die Quinckeödeme von meinen Leibspeisen kämen, damals waren das u. a. Ananas und Quark. Meine Zahnfüllungen interessierten ihn nicht. Er verordnete mir ein Cortisonpräparat und riet mir zu einer Ernährungsumstellung.

Eine Hautärztin und Allergologin attestierte mir ebenfalls multiple Nahrungsmittelallergien und verordnete mir Antihistaminika.

Auf die Ursache meiner infektallergischen Reaktionen stieß erst ein versierter Heilpraktikerkollege, der im Bluttest erhöhtes Quecksilber fand. Mithilfe von Ausleitungsinfusionen mit Chelatbildnern nahm er die Spitze vom Eisberg. Die Zeit der schlimmen Quinckeödeme war damit rasch vorbei. Vor allem wusste ich nun, was ich fortan zu tun hatte: noch mehr und noch effektiver entgiften!

Anschließend unterstützte ich meine Hauptentgiftungsorgane Leber und Nieren nach allen Regeln der Naturheilkunst – und in der Folge ging es gesundheitlich wieder aufwärts.

Übrigens dauerte es insgesamt ein paar Jahre, bis die Metallablagerungen in mei-

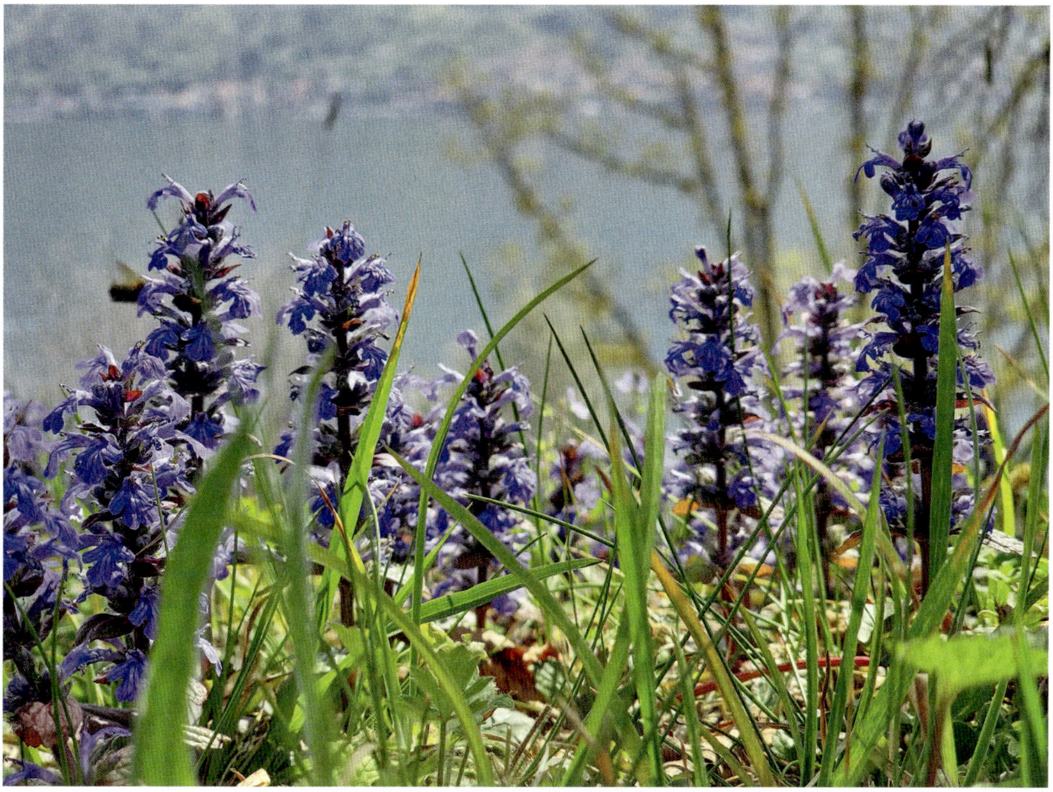

Der Günsel gehört zu den Ruderalpflanzen, die uns bis in die Städte hinein folgen und mit Feinstaub oder Reifenabrieb klarkommen.

nem Zahnfleisch vollständig verschwunden waren. Leider ging es dann mit dem Vergiftet-Werden auf anderer Ebene weiter. Wir zogen nämlich aufs Land: in eine 70er-Jahre-Villa mit großem Garten. Als Heilkräuterkenner wunderten wir uns, warum die Wiese rund ums Haus beinah flächendeckend mit Günsel bewachsen war. Doch bald entdeckten wir in einem Schrank in der Garage das Roundup, womit der Hauseigentümer zuvor jahrelang »gegärtnert« hatte. Der Boden rings um das Haus herum war also verseucht mit Glyphosat und zog Pflanzen wie Günsel und Löwenzahn an, die nicht nur mit dem Gift klarkamen, sondern es im Lauf der Jahre vermutlich auch neutralisierten. Manche Pflanzen haben nämlich die Fähigkeit, den Boden-pH-Wert zu verbessern und dem Boden Gift zu entziehen. Zu diesen Bodenheilern zählen beispielsweise altbekannte Arzneipflanzen wie Kamille, Schafgarbe, Ehrenpreis, Erdrauchkraut, Melden, Sonnenblumen oder Zinnkraut.

Doch selbst damit ist die Geschichte noch nicht ganz am Ende. Denn schon beim Einzug war uns die Holzverschalung an den Kellerwänden suspekt. Einmal im Jahr hatten wir Besuch von einer Freundin, die in unserem Haus jedes Mal heftige Nies- und Schnupfenattacken bekam. Im Auto bat sie uns stets, die Lüftung auszuschalten, weil diese oftmals innerlich verschimmelt sei und weil sie auf Schimmel mit heuschnupfenartigen Beschwerden reagiere. Unsere Freundin war und ist nämlich ein Schimmeldetektor auf zwei Beinen. Wir ahnten also bereits, dass im Keller hinter der Holzverschalung Schimmel sein könnte.

Dann kam der August 2017. Wir waren mit einer Ausbildungsgruppe in Einsiedeln in der Schweiz. Ich befand mich gerade im

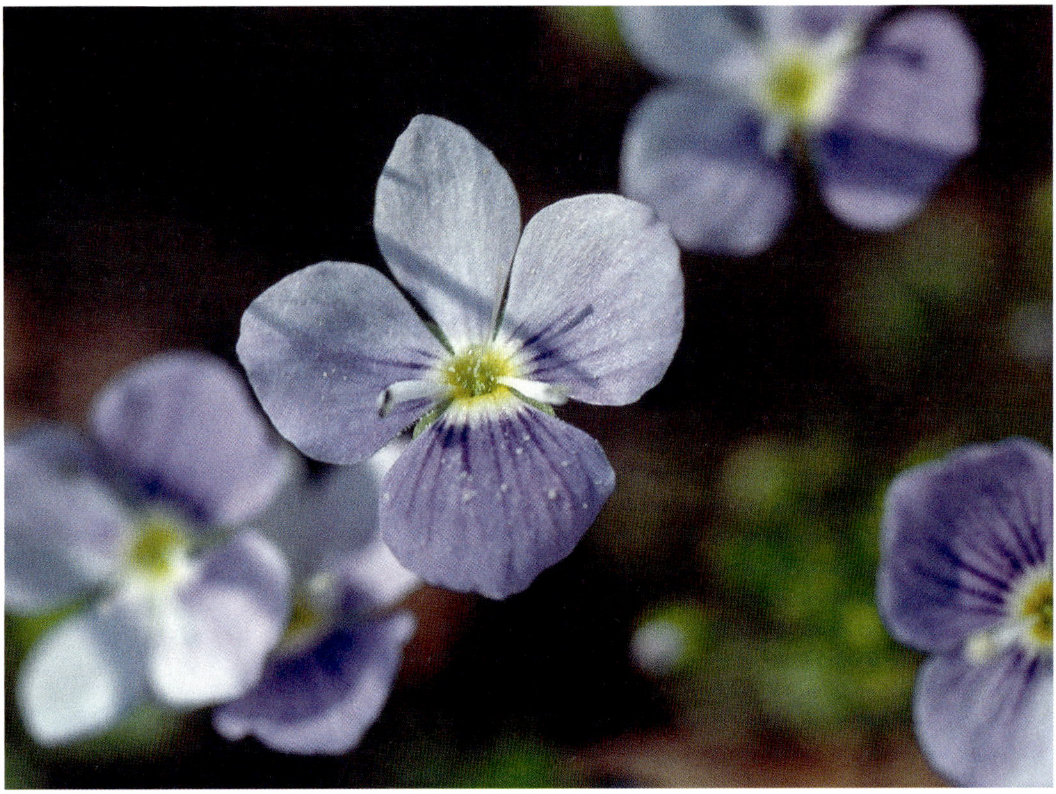

Ehrenpreisarten zählen zu den »Bodenheilern«, die u. a. mit Agrargiften belastete Brachfelder besiedeln und regenerieren.

Zwiegespräch mit der Schwarzen Madonna von Einsiedeln, als mein Handy mehrmals hintereinander vibrierte. Eine Bekannte, die in unserer Abwesenheit im Haus nach dem Rechten sah, versuchte verzweifelt, mich zu erreichen, weil nach einem Unwetter Wasser in den Keller eingedrungen war. Das Wasser stand in den Kellerräumen bereits einige Zentimeter hoch, und das Holz an den Wänden hatte sich schon gut vollgesogen. Nach der ersten Krisenbewältigung war klar, dass wir nun einen Baubiologen mit einem Schimmeltest beauftragen mussten.

Der Baubiologe kam also in unser Haus und konstatierte sofort, dass wir ganz sicher Schimmel im Keller hätten, weil er auf Anhieb roch, was sich später im Test bestätigen sollte. Doch er wies uns nach einem kurzen Rundblick darauf hin, dass wir vermutlich ein noch viel größeres Problem hätten: Holzschutzmittel. Er nahm eine Probe von der Holzdecke im Innenbereich und schickte diese ins Labor. Ergebnis: Es ergab sich eine massive Holzschutzmittelbelastung mit Lindan und Pentachlorphenol (PCP)! Wir waren schockiert. Mit allem hatten wir gerechnet, aber nicht damit, dass unser Haus im Innenbereich mit Holzschutzmitteln belastet war. Doch dies erklärte uns, warum – trotz unserer gesunden Lebensweise – im Lauf der Zeit diverse Gesundheitsprobleme aufgetaucht waren. Aufgrund eines Hautleidens meines Mannes wurden zuvor umfangreiche Bluttests gemacht, deren Ergebnisse anfangs sogar den Verdacht auf Leukämie lenkten. Zudem hatte ich eine Schilddrüsenerkrankung entwickelt, die sich als absolut therapieresistent erwies. Vor allem wegen unseres Sohnes, der die Wohngifte zwar gut weggesteckt hatte und scheinbar noch gesund war, strebten wir einen Blitzumzug an.

Holzschutzmittel gelten unter Baubiologen und Entgiftungsexperten nämlich als eines der großen Schreckgespenster unter den Schadstoffen. PCP gilt als krebserregend, erbgutschädigend und fruchtschädigend.

Vieles lässt sich gut ausleiten, Holzschutzmittel, so die gängige Meinung, lassen sich jedoch nur schwer bis gar nicht aus den Depots holen. Hier hilft quasi nur noch eine Mitochondrien-Therapie (→ Seite 286); d. h., es muss bis in die letzten Winkel der Zellen hinein entgiftet werden, um wenigstens einen Teil dieser Toxine wieder loszuwerden. Hierfür gibt es leider keine universell einsetzbare Wunderarznei, aber mithilfe von Pflanzenmedizin und Vitalstoffen lassen sich viele Toxine neutralisieren, und vor allem lässt sich in vielen Fällen die Lebensqualität der Betroffenen spürbar verbessern. Es geht aber ohnehin mehr darum, ein Bewusstsein für die Belastung mit Umwelttoxinen zu schaffen und Therapiekonzepte zu finden, die uns, so gut es eben geht, reinigen, die unsere Entgiftungsorgane stärken und unsere Umweltresistenz steigern.

Nachdem ich selbst im Lauf der Zeit so viele positive Erfahrungen mit Heilpflanzen machen durfte, kann ich nur alle Menschen, bei denen nachweislich – oder auch nur der Verdacht auf – eine toxische Belastung besteht, ermutigen, regelmäßig die antioxidativen, entgiftenden und organstärkenden Kräfte der Pflanzen zu nutzen.

Das wichtigste Entgiftungsmittel: Wasser

Zweifelsohne ist unser wichtigstes Entgiftungsmittel schlicht und ergreifend Wasser. Daher ist es während einer volksmedizinischen Blutreinigungskur oder einer naturheilkundlichen Entgiftung wie auch begleitend zu professionellen Ausleitungsinfusionen unerlässlich, viel Flüssigkeit zuzuführen, am besten in Form von gesunden Quell- oder Heilwässern, Kräutertees oder Suppen. Warum?

Stellen Sie sich bitte nur einmal vor, Sie wollen Hausputz machen und haben für Keller, Erdgeschoss und den ersten Stock insgesamt nur einen Eimer Wasser. Wenn Sie nun alle Fenster, Böden und Flächen damit reinigen, dann ist das Wasser in diesem Eimer ruckzuck stark verschmutzt. Wer also »Hausputz« im eigenen Körper machen möchte, sollte vor allem viel trinken.

Doch was versteht man überhaupt unter »gutem« und »gesundem« Wasser? Leitungswasser ist oft mehr oder weniger stark belastet, z. B. mit Nitrat aus der Landwirtschaft oder mit Chemikalien zur Keimreduzierung.

Am besten erkundigt man sich einmal beim örtlichen Wasserwerk nach der Wasserqualität. Dort erhält man Informationen zu aktuellen Wasseranalysen, welche u. a. den pH-Wert, den Nitratgehalt, den Chlorgehalt, die Keimbelastung und Messwerte zu Metallen wie etwa Arsen, Blei, Cadmium oder Quecksilber umfassen. Was aber weder gemessen noch deklariert wird, sind beispielsweise harngängige Abbauprodukte von Medikamenten wie Antibiotika oder Hormonen.

Leider sagt die Analyse durch das zuständige Wasserwerk auch nichts über die tatsächliche Trinkwasserqualität in den eigenen vier Wänden aus. Verunreinigungen des Trinkwassers können durch beschädigte oder veraltete Wasserrohre nämlich auch erst in Hausnähe oder innerhalb des Hauses erfolgen. Je nach Baujahr und Gegend kann es also vorkommen, dass das Trinkwasser mit Kupfer oder Blei belastet ist. In

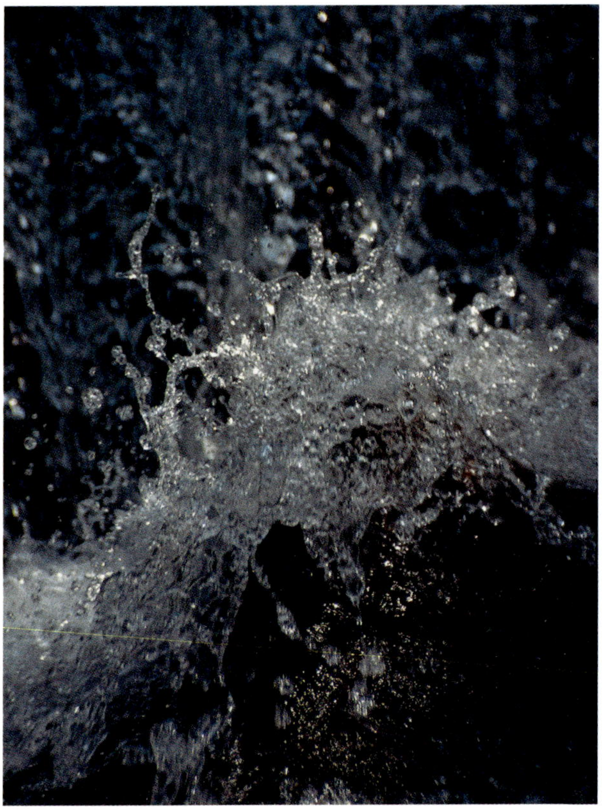

manchen Städten, z. B. Berlin oder Rom, gelangt das Wasser in älteren Vierteln teilweise immer noch durch Bleirohre zum Endverbraucher.

In Neubaugebieten wurden mitunter Kupferleitungen verlegt. Dies kann ebenfalls zu Schadstoffanreicherungen im Wasser führen. Mit Kupfer verunreinigtes Trinkwasser eignet sich beispielsweise nicht für Babynahrung. Kupfer begünstigt u. a. Krämpfe und kann unter bestimmten Bedingungen hochgiftigen Grünspan bilden. Dagegen war Blei dafür verantwortlich, dass einst viele Römer unfruchtbar wurden (→ Seite 172). Doch bleibelastetes Trinkwasser ist keineswegs nur ein historisches Problem. Denn grundsätzlich können eben auch ältere Wasserrohre beispielsweise an den Lötstellen Blei ins Trinkwasser abgeben. Daher empfiehlt es sich, die Trinkwasserqualität individuell zu überprüfen (siehe den Kasten »Frischwasseranalyse«).

Wer ernsthaft entgiften will, sollte vor allem Nitrate, Hormone und Metalle aus dem Trinkwasser herausfiltern. Insbesondere Nitrate blockieren die Jodverwertung. Jod ist aber wichtig, damit wir genügend Schilddrüsenhormone produzieren können, und diese sind wiederum wichtig, damit unser Stoffwechsel inklusive aller Entgiftungsprozesse gut funktioniert.

Von Endokrinologen hören Patienten oftmals Sprüche wie »Ihre Schilddrüse schreit nach Jod«. Das mag stimmen. Allerdings genügt es nicht, einfach nur Jod zu supplementieren. Einerseits vertragen immer weniger Menschen Jod, weil sie vielleicht unerkannt unter einer – höchstwahrscheinlich umweltbedingten – Autoimmunerkrankung der Schilddrüse wie der Hashimoto-Thyreoiditis leiden. Andererseits ist wie gesagt die Belastung des Grundwassers mit Nitrat eine der Ursachen für die in der Bevölkerung häufig vorkommenden Jodverwertungsstörungen. Wo der Nitratgehalt im Grundwasser hoch ist, leiden der Weltgesundheitsorganisation (WHO) zufolge bereits die Kinder vermehrt unter Schilddrüsenerkrankungen. Bei Erwachsenen begünstigt die Nitratbelastung die Schilddrüsenunterfunktion sowie Strukturveränderungen der Schilddrüse wie etwa Knotenbildung. Dies ist vor allem dann der Fall, wenn im Umland der Trinkwasserquelle konventionelle Landwirtschaft betrieben wird und nitrathaltige Düngemittel ins Grundwasser gelangen.

Bereits einfache Kohlefilter können den Nitratgehalt des Leitungswassers reduzieren. Dagegen handelt es sich bei den harngängigen Abbauprodukten von Hormonpräparaten und endokrin disruptiven Chemikalien (EDC) um winzigste Moleküle, welche die meisten Filter passieren. Abbauprodukte von Hormonen oder hormonaktiven Umweltchemikalien binden sich aber an körpereigene Hormonrezeptoren und fördern hormonelle Dysbalancen bis hin zu Endometriose, Myomen oder schlimmstenfalls auch hormonsensitivem

FRISCHWASSERANALYSE

Auf dem langen Weg von der Quelle über das Wasserwerk, durch die Wohngegend und durch das Haus bis zum Wasserhahn in der Küche kann unser Trinkwasser mit allerlei Schadstoffen kontaminiert werden. Daher empfiehlt sich eine Frischwasseranalyse am Haupthahn in der Küche, um die tatsächliche Trinkwasserqualität zu ermitteln. Eine solche Frischwasseranalyse bietet z. B. die Firma Salus an (www.salus.de/frischwasser-analyse-01009804, Abruf: 5.1.2024).

Dazu werden zwei Proben vom gleichen Wasserhahn im Labor auf verschiedene Problemstoffe untersucht, u. a. auf Aluminium, Antimon, Arsen, Blei, Cadmium, Chrom, Kupfer, Nickel, Nitrat und Quecksilber. Die Analyse soll vor allem Verunreinigungen des Trinkwassers aufdecken, die vielleicht erst in der näheren Umgebung oder innerhalb des Hauses entstehen.

Brust- oder Eierstockkrebs (→ Seite 236). Der Wasserexperte Andreas Schulz berichtet:

> »Die höchsten Belastungen mit Hormonen finden sich im Bereich der sogenannten Vorfluter, das sind die Bäche oder Kanäle, über die gereinigte Abwässer aus den Klärwerken in die Gewässer eingeleitet werden. Hormonabbauprodukte gelangen durch die Vorfluter direkt in die Bäche, Flüsse oder Seen. Z. B. beobachten wir am Bodensee im Bereich der Vorfluter vermehrt männliche Fische mit weiblichen Geschlechtsmerkmalen. Das deutet auf eine hohe Belastung durch Östrogene hin. Aber Hormone müssen laut der deutschen Trinkwasserverordnung nicht getestet werden. Daher bieten die meisten Labore keine Untersuchungen auf Hormone im Trinkwasser an, bzw. solche Untersuchungen sind auch deswegen extrem aufwendig, weil Hormone wie Estradiol oder auch bestimmte Umweltchemikalien bereits in allergeringsten Konzentrationen, quasi in homöopathischen Mengen von 1:1000000, hormonartige Effekte zeigen.« (Siehe den QR-Code zum Interview, Seite 27.)

Wenn Sie sich nun einen Wasserfilter für den Haupthahn in der Küche zulegen wollen, dann sollten Sie sich also gezielt danach erkundigen, ob der angebotene Filter in der Lage ist, Nitrate, Hormone, Metalle und Pestizide aus dem Trinkwasser herauszufiltern. Hilfreich können hier Bücher wie »Geräte zur Wasserbelebung« von Andreas Schulz sein (Schulz 2006) oder auch Informationen im Internet (z. B. www.wasserfilterchecker.de, Abruf: 5.1.2024).

In jedem Fall ist es aber trotz allem besser, Leitungswasser zu trinken, als generell zu wenig zu trinken. Denn unsere Zellen brauchen das »Waschwasser«, um Stoffwechselabbauprodukte, Medikamentenreste und andere Umweltschadstoffe herauszuspülen. Nierengängige Arznei- oder Umweltgifte wie etwa Quecksilber werden vor allem mit dem Harn ausgeschieden. Das geht aber nur, wenn wir unserem Körper genug neutrale Flüssigkeit, also täglich mindestens 1 bis 2 Liter stilles Wasser und Heilkräutertees anbieten.

PRAXISTIPP

GEEIGNETE WÄSSER UND WASSERAUFBEREITUNG

Während einer Blutreinigungskur, einer gezielten Entgiftung von Umweltproblemstoffen oder während der Behandlung von Umwelterkrankungen mit Ausleitungsinfusionen sollten Sie Ihrem Körper reichlich Flüssigkeit anbieten, damit die gelösten Toxine über die Nieren ausgeschwemmt werden können. Besonders eignen sich gefiltertes Leitungswasser, sauberes Quellwasser oder stille Wässer (z. B. Plose Naturale, St. Leonhardsquelle, Bio-Kristall, Black Forest, Lauretana), und natürlich können Sie Ihren Flüssigkeitsbedarf auch mit Kräutertees und Bio-Gemüsesuppen decken.

Besonders entgiftend wirken siliziumreiche Mineralwässer: »Erste Untersuchungen weisen darauf hin, dass das Trinken von kieselsäurehaltigem (30 mg Kieselsäure/l) Mineralwasser zur Abnahme der Aluminiumkonzentration beitragen kann« (Leibniz Universität Hannover 2003).

Silizium scheint die Resorption von Aluminium zu reduzieren und dessen Ausscheidung mit dem Urin zu steigern. In einer Studie, an der 15 Multiple-Sklerose-

Patienten teilnahmen, testete man zunächst zwölf Wochen lang die Aluminiumausscheidung im Urin. Anschließend mussten die Studienteilnehmer täglich 1 ½ Liter siliziumreiches Wasser trinken, und der Urin wurde wieder getestet.
Ergebnis: Die Ausscheidungsrate von Kreatin, einem Aluminiummarker, steigerte sich fast um das Dreifache (Jones et al., S. 60–67).

Wenn Sie sich für Wasserfilter oder Geräte zur Wasseraufbereitung interessieren, welche die Schadstoffbelastung Ihres Trinkwassers reduzieren, dann können Sie sich beispielsweise auf folgenden Internetseiten informieren (Abruf: 5.1.2024):

- www.hagalis.de
- www.wasserfilterchecker.de
- www.perma-trade.de
- www.truu.com

»WAS IST GESUNDES UND LEBENDIGES WASSER?«

Auszüge aus dem Interview mit Andreas Schulz

ZUR PERSON: Andreas Schulz, Jahrgang 1965, ist Heilpraktiker und Wasserexperte aus Überlingen am Bodensee. Er hat Quellwässer auf der ganzen Welt untersucht und ist Gründer der Hagalis AG (www.hagalis.de, Abruf: 5.1.2024), die spezielle Wasser-Kristallanalysen durchführt. Schulz hat im AT Verlag die Bücher »Wasser Kristall Welten« und »Geräte zur Wasserbelebung« veröffentlicht (Schulz 2004 und 2006). In einem Interview sagte er:

»Wasser der lebendigsten Art habe ich an unberührten Quellen gefunden, zum Beispiel auf den Kanarischen Inseln oder in Neuseeland, wo kaum Umweltbelastung vorhanden ist. Wenn das Quellwasser aus der Tiefe aufsteigt und unbelastet ist, dann spiegelt sich das in der Kristallanalyse wider. Solche Wässer zeigen in der Analyse die schönsten sechssternförmigen Kristalle, manchmal auch wie blumen- oder pflanzenartige Gebilde.

Gutes oder gesundes Wasser stammt also aus Gebirgsquellen oder aus Quellen mit geringer Schadstoffbelastung, in deren Umland allenfalls biologische Landwirtschaft betrieben wird. Das Quellwasser sollte außerdem wenig kalkhaltig sein. Kalkhaltige Wässer können vom Menschen meist nicht gut verarbeitet werden und tragen zur Entstehung von Erkrankungen von Herzkranz- oder Blutgefäßen bei wie etwa Arteriosklerose. Besser sind Quellwässer, die durch Sandstein fließen und sich mit Silizium anreichern – solche Quellen gibt es beispielsweise im Nordschwarzwald. Nicht zuletzt macht es auch einen Unterschied, ob man Wasser aus Glasflaschen oder aus Plastikflaschen trinkt, denn Wasser muss keineswegs messbar mit Weichmachern verunreinigt sein, um Qualität einzubüßen, denn es speichert auch negative Schadstoffinformationen.«

Mehr Informationen dazu:

REZEPT

Die ayurvedische Blutreinigungskur

Sie wollen sich mit einfachsten Mitteln tiefgreifend reinigen? Dann empfiehlt sich eine ayurvedische Trinkkur.

Dazu kochen Sie sich jeden Morgen etwa 20 Minuten lang so viel Wasser ab, dass am Ende zirka 1 ½ Liter übrigbleiben. Das heiße Wasser füllen Sie in Thermoskannen. Davon trinken Sie im Lauf des Tages alle halbe Stunde mindestens einen großen Schluck oder auch mehr, aber immer so heiß wie möglich.

Morgens und abends pressen Sie zusätzlich jeweils eine halbe oder eine ganze Bio-Zitrone aus und trinken den frischen Presssaft ebenfalls verdünnt mit trinkwarmem Wasser – bei viel innerer Hitze oder im Sommer darf man den Zitronensaft auch mit kaltem Wasser verdünnen.

Während dieser Trinkkur sollten Sie morgens einen warmen Brei (z. B. Dinkelbrei oder Haferflocken), mittags und abends jeweils eine warme Gemüsesuppe zu sich nehmen. Am besten würzen Sie den Brei mit Zimt und geben in die Gemüsesuppen erwärmende Gewürze wie Chili oder Ingwer – sofern Sie diese vom Magen her vertragen.

Die Zufuhr von 1 ½ Liter abgekochtem Wasser versteht sich als zusätzliche Flüssigkeitszufuhr, welche die Selbstreinigungsmechanismen unserer Zellen wie auch die Ausscheidung von Problemstoffen über den Harn anregen soll. Sie sollten also auch Kräutertee, verdünnte Bio-Gemüsesäfte oder stille Mineralwässer trinken, wenn Ihnen danach ist. Auf Fleisch und Wurstwaren, Milchprodukte, Fertiggerichte, pestizidbelastetes Obst, Obstsäfte, Nudeln, Brot, Backwaren, Zucker oder Süßigkeiten sollten Sie in dieser Zeit weitestgehend verzichten, um den Stoffwechsel nicht unnötig zu belasten. Wie lange Sie diesen »Hausputz« mitsamt Ernährungsanpassung durchhalten wollen oder können, bleibt Ihnen selbst überlassen. Wenn man jedoch nachhaltige Effekte erzielen will, dann sollte man die ayurvedische Blutreinigungskur mindestens 10 Tage lang konsequent durchführen. Die abnehmende Mondphase eignet sich besonders für den Beginn dieser Trink-Entgiftungskur.

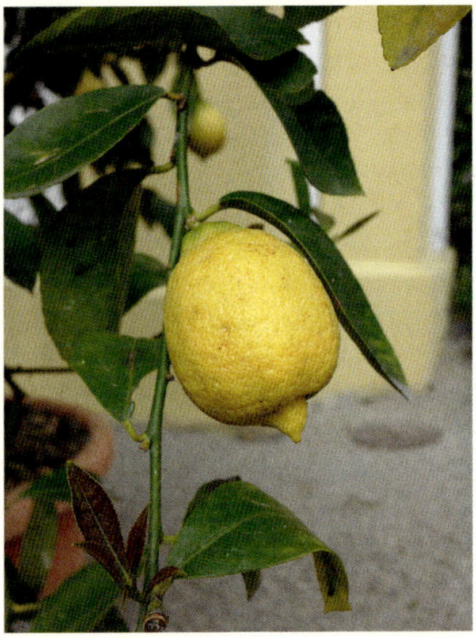

Frischer Bio-Zitronenpresssaft wird basisch verstoffwechselt und eignet sich daher für Entgiftungskuren.

Einige Grundregeln der Entgiftung

Entgiften ist Stress für den Körper!

Um Stoffwechselabbauprodukte oder Umweltproblemstoffe aus ihren Depots zu lösen, in der Leber zu binden, nierengängig zu machen und auszuscheiden, braucht unser Körper neben den Vitalstoffen wie etwa Magnesium, Selen oder Zink für die enzymatischen Entgiftungsprozesse vor allem sehr viel Energie. Deswegen sollte man sich während einer Entgiftungskur nicht überlasten und sich viele Ruhephasen gönnen. Idealerweise geht man während der Entgiftung regelmäßig in die Sauna oder ins Schwitzbad, um auch die Ableitung von Giftstoffen über den Schweiß zu fördern. Fasten, beispielsweise nach Hildegard von Bingen oder Buchinger-Fasten, oder Kneipp-Kuren mit Wasseranwendungen können den Entgiftungsprozess ebenfalls unterstützen.

Aber nehmen Sie diesen Hinweis bitte nicht zum Anlass, die Entgiftungskur immer wieder aufzuschieben. Denn es gibt auch ganz einfache Maßnahmen, die Sie ohne Weiteres in einen stressigen Alltag integrieren können, wie etwa die Trinkflaschen-Entgiftungskur für Gestresste (→ Seite 31).

Eine gründliche Entgiftung braucht Zeit!

Eine Entgiftung braucht vor allem Zeit. In 6 bis 8 Wochen kann man bereits viel erreichen. Wenn die toxische Belastung jedoch über Jahrzehnte hinweg beispielsweise durch berufliche Exposition entstanden ist oder wenn der Giftkontakt sehr lange zurückliegt, etwa in der Kindheit oder Lehrzeit, dann sollte man initial mindestens 3 Monate lang gezielt ausleiten und nachfolgend zweimal jährlich 2 bis 6 Wochen lang eine Entgiftungskur machen.

Wer schnellere Effekte sehen will, kann sich Ausleitungsinfusionen geben lassen, z. B. mit Alpha-Liponsäure beim Heilpraktiker oder mit Chelatbildnern beim Umweltmediziner, und diese mit einem Therapiekonzept für zu Hause kombinieren. Zusätzlich zu den Infusionen sollte man den Abtransport frei gewordener Giftstoffe mit Lymphheilmitteln anregen, die Hauptentgiftungsorgane Leber und Nieren in ihrer Entgiftungsfunktion stärken und die Ausscheidung der Problemstoffe mit Harn, Schweiß und Stuhl fördern.

Akute Leiden haben immer Vorrang!

Wenn man während einer Ausleitungskur akut erkrankt, sich also beispielsweise eine Blasenentzündung, eine Erkältung, eine Grippe oder einen Magen-Darm-Infekt einfängt, dann muss die Entgiftungskur vorübergehend unterbrochen werden. Das akute Leiden sollte unbedingt erst vollständig auskuriert werden, bevor man mit dem Entgiften weitermacht. Sonst überlastet man den Stoffwechsel und das Immunsystem. Wer das akute Leiden nicht vollständig ausheilt, verschleppt die Erkrankung möglicherweise und riskiert Rückfälle oder sogar eine Chronifizierung. Die Umweltgifte laufen uns nicht weg. Sobald man sich wieder fit fühlt, kann man mit der Entgiftung fortfahren.

Das Entgiftungskonzept muss passen wie ein Paar Schuhe!

Eben weil Entgiftung Zeit braucht und weil sie dem Stoffwechsel und den Entgiftungsorganen Leber und Nieren viel abverlangt, muss das Therapiekonzept dem eigenen körperlichen Zustand individuell angepasst werden und sollte auch zu dem jeweiligen Menschentypus passen. Daher gibt es kein universelles Entgiftungskonzept, das sich für jeden gleichermaßen eignen würde.

Bei Kindern empfehlen sich in der Regel nur alkoholfreie Ausleitungskonzepte mit eher wenig Mitteln. Schwangere und Stillende sollten nur giftbindend arbeiten. Einen Krebspatienten wird man nicht zusätzlich zur Chemotherapie mit mobilisierenden Maßnahmen wie etwa Fastenkuren oder mit einem Tablett voller Nahrungsergänzungsmittel traktieren. Bei dem einen kommen Injektionen und Infusionen infrage. Beim anderen sind eher Teekuren und äußerliche Anwendungen zielführend. In vielen Fällen sollte man lieber den sanftesten Weg wählen. Wichtig ist demzufolge, dass man sich nicht überlastet, indem man versucht, die Entgiftung gegen das eigene Wohlbefinden zu erzwingen. Manche brauchen und vertragen kurzfristige Intensivkuren. Wohingegen andere lieber mit den sanftesten Mitteln konsequent und langfristig entgiften. Nur Sie selbst können herausfinden, was Ihnen guttut und was in Ihrem Alltag machbar ist.

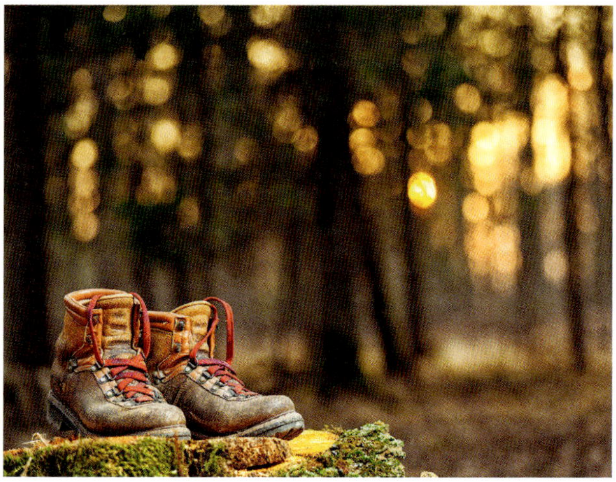

Die eigenen Grenzen beachten

Bei körperlichem Unwohlsein infolge einer Ausleitungskur sollten die Entgiftungsmittel und vor allem deren Dosierung erneut überprüft und angepasst werden. Treten etwa Migräne oder Allergien auf, kann man zunächst die halbe Dosis der Entgiftungsmittel versuchen, und zusätzlich sollte man nun ganz viel trinken, weil vermutlich zu viele Toxine auf einmal gelöst und zu wenig gelöste Problemstoffe ausgeschwemmt wurden. Wenn das nicht genügt, dann sollte man erst einmal ganz pausieren, möglichst viel trinken und wiederum nur vermehrt giftbindende Mittel wie etwa Medizinalkohle zuführen (→ Seite 84). Bei Überempfindlichkeit gegenüber naturheilkundlichen Entgiftungsmaßnahmen lohnt es sich oftmals auch, die Entgiftungskur mit einer Darmreinigung vorzubereiten (→ Seite 115).

PRAXISTIPP

TRINKFLASCHEN-ENTGIFTUNGSKUR FÜR GESTRESSTE

Falls Ihr Terminplan zu voll ist, um sich auf eine umfassende Entgiftungskur mit all den sinnvollen Heilanwendungen und Ruhepausen einzulassen, könnte folgende Methode die richtige für Sie sein. Dabei werden jeden Morgen die gesamten Tagesdosen der ausgewählten Darm-, Leber-, Lymph- und Nierenheilmittel in eine kleine Glasflasche mit stillem Wasser gegeben, und Sie trinken davon schluckweise im Tagesverlauf. So erhält Ihr Körper laufend kleine Heil- und Entgiftungsimpulse. Wie lange Sie diese Kur durchziehen, hängt von Ihrem Befinden und von Ihrer Reaktion darauf ab. Bereits in 6 bis 8 Wochen können auf diese Weise viele schädliche Substanzen ausgeschieden werden.

Die Trinkflaschenmethode eignet sich übrigens auch für Kinder und alte Leute, denn dann muss nur die Dosis angepasst werden. Bei Kindern genügen oftmals als Tagesdosis (TD) 8 bis 10 Tropfen pro Naturheilkomplex. Der gesamte Alkoholgehalt entspricht – je nach Tropfenzahl – nur etwa 1 bis 2 Gläsern Apfelsaft!

Bei alten Menschen empfiehlt sich, eine kleine Glasflasche (ca. 300 bis 500 ml) zu verwenden, damit der Inhalt im Tagesverlauf sicher ausgetrunken wird.

Hier ein Beispiel für mögliche Kombinationen von Naturheilmitteln:

- Zur Anregung der Leberfunktion kommen infrage: **Metaheptachol Mischung** von meta Fackler (TD: 20 bis 30 Tropfen) oder **Ceres Taraxacum comp. Leber-Galle** (TD: 10 bis 15 Tropfen) oder **Phönix Silybum spag.** (TD: 20 bis 30 Tropfen).
- Zur Ableitung von Problemstoffen mit der Lymphe bieten sich an**: Lymphdiaral Basistropfen** von Pascoe (TD: 20 bis 30 Tropfen), **Ceres Taraxacum Urtinktur** (TD: 10 bis 15 Tropfen) oder **Lymphomyosot N Tropfen** von Heel (TD: 20 bis 30 Tropfen).
- Zur Anregung der Ausscheidung über die Nieren kann man wählen zwischen **Metasolitharis Mischung** von meta Fackler (TD: 30 bis 40 Tropfen), **Ceres Goldruten Kombination** (TD: 10 bis 15 Tropfen) von Soluna oder **Phönix Solidago spag.** (TD: 20 bis 30 Tropfen).
- Zur Entgiftung der Bauchspeicheldrüse und zur Stärkung der Darmwandbarriere eignen sich beispielsweise **Okoubasan D2 Tropfen** von Sanum (TD: 15 bis 20 Tropfen), **Metaharonga Mischung** von meta Fackler (TD: 30 bis 40 Tropfen) oder **Ceres Cichorium intybus Urtinktur** (TD: 10 bis 15 Tropfen).

Welche Leber-, Lymph-, Nieren- und Darmheilmittel man für die Trinkflasche wählt, hängt davon ab, ob man mit dem einen oder anderen Präparat oder Hersteller schon einmal gute Erfahrungen gemacht hat. Wer sich bei der Wahl unsicher ist, sollte therapeutischen Rat einholen oder sich in der Apotheke beraten lassen.

Wer muss überhaupt entgiften?

Pfarrer Sebastian Kneipp (1821–1897) soll einmal gesagt haben, es gebe eigentlich nur drei ernstzunehmende Heilmethoden: 1. Entgiften, 2. Entgiften, 3. Entgiften.

Diese Aussage ist heute aktueller denn je. Gifte dringen täglich auf verschiedenen Wegen in unseren Körper ein. Bei der einen Person waren es vielleicht die Holzschutzmittel im Elternhaus, bei der nächsten das gespritzte Maisfeld neben dem Hof oder die Pestizide des Apfelbauern von nebenan, die den Grundstein für eine toxische Belastung legten, in deren Folge chronische Erkrankungen wie Allergien, Autoimmunerkrankungen, Fibromyalgie, Myome, Zysten oder auch Krebs entstehen konnten. Bei der anderen Person war es das Quecksilber in der Muttermilch oder aus Zahnfüllungen oder der Kleber von Zahnspangen, die das Fass zum Überlaufen brachten. Wieder andere gehen täglich in ihrem Berufsleben mit Toxinen um wie etwa mit imprägnierten Stoffen, mit Klebern, mit formaldehydbelastetem Leder, mit quecksilberhaltigen Energiesparlampen, mit metallenen Farbpigmenten, Druckerschwärze, Lösungsmitteln, Zahnwerkstoffen und anderen gesundheitsgefährdenden Problemstoffen. Diese Liste könnte endlos fortgeführt werden. Nicht zuletzt können auch Medikamente wie etwa Impfstoffe, Schmerzmittel oder Hormonpräparate Toxine einschleusen und die Entgiftungsorgane Leber und Niere überlasten.

Es genügt also keineswegs, nur gesund zu leben. Viele glauben, dass sie gesund leben, weil Sie im Bioladen einkaufen oder sich vorwiegend vegetarisch oder sogar vegan ernähren. Das ist ja schon mal was, es genügt aber keineswegs, um die eigene Lebensweise mit dem Prädikat »gesund« zu versehen. Wer sein Brot im Bioladen kauft, holt vielleicht trotzdem pestizidbelastetes Obst woanders her, isst unterwegs eventuell nitratbelasteten Salat mit antibiotikaverseuchter Putenbrust oder wählt das leicht verdauliche, aber oftmals weichmacherbelastete Hühnchenfleisch, trinkt möglichweise zu wenig, um die Ausscheidung von Toxinen anzuregen, oder führt mit dem Trinkwasser sogar Nitrat oder Hormonabbauprodukte aus der Humanmedizin (Antibabypille) wie auch aus der Veterinärmedizin zu …

Einen oder mehrere gute Gründe zum Entgiften findet man bei jedem modernen Menschen! Dazu bemerkte der Arzt Prof. Dr. med. Volker Fintelmann in seinem Vortrag auf einem Weleda-Heilpraktikerkongress in Hanau treffend: »Der moderne Mensch ist wie ein steiniger Acker, der erst bereinigt werden muss, bevor die Saat darin aufgehen kann.« Professor Fintelmann erklärte, dass »die Saat« in diesem Bild für die Naturarznei steht, die erst dann ihre volle Wirkung entfalten kann, wenn die Steine als Stellvertreter für die Toxine aus dem Ackerboden geklaubt wurden. In der Tat erklärt sich so manche Therapieresistenz mit einer toxischen Blockade, die in vielen Fällen erst durch die Kombination von mobilisierenden, entgiftenden und giftbindenden Maßnahmen behoben werden kann.

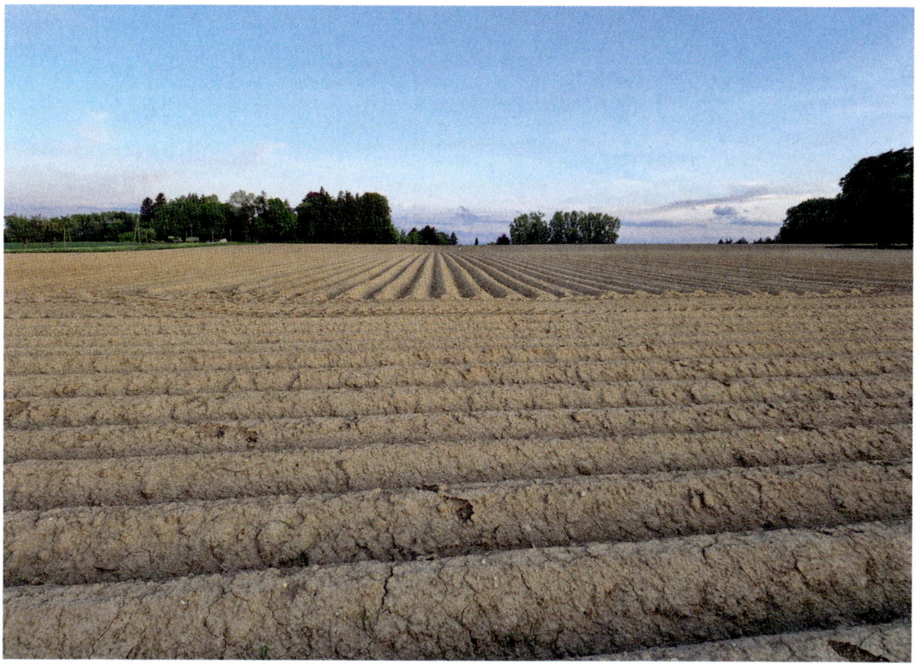

»Der moderne Mensch ist wie ein steiniger Acker, der erst bereinigt werden muss, bevor die Saat darin aufgehen kann.« *Prof. Dr. med. Volker Fintelmann*

Selbst wenn der Giftkontakt sehr lange zurückliegt, kann ebendies die Ursache für später auftretende chronische Erkrankungen sein. Daher ist es so wichtig, danach zu fragen, seit wann genau das gesundheitliche Problem besteht. Manchen Patienten wird bereits beim Erzählen ihrer Krankengeschichte klar, dass das Problem zeitnah nach einem bestimmten Ereignis mit Giftkontakt aufgetreten ist, etwa nach einem Umzug, einer Renovierung oder einer Impfung.

Hellhörig sollten Betroffene werden, wenn beispielsweise in einem Großraumbüro oder in einer Schule mehrere Menschen zeitgleich oder auf ähnliche Weise erkranken. Ausdünstungen von Möbeln oder Teppichen, Klebern, Lacken oder Farben beeinträchtigen mitunter das Befinden ganzer Kollektive. Doch nicht alle müssen die gleiche Krankheit auskochen. Ein einzelnes Umweltgift hat zwar eine konkrete Wirkrichtung, aber der ganze Cocktail an toxischen Chemikalien, mit denen wir heutzutage konfrontiert werden, kann auch wie der Schuss einer Schrotflinte in mehrere Richtungen gleichzeitig zielen und den jeweiligen individuellen körperlichen Schwachpunkt eines Menschen treffen.

Auch werden je nach Alter und körperlicher Verfassung mehr oder weniger Toxine in der Leber abgebaut, nierengängig gemacht und mit Harn, Schweiß und Stuhl ausgeschieden. Wer etwa familiär bedingt eine schlechte »Entgiftungs-Hardware«, also eine Leber- oder Nierenschwäche, mitbekommen hat oder wer zu wenig trinkt oder viele Medikamente nehmen muss oder musste, häuft schließlich mehr Problemstoffe und/oder Medikamententoxine an als andere, die vielleicht besser funktionierende Entgiftungsorgane haben.

Grundsätzlich hat und hatte also jeder moderne Mensch schon mehr oder weniger Kontakt zu Umweltproblemstoffen, Medikamenten- oder Nahrungsmitteltoxinen, Wohngiften und anderen Schadstoffen wie etwa Abgasen, Reifenabrieb oder Feinstaub. Fazit: Heutzutage sollte wirklich jeder Mensch regelmäßig entgiften.

Wer sollte nicht im Alleingang entgiften?

Zunächst einmal sollten vor allem Schwangere, Stillende, Multiallergiker, Schwerkranke und sehr alte Menschen nicht im Alleingang entgiften.

Schwangere und Stillende

Bei Schwangeren und Stillenden gelangen gelöste Toxine mit dem Nabelschnurblut oder mit der Muttermilch zum Kind. Die toxische Belastung im Mutterbauch oder auch durch das Stillen kann beim Kind beispielsweise Allergien, Hautleiden wie Neurodermitis oder Autoimmunerkrankungen begünstigen.

Auf alle Fälle sollten bei Schwangeren und Stillenden keine mobilisierenden Maßnahmen ergriffen werden. Denn im Beginn der Schwangerschaft nehmen viele Frauen wegen der latenten Übelkeit oder wegen Erbrechen ohnehin ein paar Pfunde ab, wodurch sich Problemstoffe aus den Depots lösen und in Umlauf geraten. Möglicherweise beeinträchtigen ebendiese in Umlauf gelangten Giftstoffe die Schwangerschaft dahin gehend, dass dadurch Fehlgeburten begünstigt werden oder auch das werdende Leben bereits im Mutterbauch durch die Giftstoffe geschädigt wird. Die beiden Professoren Schlumpff und Lichtensteiger von

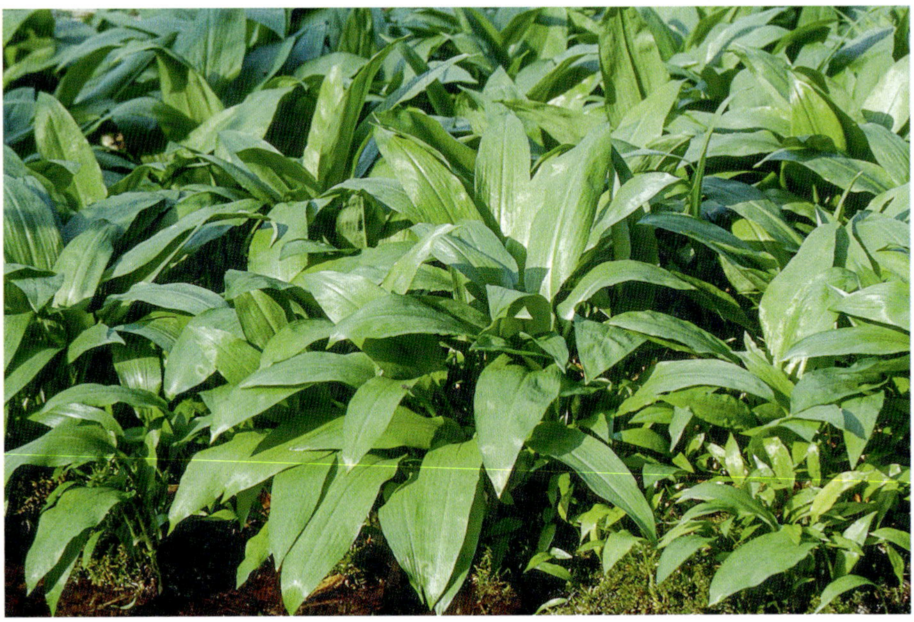

Bärlauch ist nicht nur eine köstliche Frühlingsspeise, sondern er mobilisiert auch Schwermetalle.

der Universität Zürich konnten schon vor Jahrzehnten bei Frauen mit Neigung zu Fehlgeburten eine erhöhte Belastung mit Umweltgiften wie etwa Holzschutzmitteln, Herbiziden, Pestiziden sowie Weichmachern feststellen. Schwangere sollten daher in den ersten drei Monaten ausschließlich giftbindend arbeiten (→ Seite 292).

Wenn in der Stillzeit die Pfunde purzeln, werden ebenfalls Gifte aus den Depots freigegeben und gelangen mit der Muttermilch zum Säugling. Daher sollten Stillende weder Fasten- noch Entgiftungskuren durchführen, bei denen mobilisierende Mittel wie etwa Bärlauch, Knoblauch oder Schwefelverbindungen zum Einsatz kommen.

Allergiker und Personen mit Autoimmunerkrankungen

Ähnlich verhält es sich mit Allergien und Autoimmunerkrankungen. Wenn infolge einer Ausleitungskur Toxine gelöst werden, dann kann dies auch bei vermeintlich Gesunden bestehende Allergien verstärken oder allergische Schübe bewirken oder Schübe von Autoimmunerkrankungen auslösen. Sofern zu viele Toxine gleichzeitig gelöst werden und die Entgiftungsorgane Leber und Nieren überlastet sind, kann eine Ausleitung die Beschwerden verstärken und chronische Erkrankungen verschlimmern. Deswegen sollten Allergiker wie auch Menschen, die unter Autoimmunerkrankungen oder unter chronischen Stoffwechselerkrankungen wie etwa insulinpflichtigem Diabetes leiden, Ausleitungskuren nur unter therapeutischer Anleitung durchführen und vorwiegend giftbindend arbeiten.

Schwerkranke, Krebspatienten oder Hochbetagte

Schwerkranke, Krebspatienten oder sehr alte Menschen sollten ebenfalls nur mit den allersanftesten Mitteln und Methoden entgiftet werden. Am besten eignen sich für schwache oder sehr empfindliche Personen Trinkkuren wie etwa die Ayurveda-Blutreinigungskur (→ Seite 28) zusammen mit organstärkenden Maßnahmen wie etwa der Kneippsche Schafgarben-Leberwickel und giftbindende Naturheilmittel.

Wie wir unsere Kinder vor Umweltgiften schützen

Die Grenzwerte für Umweltchemikalien beziehen sich auf Erwachsene. Doch am meisten gefährdet sind Kinder, die bereits mit dem Nabelschnurblut oder mit der Muttermilch die ersten Problemstoffe abbekommen. Im Kleinkindalter spielen sie dann bodennah und nehmen mit dem Hausstaub Toxine auf. Daher fragen besorgte Mütter oftmals, was sie tun können, um ihren Nachwuchs zu schützen. Folgende Auflistung soll Orientierung bieten:

- Weil die Darmflora neueren Erkenntnissen zufolge bereits in der Schwangerschaft von der Mutter auf das Kind übergeht und weil ein gesundes Mikrobiom u. a. auch die Darmbarriere stärkt, sollten Schwangere ihre Darmflora pflegen, z. B. mit **Kanne Brottrunk** sowie mit fermentierten Nahrungsmitteln und am besten auch durch gezielte Symbioselenkung.
- Außerdem sollten bei Gewichtsverlusten in der Frühschwangerschaft wie auch in der Stillzeit die aus den abschmelzenden Fettdepots freigesetzten Toxine gebunden werden, damit sie nicht mit dem Nabelschnurblut an das Kind weitergereicht werden. Bewährt hat sich für Schwangere und Stillende die Kombination von **Okoubasan D2 Tabletten** von Sanum-Kehlbeck und **Neprorella Tabletten** von Nestmann.
- Baby- und Kinderbekleidung sollte vor Gebrauch eventuell mehrmals gewaschen werden, um etwa Imprägnier- oder Flammschutzmittel oder andere Chemikalien zu reduzieren.
- Spielteppiche sind oftmals mit allerlei Chemikalien belastet (z. B. Weichmacher, Flammschutz) und gehören eher in den Sondermüll statt ins Kinderzimmer.
- Regelmäßiges Staubsaugen und feuchtes Wischen reduziert den Hausstaub,

der wiederum mit Flammschutzmitteln und anderen Problemstoffen belastet sein kann.

- Obst und Gemüse sollten bevorzugt aus dem regionalen Bio-Anbau stammen. Konventionelles Obst und Gemüse muss gründlich gewaschen und am besten einige Minuten lang in natronhaltigem Wasser eingelegt werden, um die Pestizidlast zu reduzieren.
- Auf Medikamente oder Bonbons mit Zuckerersatzstoffen wie Aspartam oder auf Zero-Limonaden sollte gänzlich verzichtet werden, u. a. weil diese Stoffe die Darmflora und somit wiederum die Barrierefunktion der Dünndarmschleimhaut schädigen.
- Plastikflaschen, in Plastikfolien eingeschweißte Lebensmittel, Konservennahrung sollten von Kindern ferngehalten werden, um einer Belastung mit Weichmachern entgegenzuwirken. »So wenig Plastik wie möglich« lautet die Devise!
- Außerdem sollte man Kindern das Trinken von stillem Wasser und milden Kräutertees angewöhnen, weil nur neutrale Flüssigkeit die Entgiftung erleichtert.
- Sofern Antibiotika unumgänglich sind, sollten diese wie auch andere Medikamente (z. B. Cortison) hinterher ausgeleitet und die dadurch geschwächten Organe möglichst gezielt gestärkt werden.
- Zur Ausleitung von Aluminium kann man den Kindern regelmäßig siliziumhaltiges Quellwasser oder Nahrung geben (z. B. Hafer). Natürlich sollte gleichzeitig Alufolie, Alugusspfannen sowie andere Aluminiumquellen gemieden werden.
- Zahnspangen möglichst nicht einkleben lassen, da die Zahnkleber als Grundallergene gelten.
- Nicht zuletzt sollte man für die Kinder möglichst nur biozertifizierte Pflegeprodukte wählen. Auf Sonnencremes mit Metallpigmenten sollte man ganz verzichten und die Kinder lieber mit entsprechender Bekleidung vor UV-Strahlen schützen.

Berufsgruppen, die besonders giftexponiert sind

> »Für Handwerksleute, Künstler und Viehärzte,
> welche scharfe, giftige Substanzen bei ihrem Gewerbe brauchen,
> halte sich der Apotheker ein eignes Buch.«
>
> — HAHNEMANN 1793, BD. 1, SEITE 356

Wenn Sie einer der nachstehenden Berufsgruppen angehören, dann haben oder hatten Sie vermutlich berufsbedingten Kontakt mit toxischen Stoffen und sollten unbedingt regelmäßig entgiften. Im Zweifelsfall kann man sich beim Betriebsarzt oder bei der zuständigen Handwerkskammer/Innung über berufsbedingte toxische Belastungen informieren. Viele Problemstoffe verbleiben jahre- oder sogar jahrzehntelang in ihren Depots, sodass grundsätzlich auch ein sehr lange zurückliegender Giftkontakt in Beziehung zu aktuellen Beschwerden oder Krankheiten stehen kann:

- Frisöre
- Kosmetikerinnen
- Gärtner und Floristen
- Betreiber und Angestellte chemischer Reinigungen
- Maler und Lackierer
- Druckereibetreiber und deren Angestellte
- Schreiner und alle, die behandelte Hölzer verarbeiten
- konventionelle Landwirte
- konventionelle Wein-, Apfel- und Obst- und Gemüsebauern
- Kfz-Mechaniker/-Mechatroniker
- Tankwarte, Heizungsbauer und alle anderen Berufsgruppen, die mit Benzin- oder Öldämpfen in Kontakt kommen
- Chemiker und Laborpersonal, medizinisch-technische Assistenten, zytologisch-technische Assistenten etc.
- Dachdecker und andere Berufsgruppen, die auf dem Bau beschäftigt sind
- Fliesenleger, Teppichleger etc.
- Feuerwehrleute
- Künstler, vor allem beim Umgang mit Pigmenten, Lacken, Lösungsmitteln, Klebern, Sprays etc.
- Mitarbeitende in der Lederbranche, auch Schuster, Lederschneider und Verkäufer
- Mitarbeitende in der Modebranche, auch Schneider und Verkäufer
- Mitarbeitende in der Möbelbranche, auch Verkäufer
- Maler und Restaurateure
- Handwerker, auch Hobbyheimwerker
- Piloten, Flugbegleiter, Vielflieger
- Zahnärzte, Zahnarzthelfer, Zahntechniker

Diese Liste erhebt keinen Anspruch auf Vollständigkeit, denn es gibt viele weitere Tätigkeitsbereiche, in denen man mit giftigen Materialien oder toxischen Ausdünstungen zu tun hat. Am besten erkundigt man sich beim Betriebsarzt oder bei der Handwerkskammer/Innung nach möglichen berufsbedingten Toxinexpositionen.

Krankheiten und Symptome, die auf toxische Belastungen hindeuten

- Akne
- Allergien
- Alzheimer-Demenz
- Asthma
- Augenbrennen
- Autoimmunerkrankungen
- Bauchspeicheldrüsenleiden
- Brain Fog (»Gehirnnebel«)
- Brustzysten
- Colitis ulcerosa
- Demenz (siehe Alzheimer-Demenz)
- Depressionen
- Diabetes
- Eierstockzysten
- Elektrosensitivität
- Endometriose
- Erschöpfungszustände
- Fehlgeburten
- Fettleber, nichtalkoholische (NAFL)
- Fibromyalgie
- Gedächtnisschwäche
- Gelbkörperschwäche
- Haarausfall
- Hautleiden, chronische (z. B. Schuppenflechte)
- Heuschnupfen
- Husten, chronischer
- Infektanfälligkeit
- Konzentrationsstörungen
- Kopfschmerzen, chronische
- Krebserkrankungen, auch Präkanzerosen
- Leaky-Gut-Syndrom
- Lebererkrankungen
- Leukämie
- Mastopathie
- Migräne
- Morbus Crohn
- Müdigkeit, chronische
- Multiple Sklerose
- Myome
- Nahrungsunverträglichkeiten
- Nebenhöhleninfekte, chronische
- Nervosität
- Neurodermitis
- Nierenerkrankungen
- Parkinson
- Polyzystisches Ovarialsyndrom (PCO-Syndrom)
- Prämenstruelles Syndrom (PMS)
- Prolaktinüberschuss
- Reizdarm
- Rosazea
- Schilddrüsenerkrankungen
- Schlafstörungen
- Schwindel
- Spermiogramme, schlechte
- Unfruchtbarkeit beider Geschlechter
- Zittern
- Zysten

Welcher Entgiftungstyp sind Sie?

»Es muss schnell gehen!«

Wenn man eher ungeduldig oder zu stark eingespannt ist, um monatelang konsequent Entgiftungsanweisungen zu befolgen, dann empfehlen sich Ausleitungsinfusionen beim Arzt oder Heilpraktiker, beispielsweise mit einem Basisentgiftungsmittel wie Alpha-Liponsäure (z. B. **Thiogamma Turboset** von Wörwag). Dies setzt jedoch voraus, dass eine toxische Belastung zu vermuten ist oder nachgewiesen wurde. Am besten lässt man sich zunächst 6 bis 8 Wochen lang ein- bis zweimal wöchentlich in einer Arzt- oder Naturheilpraxis Infusionen geben und ergänzt dies, indem man währenddessen sehr viel trinkt und zusätzlich etwas zur Stärkung von Leber und Nieren einnimmt. Dazu bietet sich die Trinkflaschenmethode an (→ Seite 31), bei der die Naturheilmittel einmal täglich in eine mit stillem Wasser gefüllte Flasche gegeben werden. Wer beruflich viel reisen muss, kann auf Präparate in Tabletten- und Kapselform ausweichen.

»Ich will nicht ständig in die Praxis kommen müssen.«

Eine der effektivsten Möglichkeiten der Ausleitung besteht darin, dass Betroffene sich selbst regelmäßig Leber-, Nieren- und Lymphmittel in die Bauchdecke injizieren. Dies setzt jedoch voraus, dass z. B. eine befreundete Krankenschwester oder Arzthelferin einem zuvor genau gezeigt hat, wie man subkutan injiziert und welche Hygienemaßnahmen dabei zu beachten sind. Dann kann man solche Injektionskuren selbstständig durchführen. Sofern keine medizinischen Grundkenntnisse vorhanden sind, sollte das Injektionsprogramm allerdings individuell zusammengestellt und therapeutisch begleitet werden (→ siehe auch Mitochondrientherapie Seite 286).

»Ich bin bereit, ein Entgiftungskonzept konsequent durchzuführen.«

Wer tiefgreifend entgiften will oder muss, kann zunächst 3 Monate lang eine naturheilkundliche Entgiftungskur durchführen und dies danach zweimal jährlich 4 bis 6 Wochen lang wiederholen. Am effektivsten ist die Kombination von mobilisierenden Pflanzen wie Bärlauch, Knoblauch oder Koriander mit Leber-, Nieren- und Lymphheilpflanzen und giftbindenden Maßnahmen. Unbedingt zu unterstützen sind dabei die persönlich schwächsten Entgiftungsorgane. Nach 2 bis 3 Monaten ist normalerweise ein Großteil der Toxine ausgeleitet, und es lohnt sich, ein- bis zweimal jährlich vorbeugend einen »Hausputz« zu machen (→ Seite 31).

»Eine Entgiftung muss vor allem effektiv sein!«

Um zu sehen, ob sich die Investition in eine individuelle Ausleitungskur lohnt bzw. gelohnt hat, kann man zu Beginn und am Ende der Kur die konkrete Belastung nachweisen lassen, z. B. per Bluttest, per Urintest nach Provokation mit 2,3-Dimercaptopropan-1-sulfonsäure (DMPS) oder per Haaranalyse. Dann kann man sich ein Entgiftungskonzept zusammenstellen (lassen), dieses je nach Belastung 2 bis 3 Monate lang durchführen und anschließend erneut testen lassen, ob die entsprechenden Giftstoffe im Blut gesunken sind oder ob nach Provokation weniger davon über den Harn ausgeschieden wird (→ Seite 262).

»Es soll vor allem günstig sein!«

Wenn die Entgiftungskur vor allem kostengünstig sein sollte, empfehlen sich Bärlauchpesto, Fastenkuren und vor allem Suppenfasten zum Mobilisieren. Ergänzend bieten sich die Ayurveda-Trinkkur, Heilkräutertees, der Leberentlastungstrank mit Kurkuma und der Ayurvedische Knoblauchtrank an. Sofern man diese Entgiftungsmaßnahmen wenigstens 2 bis 6 Wochen lang durchhält, hat man kaum Geld investiert und trotzdem die Ausscheidung vieler Problemstoffe begünstigt. Je nach Schweregrad der Vergiftung und je nach Reaktion können Entgiftungskuren auch über längere Zeiträume durchgeführt werden. Lassen Sie Ihren Geldbeutel und Ihr Bauchgefühl gemeinsam entscheiden, was machbar ist und was Ihnen spürbar guttut.

»Es muss vor allem sanft sein!«

Nicht jeder eignet sich für Rosskuren mit Chelatbildnern, nach denen man sich stark ausgelaugt fühlen kann. Vor allem überempfindliche Personen, aber auch Schwerkranke oder Krebspatienten sollten nur die sanftesten Entgiftungskuren machen. Besonders schonend entgiftet man z. B. mit der ayurvedischen Blutreinigungskur (→ Seite 28). Auch die längerfristige Anwendung umsichtig dosierter Naturheilmittel für Leber, Lymphe und Nieren mit der Trinkflaschenmethode eignet sich für besonders empfindliche Personen. Vor allem sollten die mobilisierenden und organstärkenden Naturheilmittel tröpfchenweise eingeschlichen und dem persönlichen Befinden angepasst werden.

»Es darf kein Alkohol dabei sein!«

Wenn Sie sogar kleine Mengen Alkohol nicht vertragen oder aus anderen Gründen alkoholische Arzneien vermeiden wollen, dann bieten sich zum Entgiften Heilkräutertees, Smoothies, Kräuterpulver, Kapseln und Tabletten an. Aber bitte lassen Sie in dem Fall auch Apfelsaft und überhaupt Obstsäfte weg, essen Sie wenig und nur saisonales und regionales Obst, denn auch die in Obst oder Säften enthaltende Fructose kann die Leber belasten, die bei Alkoholunverträglichkeit immer behandlungsbedürftig ist (→ Seite 43 und 92).

Geschmacksvorlieben als Organschwächezeichen

Leitsymptom: Verlangen nach Süßem

Wer gerne Kuchen isst oder ständig Lust auf Schokolade hat, zeigt damit eine Tendenz hin zur Bauchspeicheldrüsenschwäche. In der Traditionellen Chinesischen Medizin (TCM) gilt das Süßverlangen nämlich als ein Hinweis auf eine »Mittenschwäche«, worunter man eine Schwäche von Magen, Milz und Pankreas versteht. Diese geht häufig mit einer Neigung zu Blähungen, klebrigem Stuhl oder mit mehr oder weniger stark ausgeprägten Nahrungsunverträglichkeiten einher. Abgesehen vom Verzicht auf Zucker, Alkohol und pestizidbelastetes Obst oder Gemüse ist das Beste, was man für die Bauchspeicheldrüse tun kann, ihr Bitterstoffe zu geben. Bitterstoffe reduzieren oftmals sogar den Heißhunger auf Süßes.

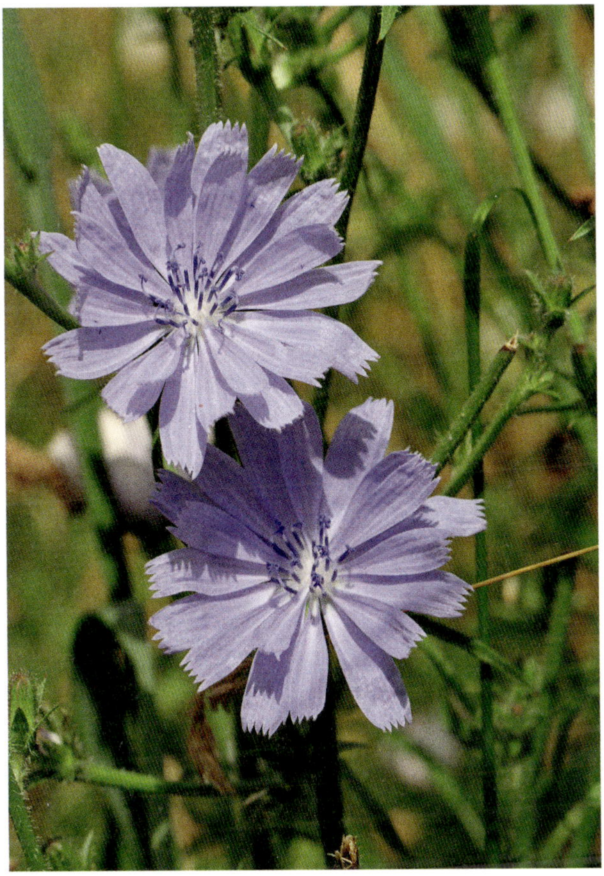

Kraut und Wurzel der Wegwarte enthalten besonders milde Bitterstoffe.

Der sanfteste Einstieg in die Welt der Bitterstoffe sind bittere Salate wie Chicorée oder Radicchio, die man am besten täglich genießt. Für Einsteiger in die Bitterstofftherapie wie auch für Kinder gibt es sogar mit Bitterstoffen imprägnierte Zuckerkügelchen, z. B. **Gentiana Magenglobuli** von Wala. Der Bauchspeichelfluss lässt sich ebenso mit einem mild bitteren Sirup anregen, z. B. **Wala Bitterelixier.** Was die Bitterkeit angeht, so gibt es die verschiedensten Variationen von Schokotrüffeln mit bitterer Füllung (**Bitterstern Trüffel** von Laetitia GmbH) über **Heidelberger's 7-Kräuter-Stern Bio-Kräuteraufgusspulver,** die sich nur für Fortgeschrittene in Sachen Bitterstoffe eignen, bis hin zu den in der Volksmedizin beliebten Schwedenkräutern. Die süßeste unter den Bitterstoffpflanzen ist die Wegwarte (→ Seite 216), die eine der wichtigsten Entgiftungs- und Heilpflanzen für Milz und Pankreas ist und sich bei der Ausleitung von Schwermetallen bewährt hat.

PRAXISTIPP

KUR BEI NAHRUNGSUNVERTRÄGLICHKEITEN

Wer unter Nahrungsintoleranzen leidet oder andere typische Anzeichen einer exokrinen Bauchspeicheldrüsenschwäche hat wie etwa Blähungen, stinkenden, schwimmenden oder klebrigen Stuhl und Hunger auf Süßes, kann folgende Kur versuchen.

Metaharonga Mischung von meta Fackler; Inhaltsstoffe: Asa foetida D3, Eichhornia D2, Haronga Urtinktur, Nux vomica D4, Okoubaka D2, Syzygium jambolanum Urtinktur, Taraxacum D1.

DOSIERUNG: mindestens 6 bis 8 Wochen lang (oder bei Bedarf auch über mehrere Monate hinweg) zwei- bis dreimal täglich 15 bis 25 Tropfen vor den Mahlzeiten pur oder in etwas Wasser einnehmen.

Ergänzend lässt sich bei Nahrungsunverträglichkeiten der Gehalt an Verdauungsenzymen im Bauchspeicheldrüsensekret mit Bitterkräutern steigern. Daher empfiehlt sich der regelmäßige Gebrauch von **BitterKraft Vital Pulver** von Gutsmiedl oder **Heidelberger's 7-Kräuter-Stern Bio-Kräuteraufgusspulver.**

Leitsymptom: Verlangen nach Saurem

Wer Gelüste auf Saures wie etwa nach essigsauer eingelegten Gurken, nach Zitronensaft, Grapefruit, Essig- oder Balsamico-Soßen hat, benötigt eine Leberstärkung. Allein der im Winter mit heißem und im Sommer mit kaltem Wasser verdünnte frisch gepresste Bio-Zitronensaft erweist sich in solchen Fällen bereits als probates Entgiftungsmittel. Denn die im Zitronensaft enthaltene Zitronensäure wie auch die Ascorbinsäure (Vitamin C) hilft der Leber beim Entgiften. Zusammen mit Kaffee, vor allem mit Espresso oder mit gerbstoffreichem Mokka, neutralisiert man bei Kopfschmerz und Migräne Stoffwechselgifte und lindert die Schmerzattacken.

Wer Saures mag, kann sich auch mit dem Leberentlastungstrank mit Kurkuma anfreunden und diesen Trank möglichst täglich frisch zubereiten und genießen. Bio-Zitronensaft entlastet zusammen mit dem Multitalent Gelbwurz aus dem Gewürzregal den Leberstoffwechsel wie kaum ein anderes Nahrungsmittel.

Abgesehen von der Zitrone zeigen auch andere Heilpflanzen ihre Leberwirksamkeit durch ihren sauren Geschmack, allen voran die Berberitze (Berberis vulgaris), die wegen ihrer sauren Früchte auch »Sauerdorn« heißt. Insbesondere homöopathische Zubereitungen aus der Berberitzenwurzelrinde (z. B. **Metaheptachol Mischung** von meta Fackler) regen die Ausscheidung von Giften über die Galle an.

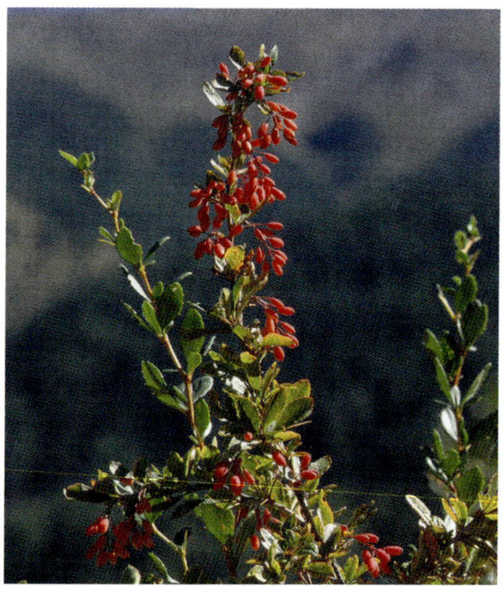

Wegen der sauren Früchte heißt die Berberitze auch »Sauerdorn«.

REZEPT

Leberentlastungstrank mit Kurkuma

- 1 Messerspitze bis ½ Teelöffel Bio-Kurkumapulver
- ½ Bio-Zitrone, frischer Presssaft
- ½ bis 1 Teelöffel Bio-Imkerhonig oder Ahornsirup
- 1 Prise Schwarzer Pfeffer
- 150 bis 200 ml abgekochtes, trinkwarmes Wasser

Die Zutaten werden direkt ins Glas oder in eine Tasse gegeben und vor dem Genuss nur kurz umgerührt.

Das Originalrezept sieht vor, dass das Wasser für diesen Trank bis zu 20 Minuten lang abgekocht wird, um neutrales Wasser für zelluläre Entgiftungsprozesse zu erhalten. Ein spürbarer Entgiftungseffekt tritt jedoch auch ein, wenn man ganz gewöhnliches, kurz abgekochtes Wasser gebraucht, was vor allem im Alltag leichter praktizierbar ist.

DOSIERUNG: Der Kurkumatrank darf täglich und langfristig genossen werden, je nach Gusto 1 Glas oder auch 2 Gläser pro Tag. Bei Reizdarm und Abneigung gegenüber Scharfem lässt man den Schwarzen Pfeffer einfach weg.

Honig oder Ahornsirup genügen meist auch in kleineren Mengen, aber bitte nicht ganz weglassen, weil der Honig als »Medizinpferd« fungiert, mit dem die leberschützenden Pflanzenwirkstoffe leichter in den Körper gelangen.

In der Schwangerschaft und Stillzeit bitte nur 1 kleine Messerspitze Kurkumapulver verwenden. Bei Gallensteinleiden ist ebenfalls Vorsicht geboten, da die Gelbwurz den Gallenfluss anregt und Steinchen ins Rollen bringen kann.

Leitsymptom: Verlangen nach Bitterem

Wem es nicht bitter genug sein kann, der leidet in der Regel unter einer Dünndarmschwäche. Im Dünndarm werden die meisten Nahrungsbestandteile und auch Giftstoffe resorbiert. Bitteres bringt die Verdauungssäfte ins Fließen, steigert deren Enzymgehalt und wirkt sich positiv bei träger Verdauung sowie bei Nahrungsmittelunverträglichkeiten, Eisenmangel und weiteren Mangelzuständen aus. Bitterstoffe bringen keineswegs nur die Verdauung in Gang, sie begünstigen auch die Selbstreinigung des Darms, beispielsweise bei Neigung zu Stuhlverstopfung, und sie verbessern den Stuhl-pH-Wert, sodass sich die Symbionten, die »guten Darmbakterien«, wohler fühlen und sich leichter und nachhaltiger ansiedeln.

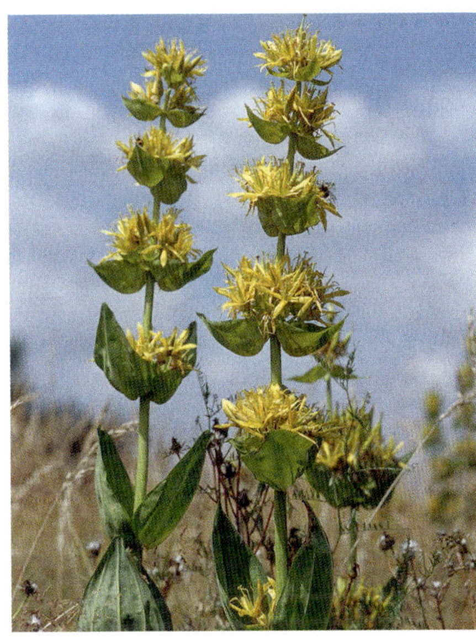

Der Gelbe Enzian ist neben dem Wermut eine der bittersten heimischen Heilpflanzen.

Die bekanntesten Bitterstoffpflanzen sind Enzian, Tausendgüldenkraut und Wermut. Beliebte Darreichungsformen sind Bitterschnäpse wie der Schwedentrunk von Infirmarius oder auch Bittertropfen (z. B. Bitterstern von Laetitia). Wer Alkohol umgehen will, kann es mit **BitterKraft vital Pulver** von Gutsmiedl oder mit **Heidelberger's 7-Kräuter-Stern Bio-Kräuteraufgusspulve**r versuchen. Von dem bitteren Kräuterpulver kann man zwei- oder dreimal täglich 1 Messerspitze pur einspeicheln und mit Wasser oder Tee herunterspülen. Oder man bereitet sich mit dem Pulver zwei- bis dreimal täglich 1 Tasse Bittertee, indem man einfach heißes Wasser darübergießt, das Ganze ein paar Minuten ziehen lässt, umrührt und trinkt. Vor dem Essen steigert dies die Resorption von Eisen und Spurenelementen und verbessert generell die Nahrungsverwertung. Nach dem Essen regen die Bitterstoffe die Verdauung an und wirken der Müdigkeit entgegen, die bei Verdauungsschwäche nach dem Essen häufig auftritt.

PRAXISTIPP

HEIDELBERGER'S 7-KRÄUTER-STERN BIO-KRÄUTERAUFGUSSPULVER

Das bittere Kräuterpulver wurde von Bertrand Heidelberger (1845–1925) entwickelt, um der »Verschleimung« entgegenzuwirken. Kurmäßig angewendet oder auch gewohnheitsmäßig eingenommen, erweist sich **Heidelberger's 7-Kräuter-Stern Bio-Kräuteraufgusspulver** als Wohltat für die Verdauung. Das Kräuterpulver enthält blähungswidrige Gewürze wie Anis, Kümmel und Fenchel sowie darmreinigende Bitterstoffpflanzen wie Wermut und Schafgarbe, Scharfstoffpflanzen wie Bibernelle und nicht zuletzt den schon von Paracelsus und Pfarrer Kneipp für Magen und Darm empfohlenen Wacholder.

Das Pulver eignet sich z. B. als Begleitmittel zur Darmreinigung nach Antibiotika oder bei Neigung zu Darmpilz sowie zur Steigerung des Enzymgehalts des Bauchspeicheldrüsensekrets bei Verdauungsschwäche bis hin zu Nahrungsmittelunverträglichkeiten wie etwa Laktoseintoleranz.

GEGENANZEIGEN: Schwangerschaft, Stillzeit, Reizmagen, Reizdarm oder eine Korbblütlerallergie.

Leitsymptom: Verlangen nach Salz

Salzhunger zeigt stets eine gewisse Nierenschwäche an. Vor allem bei ausgeprägtem Salzhunger, wenn also gern nachgesalzen wird, oder bei Lust auf salzige Speisen wie etwa Chips oder Geräuchertem, wollen die Nieren gestärkt werden. Die wichtigsten pflanzlichen Heilmittel, welche die Ausscheidungsfunktion der Nieren anregen, sind Birkenblätter, Goldrutenkraut oder Liebstockwurzel. Zur Nierenstärkung eignen sich ebenso Nierentees oder Nierentonika wie etwa **Wala Nierentonikum Sirup,** der Birke und Wacholder enthält und mit Wasser verdünnt kurmäßig getrunken wird.

Im Rahmen von Schwermetallausleitungskuren kann manchmal eine Trinksolelösung hilfreich sein, um Mineralien und Spurenelemente wieder aufzufüllen. Trinksole gilt in der Volksmedizin sogar als Ers-

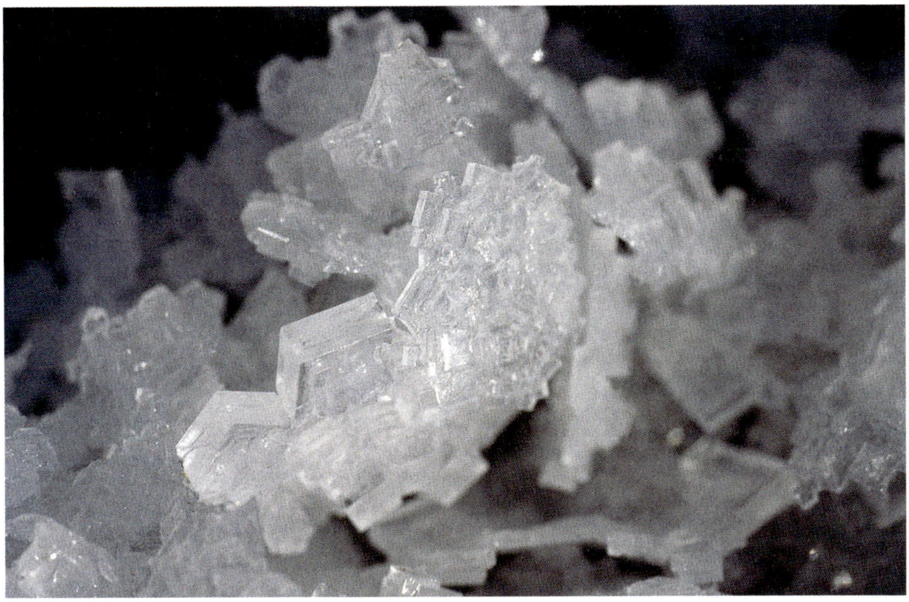

Meersalzkristalle – Ausgeprägter Salzhunger zeigt eine Nierenschwäche an.

te-Hilfe-Maßnahme zu Beginn einer Migräneattacke, weil Spannungskopfschmerz und Migräne oftmals mit Nierenschwäche vergesellschaftet sind. Dazu eignet sich vor allem unbehandeltes Steinsalz: 10 Tage lang einmal täglich ½ Teelöffel Salz in einem Glas Wasser verrührt trinken, nicht jedoch bei Bluthochdruck!

PRAXISTIPP

KLEINE NIERENSTÄRKUNGSKUR

- **Wala Nierentonikum Sirup.**
  DOSIERUNG: zweimal täglich 2 Teelöffel in 1 Glas Wasser verrührt trinken.
- **Nierenteemischung:** Betonie 20 g, Birkenblätter 20 g, Goldrutenkraut 40 g, Schafgarbe mit Blüten 20 g – mischen, 2 Teelöffel pro Tasse à 200 ml kochend überbrühen, zirka 5 bis 8 Minuten ziehen lassen, abseihen.
  DOSIERUNG: bei Bedarf im trinkwarmen Zustand mit etwas echtem Bio-Imkerhonig süßen und über den Tag verteilt 2 bis 3 Tassen trinken.
- **Basenfußbad:** zwei- bis dreimal wöchentlich ein Basenpulver (z. B. **MeineBase** von Jentschura) laut Herstellerangaben in eine Fußbadewanne mit 4 bis 5 Litern heißem Wasser geben. Die Füße etwa 15 bis 20 Minuten darin baden. Danach die Füße abspülen, abtrocknen und die Fußsohlen mit **Kupfersalbe rot** von Wala einmassieren, zuletzt noch Wollsocken anziehen.

KURDAUER: mindestens 6 bis 8 Wochen lang anwenden. Als gute Zeichen einer Nierenstärkung gelten angenehm warme Füße, die auch nach dem Fußbad länger warm bleiben, und ein Gefühl der Entspannung und besseren Erdung.

Leitsymptom: Verlangen nach Scharfem

Lust auf Scharfes gilt als Hinweis auf eine Schwäche im Bereich von Lungen und Dickdarm. Wer gerne Chili con Carne isst oder reichlich Olio piccante, Chili, Pfeffer und andere scharfe Gewürze gebraucht, will also in erster Linie die Lungen und den Dickdarm stärken. Zu den Scharfstoffpflanzen mit Lungen- und Dickdarmwirkung gehören beispielsweise Bibernelle, Meisterwurz oder Ingwer. Scharfstoffdrogen regen die Sekretion und damit die Selbstreinigung des Darmes an, wirken erwärmend auf die Bauchorgane, leiten Schwermetalle aus und hemmen das Wachstum von Candida albicans, dem häufigsten Erreger von Darmpilz. Wer also Scharfes mag und auch verträgt, sollte beim Kochen reichlich blähungswidrigen und pilzfeindlichen Kümmel verwenden oder sich regelmäßig einen Ingwer-Dekokt bereiten. Einige der arzneilich gebrauchten Scharfstoffpflanzen aktivieren das Immunsystem und reinigen die Lungen, indem sie beispielsweise die Absonderung von Bronchialsekret anregen. Zu den Lungenstärkungspflanzen gehören beispielsweise Angelikawurzel, Bibernelle oder Meisterwurz. Nicht zuletzt heizen Scharfstoffe auch den Stoffwechsel mehr oder weniger spürbar an und tragen zur Entgiftung über den Schweiß bei.

PRAXISTIPP

INGWER-DEKOKT ZUR DARMREINIGUNG

Ingwer (Zingiber officinale) zählt zu den beliebtesten Scharfstoffpflanzen und findet auch in der Küche Verwendung. Seine ätherischen Öle wie auch die Gingerole, verleihen dem Rhizom den typisch scharfen Geschmack und die spürbar erwärmende Wirkung. In der Begleitbehandlung von Übelkeit und Erbrechen nach Operationen, bei Reisekrankheit oder infolge einer Chemotherapie erweist sich der Ingwer als besonders hilfreich und empfehlenswert.

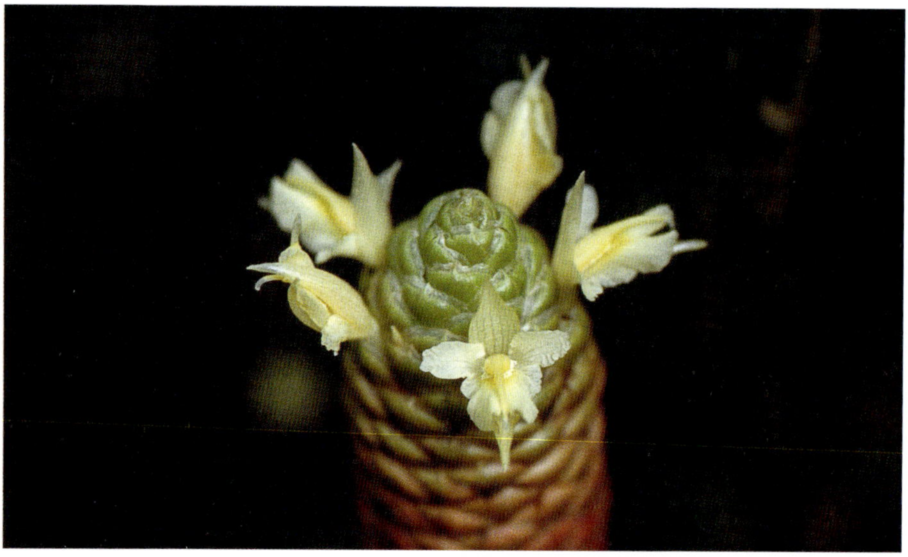

Mit seinen Scharfstoffen regt Ingwer den Stoffwechsel und die Verdauung an und befeuert Entgiftungsprozesse.

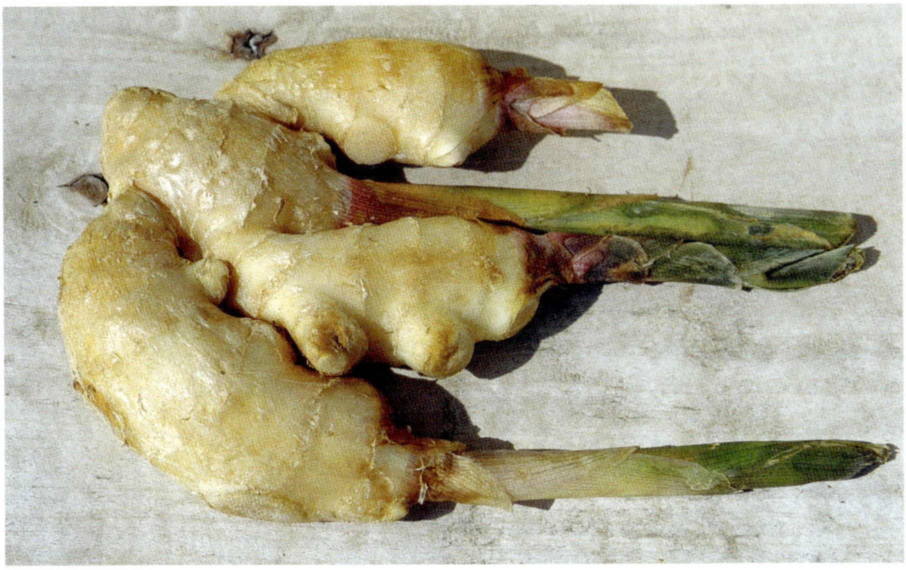

Bei Schwangerschaftserbrechen gehen die Meinungen auseinander. Bis zu 2 g täglich werden zur Brechreizlinderung in der Schwangerschaft empfohlen. In jedem Fall sollten Scharfstoffpflanzen in der Schwangerschaft nicht im Übermaß genossen werden und auch nur, wenn Verlangen nach Scharfem besteht und gleichzeitig ein Mangel an Lebenswärme vorhanden ist.

Doch Ingwer kann noch mehr als nur den Brechreiz lindern! Er verfügt nachweislich über entzündungswidrige, blutdrucksenkende und verdauungsfördernde Kräfte, weshalb er auch im Rahmen einer Darmreinigung bei Dysbiose und Verdauungsschwäche gebraucht werden sollte. Nicht zuletzt zählt der Ingwer sogar zu den Heilpflanzen, die Glutathion regenerieren und somit die Entgiftung auf zellulärer Ebene verbessern.

Etwa 1 Teelöffel frischen Ingwer grob zerkleinern und in zirka 200 ml Wasser kurz aufkochen, dann zugedeckt noch einige Minuten ziehen lassen und schließlich abseihen. Je länger der frische Ingwer gekocht wird oder je länger man die Abkochung hinterher ziehen lässt, umso schärfer schmeckt das Gebräu. Daher sollte man versuchen herauszufinden, wie man den Ingwer-Dekokt am liebsten mag. Bei Bedarf kann die Abkochung im trinkwarmen Zustand noch mit etwas frisch gepresstem Bio-Zitronen- oder -Orangensaft und mit etwas Bio-Imkerhonig abgeschmeckt werden.

DOSIERUNG: je nach Bedarf 2 bis 3 Tassen täglich trinken.

Die Blutreinigungskuren der Volksmedizin

In der Volksmedizin ist oftmals von blutreinigenden Kräutern oder Wurzeln die Rede. Hinter diesem Begriff verbergen sich jedoch ganz verschiedene Heileigenschaften, die von Kräuterkennern und Volksheilern meist wenig differenziert werden. Ein Kraut kann beispielsweise das Blut reinigen, indem es die Leber in ihrer Entgiftungsfunktion stärkt oder die Nieren anregt, über den Harn vermehrt Stoffwechselabbauprodukte oder Giftstoffe auszuscheiden.

Die meisten sogenannten Blutreinigungskräuter regen jedenfalls den Stoffwechsel an, stärken die Entgiftungsorgane, fördern die Verdauung, treiben den Harn oder den Schweiß. Doch manche steigern auch direkt die Ausscheidung von Stoffwechselabbauprodukten wie etwa Harnsäure. Übersteigt die Harnsäure im Blut ein gewisses Maß, dann kommt es zu einem Harnsäureüberschuss, im Fachjargon »Hyperurikämie« genannt; diese kann einen Gichtanfall mit sich bringen. Meist lagern sich die überschüssigen Harnsäurekristalle in den Gelenken ab und führen zu extrem schmerzhaften Gelenkentzündungen. Harnsäure sollte aber eigentlich über die Nieren ausgeschieden werden. Doch bei manchen Menschen funktioniert die Ausscheidung über die Nieren eben nicht richtig, oder sie begünstigen den Harnsäureüberschuss beispielsweise durch fleischlastige Kost.

Zu den Blutreinigungspflanzen, die speziell die Harnsäureausscheidung verbessern, zählen z. B. die Brennnessel (→ Seite 149) und der Giersch. Beide können die Harnsäurewerte im Blut senken.

Blutreinigungskuren haben in erster Linie zum Ziel, das Blut von sogenannten »Schlacken« zu reinigen, womit Volksmediziner hauptsächlich Stoffwechselabbauprodukte wie die bereits erwähnte Harnsäure meinen. Andere blutreinigende Heil- oder Nahrungspflanzen, die sich in der Volksmedizin seit Jahrhunderten großer Beliebtheit erfreuen, etwa Bärlauch, Brunnenkresse oder Knoblauch, sind in der Lage, Vergiftungen mit Schwermetallen entgegenzuwirken. Sie wirken weniger unspezifisch blutreinigend, sondern eignen sich dank ihrer schwefelhaltigen Inhaltsstoffe bereits, um gezielt Problemstoffe wie etwa Blei oder Quecksilber zu mobilisieren und auszuleiten.

Zu den beliebtesten Blutreinigungsmaßnahmen der Volksmedizin gehören in katholischen Gegenden das 40-tägige Fasten vor Ostern, bei dem es sich vor allem um eine mobilisierende Maßnahme handelt. Durch das Fasten schmelzen Fettdepots ab, und die darin gespeicherten Giftstoffe gelangen in Umlauf. Im schlimmsten Fall, wenn etwa zu wenig getrunken wird oder wenn die Hauptentgiftungsorgane Leber und Nieren überfordert sind, lagern sich die gelösten Problemstoffe einfach nur an einer anderen Stelle im Körper ab. Damit sie sich eben nicht nur anderenorts ablagern, macht es Sinn, die Fastenkur mit einer Frühjahrskur zu kombinieren, bei der blutreinigende Heilkräuter und Nahrungspflanzen zum Einsatz kommen. Zu den bis heute in der Volksmedizin beliebten Frühjahrskuren zählen u. a. traditionelle Heilspeisen wie die

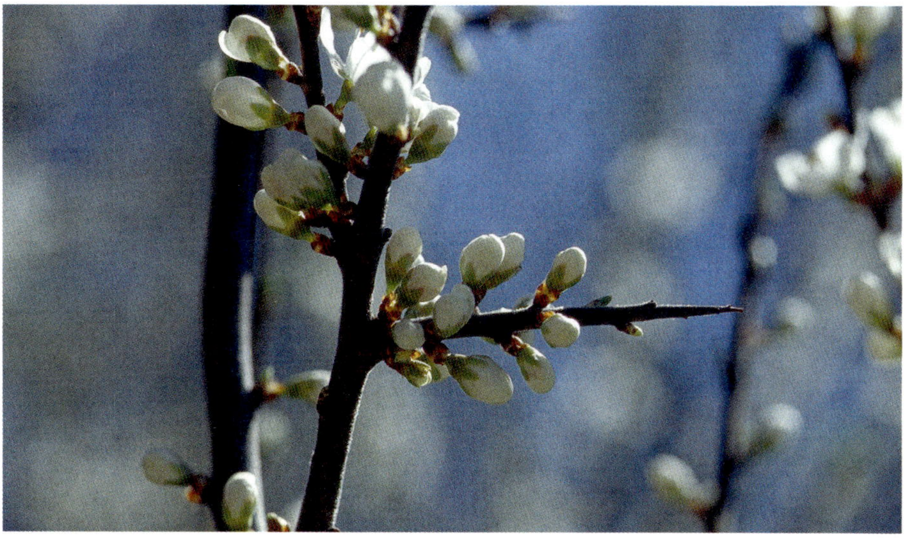

Kräuterpfarrer Johann Künzle zufolge soll man für einen heilsamen Blutreinigungstrank Triebe von allen »Dornenarten« sammeln. Die Schlehentriebe enthalten geringe Mengen Blausäure und wirken daher auch bei umweltbedingten Erschöpfungszuständen energetisierend.

Gründonnerstagssuppe (→ Seite 54), die große Heilkräfte in sich bergen.

Die klassische Frühjahrskur fällt meist in die Zeit vor Ostern, wenn viele ohnehin fasten oder einige Wochen lang auf Nahrungs- und Genussmittel wie Alkohol, Fleisch und Zucker verzichten. Der Schweizer Kräuterpfarrer Johann Künzle (1857–1945) beschreibt genau, wer eine solche Frühjahrskur braucht:

> »Es gibt viele Leute, die, ohne bettlägerig zu sein, doch fast immer unwohl sind, sie haben keinen Appetit und verschmähen den besten St. Galler Schübling, sind verstopft wie die Tore der Hölle, auf der Brust und im Magen fühlen sie sich voll und beklemmt, und im Kopfe ist Hitze und Weh. Schlafen können sie selten und dann noch unruhig und sind voll böser Träume; sie laufen allen Ärzten nach und sind deren Kreuz, schreiben allen Quacksalbern bis nach London und Neuyork, haben schwankenden Gang wie Parteiführer nach einem Wahlsieg, sind lebendige Jammerorgeln mit 365 Registern, oft noch mit Orchesterbegleitung« (Künzle 1935, S. 20).

PRAXISTIPP

FRÜHLINGSKUR NACH KÜNZLE

Wer eine Frühlingskur nach Künzle machen will, sammelt am besten jeden Tag erneut die jungen Triebe von dornigen Büschen wie etwa Brombeere, Himbeere, Hundsrose, Schlehe oder Weißdorn. Ebenso kann man aus dem Garten Triebe von Johannisbeere, Stachelbeere oder von Obstbäumen dazugeben. Schließlich eignen sich laut Künzle auch die jungen Triebe von Hasel, Buche, Tanne, Fichte, Eiche, Lärche, Esche und Pappel für diesen blutreinigenden Frühlingstrank.

DOSIERUNG: Pro Tag und Person werden eine großzügige Handvoll der Triebe in 1 bis 2 Litern Wasser kurz aufgekocht, noch etwa 10 bis 15 Minuten zugedeckt stehen gelassen, dann abgeseiht und bei Bedarf mit etwas echtem Bio-Imkerhonig gesüßt im Tageslauf getrunken. 1 bis 2 Wochen lang sollte man diesen Trank täglich zu sich nehmen. »Dieser Tee reinigt und säubert den ganzen Leib. Hat schon ganz elend kranke Menschen wieder gesund und blühend gemacht« (Künzle 1935, S. 20).

Glücklicherweise gibt es noch wohlschmeckendere Blutreinigungskuren als die Frühjahrskur nach Künzle, die je nach Auswahl der Frühlingstriebe intensiv schmecken und im Darm mitunter kräftig durchräumen können, z. B. die Gründonnerstagssuppe, deren Hauptbestandteil, die Gundelrebe, einst von Malern gebraucht wurde, um Blei zu entgiften. Ebenfalls blutreinigend und entgiftend wirken Bärlauchpesto, Gierschsemmeln oder Löwenzahnblütenknospen, die man wie Kapern in Essig einlegen oder in Olivenöl braten kann. Im Frühling gedeihen viele Heilpflanzen, die uns beim Entgiften und Entschlacken hilfreich sind.

Im Volksaberglauben heißt es von so manchem Frühlingskraut, dass bereits der einmalige Genuss bewirke, dass man das ganze Jahr über nicht krank werde. Das ist natürlich übertrieben. Wer jedoch ab Frühlingsbeginn regelmäßig über 2 bis 3 Wochen hinweg Kräutersuppen, Bärlauchpesto und andere heilsame Frühlingsspeisen genießt und zusätzlich viel trinkt und die Ernährung anpasst, leitet bereits reichlich Stoffwechselabbauprodukte und Umweltgifte aus.

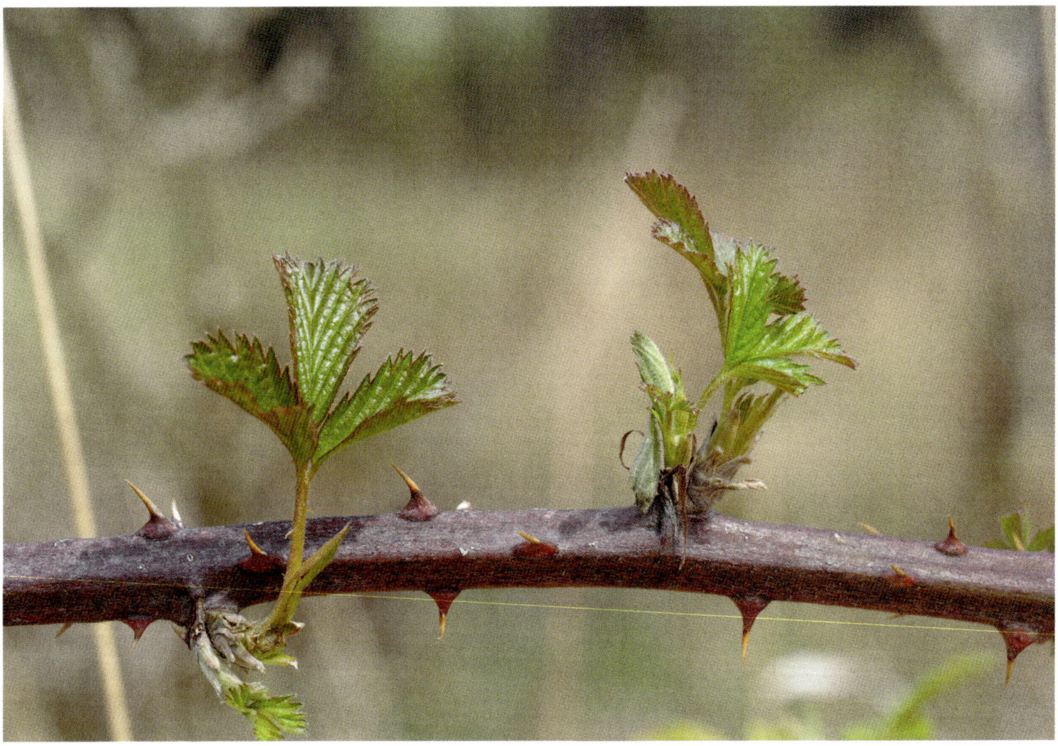

Brombeerblätter sind traditionelle Bestandteile von Haus- und Blutreinigungstees.

»BEVOR MAN ENTGIFTET, SOLLTE MAN SICH ERST EINMAL KRÄFTIGEN!«

Auszug aus einem Interview mit Jutta Tappeiner Ebner

ZUR PERSON: Dr. phil. Jutta Tappeiner Ebner, Studium der Bildungswissenschaften, Kräuterpädagogin, Kneipp-Gesundheitstrainerin und Fachreferentin mit den Schwerpunkten Volksmedizin, Naturkosmetik, Räuchern und Brauchtum. Autorin von »Meine Rosenwelt« (Tappeiner Ebner 2022).

Liebe Jutta, du hast das wunderschöne Buch »Meine Rosenwelt« geschrieben. Ein Buch, das fast schon nach Rose duftet, wenn man darin blättert. Finden sich darin denn auch Entgiftungsrezepte für Rosenliebhaberinnen?
Ja, natürlich! Das Buch ist unterteilt in drei große Kapitel. Im Kapitel über »Gesund mit Rosen« gibt es beispielsweise die »Dreierlei Rosentinktur«. Da beschreibe ich, wie man aus Rosenblüten – ich bevorzuge Damaszenerrosenblüten –, Zistrosenkraut und Rosenwurztinktur eine abwehrstärkende, tonisierende und antioxidative Tinkturenmischung herstellt. Diese Mischung riecht und schmeckt nicht nur gut, sondern Sie kräftigt uns auch allgemein und kann eine Blutreinigungskur heilsam begleiten.

Du beschäftigst dich schon sehr lange mit Heilkräutern. Wann und wie bist du auf die Kräuterheilkunde gekommen?
Meine Oma hat bereits Heilsalben und Seifen gekocht und damit so manche Wunde geheilt, Eiter gezogen, Ausschläge, Schmerzen und überhaupt alles gelindert. Meine Mutter war als Hebamme tätig und hat ebenfalls viele Heilkräuter genutzt. Mein eigener Weg begann aber vor etwa 40 Jahren. Seither habe ich unzählige Ausbildungen und Fortbildungen im In- und Ausland besucht, u. a. habe ich bei Dr. rer. nat. Max Amann, dem Mitbegründer von Natura Naturans, 1994 einen Kräuterlehrgang absolviert. Seit einigen Jahren biete ich selbst Kräuterführungen durch meinen »Paradiesgarten« an und bilde Kräuterpädagoginnen aus.

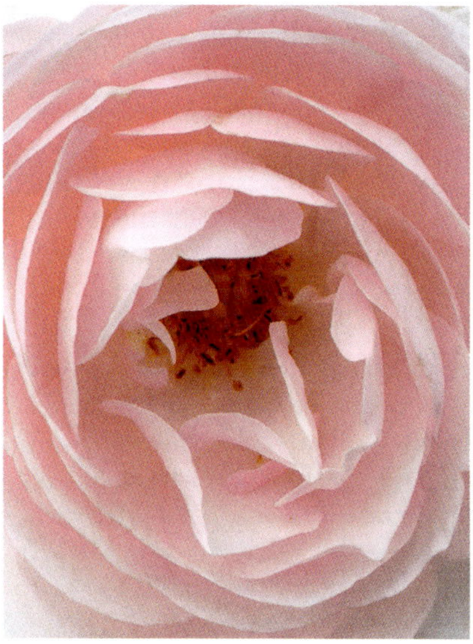

Kannst du dich aus deiner Kindheit an ein Entgiftungsrezept oder eine Blutreinigung erinnern?
Oh ja (lacht)! Meine Mutter hatte für oder gegen fast alles einen Tee. Sie hat alles mit Kräutertee geheilt. Ein Universalrezept meiner Mutter war ein sehr bitteres Gebräu aus Wermut und Tausendgüldenkraut. Wer krank war, sich den Magen verdorben oder egal was hatte, bekam diesen Bittertce verabreicht. Wenn es am Abend noch nicht besser war, dann gab es eine weitere Portion davon – doch da war man meist schon geheilt (verzieht das Gesicht, lacht). Diese Bitterkräuter reinigen in jedem Fall durch und durch.

Du lebst im schönen Südtirol, mitten in den Apfelanbaugebieten. Gibt es Pflanzen, die dir helfen, mit den Pestiziden klarzukommen?
Es gibt hier viele Heilkräuter, die in der direkten Umgebung wachsen und auch beim Entgiften helfen. In meinem Paradiesgarten gedeihen zum Beispiel Bio-Äpfel, und die kann man auch zum Blutreinigen gebrauchen. Meine grünen Smoothies schmecke ich mit unserem Bio-Apfelsaft ab. Alte schrumpelige Äpfel schäle ich, trockne das Fruchtfleisch und stelle daraus ein Pulver her, das reich an Pektin ist und teelöffelweise gegessen die Verdauung anregt und Darmgifte bindet.

In deinem Paradiesgarten, wie du ihn nennst, umhegst du nicht nur Rosen, sondern pflegst auch ein Beet mit Brennnesseln, und es haben sich Erzengelwurzen angesiedelt. Was machst du mit diesen beiden Pflanzen?
Die Brennnessel ist eine wertvolle volksmedizinische Blutreinigungspflanze. Die jungen Triebe gebe ich zum Beispiel in Smoothies. Meine Gäste bekommen solche grünen Smoothies. Von der Engelwurz kann man alles verwenden, auch die Samen oder Wurzeln. Ich gebe aber auch Blätter in die Smoothies. Die Engelwurz ist eine besonders lichtvolle Arzneipflanze, die Kraft spendet. Denn bevor man entgiftet, sollte man sich erst einmal kräftigen!

Eine deiner Leidenschaften ist die Herstellung von Naturkosmetik. In deiner »Rosenwelt« führst du im Kapitel »Schön mit Rosen« zahlreiche Rezepturen zum Selbermachen auf, von der Gesichtscreme über Hydrolate bis hin zur Lippenpflege. Was ist der Vorteil des Selbermachens?
Wenn man die E-Nummern auf Kosmetikartikeln studiert, dann stößt man auf zahlreiche Chemikalien von Emulgatoren bis hin zu Stabilisatoren. So viel Chemie kann nicht gesund sein! Wenn ich Cremes, Deos oder andere Pflegemittel selbst herstelle, dann weiß ich, was drin ist, und belaste mich nicht zusätzlich mit Giftstoffen, die ich über die Haut aufnehme. Wir denken bei Giften an Schadstoffe, die in der Nahrung oder in der Umwelt sind. Viele Kosmetika sind aber auch Giftquellen. Mit meinen Rosenlotionen und Cremes wird die Haut zudem ganz geschmeidig, und es duftet einfach betörend – ohne irgendwelche Zusatzstoffe.

Im schönen Südtirol gibt es auch den Brauch, zu Gründonnerstag eine Suppe mit Wildkräutern zu machen. Die Gründonnerstagssuppe ist eine der ersten volksmedizinischen Blutreinigungsrezepturen im Jahreskreis. Wie bereitest du diese Suppe zu?
Eine alte Bäuerin hat mir einmal verraten, dass Sie die neunerlei Wildkräuter einfach in einer Kartoffelsuppe verkocht. So mache ich das inzwischen auch. Man sammelt, was die nähere Umgebung hergibt: junge Blätter oder Triebe von Bärlauch, Brennnesseln, Schafgarbe, Vogelmiere und so weiter. Erst mache ich die Kartoffelsuppe als Grundlage. Dann mixe ich die gesäuberten Wildkräuter und lasse das Ganze erst zum Schluss noch kurz in der Suppe mitkochen, sodass das Chlorophyll, die »Grünkraft« der Pflanze, erhalten bleibt.

Liebe Jutta, vielen Dank für das Interview und dir noch viel Erfolg mit der »Rosenwelt« und mit deinen Kursen!

Mehr Informationen dazu:

REZEPT

Bittertee nach Jutta Tappeiner Ebner

Dieses bittere Gebräu bringt im Magen-Darm-Trakt alle Säfte ins Fließen, reinigt die Schleimhäute, steigert den Enzymgehalt des Bauchspeicheldrüsensekrets, aktiviert das darmassoziierte Immunsystem und spendet neue Lebenskraft.

Wermutkraut und Tausendgüldenkraut zu gleichen Teilen mischen. ½ Teelöffel der Mischung pro Tasse à 200 ml mit kochendem Wasser überbrühen, 1 bis 2 Minuten ziehen lassen, abseihen und ungesüßt trinken.

DOSIERUNG: bei Bedarf 1 bis 3 Tassen täglich. Für Schulkinder verwendet man zur Teebereitung nur 1 Prise, also das, was man zwischen drei Fingern zu greifen bekommt, lässt den Tee nur 1 Minute ziehen und reicht ihn schluckweise zum Trinken.

GEGENANZEIGEN: Der Tee ist nicht für Kleinkinder und Schwangere geeignet.

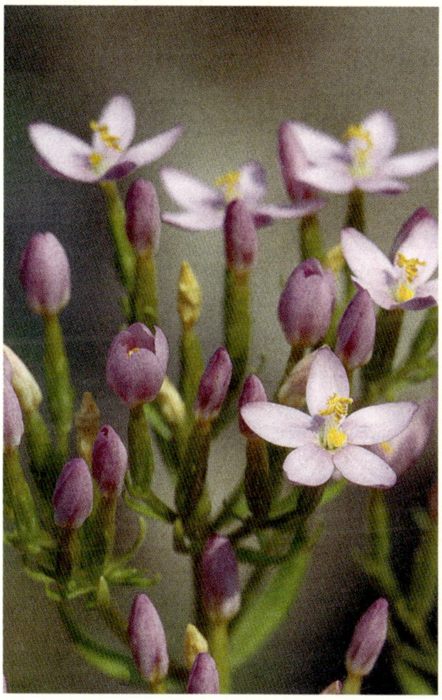

Man lasse sich von dem lieblichen Anblick nicht täuschen. Tausendgüldenkraut zählt als Enziangewächs zu den Bitterpflanzen und stärkt u. a. das darmassoziierte Immunsystem.

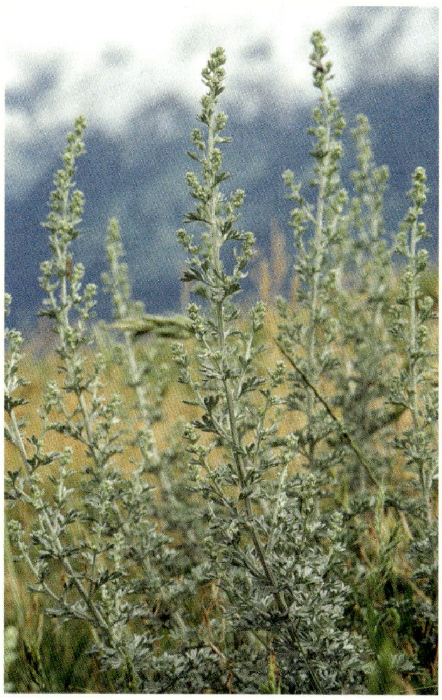

Wegen seiner Bitterstoffe muss Wermutkraut vorsichtig dosiert werden, damit ein daraus zubereiteter Tee den Magen stärken, den Gallenfluss und die Nieren anregen kann.

Gründonnerstagssuppe – »Ach, du grüne Neune!«

Traditionell werden am Gründonnerstag, dem Donnerstag vor Ostern, heilsame Speisen aus Wildkräutern bereitet. Eines dieser Traditionsgerichte ist die Gründonnerstagssuppe, die man seit Urzeiten aus neunerlei Wildkräutern bereitet. Richtig zubereitet, ist diese grüne Suppe ein heilkräftiger Hochgenuss, den man sich am besten 1 bis 2 Wochen lang so oft wie möglich gönnt.

Gesammelt werden die jungen Triebe z. B. von Bärlauch, Brennnessel, Brunnenkresse, Giersch, Gundelrebe, Kerbel, Klebkraut, Löwenzahn und Vogelmiere. Die Zusammensetzung variiert von Gegend zu Gegend, aber Bärlauch und Gundelrebe sollten nicht fehlen, denn sie zählen zu den stärksten Blutreinigern unter den heimischen Frühlingskräutern.

Die gesammelten Kräuter werden verlesen, gewaschen und zerkleinert, z. B. mit einem Keramikmesser fein zerschnitten. Pro Person benötigt man 1 bis 2 Handvoll.

Die zerkleinerten Wildkräuter werden nun 5 bis 8 Minuten in Gemüsebrühe geköchelt. Anschließend kann man die Suppe mit dem Zauberstab pürieren.

Zum Schluss schmeckt man die Wildkräutercremesuppe noch mit Kräutersalz, Pfeffer, Muskatnuss, Sahne oder Crème fraîche ab und verziert sie oder das dazu gereichte Brot mit den Blüten von Ackerehrenpreis oder Gänseblümchen.

Wohl bekomm's!

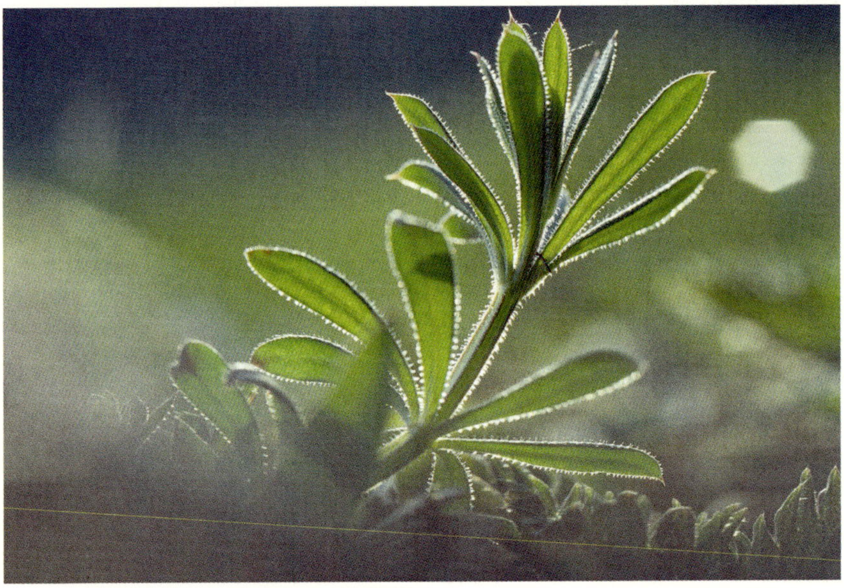

Winzige Widerhaken an Blättern, Stängeln und Früchten zeigen die Gift ausschleusenden Kräfte des »Klettenlabkrauts«. Die zarten Triebspitzen dienen als enzymreiche Beigabe zu Frühlingssalaten und Entgiftungs-Smoothies.

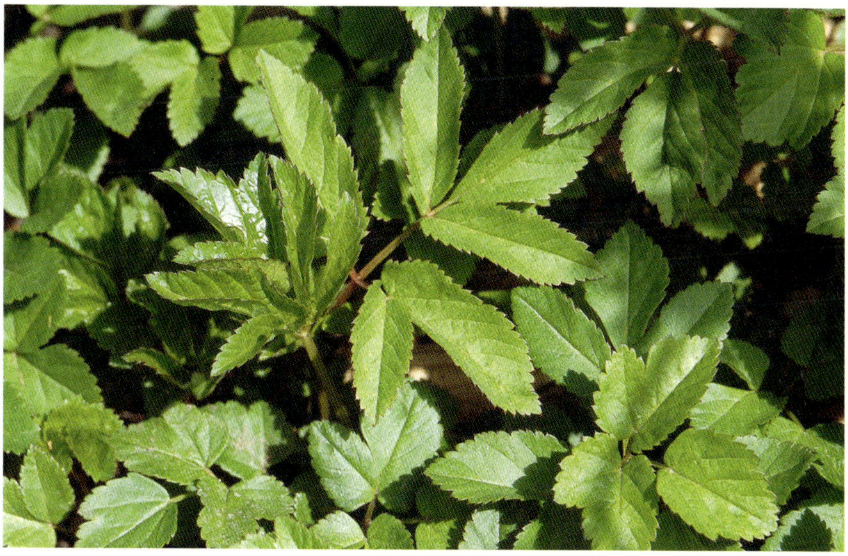

Es gibt nur eine Möglichkeit, das Wachstum von Giersch zu begrenzen: Man muss ihn einfach aufessen! Als Wildgemüse schmeckt er nicht nur köstlich, sondern leitet auch Harnsäure aus.

Gierschsemmeln nach Gabriele Maier

Eine weitere köstliche Gründonnerstagsspeise sind Gierschsemmeln. Der Giersch (Aegopodium podagraria), das Gichtkraut der Volksmedizin, leitet vor allem Harnsäure aus. Die jungen Triebe, in Semmeln gebacken, sind ganz bestimmt das schmackhafteste Gegenmittel bei Gicht! Die Gierschsemmeln schmecken besonders gut mit Butter, Bärlauchbutter und/oder Bärlauchpesto.

1 bis 2 Handvoll Giersch
300 g Bio-Dinkelmehl
250 g Bio-Quark
2 Bio-Eier
1 Teelöffel Kräutersalz
2 Teelöffel Backpulver

Die zarten Gierschtriebe sorgfältig verlesen, waschen, gründlich abtrocknen und sehr fein zerkleinern.

Nun alle Zutaten zu einem einheitlichen Teig vermengen und auf der bemehlten Arbeitsfläche etwa 10 kleine Semmeln daraus formen und nochmals in Mehl wenden.

Die Semmeln auf Backpapier legen und bei 200 °C 40 bis 45 Minuten auf der mittleren Schiene im Ofen backen.

Bärlauchpesto

Nicht zuletzt gehört auch Bärlauchpesto zu den blutreinigenden Frühlingsspeisen. Bärlauch mobilisiert vor allem Schwermetalle und hemmt sogar das Wachstum von Darmpilzen.

Mehrere Handvoll junge Bärlauchblätter sorgfältig verlesen, also angenagte und verschmutzte Blätter entfernen.

Dann das Sammelgut gründlich waschen und beispielsweise in einem Handtuch trocken schleudern. Je weniger Wasser zwischen den Blättern bleibt, umso geringer ist die Gefahr, dass das Pesto gärt!

Die möglichst trockenen Blätter sehr fein zerschneiden und randvoll in ein sauberes Schraubglas füllen, nicht stopfen!

Nun ein hochwertiges Speiseöl darübergießen, z. B. Oliven- oder Sonnenblumenöl.

Schließlich rührt man pro Glas à 300 ml noch zirka 2 bis 3 Esslöffel geriebenen Parmesan, 3 oder 4 Esslöffel zerhackte Pinienkerne oder Haselnüsse sowie 1 bis 2 Teelöffel Kräutersalz unter. Nun alles gut umrühren.

Zum Schluss gibt man noch so viel Öl nach, dass das Pesto gut bedeckt ist, und stellt das verschlossene Glas zur Aufbewahrung in den Kühlschrank; kurzfristig genügt ein kühler und dunkler Platz.

Besonders gut schmeckt Bärlauchpesto auf Brot oder über Nudeln.

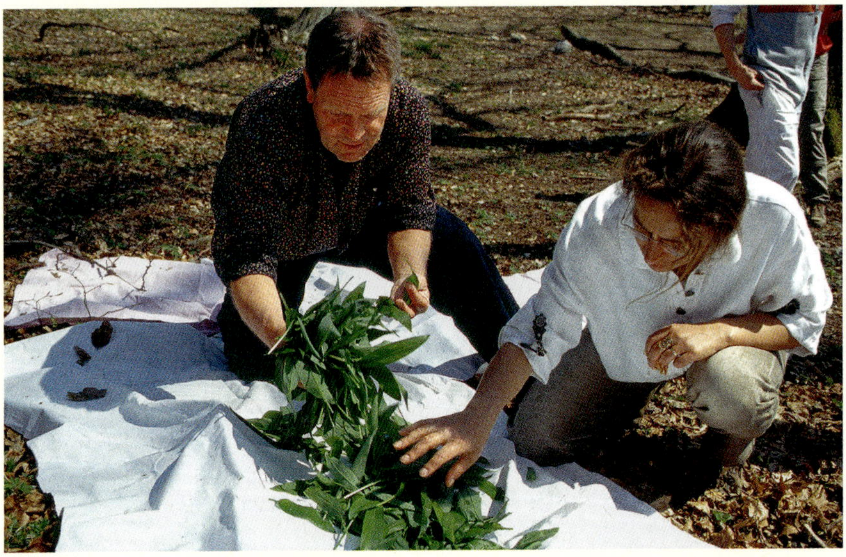

Das Bild zeigt die Autorin zusammen mit dem Wildkräuterexperten Ulle Dopheide.

FRÜHLINGSKRÄUTER MIT BLUTREINIGENDER WIRKUNG

PFLANZENNAME	WIRKSTOFFE UND WIRKUNG
Bärlauch (Allium ursinum)	Schwefelhaltige Inhaltsstoffe verleihen seinen Blättern antibiotische und pilzfeindliche Kräfte. Bärlauch mobilisiert Schwermetalle aus den Depots und reinigt das Blut u. a. von Blei.
Brennnessel (Urtica dioica)	Die Blätter liefern Eisen, entwässern und leiten Harnsäure aus. Brennnessel eignet sich als Umstimmungsmittel bei Rheuma sowie zur Desensibilisierung bei Allergien. Weil die Brennnessel Harnstoff anreichert, ist sie bei Nierenkranken kontraindiziert!
Brunnenkresse (Nasturtium officinale)	Senfölglykoside verleihen dem Kraut blutreinigende Kräfte. Volksheilkundlich wird sie zur Ausleitung von Schwermetallen und Bakterientoxinen eingesetzt. Brunnenkresse stimuliert Leberenzyme und zeigt antitoxische Effekte (Blaschek 2016, S. 449).
Gänseblümchen (Bellis perennis)	Blüten und Blätter enthalten pilzfeindliche und antivirale Saponine, die vor allem den Hautstoffwechsel aktivieren. Bellis empfiehlt sich bei Milzschwäche mit Neigung zu Lippenherpes (z. B. Ceres Bellis Urtinktur innerlich und äußerlich).
Giersch (Aegopodium podagraria)	Gichtkraut der Volksmedizin. Leitet als Wildgemüse oder in Form von Alkoholauszügen Harnsäure aus.
Gundermann (Glechoma hederacea)	Blutreinigender Hauptbestandteil der traditionellen Gründonnerstagssuppe. Das Kraut wurde einst von Malern zum Ausleiten von Blei verwendet, seine Labiatengerbstoffe hemmen das Wachstum von Eitererregern (Staphylokokken) – daher der Beiname »Herr des Eiters«.
Klebkraut (Galium aparine)	Die jungen Triebe eignen sich für Wildkräutersalate oder Smoothies. Sie enthalten krebsfeindliche Enzyme. Klebkraut aktiviert den Stoffwechsel, entlastet und reinigt die Lymphe.
Löwenzahn (Taraxacum officinale)	Der volksmedizinische »Reiniger der Bauchorgane« gilt als Spezifikum bei Pestizidbelastung, aktiviert die Bauchspeicheldrüse, regt den Gallenfluss an, treibt den Harn und zeigt Sympathie zur Lymphe. Löwenzahn ist die »All-in-one-Entgiftungspflanze«, weil sie auf Lymphe, Leber-Galle und Nieren gleichermaßen wirkt.
Vogelmiere (Stellaria media)	Volksmedizinisches Rekonvaleszenzmittel und Vitaminlieferant mit antiviraler Wirkung. Beliebtes essbares Wildkraut mit harntreibender und Harnsäure ableitender Wirkung.

Die Signaturen der Blutreinigungs- und Entgiftungspflanzen

»Die Arznei wächst in den Gärten, sie wächst beim Kranken.«
— PARACELSUS I/378

»Ubi malum – ibi remedium«
(»Wo das Übel – da ist auch das Heilmittel.«)
— GRUNDREGEL DER SIGNATURENLEHRE; PORTA 1608, SEITE 54

Entgiftungspflanzen beweisen Umweltresistenz

Entlang von Straßen oder Bahngleisen oder auf den Mittelstreifen unserer Autobahnen sprießt und blüht es in den Sommermonaten unentwegt. Und das, obwohl die Böden in der Nähe unserer Verkehrswege belastet sind mit dem Abrieb von Reifen, Bremsen oder Straßenbelag sowie mit Abgasen und Feinstaub. Neben Bahngleisen gelangt jedoch nicht nur der Schienenabrieb in die Erde, die Gleise hält man zudem mithilfe von Herbiziden von Unkräutern frei. Die deutsche Bundesbahn zählte bislang mit zu den größten Verbrauchern von Glyphosat (Zeit Online 2019). Dennoch gelingt es manchen Pflanzen, auf diesen verseuchten Böden zu gedeihen. Ackerschachtelhalm lässt sich selbst von Herbiziden kaum davon abhalten, die Schienen zu überwuchern oder in konventionell bewirtschaftete Maisfelder hineinzuwachsen. Damit beweist der Schachtelhalm, dass er etwas hat, was uns fehlt. Er verfügt nämlich über eine außergewöhnlich große Umweltresistenz. Ebendies ist eine der wichtigsten Signaturen von Entgiftungspflanzen.

Zu den grünen Überlebenskünstlern gehören allen voran Ackerunkräuter und Ruderalpflanzen wie etwa Ehrenpreisarten, Erdrauchkraut, Gundermann, Günsel, Hirtentäschel, Malven, Quecken, Schafgarben, Stiefmütterchen, Wegeriche oder Wegwarten. Man findet sie auf ausgelaugten Brachfeldern, sie begleiten uns auf den Wegen zwischen konventionell bewirtschafteten Äckern, oder wir treffen in gespritzten Apfelplantagen und Weinbergen auf sie, wo sonst nichts mehr leben und gedeihen mag. Diese Kräuter tolerieren die kontaminierte Erde nicht nur, sondern sie entziehen den Böden sogar einen Teil der Schadstoffe, weshalb manche Kräuterkundige solche Pflanzen »Bodenheiler« nennen. Heute fasst man diese besonders umweltresistenten und bodenentgiftenden Gewächse unter dem Begriff »Superpflanzen« zusammen, und ihre heilsame Wirkung auf belastete Böden nennt man »Phytosanierung«.

Eine dieser Superpflanzen erblickt man z. B. in der Hallerschen Schaumkresse (Arabidopsis halleri), die das Gelände rings um stillgelegte Bergwerke und Stahlhütten oder verlassene Industriegelände besiedelt. Prof. Dr. Ute Krämer, Inhaberin des Lehr-

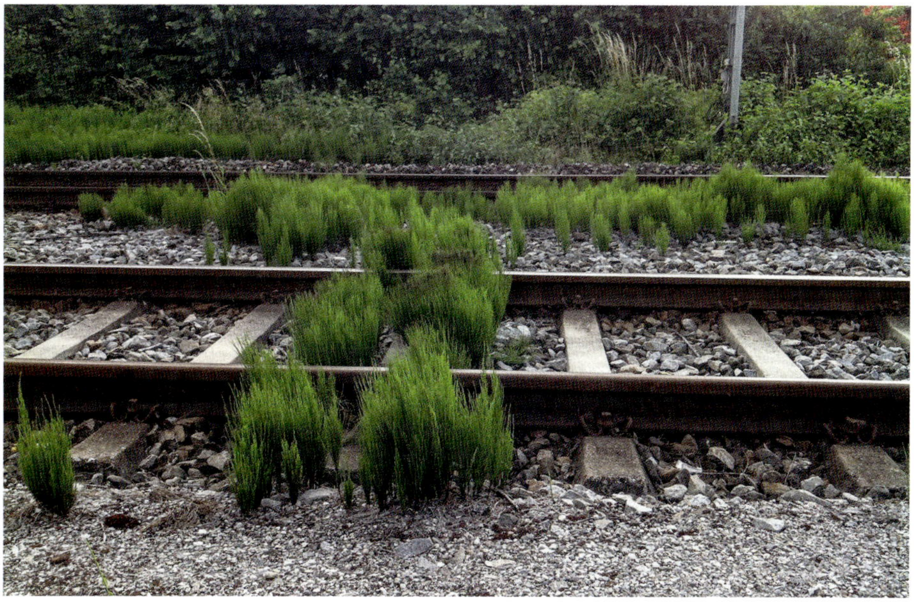

Der Ackerschachtelhalm zählt zu den wenigen Pflanzen, die dem Totalherbizid Glyphosat widerstehen.

stuhls für Molekulargenetik und Physiologie der Pflanzen an der Ruhr-Universität Bochum, hat die Hallersche Schaumkresse gründlich erforscht. Sie fand heraus, dass diese Kresseart in ihren Blättern die Schwermetalle Blei und Cadmium anreichert und nebenbei die schwermetallhaltigen Böden entgiftet (Pflanzenforschung.de 2016).

Als Blutreinigungsmittel der Volksmedizin bekannt und hoch geschätzt sind auch die Birken, deren Blätter in keiner Frühjahrskur fehlen sollten. Doch Birkenblättertee oder -extrakte können mehr als nur Schadstoffe mit dem Harn ableiten. Sie bereinigen die Erde sogar von Mikroplastik (Neumann 2022). Ein Forschungsteam fand mittels fluoreszierender Plastikpartikel heraus, dass Birken in ihren Wurzeln Mikroplastik aufnehmen können (Austen et al. 2022). Damit avanciert der altbekannte Heilbaum zum Erdenheilbaum und hilft möglicherweise auch dem menschlichen Organismus, einen Teil des Mikroplastiks wieder loszuwerden.

Andere Bäume sind in der Lage, so viele Schadstoffe in sich anzureichern, dass sie sogar zur Gewinnung von Metallen und seltenen Erden eingesetzt werden könnten. In Neukaledonien wächst beispielsweise ein Baum namens Pycnandra acuminata, der in seinem blaugrünen Pflanzensaft bis zu 25 % Nickel enthält. Um die Metalle aus der Pflanze zu gewinnen, wird diese zunächst getrocknet und verbrannt. Anschließend kann das Metall mithilfe von Chemikalien aus der Asche herausgelöst werden. Die Erforschung dieser Hyperakkumulatorpflanzen steht noch am Anfang, aber nicht nur die Industrie ist daran interessiert, weil man sich erhofft, mit diesen Gewächsen möglicherweise Rohstoffe wie etwa Nickel oder seltene Erden wie Palladium und Platin aus kontaminierten Böden zurückzugewinnen (Strauß 2019). Diese Fähigkeiten könnten ein Hinweis auf blutreinigende Heileigenschaften mancher Superpflanzen sein – vorausgesetzt, dass das Heilmittel eben nicht von kontaminierten Böden stammt.

Der Fokus der Forschung bleibt aber gleichermaßen auf die Entgiftung von Böden gerichtet. Denn »in Deutschland sind schätzungsweise 20 Prozent aller Böden so stark mit Schwermetallen belastet, dass sie für die Nahrungsmittelproduktion nicht

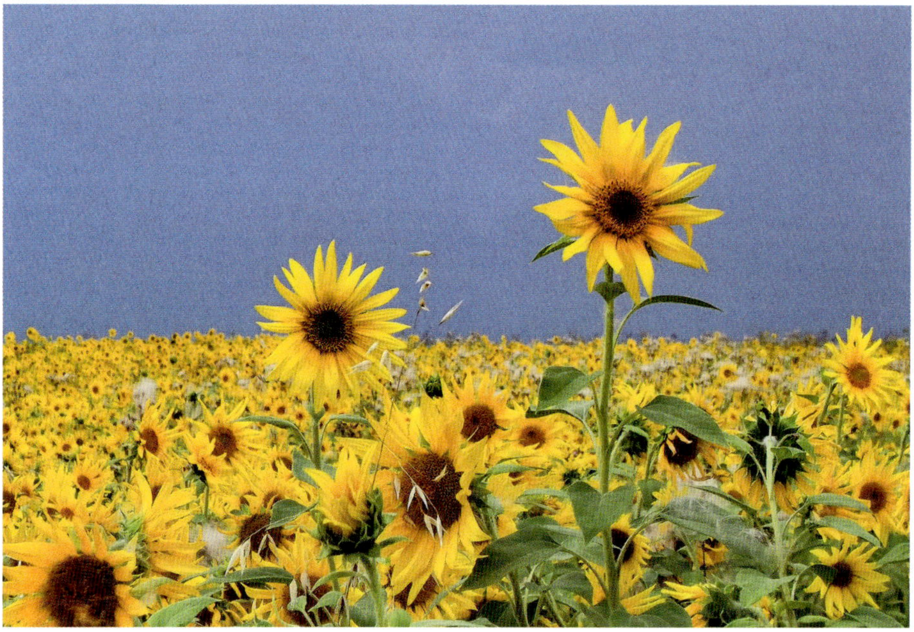

Sonnenblumen entziehen den Böden, auf denen sie wachsen, Schadstoffe.

infrage kommen« (Strauß 2019). Nicht zuletzt sind auch viele Privatgärten und städtische Schrebergärten betroffen und sollten erst bereinigt werden, bevor man darin Gemüse anbaut. Inzwischen konnte man so vielen Pflanzen eine bodenentgiftende Wirkung nachweisen, dass es ein Leichtes sein sollte, die geeigneten Bodenheiler für den eigenen Garten zu finden. Lange schon bekannt ist beispielsweise die Bodenbereinigung durch Melden, Raps, Senf und Sonnenblumen, welche die schwermetallbelasteten Böden regenerieren und anschließend eigentlich als Sondermüll entsorgt gehörten. Die französische Ökologie-Professorin Claude Grison fand heraus, dass Wundklee (Anthyllis vulneraria) und Hellerkraut (Thlapsi caerulescens) in der Lage sind, der Erde Arsen, Blei, Cadmium und Zink zu entziehen (Kati 2023).

Doch kehren wir zurück zur Blutreinigung oder Schwermetallentgiftung beim Menschen. Die meisten dieser Superpflanzen dienen keineswegs nur der Erde, in der sie wurzeln, als »grüne Krankenschwestern«. Sofern diese Kräuter und Wurzeln aus dem Bio-Anbau stammen und eben nicht direkt neben einer stark befahrenen Straße, neben der Bahntrasse oder auf einem alten Industriegelände geerntet wurden, machen sie mit uns, was sie auch mit der Natur machen: Sie reinigen und regenerieren »den Boden in uns« tiefgreifend. Wir dürfen uns glücklich schätzen, dass die entgiftenden Kräfte der Bodenheiler dem menschlichen Organismus gleichermaßen nützlich sind.

Bewehrt mit Stacheln und Brennhaaren

Viele der traditionell verwendeten Blutreinigungskräuter setzen sich auch mit Stacheln oder Brennhaaren gegen Tierfraß zur Wehr, so z. B. die Brennnessel mit ihren Brennhaaren oder die Mariendistel (Silybum marianum) oder Rosengewächse wie Himbeere und Brombeere mit ihren Dornen. Ein jedes dieser Kräuter hilft uns auf andere Weise bei der Blutreinigung und Entgiftung, aber allen gemeinsam ist ihr wehrhaftes Wesen:

- So treibt etwa Brennnesselblättertee den Harn und fördert die Ausscheidung von Harnsäure.

– Die Mariendistelsamen schützen die Leberzelle vor Toxinen.
– Die Rosengewächse enthalten Gerbstoffe, die sich mit Schwermetallen zu unlöslichen und schwer resorbierbaren Komplexen verbinden.

Mit ihren Stacheln oder Brennhaaren verleihen uns diese Arzneipflanzen im übertragenen Sinn Waffen und machen uns stark gegen schadhafte Umwelteinflüsse. Vermutlich hat der Schweizer Kräuterpfarrer Johann Künzle deswegen einst empfohlen, dass man die Triebe »von allen Dornenarten, die es gibt«, zur Frühlingskur nutzen solle (Künzle 1935, S. 20).

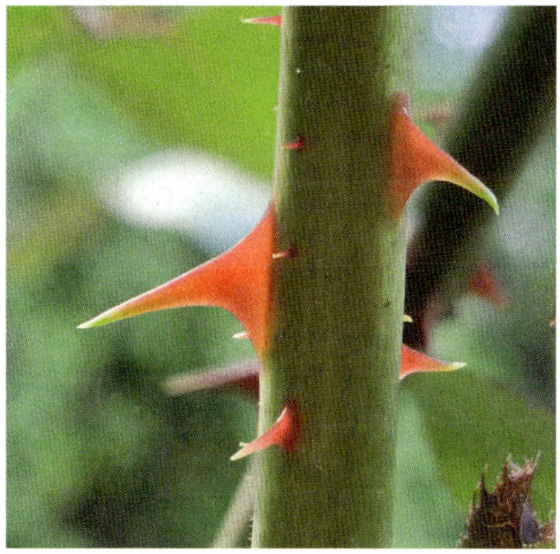

Stacheln, umgangssprachlich auch »Dornen« genannt, zeigen ungiftige und stärkende wie auch blutreinigende Heilpflanzen an.

Klettfrüchte zeigen Stoffwechselpflanzen an

Weitere Merkmale von Blutreinigungspflanzen sind Klettfrüchte. Sie haften sich an unsere Kleidung oder ins Hundefell und legen auf diese Weise mitunter große Strecken zurück. Diese Signatur untersteht der Planetenkraft des Merkur, der in der Astromedizin u. a. den Stoffwechsel regiert. Drei bedeutsame Entgiftungspflanzen verfügen über Klettfrüchte: Klebkraut (Galium aparine), Große Klette (Arctium lappa) und Odermennig (Agrimonia eupatoria).

Eben wegen seiner Klettfrüchtchen wird der Odermennig auch »Leberklette« genannt. Das Rosengewächs zeigt durch seine gelben Blüten den Bezug zur Leber an, weshalb das Kraut beliebter Bestandteil von Leber-Galle-Tees ist. Erfahrungsgemäß lindert Agrimonia die Reizdarmbeschwerden bei Leberschwäche und eignet sich wegen seiner antioxidativen Rosazeengerbstoffe zum Binden von Schwermetallen im Darm. Nicht zuletzt stärken die Gerbstoffe sogar die Barrierefunktion der Darmschleimhaut.

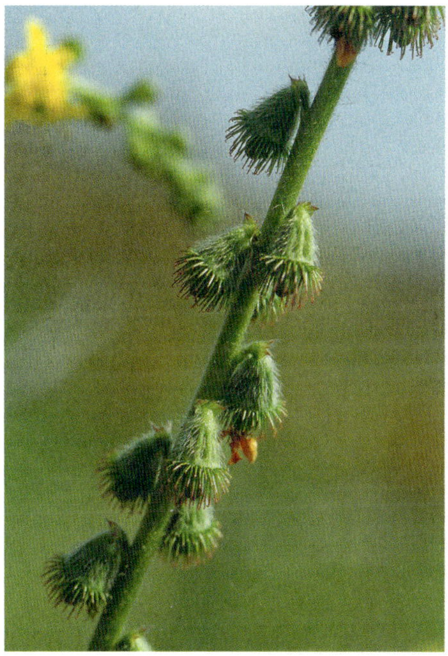

Der Volksmund nannte den Odermennig einst »Leberklette«. Das Rosengewächs enthält Gerbstoffe, welche die Darmschleimhaut abdichten und somit u. a. die Leber entlasten.

Das Klebkraut, auch »Kletten-Labkraut« genannt, gedeiht oftmals auf Schutthaufen in direkter Gesellschaft von Brennnesseln. Menschen, die sich wie zerschlagen fühlen, die vielleicht sogar eine Krebslatenz in sich tragen, sollten sich mit diesem Blutreiniger anfreunden. Die Pflanze enthält nämlich krebsfeindliche Enzyme. Die zarten jungen Triebspitzen schmecken fein nussig und eignen sich als Beigabe zu heilsamen Wildkräutersalaten und in Smoothies. In der

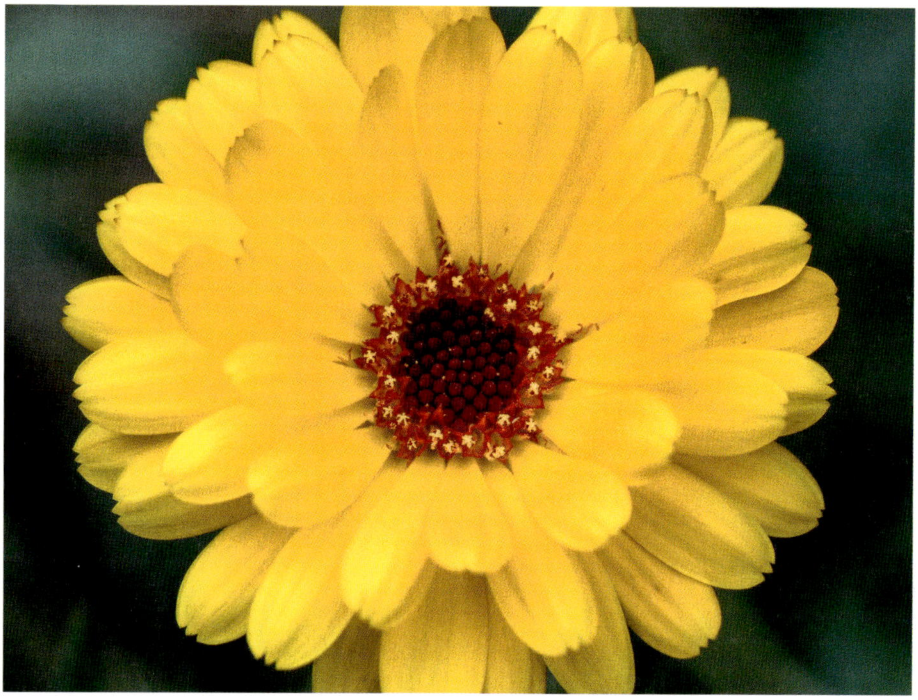

Ringelblumenblüten gelten als schleimhautregenerierend und bindegewebsentgiftend.

Kräuterheilkunde wie auch in der Homöopathie gebraucht man das Kletten-Labkraut als lymphreinigende Heilpflanze (z. B. in **To-Ex spag. Peka Tropfen** von Pekana).

Die Große Klette besiedelt wiederum Wegränder oder Schutthaufen und entzieht den Böden allerlei Schadstoffe. Unser kräuterkundiger Kollege Dr. rer. nat. Max Amann verordnete die Alkoholauszüge wie auch den Tee aus der Klettenwurzel, u. a. um Antibiotikareste und Schwermetalle auszuleiten.

Weitere Merkmale von Entgiftungspflanzen

Nun haben wir schon erfahren, dass unsere wichtigsten Blutreinigungspflanzen entweder besondere Umweltresistenz beweisen oder ihre Wehrhaftigkeit mit Pflanzenwaffen wie Stacheln oder Brennhaaren zur Schau tragen. Aber natürlich gibt es viele weitere Zeichen, die signalisieren, welche Heil- und Entgiftungskräfte in einer Pflanze wirken. Dies sind z. B. die Organsignaturen, die man an der Form oder Farbe erkennen kann:

- Eine Art Formverwandtschaft zur Leber erkannten die Alten an den dreilappigen Blättern mancher Pflanzen, z. B.: Fieberklee (Menyanthes trifoliata), Leberblümchen (Hepatica nobilis) und Schöllkraut (Chelidonium majus).
- Sympathie zur Galle zeigen alle gelben Pflanzen, z. B. Gelbwurz (Curcuma longa), Kardobenediktenkraut (Cnicus benedictus), Ringelblume (Calendula officinalis) oder Schöllkraut (Chelidonium majus).
- Urverwandtschaft zu den Nieren haben beispielsweise Pflanzen mit Harngeruch wie die Brennnessel (Urtica dioica).
- Sympathie zur Lymphe zeigen Milchsaftbildner wie Löwenzahn (Taraxacum officinale), Schöllkraut (Chelidonium majus) oder Wegwarte (Cichorium intybus).
- Lungenheilpflanzen erkennt man oftmals an ihren großen lappigen Blättern, die den Lungenflügeln ähneln, oder an den Fruchtständen, die an Lungenbläschen (Alveolen) erinnern, z. B.: Alant (Inula helenium), Efeu (Hedera helix),

Malve (Malva sylvestris) oder Tabak (Nicotiana tabacum).

Doch auch damit sind die Signaturen oder Zeichen, an denen man die pflanzlichen Blutreiniger erkennt, noch lange nicht erschöpft. Denn die Pflanzen finden sich meist auch dort, wo sie gebraucht werden. Eine alte, bereits zitierte Regel der Signaturenlehre lautet: »Wo das Übel – da ist auch das Heilmittel.« Und dies trifft in ganz besonderem Maße auf die Städte zu. Denn manche Heilpflanzen laufen den Stadtbewohnern regelrecht hinterher, sodass man eigentlich nur genau hinsehen muss, um die eigenen grünen Helferlein zu entdecken. Wenn also Breitwegerich und Löwenzahn aus Spalten zwischen Steinplatten hervorsprießen, Günsel oder Vogelmiere die kleinsten Rasenflächen besiedeln, Hirtentäschel und Weidenröschen uns bis zur Haustür begleiten, dann sind dies doch möglicherweise Hinweise darauf, dass diese Kräuter uns helfen könnten, Umweltkrankheiten zu überwinden. Ähnlich verhält es sich natürlich auch auf dem Land, wo die Quecke Feldwege überwuchert, Ackerschachtelhalm und Melden in die gespritzten Äcker hineinwuchern oder Ackerehrenpreis und Stiefmütterchen den Feldrand bewohnen.

Paracelsus merkte schon an, dass jedem Land die eigene Krankheit und die eigene Arznei wächst. Die Pflanze entsteht auf demselben Grund wie die Krankheit und erfährt dieselbe toxische Belastung wie der Mensch. Sie muss also eine Kraft in sich haben, um dem Gift zu widerstehen. Wenn diese umweltresistente Pflanze nun von weitgehend unbelasteten Böden stammt, dann dienen ihre reinigenden Kräfte uns als Heilmittel gegen Zivilisationskrankheiten.

Heilkräuterrezepte – von der Natur diktiert

Ein jedes Gewächs zeigt einer alten Regel der Heilkunst zufolge also, wofür es gut ist. Entgiftungspflanzen erkennt man beispielsweise an ihrer besonderen Umweltresistenz und an ihren »Waffen«, oder sie zeigen ihre Wirkrichtungen durch Farben an, die den Säften entsprechen, z. B. Gelb für Galle, Rot für Blut und Weiß für Lymphe. Das nachfolgende Rezeptbeispiel ist nach den Regeln der Signaturenlehre zusammengestellt.

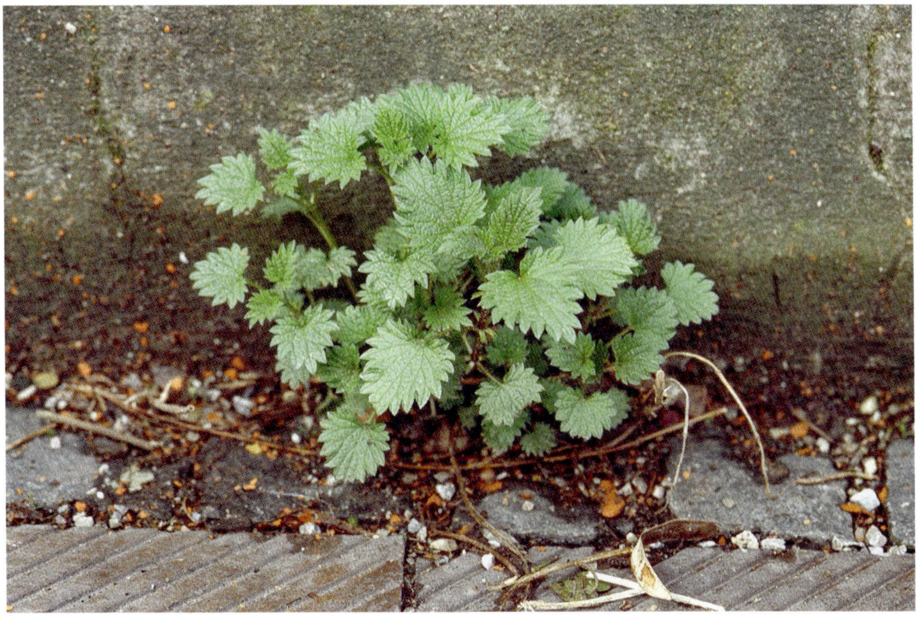

Die Brennnessel gehört zu den besonders anpassungsfähigen Kulturfolgern.

REZEPTBEISPIEL

Von der Natur diktiert: Leber-Galle-Tee

Erdrauchkraut (Bodenheiler)	20 g
Kardobenediktenkraut (gelb blühende Distel)	20 g
Odermennigkraut (Gelbblüher mit Klettfrüchten)	50 g
Ringelblumenblüten (gelb blühender Bodenheiler)	20 g
Schafgarbe mit Blüten (bitterer Bodenheiler)	20 g
Wegwartenkraut (mild bitterer Milchsaftbildner)	20 g

2 Teelöffel der Mischung pro Tasse à 200 ml heiß überbrühen, 4 bis 5 Minuten ziehen lassen und ungesüßt trinken.

DOSIERUNG: täglich 2 bis 3 Tassen vor oder zwischen den Mahlzeiten trinken.

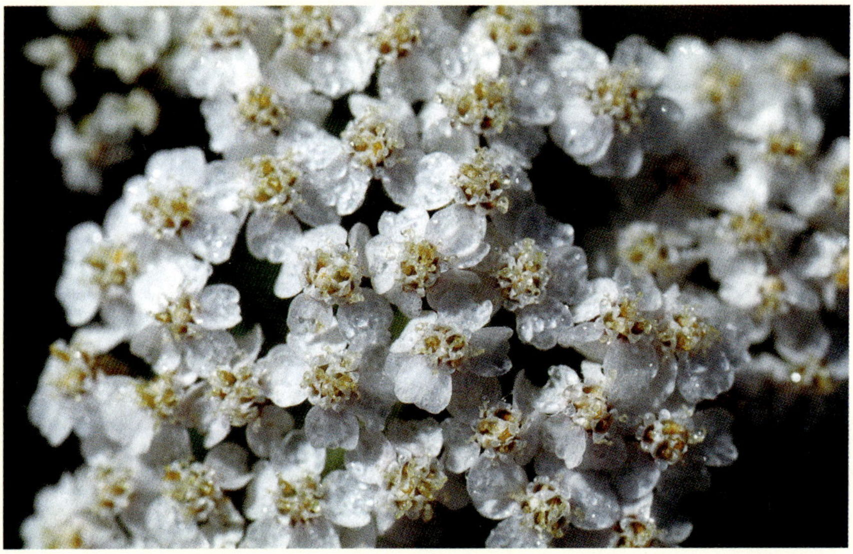

Die Schafgarbe ist eine Bodenheilerin und wirkt als Arzneipflanze u.a. krampflösend, entzündungswidrig und leberschützend.

RUDERALPFLANZEN CONTRA ZIVILISATIONSKRANKHEITEN

PFLANZENNAME	ANWENDUNGSGEBIETE
Ackerschachtelhalm (Equisetum arvense)	Kieselsäurepflanze und Bodenheiler, Spezifikum bei Pestizidbelastung, spendet Strukturkraft und regt die Nieren an. Ackerschachtelhalm ist angezeigt bei chronischen Entzündungen, Autoimmunerkrankungen mit Nierenbeteiligung oder bei gutartigen Tumoren (z. B. Myomen) sowie in der krebsbegleitenden Behandlung.
Beifuß (Artemisia vulgaris)	Bitterpflanze, Gänsebratengewürz und Blutreinigungspflanze der Hildegard von Bingen, in der Volksmedizin einst bei Altersdiabetes gebräuchlich. Beifuß zählt zu den Nebennierenpflanzen, die u. a. bei Erschöpfungszuständen nach Grippe oder beim Burn-out hilfreich sind, nach Absetzen der Pille die Hypophyse reaktivieren und die Menstruation wieder in Gang setzen (z. B. Ceres Beifuss Frischpflanzen-Extrakt).
Breitwegerich (Plantago major)	Volksmedizinische Lungenheilpflanze und Wundarznei, enthält leberschützende Polyphenole. Homöopathisch hilfreich bei der Rauchentwöhnung, z. B. Plantago major Urtinktur mehrmals täglich 10 Tropfen.
Erdrauchkraut (Fumaria officinalis)	Hautheilpflanze, enthält Fumarsäure und wirkt gallenflussregulierend. Teekuren empfehlen sich bei Hautleiden aller Art, z. B. Schuppenflechte, Neurodermitis, Milchschorf oder Arzneimittelexanthem.
Gänsefingerkraut (Potentilla anserina)	Wirkt krampflösend und dichtet aufgrund seiner Gerbstoffe die Schleimhäute ab, daher in Teemischungen für Endometriose und Reizdarm empfehlenswert. Gänsefingerkraut zählt zu den Kupferspeicherpflanzen und sollte wie andere Fingerkräuter (z. B. Potentilla alba) zur Ausleitung von Radioaktivität und Umwelttoxinen bei Schilddrüsenleiden versucht werden.
Gundelrebe (Glechoma hederacea)	Volksmedizinische Blutreinigungspflanze und Wundarznei. Heißt aufgrund der antibakteriellen Wirkung auch »Gundermann« oder »Herr des Eiters«. Tee oder Extrakte (z. B. Ceres Gundelrebe Frischpflanzen-Extrakt) gelten als Spezifikum bei einer Bleivergiftung.
Hirtentäschelkraut (Capsella bursa-pastoris)	Hämostyptikum (Blutstillerin), gebräuchlich als Tee, Tinktur (z. B. Ceres Capsella bursa-pastoris Urtinktur) oder in Mixturen (z. B. Menodoron Dilution von Weleda), um übermäßige Regelblutungen zu drosseln. Spezifikum bei Myomblutung.

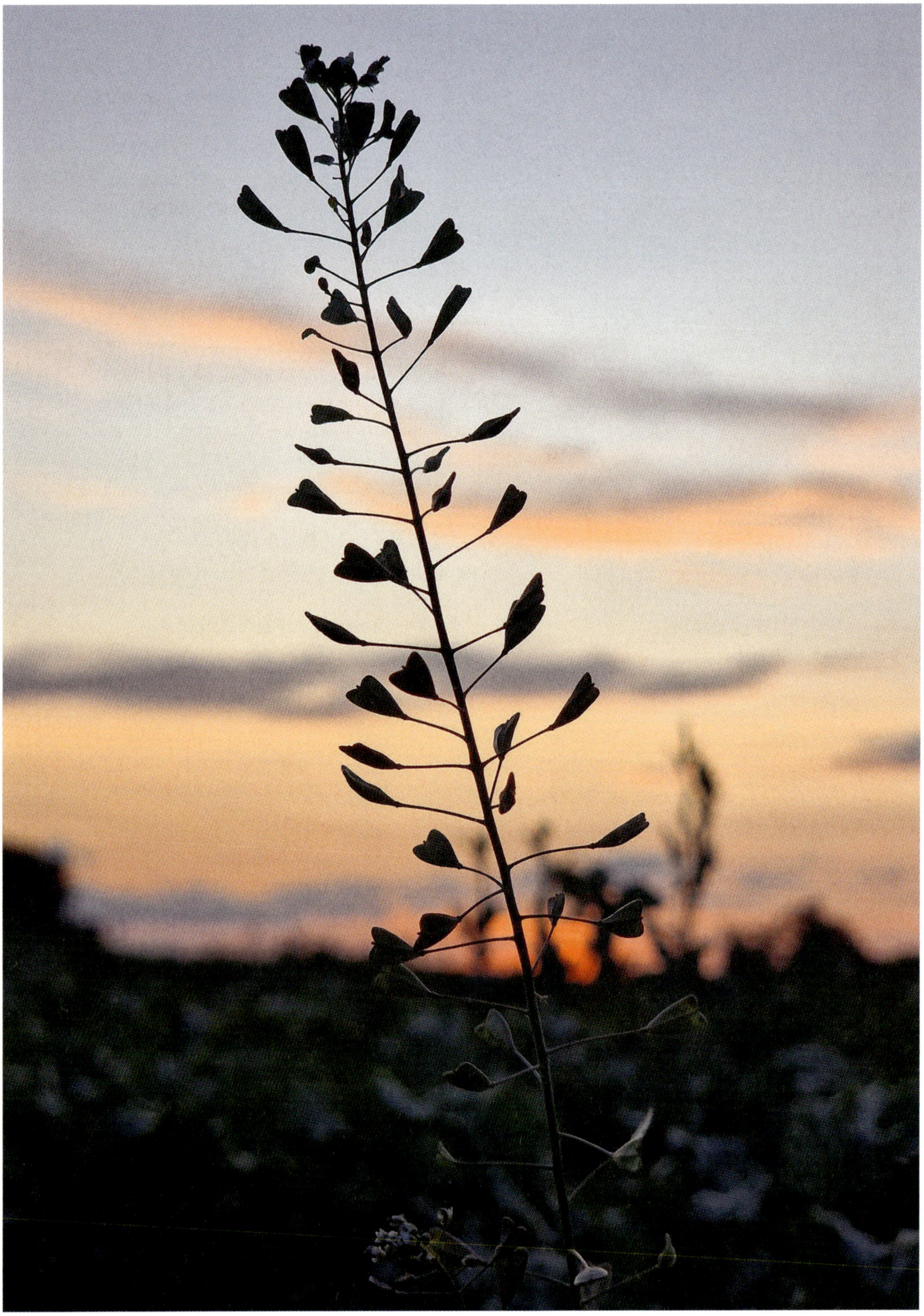

Hirtentäschelkraut folgt uns auf Schritt und Tritt und wächst bis in gespritzte Maisfelder hinein. Als Arzneipflanze dient das resistente Wildkraut zur Regulation von Myomblutungen, bei deren Entstehung ebenfalls Umweltfaktoren eine Rolle spielen.

PFLANZENNAME	ANWENDUNGSGEBIETE
Knopfkraut (Galinsoga parviflorum)	Essbares Wildkraut. Knopfkraut gilt als Eisenpflanze und soll mehr Eisen enthalten als die Brennnessel. Anwendung als Alkoholextrakt, Tee oder Wildgemüse.
Löwenzahn (Taraxacum officinale)	»Reiniger der Bauchorgane«, fördert die Ausscheidung von Toxinen über Galle und Harn, stoffwechselaktivierend, daher hilfreich bei Übergewicht. Aufgrund der immunmodulierenden und lymphreinigenden Wirkung von Pflanzenforschern als Begleitmittel bei Brustkrebs empfohlen.
Quecke (Agropyron repens)	Kieselsäurereiches Süßgras mit antiallergischer Wirkung. Volksmedizinisch bei Leber-Galle-Leiden. HNO-Heilpflanze, gebräuchlich bei Schnupfen oder Nebenhöhlenentzündungen (z. B. Agropyron Globuli von Wala).
Stiefmütterchen (Viola tricolor)	Hautheilpflanze, verbessert den Hautstoffwechsel bei Akne, Neurodermitis, Milchschorf etc. Anwendung in Teemischungen (→ Seite 126) oder als Urtinktur (z. B. Ceres Viola tricolor Urtinktur).
Wegwarte (Cichorium intybus)	Bitterstoffdroge, Bauchspeicheldrüsen-, Leber- und Milzheilpflanze. Bewährt bei Nahrungsmittelunverträglichkeiten sowie bei leichten Formen von Altersdiabetes, Spezifikum bei Schwermetallbelastung (→ Seite 217). Regt den Gallenfluss an. Bei Pankreasschwäche empfehlen sich Tee, Urtinktur (z. B. Ceres Cichorium intybus Urtinktur) oder anthroposophische Arzneikombinationen (z. B. Cichorium/Pancreas comp. von Wala).
Weidenröschen (Epilobium sp.)	Entzündungswidrige Prostataheilpflanze, bewährt bei gutartiger Vergrößerung der Vorsteherdrüse (benigne Prostata-Hypertrophie [BPH]) sowie bei Reizblase alter Leute, z. B. als Abendtee oder Urtinktur (z. B. Ceres Epilobium parviflorum Urtinktur).
Vogelknöterich (Polygonum aviculare)	Trittfeste Kieselsäurepflanze mit harntreibender und auswurffördernder Wirkung, Bestandteil volksmedizinischer Lungentees, traditionell bei Asthma und Bronchitis.

Wann spricht man von Entgiftung?

> »Gifte sind stark wirkende Substanzen, welche, in größerer als arzneilicher Gabe und am unrechten Orte gebraucht, theils boshafte, theils unvorsichtige Vergiftungen, Tod oder beträchtlichen Körperschaden anrichten können. Daher sind nicht blos Mohnsaft, Arsenik, Sublimat für Gifte anzusehen, sondern noch weit mehrere unnennbare Arzneisubstanzen, wenn sie in gar zu großer Gabe von Quacksalbern oder unwissenden Aerzten verschrieben …«
>
> — HAHNEMANN 1793, BD. 1, SEITE 355

Im Gegensatz zur Blutreinigung, die meist als unspezifische volksmedizinische Maßnahme im Einklang mit den Jahreszeiten durchgeführt wird, setzt die Entgiftung eine Vergiftung voraus. Nur wer Gift in sich hat, kann dieses auch entgiften. Eben weil das Thema »Vergiftung« uralt ist, liefern die alten Kräuterbücher und Legenden viele Hinweise auf die entgiftenden Kräfte der Heilpflanzen.

Eine Legende berichtet vom heiligen Benedikt von Nursia, der um 480 herum geboren wurde und sich so großer Beliebtheit erfreute, dass er als Abt von Vicovaro unzählige Pilger anzog. Seine Mönchsbrüder widersetzten sich ihm jedoch, weil er sehr strenge Regeln einführen wollte. Von ihm soll die alte Klosterregel »Ora et labora« stammen, die den Mönchen im Wesentlichen nur Beten und Arbeiten gebot. Also versuchten ihn seine Klosterbrüder zu vergiften. Doch der Kelch zerbrach, und das Gift kroch als Schlange aus dem zerbrochenen Kelch. Benedikt überlebte sogar einen zweiten Tötungsversuch, bei dem man ihm vergiftetes Brot reichte (Melchers und Melchers 1978, S. 424–427). Weil er dem Gift widerstand, wurde der heilige Benedikt Namensvetter von giftwidrigen Heilkräutern wie dem Benediktenkraut (Cnicus benedictus).

In den Kräuterbüchern des 16./17. Jahrhunderts ist auch immer wieder die Rede von Gift und Vergiftung und von pflanzlichen Gegenmitteln. So führt der Kräuter-

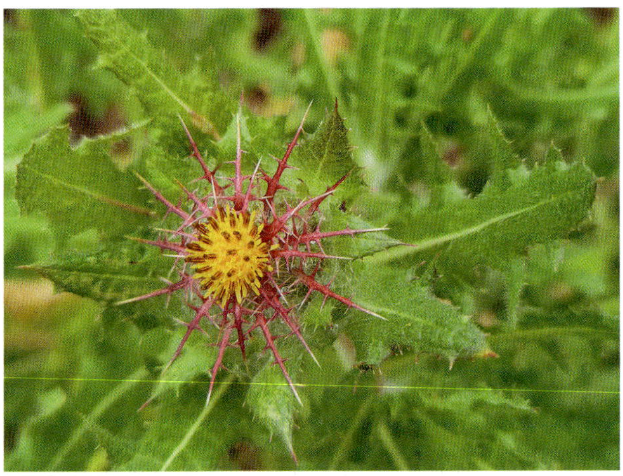

Das Benediktenkraut hat seinen Namen dem heiligen Benedikt zu verdanken, der zwei Vergiftungsversuche seiner Glaubensbrüder überlebt haben soll.

kundige Hieronymus Bock (1498–1554) in seinem »Kreütterbuch« von 1577 im Register unter dem Oberbegriff »Allerley Gifft. Was dem Gifft in gemein widerstrebt« zirka 60 giftwidrige Pflanzen auf. Darunter finden sich zahlreiche Blutreinigungskräuter der Volksmedizin wie etwa Kressen oder das bereits erwähnte Benediktenkraut. Volksheilkundige schätzen weltweit auch den Salbei (Salvia officinalis) als besonders wirksames Antidot. Zahlreiche Sprichwörter und Volksweisheiten zeugen von der großen Wertschätzung, so etwa: »Salbei und Rauten, vermengt mit Wein, lassen dir den Trunk nicht schädlich sein.« Auch die alten Kräuterbücher sind voll des Lobes für den aromatischen Lippenblütler. So schreibt etwa Hieronymus Bock im »Kreüterbuch«: »Etlich habens darfür / wann sie morgens nüchtern dreispitz Salbeyblättlein mit Salz essen / sie seien den selbigen Tag vor Gifft unnd bösem Lufft behütet. Salbeywein / oder das Kraut in Wein gesotten / ist dem ganzen innerlichen Leib nützlich / getruncken. Dann er treibt auß das Gifft.«

Den meisten der genannten giftwidrigen Kräuter kann man eine entgiftende Wirkung nachweisen oder aufgrund ihrer Inhaltsstoffe erklären; z. B. enthält der Salbei ätherische Öle mit antimikrobieller Wirkung, Harze mit schleimhautprotektiver und Labiatengerbstoffe mit antiviraler Wirkung. Man konnte der altbekannten Gewürzpflanze die Hemmung vieler pathogener Keime bis hin zu Candida und Herpes nachweisen, und es gibt sogar wissenschaftliche Hinweise auf eine krebsfeindliche und metastasenhemmende Wirkung (Jedinák 2006, zitiert nach Blaschek 2016, S. 580). Ähnlich wie bei seinem nahen Verwandten, dem Rosmarin, dürfte auch der Salbei leberschützende (hepatoprotektive) Effekte aufweisen und wie alle gerbstoffreichen Pflanzen die Darmbarriere stärken und Darmgifte binden.

Zwei weitere Beispiele aus einem alten Kräuterbuch sollen veranschaulichen, dass die Kräuterkundigen der frühen Neuzeit die entgiftenden Heilkräfte der Pflanzen kannten und nutzten:

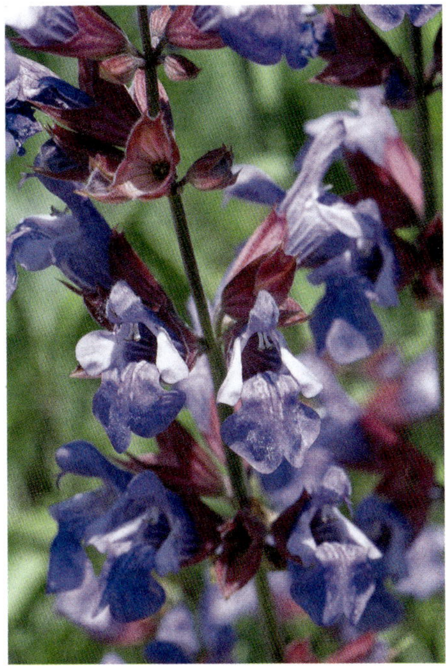

Mehrere Volksweisheiten deuten die giftwidrigen Heilkräfte des Salbeis an, z. B.: »Salbei und Rauten, vermengt mit Wein, lassen dir den Trunk nicht schädlich sein.«

- »Nuß (Walnuss) mit Honig und Feigen genützt / benimmt das Gifft« (Lonicerus 1679/1962, S. 85).
- »Eichen Wurtzel mit Kuhmilch gesotten / und getruncken / ist gut wider gifftige Artzeney« (Lonicerus 1679/1962, S. 89).

Tatsächlich enthalten die Blätter wie auch die Rinde von Walnussbäumen oder die Eicheln reichlich Gerbstoffe, die über giftbindende Kräfte verfügen. Insbesondere Schwermetalle, aber auch Eiweiße verbinden sich im Darmtrakt mit Gerbstoffen zu unlöslichen Komplexen, die über den Stuhl ausgeschieden werden. Außerdem wirken Gerbstoffe zusammenziehend auf Haut und Schleimhaut, sodass sie, in Tees oder Extrakten zugeführt, die Barrierefunktion der Darmschleimhaut wiederherstellen.

Aufgrund dieser giftbindenden Eigenschaften von Gerbstoffdrogen sollte man diese auch erst eine halbe bis eine Stunde nach der Einnahme von Eisenpräparaten oder von Arzneimitteln zuführen. Sonst werden Eisen, Kupfer und andere Spurenelemente oder wichtige Medikamente nicht optimal resorbiert. Diese Einschränkung bzw. Anwendungsempfehlung gilt im Grunde genommen ebenso für Kaffee, Schwarztee oder Teemischungen mit gerbstoffreichen Arzneipflanzen aus der Familie der Rosengewächse wie etwa der Blutwurz (Tormentill [Potentilla erecta]). Weil fast jeder Kräutertee mehr oder weniger Gerbstoffe enthält, empfiehlt sich grundsätzlich, immer erst wichtige Medikamente wie etwa Schilddrüsenhormone oder Eisenpräparate einzunehmen und allerfrühestens eine halbe Stunde danach Heilkräutertees zu trinken. Auf diese Weise können beide, Arzneipflanze und Medikament, ihre volle Wirkung entfalten.

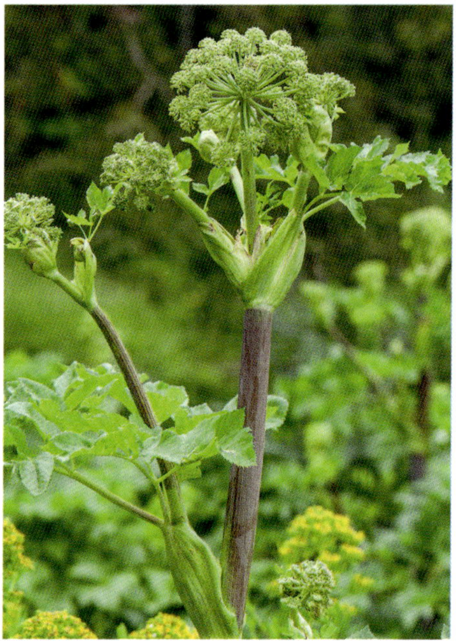

Wie auch die verwandte Meisterwurz heißt die Erzengelwurz in manchen Gegenden »Giftwurz«. Die heilkräftige Wurzel ist seit Jahrunderten Bestandteil von Lebenselixieren und gilt als Spezifikum bei Schwermetallbelastung.

Die entgiftende Wirkung von Heilpflanzen spiegelt sich manchmal auch in deren Volksnamen wider. So tragen beispielsweise die Erzengelwurz (Angelica archangelica) wie auch die Meisterwurz (Imperatoria ostruthium) den vielversprechenden Beinamen »Giftwurz«. Beide Arzneipflanzen dienen seit Jahrhunderten u. a. zur Entgiftung von Schwermetallen (→ Seite 177). Beide schmecken scharf, befeuern den Stoffwechsel und regen die Ausscheidungsprozesse an. Die durch diese zwei Doldenblütler angestoßenen Entgiftungsmechanismen sind bis jetzt noch nicht einmal ansatzweise entschlüsselt. Dennoch haben sich diese Pflanzen zur Schwermetallausleitung bewährt.

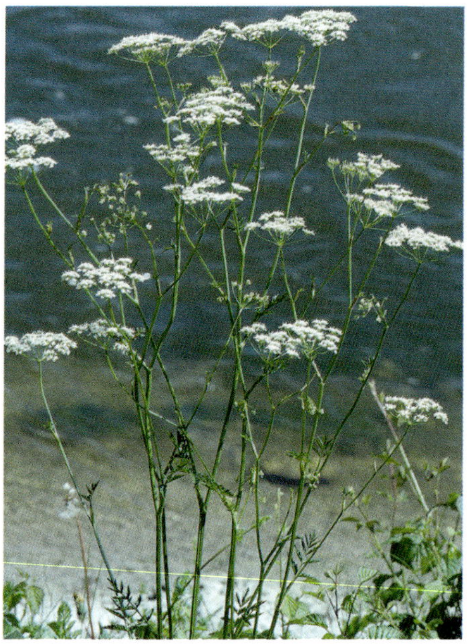

Die scharf schmeckende Bibernelle galt einst in der Volksmedizin als stärkende und reinigende Lungenheilpflanze.

Überhaupt gelten viele weitere scharf schmeckende Pflanzen wie Ingwer oder auch die von Kräuterkundigen wertgeschätzte Bibernelle (Pimpinella major) als besonders giftwidrig. So schreibt etwa Kräuterpfarrer Künzle: »Bibernell ist gewalttätig wie ein Russe und verjagt verhockte und eiternde Stoffe aus Kehlkopf, Lunge, Magen, Gedärmen, heilt Heiserkeit – in Wein gesotten, gegurgelt und getrunken – in einer Stunde, daher für Redner unschätzbar, entfernt Darmkatarrh und Lungenkatarrh« (Künzle 1935, S. 5).

In der Tat heizen alle Scharfstoffpflanzen der Verdauung und dem Stoffwechsel

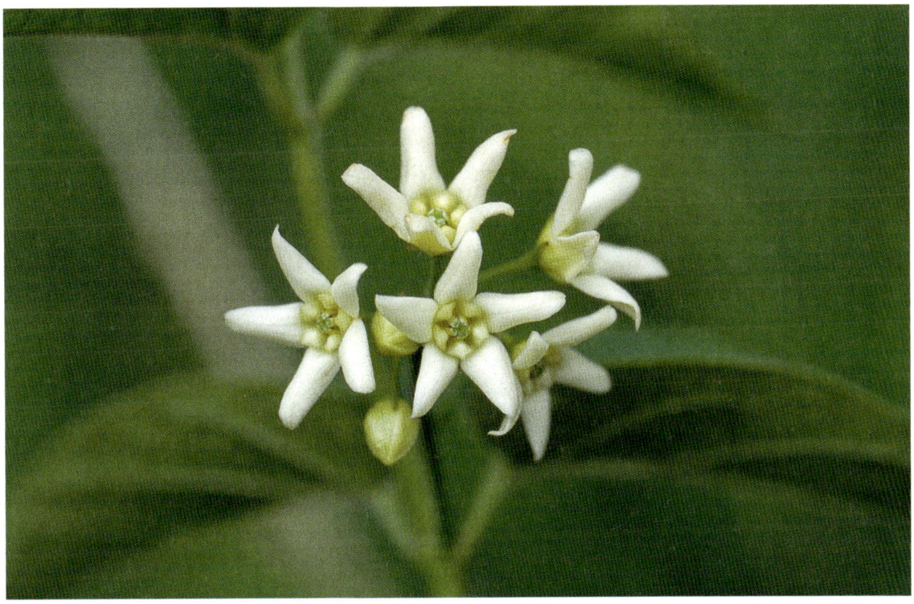

Der lateinische Name der Schwalbenwurz »Vincetoxicum« bedeutet so viel wie »Siegerin wider das Gift«.

ein und wirken auf Lungen und Bronchien sekretlösend, sodass vor allem Atemgifte wie etwa Feinstaub oder Bakterien mit dem Bronchialsekret ausgeschieden werden können. Aus diesem Grund hieß es zu Pestzeiten in Südtirol: »Esst Kranewitt (Wacholder) und Bibernell, dann sterbt ihr net so schnell.« Die Volksmedizin wird zwar oft belächelt, behält am Ende aber doch meist recht mit ihren erfahrungsbasierten Aussagen über die Pflanzenheilkräfte. Denn die Pflanzenforscher konnten der heilsamen Wurzel »sekretomotorische und sekretolytische Effekte« nachweisen (Frohne 2006, S. 382 f.), was bedeutet, dass sich die Bibernelle zur Lungenreinigung eignet, weil sie das Bronchialsekret verflüssigt und dessen Ausscheidung befördert.

Ein weiteres Beispiel findet sich in der Schwalbenwurz, deren giftwidrige Wirkung bereits in ihrem botanischen Namen »Vincetoxicum« (lat. *vincere* [besiegen], *toxicum* [giftig]) anklingt. Im Kräuterbuch des Gelehrten Pierandrea Matthiolus findet sich bereits die Erklärung des Namens: »Diß ist ein herrlich Wurtzel wider alle Gifft / ... / daher sie auch im Latein Vincetoxicum, das ist / ein Sigerin deß Giffts genant wird / derhalben mag man sie wider die Pestilentz sicherlich brauchen / im Wein trincken / und darauf schwitzen« (Matthiolus 1626/1980, S. 280).

Die Schwalbenwurz findet trotz ihrer recht starken harn- und schweißtreibenden Wirkung in der modernen Kräuterheilkunde kaum noch Anwendung in Form von Weinabkochungen. Die Wurzel gilt nämlich als leicht giftig, weil sie Übelkeit und Brechen erregen kann. Aber leicht giftig bedeutet oftmals stark wirksam, sodass man eben nur entsprechend vorsichtig dosieren muss oder diese Arzneipflanze lieber gleich in homöopathischer Zubereitung anwenden sollte. Eine Arzneikombination, bestehend aus homöopathischen Verdünnungen von Vincetoxicum (Schwalbenwurz) und Sulfur (Schwefel), konnte sich jedenfalls einen festen Platz in der heutigen Naturheilkunde erobern: **Engystol** von Heel, erhältlich in Form von Tabletten oder als Injektionslösung. Das Präparat wurde seinerzeit entwickelt, um Antibiotikareste, Impfbegleitstoffe, Bakterien- und Virustoxine auszuleiten. Es empfiehlt sich gleichermaßen zur unspezifischen Abwehrsteigerung und bewährt sich ebenso in der Behandlung von Erschöpfungszuständen nach Virusinfekten wie etwa mit dem Epstein-Barr-Virus (EBV) oder als Begleitmedikation bei Post Covid/Long Covid. Eben weil Schwefelverbindungen zusammen mit Schwalbenwurz Entgiftungsprozesse anregen, setzen sogar Veterinärmediziner das Naturheilmittel bei Tieren ein, z. B. bei virusbedingtem Katzenschnupfen oder zur Ausleitung von Impftoxinen.

Während die Kräuterkundigen der frühen Neuzeit es vorwiegend mit giftigen Tierbissen, mit vergifteten Tränken oder auch mit Bleivergiftungen zu tun hatten, kommen heute ständig neue Umweltproblemstoffe hinzu, deren gesundheitsschädigende Effekte meist erst nach Jahrzehnten erkannt und belegt werden. Inzwischen geht man davon aus, dass weltweit etwa eine Million chemische Substanzen in Umlauf sind, die vor allem in ihrer Summe und in ihrem Zusammenspiel die Gesundheit von Menschen, Tieren und Umwelt gefährden.

Dem Verständnis der breiten Bevölkerung nach gehören Schwermetallvergiftungen zu den hauptsächlichen Vergiftungszuständen. Am bekanntesten dürfte hier wiederum die Vergiftung mit Quecksilber aus Zahnwerkstoffen wie Amalgam sein. Gleichermaßen spielen aber auch Arsen, Blei oder Cadmium eine große Rolle bei den schleichenden Vergiftungen. Herbizide, Pestizide, Lacke, Weichmacher, Holzschutz- oder auch Flammschutzmittel gehören ebenfalls zu den Problemstoffen, die unsere Entgiftungsorgane Leber und Nieren schädigen und Vergiftungszustände hervorrufen, in deren Folge chronische Erkrankungen wie etwa Allergien, Autoimmunerkrankungen, Nerven- oder Schilddrüsenleiden, hormonelle Dysbalancen bis hin zu Unfruchtbarkeit und vielem mehr auftreten. Wir leben daher in einer Zeit, die mit der Industrialisierung begonnen hat, in der umweltbedingt immunologische oder neurologische Erkrankungen zunehmen, für die aus medizinischer Sicht noch keine universellen Lösungen gefunden wurden. Umso wichtiger ist es, sich bewusst zu machen, dass wir Menschen keine geschlossenen Systeme sind und dass wir immer gut daran tun, unsere Entgiftungsorgane zu stärken und die Ausscheidung von Problemstoffen anzuregen. Die eine oder andere volksmedizinische Blutreinigungskur wie auch die traditionellen Blutreinigungspflanzen können unsere körpereigenen Entgiftungsmöglichkeiten in jedem Fall heilsam unterstützen.

Wie funktioniert Entgiftung?

»Denn jedes Gift wird vom Alchimisten durch die Ausscheidungsorgane ausgetrieben.«

— PARACELSUS I/33

»Bevor du den Tiger am Schwanz packst, öffne erst alle Fenster und Türen. Vielleicht geht er dann von allein.«

— CHINESISCHES SPRICHWORT

Dieses chinesisches Sprichwort beinhaltet bereits eine der wichtigsten Kernaussagen zum Thema »Entgiftung«. Der Tiger verkörpert nämlich die krank machenden Stoffe wie auch die Krankheit als solche, die uns bedroht, schwächt und leiden lässt. Die Schulmedizin packt diesen Tiger meist am Schwanz, indem sie versucht, Krankheitssymptome wie Hautjucken mit Cortisonpräparaten oder Migräne mit Schmerzmitteln zu bekämpfen. Dagegen würde ein weiser chinesischer Heiler nach den Fenstern und Türen in unserem Körper suchen und diese bei Bedarf öffnen, damit Stoffwechselabbauprodukte oder Umweltgifte von allein entweichen können.

Dies sind die Fenster und Türen unseres Körpers, durch die der Tiger als Stellvertreter für Krankheit und Giftstoffe entweichen kann:

Tränenflüssigkeit

Weinen entgiftet die Seele. Deswegen sollte man Tränen der Freude, der Enttäu-

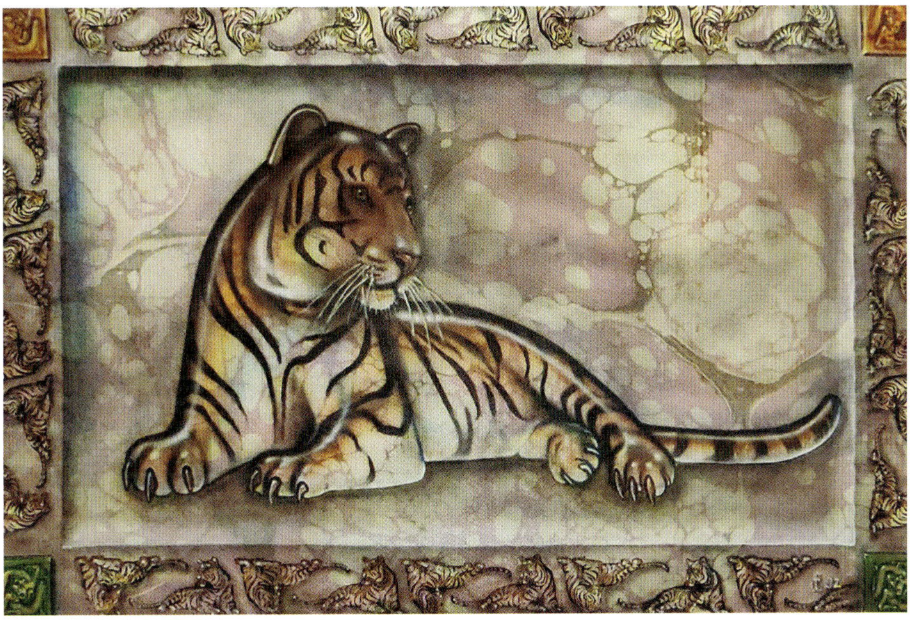

Tiger, Kunstwerk von Fred Weidmann (1938–2023); Kunstsammlung Madejsky/Rippe

schung, der Trauer oder der Wut niemals unterdrücken. Nach seelischen Verlusterereignissen wie Fehlgeburten, Trennungen oder Todesfällen tut es gut, den Tränen freien Lauf zu lassen. Tränen reinigen die Seele und ermöglichen mehr oder weniger schnell einen Neubeginn. Aber Tränen reinigen nicht nur auf der seelischen Ebene. Dass mit den Tränen mitunter auch Problemstoffe wie etwa Quecksilber ausgeschieden werden, ist zu vermuten, da der Zahnwerkstoff Amalgam bis zu den Tränenkanälen diffundieren und mit der Tränenflüssigkeit ausgeschieden werden kann.

Nasen- und Bronchialsekret

Vor allem abgestorbene Bakterien und deren Toxine, aber auch Feinstaub und andere Atemgifte werden mit dem Nasen- und Bronchialsekret aus unseren Nebenhöhlen und Lungen wieder ausgeschieden. Darüber hinaus regelt die Atmung im Zusammenspiel mit den Nieren den Säure-Basen-Haushalt. Auf der seelischen Ebene hilft vor allem das kräftige Ausatmen, um Spannungen abzubauen und Ängste zu lindern. Anregend auf die Sekretion von Nase und Bronchien sind in erster Linie Scharfstoffpflanzen wie etwa Knoblauch, Meerrettich, Meisterwurz oder Zwiebel.

Erbrechen

Krankheiten wie Migräne oder Magen-Darm-Infekte gehen oftmals mit Erbrechen einher. Das Erbrechen geschieht auch zum Selbstschutz vor Vergiftung durch Krankheitserreger. Natürlich kann das Erbrechen auch krank machen, wenn es z. B. bei Bulimie (»Ess-und-Brech-Sucht«) zu oft erfolgt und die Magensäure die Schleimhaut in der Speiseröhre angreift. Leiden Schwangere unter unstillbarem Erbrechen, kann dies die Schwangerschaft gefährden, wenn die werdende Mutter dadurch dehydriert.

Therapeutisch wird das Erbrechen als Entgiftungsmethode in unseren Breiten nicht mehr eingesetzt. Aber in anderen Ländern entgiftet man damit die Psyche u. a. bei Suchterkrankungen, so etwa in Südamerika bei Ayahuasca-Ritualen, die von Schamanen bei psychischen wie auch bei körperlichen Leiden mit Erfolg praktiziert werden, oder in Nepal, wo man in manchen Klöstern u. a. mit einer Brechtherapie sogar die Heroinsucht erfolgreich behandelt. Der Gebrauch brecherregender Pflanzen ist in Europa unüblich. In den Tropen wird beispielsweise Brechwurz (Ipecacuanha) verwendet, bei uns findet allenfalls das Alkaloid Apomorphinum Anwendung, um bei Vergiftungen von Mensch und Tier Erbrechen auszulösen. Von Selbstversuchen mit der Substanz ist jedoch abzuraten.

Harnlassen

Problemstoffe wie Jod oder Quecksilber, Stoffwechselgifte wie Harnsäure oder Harnstoff, Abbauprodukte von Hormonen und Medikamenten und vieles mehr werden mit dem Urin ausgeschieden. Zuvor müssen die giftigen Substanzen jedoch in der Leber gebunden und nierengängig gemacht werden. Leber und Nieren arbeiten also eng zusammen. Daher die Regel: keine Lebertherapie ohne Nierendrainage! Wer entgiften will, sollte also viel trinken und die Nierenfunktion anregen. Die meisten Heilpflanzen regen mehr oder weniger auch die Nierentätigkeit an, treiben den Harn und fördern die Ausscheidung von Schadstoffen mit dem Urin. Starke über den Harn entgiftende Wirkung zeigen beispielsweise Beifußkraut und Liebstockwurzel. Aber nur wenige Nierenheilpflanzen eignen sich auch für chronisch Kranke oder für nierenschwache Menschen. Sanft und gut verträglich sind vor allem Birkenblätter, Goldrutenkraut und Orthosiphon, der Indische Nierentee.

Stuhlgang

Wer weniger als einmal alle 1 bis 2 Tage Stuhlgang hat, neigt bereits zu Verstopfung und vergiftet sich im Extremfall selbst. Denn je länger der Stuhl im Darm verweilt, umso mehr giftige Abbauprodukte unserer Nahrung (z. B. Skatol) gelangen aus dem Stuhl über die Darmschleimhäute in Blut und Lymphe und können Symptome wie Kopfschmerzen, Depressionen oder Akne begünstigen. Vor allem Menschen, die we-

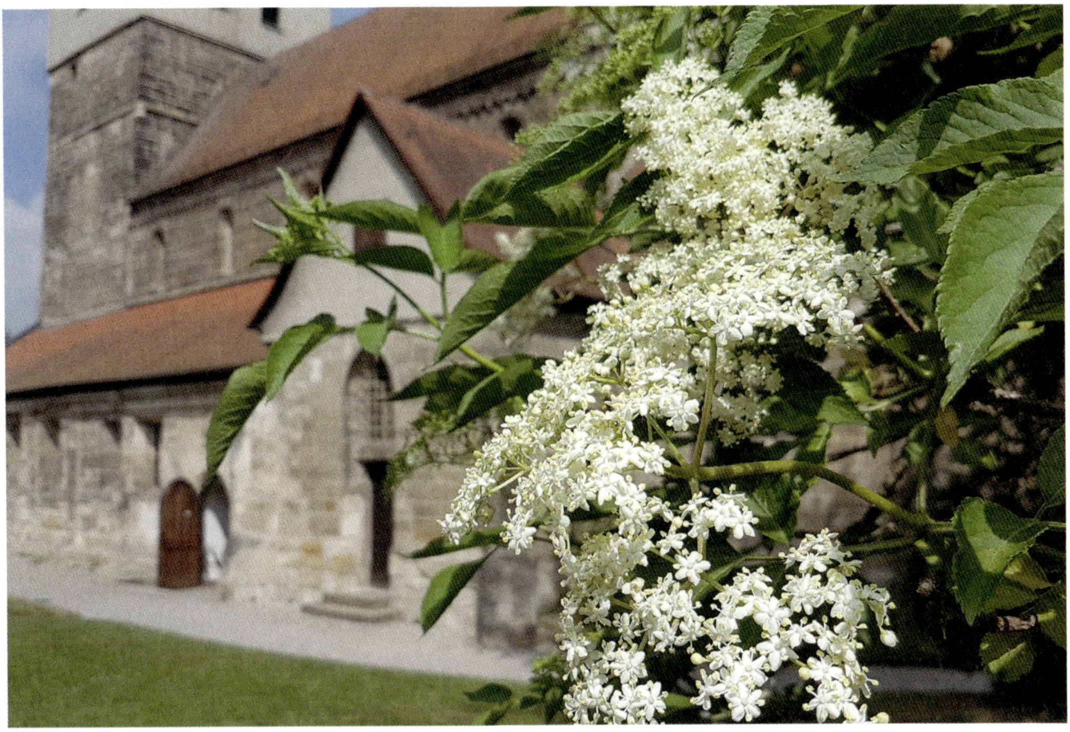

Holunderblüten fördern die Ausscheidung von Schadstoffen über den Schweiß.

niger als alle zwei Tage Stuhlgang haben, sollten verdauungsanregende Maßnahmen ergreifen. Hilfreich sind etwa ballaststoffreiche Kost, reichlich Bewegung und vor allem Leberheilmittel. Eine träge Verdauung zeigt oftmals eine Leberschwäche an, und Pflanzen wie die Mariendistel stärken nicht nur die Leberfunktion, sondern erweichen nebenbei noch den Stuhl. Auch Bitterstoffe, Scharfstoffe und reichlich Flüssigkeitszufuhr, vor allem in Form von Gemüsesuppen und warmen Kräutertees, erleichtern die Verdauung.

Menstruationsblutung

Eine unspezifische Entgiftungsfunktion spricht man auch dem Menstrualblut zu. Zwar sind keine Untersuchungen über Schadstoffausscheidung mit dem Regelblut bekannt, aber viele Frauen haben in der Menopause das Bedürfnis zu entgiften. Mit dem versiegenden Mondblut fangen auch viele Frauen an zu schwitzen. Möglicherweise versucht der Körper durch das Schwitzen ab dem Wechsel Schadstoffe auch vermehrt über den Schweiß abzuleiten. Solange die Mens noch da ist, kann frau die Blutung anregen mit Beifuß, Liebstock oder Rosmarin. Ab der Menopause sollte sie wenigstens zweimal jährlich eine Blutreinigungskur machen und eventuell einen Aderlass nach Hildegard von Bingen durchführen lassen.

Schweiß

Über den Schweiß wird u. a. Quecksilber ausgeschieden. Daher lohnt es sich, während einer Schwermetallausleitung in die Sauna oder ins Römische Schwitzbad zu gehen. Noch effektiver entgiftend wirkt schweißtreibender Sport. Wer durch körperliche Anstrengung schwitzen kann und genug trinkt, erleichtert seinem Körper das Entgiften. Wer aber nicht richtig schwitzen kann, sollte die Hautporen mit schweißtreibenden Pflanzen wie Holunder- oder Lindenblüten sanft öffnen. Auch Beifuß entgiftet gut über den Schweiß.

REZEPT

Schweißtreibender Kräutertee

Beifußkraut
Holunderblüten
Lindenblüten
Schafgarbe mit Blüten

Zu gleichen Teilen mischen. 2 Teelöffel der Mischung mit 200 ml kochendem Wasser überbrühen, etwa 5 bis 8 Minuten ziehen lassen, abseihen und bei Bedarf im trinkwarmen Zustand mit etwas echtem Bio-Imkerhonig süßen.

DOSIERUNG: zum Öffnen der Schweißporen zunächst 2 bis 3 Wochen lang 3 Tassen täglich möglichst heiß trinken oder etwa ½ Stunde vor dem Saunagang 1 bis 2 Tassen trinken.

WIE MAN DEN TIGER AUS DEM HAUS TREIBT

Wenn Sie den Tiger (die Krankheit oder krank machende Stoffe) aus dem Haus (Ihrem Körper) heraustreiben wollen, müssen Sie sich eigentlich nur genau überlegen, welche Tür (welcher Entgiftungsweg) in Ihrem Fall konkret zu öffnen wäre, damit der Tiger von allein hinausgehen kann. Besondere Beachtung sollten dabei drei Hauptentgiftungswege finden: Harn, Stuhl und Schweiß.

Trinken Sie zu wenig, also täglich weniger als 1½ Liter, und müssen Sie nur selten Harn lassen, werden Ihnen alle Entgiftungspillen nichts nützen, wenn Sie nicht auch darauf achten, Ihrem Körper und Ihren Zellen genügend neutrale Flüssigkeit, vor allem Wasser und Heilkräutertees, zur Selbstreinigung zur Verfügung zu stellen. Eine Anregung der Nierenfunktion macht auch Sinn, wenn eine Neigung zur Übersäuerung besteht (→ Seite 101).

Sofern Sie nur zwei- oder dreimal pro Woche oder noch seltener Stuhlgang haben, fungieren Leberheilmittel wie eine Art Türöffner, weil die Leber nicht nur das wichtigste Entgiftungsorgan ist, sondern auch der hauptsächliche Angriffspunkt, wenn man zu Stuhlverstopfung neigt. Eine Leberstärkung ist aber auch bei anderen Leberschwächezeichen sinnvoll (→ Seite 93).

Sollten Sie nicht schwitzen können, dann müssen Sie Ihrer Haut, die bekanntlich unser größtes Entgiftungsorgan ist, eben helfen und sich das Schwitzen antrainieren, indem Sie beispielsweise Heilkräutertees trinken, welche die Schweißporen öffnen (siehe obiges Rezept), und schweißtreibenden Sport treiben. Regelmäßige Bürstenmassagen regen den Hautstoffwechsel ebenfalls an.

MERKE: Harnlassen, Schwitzen und Darmentleerung sind die wichtigsten Möglichkeiten, um Stoffwechselgifte und Umweltproblemstoffe loszuwerden.

Einsatz von Arsen und Schwefel als Ergänzung zu Entgiftungspflanzen

»Ich schreibe nun über den Arsenik und seine Tugenden. Ihr sollet wissen, daß alle Tugenden, die er hat, nur davon kommen, daß er ein Gift ist. Er hat alle Tugenden wegen seiner Giftigkeit. Ihr sollet wissen, daß seine Tugend in der Weise zu erkennen ist, daß dieses Gift andere Gifte überwindet.«

— PARACELSUS III/668

»Das Endprodukt des oxydativen Schwefel-Stoffwechsels aus den schwefelhaltigen Aminosäuren Cystin und Methionin ist der Sulfatschwefel. Dieser spielt im Entgiftungsprozess des Organismus eine beträchtliche Rolle. (...) Es werden damit zum Beispiel Blei- und Quecksilber-Vergiftungen erfolgreich behandelt.«

— MEZGER 2005, BD. 2, SEITEN 1380–1386

EINE GEGENÜBERSTELLUNG VON ARSEN UND SCHWEFEL, ZWEIER MINERALISCHER SUBSTANZEN, WELCHE DIE ENTGIFTUNGSPFLANZEN ERGÄNZEN

	ARSENICUM (ACIDUM ARSENICOSUM, ARSENTRIOXID)	**SULFUR (SUBLIMIERTER SCHWEFEL)**
Beschreibung	»Arsen wird aktuell als ›Umweltgift Nummer eins‹ beurteilt« (Kunz 2020, S. 347). Kleine Mengen wurden einst Pferden ins Futter gegeben, damit sie ein glänzendes Fell bekommen. Im Gebirge gab es Arsen-Esser, die ihre Leistungsfähigkeit durch Arsenlecken steigerten. Die Schilddrüse ist das arsenreichste Organ in unserem Körper.	Schwefel ist Bestandteil von Eiweißen der oberen Hautschichten (Epithel). Schwefelhaltige Aminosäuren wie etwa Cystin und Methionin sind im zellulären Entgiftungsprozess unentbehrlich. Mit pflanzlichen oder mineralischen Schwefelverbindungen lassen sich Schwermetalle mobilisieren und die Ausscheidung von Eiweißabbauprodukten anregen.
Grundregel	Wenn nichts mehr hilft, hilft Arsen. Bewährt in der homöopathischen Begleitbehandlung von Cholera sowie bei Erschöpfungszuständen bei Corona-Infektionen oder bei Krebs. Spezifikum bei Hautleiden und Leukämie wie auch in der Sterbebegleitung. Arsen kommt infrage, wenn Erschöpfung, Nervenleiden und Krebslatenz zusammentreffen.	Sulfur gibt man wegen des mobilisierenden Effekts zu Beginn der Behandlung chronischer Leiden und am Ende akuter Erkrankungen, um Resttoxine von Bakterien oder Antibiotika auszuleiten. Schwefel entgiftet von den »edlen« Organen (Leber, Nieren) hin zu den »unedlen« Organen (Haut). Schwefelverbindungen leiten vor allem Schwermetalle aus.
Chronische Vergiftung	Hyperkeratosen, Gefäßschäden, arterielle Durchblutungsstörungen, Nervenschäden, Krebs (Haut, Lungen, Blase).	Müdigkeit, Kopfschmerz, Schwindel, Gedächtnisstörungen, Haut- und Schleimhautreizung, Magen-Darm-Beschwerden.

	ARSENICUM (ACIDUM ARSENICOSUM, ARSENTRIOXID)	SULFUR (SUBLIMIERTER SCHWEFEL)
Leitsymptome des Homöopathikums	Extreme Erschöpfung, meist kombiniert mit angstvoller Unruhe. Neigung zu Hautleiden, vor allem Hyperkeratosen (Psoriasis, Lichen), schuppenden Ekzemen, Haut- und Schleimhautgeschwüren. Großer Durst auf kleine Mengen. Pedantisch; gilt als »Beamtenmittel«. Folgen von Quecksilber-, Jod- und Chininmissbrauch. Neigung zu Krebs (insbesondere Haut, Magen, Leukämie). Mangelnde Lebenswärme.	Folgen von Impfschäden und chronischer Metallvergiftung. Folgen von unterdrückten Hautausschlägen, z. B. Zustand nach Cortisonsalben. Folgen von unterdrückten Sekretionen (Nase, Darm, Mens). Neigt zu Rötung der Körperöffnungen, brennenden Schmerzen und Hautjucken nachts, in Bettwärme, nach dem Waschen oder Baden. Neigt zu stinkenden Sekreten (Fußschweiß, Schweiß, Stuhl).
Geeignet für	Arsen eignet sich mehr für alt und erschöpft wirkende Menschen mit ausgeprägtem Ordnungssinn. Es besteht die Neigung zu degenerativen Nervenleiden und Krebslatenz.	Sulfur eignet sich mehr für Menschen mit eher gering ausgeprägtem Ordnungssinn, Neigung zu stark riechenden Sekreten und gelb färbendem Schweiß.
Anwendungsgebiete	Begleitmittel bei Haut- und Magenkrebs sowie Leukämie (z. B. **Lymphaden Hevert**). Extreme Erschöpfungszustände, etwa bei Krebs oder Corona (z. B. Chininum arsenicosum D6). Hautleiden wie etwa trockene schuppige Ekzeme (**Phönix Urtica-Arsenicum spag. Mischung**). Sterbebegleitung, lindert Ängste und Unruhe (Arsenicum album D12).	Mobilisation von Schwermetallen zur Diagnostik und Therapie toxischer Belastungen (z. B. Methylsulfonylmethan [MSM] Organic Sulphur, Dimercaptobernsteinsäure [DMSA], Dimercaptopropansulfonsäure [DMPS]). Ausleitung von Antibiotikaresten, Bakterien-, Virus- und Impftoxinen (z. B. **Engystol** von Heel [→ Seite 269]). Äußerlich bei Hautleiden wie Akne; Trink- und Badekuren bei rheumatischen Erkrankungen.

Was versteht man unter einer professionellen Ausleitung?

Im Gegensatz zu Blutreinigungs- und Entgiftungskuren, die von Betroffenen meist auch eigenständig durchgeführt werden können, setzt eine Ausleitung wesentlich gezielter an. Professionelle Ausleitungskonzepte sind komplex zusammengesetzt und bedienen sich invasiver Verfahren wie etwa Infusionen oder Injektionskuren, die von Naturheil- und Nahrungsergänzungsmitteln ergänzt werden.

Anamnese und Labordiagnostik

Um eine toxische Belastung gezielt angehen zu können, ist zuerst eine ausführliche Anamnese erforderlich, damit man die körperlichen Schwachpunkte und die möglichen Problemstoffe, die ausgeleitet werden sollen, besser eingrenzen kann (→ Seite 266). Erfahrene Therapeuten verschaffen sich dabei auch einen Eindruck vom Allgemeinzustand der Patienten, von dem die Wahl des Therapiekonzepts abhängt.

Als Nächstes sollte eine tiefergehende Labordiagnostik erfolgen, bei der Blut, Harn und idealerweise auch die Haare auf spezielle Toxine hin untersucht werden. Die umfassendste Diagnostik bekommt man manchmal in Universitätskliniken, an denen die Umweltmedizin erforscht wird, oder von niedergelassenen Umweltmedizinern, die leider rar sind. Dagegen untersuchen die meisten Hausärzte das Blut allerhöchstens auf Metalle wie Arsen, Blei, Cadmium oder Quecksilber.

Was untersucht werden kann, hängt einerseits vom Labor ab, mit dem die jeweilige Praxis zusammenarbeitet. Andererseits sind solche Untersuchungen nur im Ausnahmefall, also bei ernstem Verdacht auf eine toxische Belastung oder bei einer eindeutig vergiftungsbedingten Erkrankung, Kassenleistung für gesetzlich Versicherte. Da bei Verdacht auf eine Umwelterkrankung nur in zirka 15 % der Zusammenhang mit einem oder mehreren Schadstoffen hergestellt werden kann, sollte die Kostenfrage vorab bedacht werden. Umfassende umweltmedizinische Untersuchungen können in die Tausende gehen und sind meist selbst zu zahlen. Sofern möglich, sollten gesetzlich Versicherte beim Betriebsarzt oder bei ihrer Innung/Handwerkskammer erfragen, ob die jeweiligen Beschwerden oder Krankheiten auf eine berufsbedingte Toxinbelastung zurückzuführen sind.

Obwohl eine schleichende Vergiftung mit Umweltchemikalien bekanntermaßen zahlreiche chronische Erkrankungen von Allergien über Autoimmunerkrankungen und hormonellen Störungen bis hin zu Krebs auslösen oder begünstigen kann, erfolgen in erster Linie aus Kostengründen keine flächendeckenden Untersuchungen. Nicht zuletzt fehlt hierfür die politische Motivation. Denn die Ergebnisse flächendeckender umweltmedizinischer Untersuchungen würden die Bevölkerung verängstigen und die Industrie ausbremsen oder sogar nachhaltig schädigen, denn diese müsste dann möglicherweise für die gesundheitlichen Folgeschäden haften. Daher sind Betroffene meist völlig auf sich selbst gestellt. Doch wer bereit ist, an der eigenen

Heilung tatkräftig mitzuwirken, wird Wege aus der Umwelterkrankung oder zumindest Linderung finden. Der erste Schritt besteht darin, professionelle Begleitung zu suchen, also möglichst Ärzte oder Heilpraktiker, die sich auf Labordiagnostik und Umweltmedizin spezialisiert haben.

»AUF DIE REIHENFOLGE KOMMT ES AN!«

Auszug aus dem Interview mit Andreas Domes

ZUR PERSON: Heilpraktiker in eigener Praxis in Mannheim (www.natuma.de), Fortbildungsdozent und Präsident der FAKOM e. V., Fachgesellschaft für Komplex-Homöopathie (www.fakom.de, Abruf: 5.1.2024).

»Die richtige Reihenfolge der Therapien entscheidet über den Erfolg.

An erster Stelle steht die Kräftigung des Patienten. Vitamin-C-Infusionen kräftigen gut. Auch Vitalstoffe, also weitere Vitamine und Spurenelemente, sollten aufgefüllt werden. Spürbar energetisierend wirkt die Moxibustion der Blasenmeridianpunkte am unteren Rücken.

Zweitens muss das Darmimmunsystem gestärkt werden. Das erreicht man beispielsweise mit Schleimhautmitteln wie **Opsonat spag. Peka Tropfen** und **Mucosa comp.** von Heel. L-Glutamin dichtet ebenfalls die Schleimhäute ab.

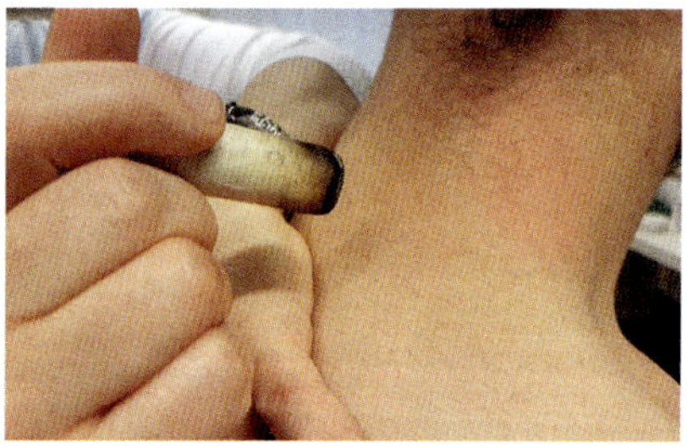

Moxibustion, das Erhitzen von Akupunkturpunkten, ist eine Heilmethode der Traditionellen Chinesischen Medizin (TCM). Durch Moxen kann man auch Entgiftungsorgane anregen und die Lebenskraft stärken.

An dritter Stelle kommt erst die Entgiftung, die am besten regelmäßig wiederholt werden sollte. Hierfür empfehlen sich Ausleitungsinfusionen, die individuell und der jeweiligen toxischen Belastung entsprechend zusammengestellt werden. Da kann man auch Entgiftungsmittel wie **Derivatio H** und **Milchsäure Pflüger Potenzakkord** zuspritzen. Ergänzend wählt man gezielt homöopathische Komplexe aus, um die Entgiftungsorgane zu stärken und die Konstitution zu stabilisieren. Gute Erfahrungen habe ich mit dem Leber-Galle-Mittel **Metaheptachol** von meta Fackler, und **Lymphaden Hevert Complex** wende ich am häufigsten an.

Als Schmerztherapeut muss ich vor allem das Bindegewebe entsäuern, denn das ist der hauptsächliche Ablagerungsort für endogene und exogene Toxine.«

Mehr Informationen dazu:

So funktioniert die professionelle Ausleitung

Phase 0: Darmwandbarriere stärken

Weil Agrargifte wie etwa Glyphosat oder Fosetyl, Quecksilber oder auch Antibiotika der Darmflora schaden, Entzündungen der Schleimhaut begünstigen und die Durchlässigkeit der Darmwand steigern, sollte man bei Verdacht auf das Leaky-Gut-Syndrom (→ Seite 114) vor einer Ausleitung eine Darmreinigung und Symbioselenkung erwägen. Denn sonst überwinden Schadstoffe, die mit der Gallenflüssigkeit oder mit der Nahrung in den Darm gelangen, die Schleimhautbarriere und werden woanders im Körper abgelagert, schlimmstenfalls im Gehirn. Vor allem bei Allergien, Reizdarm oder Nahrungsunverträglichkeiten hat die Regeneration der Darmschleimhaut Vorrang.

Pflanzliche Arzneien wie etwa gerbstoffhaltige Heilkräuter, Harze oder sekundäre Pflanzenstoffe binden Darmgifte, reduzieren Schleimhautentzündungen oder stärken die Barrierefunktion der Darmwand auf andere Weise. Schleimhautprotektiv wirkt beispielsweise die Myrrhe, die sich in Form von Kuren mit **Myrrhinil-Intest** von Repha oder **Mucosa Pro Kapseln** nach Dr. med. Michalzik bewährt haben. Aber auch entzündungswidrige Arzneipflanzen wie Odermennig, Ringelblume oder Schafgarbe regenerieren die Darmschleimhaut (→ Seite 115).

Phase I: Mobilisation

Durch enzymatische Umwandlung (Cytochrom-P450-Enzyme, kurz: CYP-Enzyme) werden fettlösliche Giftstoffe wie Alkohol oder hormonaktive Chemikalien gebunden und wasserlöslich gemacht, sodass sie mit dem Urin, Stuhl, Schweiß oder über die Atmung ausgeschieden werden können.

Mobilisierend wirken beispielsweise pflanzliche Schwefelverbindungen, wie sie in Bärlauch oder Knoblauch vorkommen. Bestimmte Co-Faktoren aktivieren Entgiftungsenzyme (CYP-Enzyme) und stimulieren die Umwandlung in wasserlösliche Komplexe, sodass die Giftstoffe besser abtransportiert werden können. Zu diesen Co-Faktoren gehören Vitamine (A, B, C, D, E) und Mineralstoffe (z. B. Calcium) sowie reduziertes Glutathion und Arzneipflanzen wie etwa Ingwer oder Kurkuma.

ACHTUNG: Wenn Phase I überwiegt, dann werden vermehrt Giftstoffe freigesetzt, die in unserem Körper kursieren. Dabei können die mobilisierten Toxine die Leber überlasten und Zellschäden verursachen.

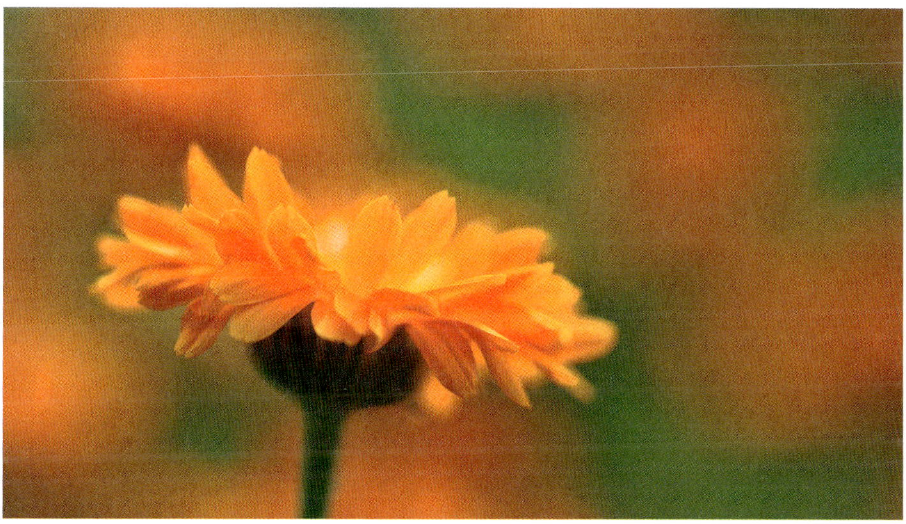

Ringelblume

Ein Zeichen für die Überforderung der Leber und eine gestörte Ausscheidung kann Kopfschmerz sein. Dieser Kopfschmerz kann beispielsweise durch Ammoniak verursacht werden.

Bei Fehlbesiedelung im Darm mit gestörter Eiweißverdauung (→ Seite 101) entsteht durch bakterielle Zersetzung der Nahrungseiweiße Ammoniak. Daher sollten Kopfschmerz- oder Migränepatienten generell, aber insbesondere vor der Mobilisation die Dünndarmschleimhaut reinigen und regenerieren und langfristig die gesunde Darmflora stärken.

Phase II: Binden (Konjugation)

Stoffwechselprodukte werden transportfähig gemacht, indem sie in der Leber an die Aminosäure Glycin oder an Glukuronsäure gebunden werden, was man »Glycinierung« oder »Glukuronidierung« nennt. Auf diese Weise wird die Wasserlöslichkeit gesteigert und die Ausscheidung vorbereitet. Die Glukuronidierung ist eine der wichtigsten Entgiftungsfunktionen unseres Körpers. Diese wird durch Enzyme (z. B. UDP-Glukuronyltransferase) katalysiert und trägt dazu bei, dass beispielsweise Alkohol, Phenole, Säuren und bestimmte Medikamente in der Leber gebunden sowie in ihrer Wasserlöslichkeit und Ausscheidungsfähigkeit gesteigert werden.

Co-Faktoren, welche die Glukuronidierung verbessern, sind bestimmte Aminosäuren (Glutamin, Glycin, Lysin, Taurin, Cystein) sowie Glutathion, Ascorbinsäure, B-Vitamine, Mineralstoffe wie Magnesium und Schwefel.

Glutathion gilt als das stärkste körpereigene Antioxidans. Artischocke, Grüntee, Ingwer, Knoblauch, Kurkuma, Mariendistel, Sellerie und viele weitere Heil- und Nahrungspflanzen unterstützen die Leber in ihrer Entgiftungsfunktion, indem sie die Bildung von Glutathion steigern oder verbrauchtes Glutathion regenerieren.

Phase III: Ausscheidung

Hier erfolgt der Abtransport der gebundenen Gifte aus der Leber:

- über das Blut in die Nieren, und von dort werden die Toxine mit dem Harn ausgeschieden oder ausgeschwitzt oder abgeatmet,
- mit der Gallenflüssigkeit in den Darm, und die Toxine werden mit dem Stuhl ausgeschieden,
- lipophile Umweltgifte werden aus der Peripherie, also aus den Geweben, mit der Lymphe abtransportiert und gelangen in Leber und Nieren.

Bei Stoffwechselkrankheiten wie Diabetes, die frühzeitig zu Einschränkungen der Organfunktionen führen, sollten zur Entgiftung nicht nur Aminosäuren und Vitalstoffkombinationen gebraucht werden. Sondern es müssen der Stoffwechsel aktiviert und die Ausscheidung der Problemstoffe verstärkt angeregt werden.

Die Ausscheidung der gelösten Giftstoffe lässt sich beispielsweise durch galletreibende und verdauungsfördernde Maßnahmen wie auch durch reichliche Flüssigkeitszufuhr anregen. Unterstützen lässt sich dies durch homöopathische, pflanzliche und/oder spagyrische Leber-, Lymph- und Nierenheilmittel:

- In der Regel gebraucht man zur Anregung der Ausscheidung mit der Galle Leberheilpflanzen wie Mariendistel, Gelbwurz, Wermut oder Artischocke.
- Zur Steigerung der Ausscheidung mit dem Harn eignen sich Nierenheilpflanzen wie Brennnessel, Birke oder Goldrute.
- Um den Abtransport von Toxinen zu begünstigen, wählt man in der Regel Lymphheilpflanzen wie Gundelrebe, Klettenlabkraut oder Löwenzahn.

Phase IV: Wiederauffüllen von Mineralstoffen und Spurenelementen

Weil im Rahmen einer professionellen Ausleitung vor allem durch Chelatbildner nicht nur toxische Metalle, sondern auch Eisen und Spurenelemente wie Kupfer verloren gehen, müssen diese wieder aufgefüllt werden.

Um durch Mobilisation und vermehrte Ausscheidung verlorene Mineralien wieder aufzufüllen, empfehlen manche Fachleute,

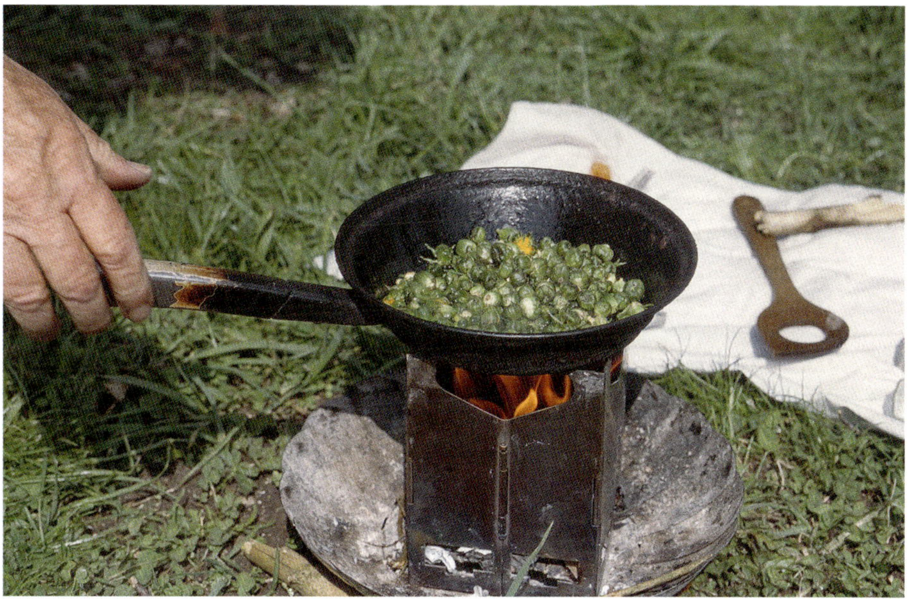

Löwenzahnblütenknospen enthalten antioxidative Carotinoide. In Olivenöl gebraten oder in Essig eingelegt, dienen sie als köstliche Entgiftungsspeise.

eine Sole-Lösung zu trinken, z. B. ½ Teelöffel naturbelassenes Steinsalz in 200 ml Wasser aufgelöst. Andere verordnen eine Kur mit Mineralstoffkombinationen wie **Neukönigsförder Mineraltabletten, Natur Mineral Complete Pulver** von Evolution oder **BioActive Minerals Kapseln** von Vitaly.

Bei Entzündungsschüben von Autoimmunerkrankungen oder chronischen Vergiftungszuständen, die mit erhöhtem Eisen- oder Kupferspiegel einhergehen, muss bei der Wahl der Nahrungsergänzungsmittel darauf geachtet werden, dass darin eben kein Eisen oder Kupfer enthalten ist (z. B. **Multimineral Sensitiv HPU** von Sunday Natural).

Dauer der verschiedenen Phasen

Phase 0 sollte mindestens 6 bis 8 Wochen in Anspruch nehmen, bei jahrelangem Reizdarm oder bei multiplen Nahrungsunverträglichkeiten kann diese Phase aber auch wesentlich länger dauern.

Phase I, II und III sollten idealerweise fließend ineinander übergehen. Meist erfolgen mobilisierende, giftbindende und die Ausscheidung anregende Maßnahmen gleichzeitig über 2 bis 3 Monate hinweg! Bei jahrelanger toxischer Belastung oder auch bei lange zurückliegender Schadstoffexposition sollte man sich danach regelmäßig weitere Ausleitungskuren gönnen, z. B. zweimal jährlich. Wie lange die einzelnen Phasen durchgeführt werden, hängt davon ab, welchen Schadstoffen die Betroffenen wie lange ausgesetzt waren und wie lange die umweltbedingten Beschwerden schon bestehen.

Phase IV erfolgt zwischendurch oder hinterher. Je nach Befindlichkeit sollte man nach der Ausleitung wieder ins Labor investieren, um Spurenelemente und Vitalstoffe bei Bedarf gezielt aufzufüllen.

Das Binden von Giften

Medizinalkohle, ein giftbindendes Multitalent

Egal, ob es sich um eine Lebensmittelvergiftung handelt, um eine Überdosierung von Arzneimitteln oder um eine Schwermetallintoxikation: Medizinalkohle ist eines der wichtigsten Mittel, um Toxine zu binden und zu neutralisieren.

Zur Herstellung von medizinischer Kohle (Carbo medicinalis) werden die Ausgangssubstanzen wie etwa Birken- oder Buchenholz, grüne Kaffeebohnen oder Kokosschalen bei sehr hohen Temperaturen unter Zuleitung von Wasserdampf oder CO_2 schonend getrocknet. Auf diese Weise werden die Pflanzenzellen hochporös, was deren innere Oberfläche extrem vergrößert und die Aufnahmekapazität von Bakterien und Toxinen steigert. Eben weil das Ausgangsmaterial durch die Verkohlung hochporös wird, wirkt es wie ein Schwamm und verbindet sich mit einer Vielzahl von Giftstoffen, was man »Adsorption« nennt.

Diese adsorbierende Wirkung kannten die Alten schon. Denn in der Volksmedizin war Holzkohlenpulver gebräuchlich bei Brandwunden, Wundbrand oder Rotlauf. Bereits Hildegard von Bingen erwähnte die »Asche von Kohlen« als Geschwulstheilmittel (Hildegard von Bingen 1993, Kap. 8–11). Samuel Hahnemann (1755–1843), der Begründer der Homöopathie, schrieb in seinem »Apothekerlexikon« über Kohle:

> »Der Nutzen der Holzkohlen in der Arzneikunst scheint von großem Belange zu seyn. Sicher ist es, daß sie den faulen Geschwüren den Gestank benehmen, so wie sie zum Ausspülen des Mundes und Abreiben der Zähne gebraucht, den stinkenden Odem tilgen, wenn er aus den inneren Theilen des Mundes entsteht. (...) und ich sah von zwei Quentchen Kohle täglich, den Stuhlgang eines Ruhrkranken seinen Gestank völlig verlieren. (...) Am besten wird sie noch glühend gepulvert, und sogleich unter eine Flüssigkeit oder Saft gerühret, zum innerlichen Gebrauch zubereitet«
> (Hahnemann 1793, Bd. 1, S. 500).

Die Anwendungsgebiete von Pflanzenkohle (Carbo vegetabilis) reichen von Durchfällen und Lebensmittelvergiftungen bis hin zur Geruchsneutralisierung von eitrigen Wunden und Geschwüren von Haut und Schleimhaut. Sogar unangenehmer Fußschweißgeruch lässt sich durch Einlegesohlen mit Aktivkohle reduzieren. Kohle bindet und inaktiviert nämlich Bakterien sowie deren Toxine und neutralisiert Fäulnisgase. Heute weiß man, dass Medizinalkohle in der Lage ist, ebenfalls Arzneimittel, Schwermetalle, Chlorkohlenwasserstoffe, Feinstaub, Pollen und sogar Teerpartikel im Darm zu binden, sodass die Schadstoffe mit dem Stuhl ausgeschieden werden.

Wenn medizinische Kohle Gifte binden und neutralisieren soll, dann muss jedoch relativ viel davon eingenommen werden. Bei einer akuten Lebensmittelvergiftung nimmt man initial, also zu Behandlungsbe-

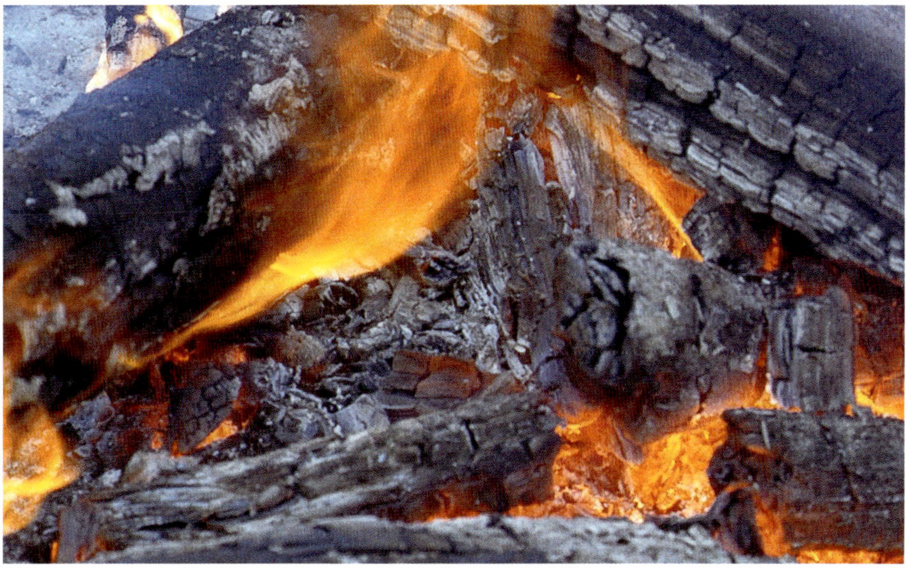

Kohle wird in der Volksmedizin schon seit Jahrhunderten als giftbindendes Mittel genutzt.

ginn, 50 bis 100 g in Wasser aufgeschwemmt ein. Weil diese hohe Dosierung eine Stuhlverstopfung bewirken kann, empfiehlt sich insbesondere bei Lebensmittelvergiftungen nach einer halben bis ganzen Stunde, die Darmpassage mithilfe von Glaubersalz zu beschleunigen. Dadurch werden die Bakterien und deren Toxine rascher durch den Darmtrakt geschleust und mit dem Stuhl ausgeschieden.

Eben wegen des hohen Adsorptionsvermögens darf Medizinalkohle nicht dauerhaft eingenommen werden, und die Einnahme sollte auch frühestens 2 Stunden nach wichtigen Medikamenten erfolgen. Sonst werden die Medikamente ebenfalls gebunden und in ihrer Wirksamkeit beeinträchtigt. Bei Dauereinnahme verhindert Kohle zudem die Resorption wichtiger Vitalstoffe im Darm, sodass es langfristig zu Mangelzuständen kommen könnte. Wenn man jedoch verdorbene Speisen gegessen hat oder unter bakteriellem Durchfall, beispielsweise unter einem Reisedurchfall, leidet – oder auch nach dem Herausbohren von Amalgamplomben –, kann man bedenkenlos eine Zeit lang Medizinalkohle einsetzen. Ebenso, wenn durch pflanzliche oder mineralische Schwefelverbindungen Schwermetalle mobilisiert wurden. Denn ein Teil der gelösten Toxine gelangt mit der Galle in den Darm und sollte ebendort auch gebunden werden. Dazu genügen meist schon kleinere Mengen medizinischer Kohle (z. B. zwei- bis dreimal täglich 3 bis 4 **Kohle Hevert Tabletten**), die man vor und nach der Zahnbehandlung zuführen kann, jedoch immer mit mindestens 2 Stunden Abstand zu wichtigen Medikamenten!

Bei chronischen Darmleiden wie etwa Sodbrennen, Blähungen und Reizdarm sind vor allem homöopathische Tiefpotenzen von Pflanzenkohle (z. B. Carbo vegetabilis D6) hilfreich. Diese verfügen immer noch über giftbindende, säureneutralisierende und gärungswidrige Heileigenschaften, wirken jedoch wesentlich sanfter als hochdosierte Medizinalkohle, sodass Carbo vegetabilis D6 auch bei Blähungen oder bei Reizdarm über längere Zeiträume hinweg eingenommen werden kann.

MERKE: Alle Kohlepräparate verfügen – je nach Dosierung – über ein großes Adsorptionsvermögen und sollten daher unbedingt zeitversetzt, mindestens 2 Stunden nach wichtigen Medikamenten eingenommen werden!

KOHLEPRÄPARATE MIT DARMGIFTBINDENDER WIRKUNG

KOHLEPRÄPARAT	ANWENDUNGSGEBIET
Akne-Kapseln (Wala, Inhaltsstoffe: u. a. Carbo vegetabilis 5 mg pro Kapsel)	Laut Hersteller zur Entlastung der Haut bei Acne vulgaris und Seborrhoe. Die pflanzlichen Inhaltsstoffe binden Darmgifte und entlasten dadurch den Hautstoffwechsel. Kurdauer: 3 bis 12 Monate.
Birkenkohle comp., Hartkapseln (Weleda; Inhaltsstoffe: Antimonit D2 [Grauspießglanz], Birkenkohle 232 mg pro Kapsel, Kamillenwurzeldekokt)	Laut Hersteller angezeigt bei Darmkrämpfen, Blähungen und Durchfällen. Birkenkohle bindet vor allem Bakterien sowie deren Toxine und Gase im Darm. Antimonit reduziert die chronische Schleimhautentzündung, und Kamillenwurzel lindert u. a. Darmkrämpfe. Die Arzneikombi eignet sich für akute (Reise-)Durchfälle und leichte Verlaufsformen von Lebensmittelvergiftungen.
Carbo Königsfeld Pulver (Dr. Gustav Klein, Inhaltsstoff: Kaffeekohle)	Laut Hersteller angezeigt bei akuten Durchfällen. Das Kaffeekohlepulver kann ebenso bei Vergiftungen mit verdorbenen Lebensmitteln, Schwermetallen oder bei Arzneimittelüberdosierung in Wasser aufgeschwemmt und eingenommen werden, um im Darmtrakt befindliche Bakterien, Gase, Toxine und Arzneistoffe zu binden. Bei der Colon-Hydro-Therapie (professionellen Darmspülungen) werden die von den Darmwänden gelösten Toxine oftmals mit Kaffeekohlepulver-Einläufen gebunden.
Kohle Hevert Tabletten (Hevert, Inhaltsstoff: medizinische Kohle aus Kokosnussschalen 250 mg pro Tablette)	Laut Hersteller bei Durchfall sowie bei Vergiftungen durch Nahrungsmittel, Schwermetalle und Arzneimittel. Nach Mobilisation von Schwermetallen oder Herausbohren von Amalgamfüllungen empfehlen sich mittlere Dosen von bis zu 10 Tabletten vorher und nachher in Wasser aufgelöst sowie die Einnahme von Glaubersalz 30 bis 60 Minuten später, um einer Verstopfung entgegenzuwirken und die Toxine rasch mit dem Stuhl abzuleiten.
Myrrhinil-Intest (Repha, Inhaltsstoffe: Myrrhe, Kaffeekohle, Kamillenblüten)	Angezeigt bei Durchfällen, z. B. Lebensmittelvergiftung und Reisediarrhoe sowie zur Regeneration der Darmschleimhaut bei geschädigter Darmbarriere (Leaky-Gut-Syndrom). Bewährt bei Reizdarm, Dysbiose und Darmpilz (6 bis 8 Wochen drei- bis viermal täglich 4 bis 5 Tabletten). Myrrhe wirkt antimikrobiell und schleimhautregenerierend, Kamille bindet Bakteriengifte, lindert Entzündungen und Krämpfe. Kaffeekohle bindet Bakterien, Gase und Toxine im Darm.

Weitere giftbindende Maßnahmen

Eine weitere Möglichkeit, Schadstoffe im Darm zu binden, bieten Zeolithe. Bekannt sind zirka 60 natürliche und 150 synthetische Zeolithe. Diese siliziumhaltigen Mineralerden enthalten auch Aluminium und werden deswegen »Alumosilikate« genannt. Das Aluminium ist aber im Naturzeolith, dem Klinoptilolith, durch Sauerstoffatome relativ fest an die Siliziumatome gebunden. Aluminium kann jedoch aus den instabileren synthetischen Zeolithen freigesetzt und über die Haut oder Schleimhaut aufgenommen werden. Manche Zeolithe gelten darüber hinaus als bleibelastet. Sprich: Die Herkunft und Zusammensetzung der heilkundlich verwendeten Zeolithe sollte vor der Anwendung unbedingt geklärt werden!

Zeolith ist von Natur aus extrem porös und hat eine sehr große innere Oberfläche von bis zu 1000 m^2/g. Dies verleiht dem Kieselmineral eine enorme Adsorptionskraft. Diese Eigenschaften nutzt man inzwischen industriell zur Herstellung von Molekularsieben, als Bestandteil von Katalysatoren, zur Wasserenthärtung, als Phosphatersatz bei Waschmitteln oder bei der Herstellung von Asphalt und nicht zuletzt sogar zur Abwasserreinigung. Zeolithe verbinden sich u. a. mit Schwermetallen aus dem Wasser. Weil das Mineral speziell Caesium und Strontium gut adsorbiert, hat man nach dem Reaktorunfall von Fukushima »versucht, mittels Zeolithen radioaktive Isotope von Caesium und Strontium aus dem ins Meer austretenden kontaminierten Abwasser zu binden« (oe24 2011).

Insbesondere bei Klinoptilolith darf man davon ausgehen, dass durch die Einnahme kein Aluminium in den Organismus gelangt oder im schlimmsten Fall nur allergeringste Mengen über den Darm aufgenommen werden. Bei zeitlich begrenzter Einnahme überwiegt daher in jedem Fall der Nutzen die Risiken bei Weitem (Kraljević Pavelić et al. 2018, S. 1350).

Natürlicher Zeolith dient vor allem der Entgiftung von Aluminium sowie von Schwermetallen im Darm und eignet sich daher als schadstoffbindende Maßnahme während einer Schwermetallausleitung, um die mobilisierten Problemstoffe, die mit der Gallenflüssigkeit in den Darm gelangt sind, zu neutralisieren. Das Kieselmineral scheint sogar die Darmschleimhautbarriere zu stärken. Kurmäßig angewendet, empfiehlt es sich außerdem noch bei neurologischen Erkrankungen, die mit einer erhöhten Aluminiumbelastung assoziiert sind, wie etwa Multiple Sklerose (Rehberg 2023).

Das Alumosilikat Zeolith eignet sich weder als alleiniges Entgiftungsmittel, da es vorwiegend im Darm befindliche Schadstoffe adsorbiert, noch eignet es sich zur Daueranwendung, da es eben auch Medikamente und Spurenelemente bindet. Deshalb empfiehlt sich die Einnahme – wie auch bei der Medizinalkohle – frühestens 2 Stunden nach der Einnahme wichtiger Medikamente wie beispielsweise Schilddrüsenhormonen, Blutgerinnungshemmern oder Eisentabletten, um deren Resorption nicht zu verhindern. Als Dauerentgiftungsmittel eignen sich natürliche Zeolithe auch deswegen nicht, weil sie – wie auch Heilerden und Kohlepräparate – die Resorption von Vitaminen, Spurenelementen oder sekundären Pflanzeninhaltsstoffen hemmen und daher langfristig zu Mangelzuständen führen könnten. Vorsicht ist auch geboten bei liposomalen Zeolithen, weil diese durchaus Aluminium abgeben können.

Die adsorbierenden Kräfte der Heil- und Nahrungspflanzen

Abgesehen von Medizinalkohle und Zeolith gibt es noch zahlreiche Heil- und Nahrungspflanzen, die Schadstoffe im Darm binden. Allen voran sei hier der kieselsäurereiche Hafer genannt, der als besonders heilsames und stoffwechselentlastendes Nahrungsmittel gilt und als Arzneipflanze zur Ausleitung von Stoffwechselprodukten wie etwa Harnsäure dienlich ist (→ Seite 150). Denn Silizium, egal ob aus Pflanzen oder siliziumhaltigen Mineralwässern stammend, leitet Aluminium aus. Der Heilpraktikerin und Ernährungsberaterin Christine Baumann zufolge wirkt Hafer »wie ein Besen, der die Darmschleimhaut sauberfegt« (Interview über Nahrungsgifte und entgiftende Ernährung, → QR-Code Seite 306).

Bei diabetischer Stoffwechsellage (Langzeitzuckerwert HbA_{1c} >5,8–6,0 %) können Hafertage, die man mit Haferbrei beginnen und mit Hafersuppe oder anderen Zubereitungen fortführen kann, die Insulinsensitivität der Zellen steigern und den Insulinbedarf von insulinpflichtigen Diabetikern nachhaltig senken. Gesunde sollten ihrem Darm und ihrem Stoffwechsel ebenfalls regelmäßig Entlastungstage mit Haferkost gönnen.

Da der Stoffwechsel wie auch die Entgiftungsleistung bei Diabetes und Prädiabetes deutlich geschwächt sind, entlastet der Hafer als eine Art »natürlicher Darmputzer« und »Stoffwechsel-Booster« gleichzeitig Leber und Nieren. Nicht zuletzt bindet Hafer Säuren und trägt somit zur Entlastung der Nieren bei, die bei Diabetes frühzeitig Schaden nehmen können. Ein bewährter Trick gegen Sodbrennen ist in der Hebammenkunst das langsame Zerkauen von 1 Esslöffel Bio-Haferflocken, denn diese binden überschüssige Magensäure.

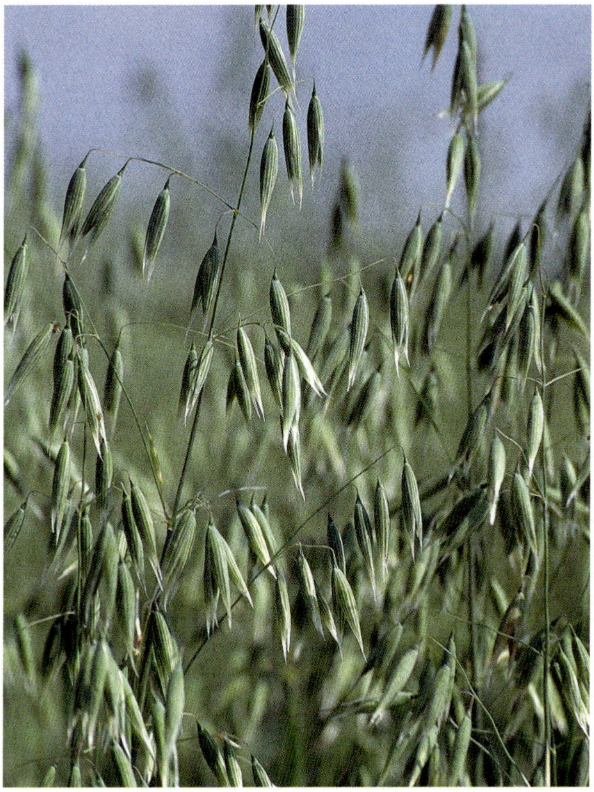

Hafer liefert reichlich pflanzliche Kieselsäure und empfiehlt sich als Entgiftungsspeise sowie als Heiltee zur Ausleitung von Harnsäure und Harnblasengrieß.

REZEPT

Porridge – köstlich entgiftend!

Zirka 50 g Bio-Haferflocken mit so viel kochendem Wasser übergießen, dass ein heißer Brei mit der gewünschten Konsistenz entsteht. Kurz quellen lassen. Dann entweder einen Bio-Apfel hineinreiben oder eine Handvoll regionales und saisonales Bio-Obst dazugeben (z. B. Bio-Birne oder Wildheidelbeeren).

Wer mag, kann den Geschmack mit 1 bis 2 Esslöffeln Bio-Naturjoghurt sowie mit 1 oder 2 Teelöffeln Bio-Imkerhonig abrunden.

Um ein rundum gesundes Frühstück zu erhalten, kann man den Haferbrei mit vitalisierenden und antioxidativen Getränken wie etwa mit Bio-Grüntee sowie mit verdünntem frisch gepresstem Bio-Zitronen- oder -Grapefruitsaft ergänzen. Wer es salzig mag, darf auch noch eine Scheibe Bio-Ziegenkäse mit Haferbrot genießen.

Als giftbindender pflanzlicher Nahrungszusatz kommen des Weiteren Leinsamen (Linum usitatissimum) oder Flohsamen (Plantago afra = P. psyllium) infrage. Wer zu Stuhlverstopfung neigt, hat Lein- oder Flohsamen vermutlich schon zur Erleichterung der Verdauung gebraucht. Denn die schleimhaltigen Samen quellen bekanntermaßen im Darm nach, und durch den Druck auf die Darmwand wird die Peristaltik angeregt. Die aus dem Samenmantel freigesetzten Pflanzenschleime lassen außerdem den Kot leichter gleiten. Andererseits legen sich die Schleimstoffe wie ein Schutzfilm über die Darmschleimhaut, sodass aggressive Gallensäuren oder krebserregende Schadstoffe auf diesem Weg nicht mehr so leicht eindringen und in die Blutbahn oder Lymphe gelangen können (Bühring 2005, S. 599).

Während einer Entgiftung sollten daher alle, die unter träger Verdauung und hartem Stuhl neigen, zweimal täglich 1 bis 2 Esslöffel Leinsamen zwischen den Mahlzeiten zuführen. Am besten lässt man die Samen in Wasser 1 bis 2 Stunden lang vorquellen und trinkt dann pro Esslöffel zusätzlich noch ein großes Glas Wasser (zirka 500 ml).

MERKE: Wie bei allen giftbindenden Maßnahmen sollten jedoch auch Lein- oder Flohsamen frühestens eine halbe bis eine Stunde nach der Einnahme wichtiger Medikamente zugeführt werden.

Nicht zuletzt verfügen auch Gerbstoffe, die in vielen Pflanzen vorkommen, über adsorbierende Kräfte. »Sie bilden mit Eiweißen, Schwermetallionen und Alkaloiden (z. B. Cinchonin, Koffein, Strychnin) in Wasser schwer lösliche Verbindungen« (Wagner 1999, S. 334). Gerbstoffe verbinden sich ebenfalls mit Pestiziden zu schwer löslichen Komplexen, die zu groß sind, um über die Darmschleimhaut in Blut oder Lymphe zu gelangen. Diese Pflanzeninhaltsstoffe wirken darüber hinaus zusammenziehend (adstringierend) und dichten die Schleimhaut ab, was vor allem bei Durchfallneigung und barrieregeschädigter Darmschleimhaut erwünscht ist. Die meisten Gerbstoffdrogen verfügen zudem über antivirale und antioxidative Kräfte. In jedem Fall ist es ratsam, die bindenden Kräfte der Gerbstoffe während einer Schwermetallausleitung zu nutzen.

Bildhaft ausgedrückt, kann man im Darm befindliche Metalle durch den Genuss gerbstoffreicher Kräutertees einfangen. Direkt nach dem Herausbohren von Amalgamfüllungen sollte man außerdem mit gerbstoffreichen Pflanzenextrakten gurgeln, um Metallpartikel in der Mundschleimhaut zu binden.

Besonders reich an Gerbstoffen sind Rosengewächse wie Blutwurz (zirka 15 % Catechingerbstoffe). Rosenblütenknospen enthalten sogar bis zu 20 % Gerbstoffe. Aber auch viele weitere Heilpflanzen enthalten diese Wirkstoffe, z. B. Walnussblätter (9 bis 10 %) oder getrocknete Heidelbeeren. Weil Gerbstoffen auch eine stopfende und gerbende Wirkung zukommt, ist es nicht immer sinnvoll, Arzneipflanzen mit dem höchsten Gerbstoffgehalt für schadstoffbindende Teemischungen zu wählen – schließlich wollen wir unsere Magenschleimhaut nicht gerben! Reich an antioxidativen Polyphenolen und zugleich gut verträglich ist z. B. das Zistrosenkraut. Ansonsten kann man auch auf die sanfteren Gerbstoffdrogen wie etwa Brombeerblätter, Frauenmantelkraut oder Odermennig zurückgreifen, die ohnehin beliebter Bestandteil vieler Hausteemischungen sind.

Wegen der stopfenden Effekte kommen gerbstoffreiche Kräutertees natürlich nur für jene Personen infrage, die eher zu Durchfall oder breiigem Stuhl neigen. Die gewohnheitsmäßige Stuhlverstopfung ist eine Kontraindikation. Eben wegen der giftbindenden Eigenschaften sollten auch Gerbstoffdrogen frühestens eine halbe bis ganze Stunde nach der Einnahme wichtiger Arzneien zugeführt werden.

Nicht zuletzt gelten auch Algen wie die Süßwasseralge Chlorella vulgaris als giftbindende Nahrungsergänzungsmittel. »Chlorellaalgen binden die im Verdauungskanal gelegenen Schwermetalle und scheiden sie aus« (Bühring 2005, S. 600). Die Mikroalge enthält antioxidative Stoffe wie etwa Carotinoide und bis zu 4 % Chlorophyll. Speziell das Chlorophyll soll »Schwermetalle effektiv im Körper binden und ausleiten« (Schiller 2023, S. 22–29).

Ferner liefert Chlorella mehrfach ungesättigte Fettsäuren, Aminosäuren sowie Vitamine (z. B. Vitamin B_{12}) und Mineralstoffe wie etwa Zink und Magnesium. Die unverdauliche Zellwand verfügt über eine hohe Bindungskapazität und macht die Algen zu Wasserfiltern, die Nitrogen, Phosphor und Metalle adsorbieren.

Als Nahrungsergänzungsmittel in Form von Presslingen, Tabletten oder Pulver zugeführt, soll Chlorella neben den bereits erwähnten Schwermetallen insbesondere Pestizide binden und wird daher als giftbindendes Element im Rahmen von Entgiftungs- oder Ausleitungskuren empfohlen. Darüber hinaus soll Chlorella die Ausscheidung von Cadmium und anderen toxischen Metallen fördern (Kim 2009). Allerdings kann die wasserfilternde Chlorellaalge auch Toxine aus dem Wasser aufnehmen, vor allem Billigware ist daher möglicherweise sogar kontaminiert mit Pestiziden und Schwermetallen (Keller und Dittrich 2014). Aus diesem Grund empfiehlt es sich, ausschließlich schadstoffgeprüfte Algen aus ökologischer Aquakultur zu kaufen, die zudem schonend getrocknet und weiterverarbeitet wurden. In jedem Fall lohnt es sich, Herkunft, Zuchtform und Weiterverarbeitung zu hinterfragen und nicht gleich zum erstbesten Chlorella-Präparat zu greifen.

Auch wenn Chlorella zu den Süßwasseralgen zählt, so nimmt sie aus dem Wasser trotzdem Spuren von Jod auf. Daher muss man bei der Einnahme von Chlorella-Tabletten einmal mehr auf das persönliche Befinden achten. Denn in großen Mengen zugeführt, kann das enthaltene Jod durchaus Autoimmunprozesse an der Schilddrüse antriggern und z. B. einen Hashimoto-Schub auslösen. Bei Morbus Basedow sollte auf jodhaltige Algen gänzlich verzichtet werden (BfR Nr. 026/2007).

PRAXISTIPPS

CHLORELLA BEI SCHWERMETALLBELASTUNG

Die Firma Nestmann Pharma GmbH lässt die chinesische Grünalge Chlorella pyrenoidosa in ökologischer Aquakultur züchten. Die sonnengereiften Algen werden schonend getrocknet, streng auf Schadstoffe kontrolliert und ohne Zusatzstoffe weiterverarbeitet.

DOSIERUNG: Als giftbindendes Element im Rahmen einer Schwermetallausleitung kann man zwei- bis dreimal täglich 3 bis 4 **Nepro-Rella-Tabletten** von Nestmann einnehmen.

MUNDSPÜLUNG BINDET QUECKSILBER

Gleich nach dem Herausbohren von Amalgam-Zahnfüllungen sollte man die freigesetzten Metallpartikel mit einem gerbstoffreichen Extrakt direkt im Mundraum binden. Dazu bieten sich Extrakte von der Blutwurz (→ Seite 148) oder von der Ratanhia-Wurzel an, die beide bis zu 20 % Gerbstoffe enthalten können und somit über stark adsorbierende Kräfte verfügen. Insbesondere das **Ratanhia-Mundwasser** von Weleda sei empfohlen, denn es festigt nicht nur das Zahnfleisch, sondern es bindet eben auch Schwermetallionen in der Mundschleimhaut. Das Mundwasser

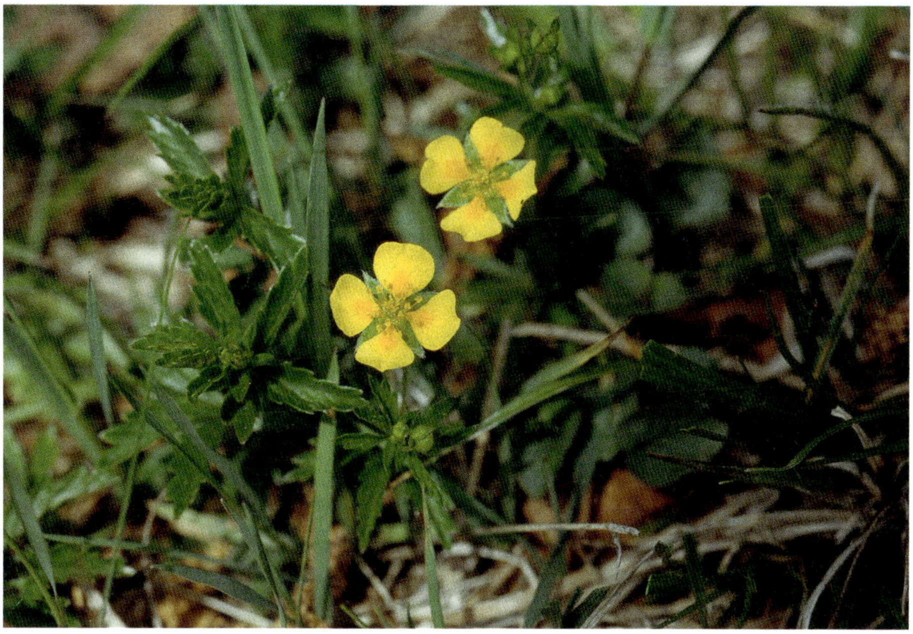

Die Gerbstoffe der Blutwurz (Tormentill) binden Bakterien- und Virustoxine und Schwermetalle im Mund- und Rachen-Raum sowie im Darm.

sollte auch dann regelmäßig angewendet werden, wenn noch Amalgamfüllungen vorhanden sind, um einer quecksilberbedingten Mundschleimhaut- oder Zahnfleischentzündung (Hg-Stomatitis, Parodontitis) vorzubeugen.

DOSIERUNG: Geben Sie direkt nach dem zahnärztlichen Eingriff mehrere Spritzer Mundwasser in etwas Wasser zur Mundspülung. Am besten in den Stunden nach dem Herausbohren der Füllungen mehrmals hintereinander spülen.

Wie man die Entgiftungsorgane stärkt

Die Leber – Stoffwechselorgan und Entgiftungszentrale

Obwohl Entgiftungsprozesse komplex sind und das Ineinandergreifen von Leber/Galle, Nieren, Lymphe, Darm, Haut und Lungen erfordern, verkörpert die Leber für die meisten Menschen das Entgiftungsorgan Nr. 1. Daher ist es ein häufiges Anliegen von Patienten, eine Leberkur machen zu wollen. Hinterfragt man diese Aussage, dann kommen meist Genussgifte wie Alkohol zur Sprache. In der Tat schadet die Volksdroge Alkohol der Leber gleich auf mehreren Ebenen: Alkohol erhöht die Blutfette und begünstigt die Entstehung der Fettleber, einer Volkskrankheit, die allein in Deutschland zirka zwei Millionen Menschen betrifft, als Vorbote für Diabetes gilt und sich in vielen Fällen auf übermäßigen Alkoholkonsum zurückführen lässt. Zudem bewirkt Alkohol eine Übersäuerung, u. a. steigt die Harnsäurekonzentration im Blut an. Außerdem werden die Mitochondrien geschädigt, und nicht zuletzt entsteht durch das Genussgift massiver oxidativer Stress, was wiederum Zellschäden nach sich zieht. Daher kann die alkoholische Fettleber im Lauf der Zeit in eine Alkohol-Hepatitis und schließlich in eine Leberzirrhose münden. Doch Letzteres betrifft vor allem Alkoholiker.

Kleine Mengen Alkohol, wie sie z. B. arzneilich zugeführt werden, ein Feierabendbier oder ein Gläschen Wein zum Essen machen den Bock – oder in dem Fall die Leber – noch nicht fett. Wenn aber regelmäßig zwei oder mehr Gläser Wein oder mehrere Halbe Bier konsumiert werden, wirkt sich das schwächend auf die Leber aus und blockiert deren Entgiftungsfunktionen.

Mehr als ein Drittel aller Fettlebern geht jedoch nicht auf erhöhten Alkoholkonsum zurück, sondern auf Ernährungsfehler wie etwa auf den Genuss von zu viel Obst. Nach heutigen Erkenntnissen sollte man täglich höchstens eine Handvoll Obst essen – natürlich vorwiegend saisonal, regional und möglichst pestizidfrei. Was viele nicht wissen, ist, dass bereits 200 ml Apfelsaft 1 g Alkohol enthalten! Zum Vergleich: 300 ml Bier enthalten um die 10 g Alkohol. Daher kam es immer wieder vor, dass gewohnheitsmäßige Apfelsafttrinker erhöhte Leberwerte aufwiesen. Vor allem Kindern sollte man von Anfang an das Trinken von stillem Wasser angewöhnen, statt sie vom Kindergartenalter an zu Apfelsaft- oder Limo-Junkies zu erziehen.

Die Leber muss aber nicht nur Ernährungsfehler und gesundheitsschädigende Lebensgewohnheiten wegstecken, sondern sie muss Umweltschadstoffe, Medikamente, Hormone, Stoffwechselgifte und vieles

»Einschlafstörungen sind Gallenprobleme, Durchschlafstörungen sind Leberprobleme.«

— CHINESISCHE WEISHEIT

mehr entweder nierengängig machen oder für die Ausscheidung mit der Gallenflüssigkeit vorbereiten.

Neben der Entgiftung erfüllt die Leber noch eine Vielzahl weiterer Funktionen: In der Leber wird die Gallenflüssigkeit gebildet, die für die Fettverdauung benötigt wird und mit der fettlösliche Umweltproblemstoffe in den Darm gelangen, um – eine gesunde Schleimhautbarriere vorausgesetzt – mit dem Stuhl ausgeschieden zu werden. In der Leber werden außerdem Blutgerinnungsfaktoren gebildet. Nicht zuletzt dient die Leber als Eisenspeicher und spielt auch im Zuckerstoffwechsel eine große Rolle. Daher könnte man sagen: Leber gut, alles gut. Aber gerade dieses Organ leidet am meisten unter Stress, Fehlernährung wie auch an der zunehmenden Schadstoffbelastung. Allein deswegen sollte man dieses überlebenswichtige Organ regelmäßig entlasten und pflegen.

So zeigt sich eine Leberschwäche

Im Gegensatz zu den Nieren, deren Blutwerte erst dann entgleisen, wenn man wirklich krank ist, zeigen sich Leberprobleme meist viel schneller im Blutbild. Eine regelmäßige Leberwertkontrolle sollte einmal jährlich erfolgen, vor allem bei nachfolgenden Symptomen und äußerlichen Merkmalen:

- weiße Fingernägel (milchiges Nagelbett),
- stark oder flächig gerötete Innenhände (Palmarerythem),
- Neigung zu frühzeitiger Faltenbildung,
- trockene und faltige »Waschfrauenhände«,
- Verlangen nach Saurem oder Abneigung gegenüber Saurem,
- Hautleiden wie Akne oder Rosazea,
- Bindegewebsschwäche, z. B. Krampfadern, Senkungsbeschwerden,
- Durchschlafstörungen, vor allem bei Schlafstörungen oder Erwachen zur Leberzeit zwischen 1 und 3 Uhr nachts,
- Neigung zu Stuhlverstopfung.

Diese Erkrankungen werden mit einer Leberschwäche assoziiert und zeigen einen Behandlungsbedarf an:

- Akne und Rosazea,
- Bindegewebsschwäche, Krampfadern, Senkungsbeschwerden,
- Fettverdauungsstörungen,
- Histaminintoleranz,
- Gelenksarthrose, vor allem der großen Gelenke,
- Hüftspeck (Leberzone),
- hormonelle Dysbalancen (PMS, Wechseljahresbeschwerden usw.),
- Schläfenkopfschmerz oder rechtsseitige Migräne (Gallenmeridian),
- chronische Erschöpfungszustände, auch nach Virusinfekten,
- Gelbsucht und Zustand nach Gelbfieber- oder Hepatitis-Impfung,
- Fettleber, alkoholische und nichtalkoholische,
- Leberzysten, Zystenleber,
- Leberentzündungen (Hepatitis A, B, C),
- Autoimmunhepatitis.

PRAXISTIPP

HEPATOGENE DURCHSCHLAFSTÖRUNGEN

Ein häufiges Anzeichen einer überforderten Leber ist das Erwachen zur Leberzeit zwischen 1 und 3 Uhr nachts. Daher empfehlen manche Naturheilkundige die Einnahme von Leberheilmitteln vor dem Zubettgehen und/oder in der Nacht, wodurch man meist sogar rascher wieder einschläft. Vor allem wenn die Leber nachts vermehrt arbeiten muss, weil man vielleicht abends noch Alkohol getrunken oder genascht hat, kommt es zu Blutzuckerschwankungen, die den Tiefschlaf beeinträchtigen. Ebenso kann eine toxische Belastung einen oberflächlicheren Schlaf mit Erwachen zur Leberzeit begünstigen.

In der Traditionellen Chinesischen Medizin (TCM) werden Durchschlafstörungen generell mit der Leber assoziiert, wohingegen Einschlafstörungen auf Gallenprobleme hindeuten, wie sie etwa nach fetten Speisen oder auch nach Ärger und Stress und vorkommen. In solchen Fällen erweist sich der Kneippsche Schafgarben-Leberwickel als probate Einschlafhilfe (→ Seite 197).

Speziell bei Durchschlafstörungen hat sich – idealerweise zusammen mit einem Leberwickel – folgende Arzneikombination bewährt:

- Leberentlastung, z. B. mit **Hepatodoron Tabletten** von Weleda.
  DOSIERUNG: abends vor dem Schlafengehen 2 bis 3 Tabletten langsam zerkauen, bei Erwachen zur Leberzeit eventuell erneut 2 bis 3 Tabletten zerkauen. **Hepatodoron Tabletten** sind rein pflanzlich, denn sie bestehen aus Erdbeer- und Weinblättern und wirken nicht nur heilsam auf die Leber, sondern sie helfen auch beim seelischen Verdauen der Tagesereignisse.
- Nervenberuhigung, z. B. mit **Bryophyllum 50 % Pulver** von Weleda.
  DOSIERUNG: abends vor dem Schlafengehen ½ Teelöffel Pulver zusammen mit den Hepatodoron-Tabletten einnehmen, bei Erwachen erneut – je nach Bedarf und Reaktion – 1 Messerspitze bis ½ Teelöffel einnehmen. Bryophyllum, die Keimzumpe, beruhigt Nerven und Herzschlag und lindert auf sanfte Weise Ängste, die sonst in der Nacht an die Oberfläche treten.

Die wichtigsten Leberwerte im Überblick

Leberwerte reagieren meist schnell auf leberschädigende Einflüsse wie etwa Antibiotika, Betäubungs- oder Schmerzmittel, Virustoxine, Umweltchemikalien, Hormonpräparate wie etwa orale Kontrazeptiva oder Hormonstimulation im Rahmen einer künstlichen Befruchtung (In-vitro-Fertilisation [IVF]). Am häufigsten wird die Leber jedoch durch Genussgifte wie Alkohol belastet, oder sie erkrankt durch Ernährungsfehler. Schätzungen zufolge entstehen bis zu 60 % aller Lebererkrankungen in Deutschland durch übermäßigen Alkoholgenuss. Eines der häufigsten Leberleiden ist inzwischen auch die Fettleber, wovon europaweit mehrere Millionen Menschen betroffen sind. Bei den einen ist eine Fettleber Folge von übermäßigem Alkoholkonsum, bei den anderen zeigt sie eine beginnende Stoffwechselstörung an. Eine Leberverfettung ist oftmals der Vorbote für das metabolische Syndrom sowie für Altersdiabetes (Diabetes mellitus Typ II). Entgleiste Leberwerte zeigen also in jedem Fall einen Behandlungsbedarf an. Denn je ausgedehnter die Leberverfettung oder der Leberzellschaden, umso weniger kann die Leber ihre Entgiftungsfunktion erfüllen.

ÜBERBLICK ÜBER DIE WICHTIGSTEN LEBERWERTE

LEBERWERT	NORMWERTE	BESCHREIBUNG
GOT (Glutamat-Oxalacetat-Transaminase)	Männer: <50 U/l Frauen: <35 U/l	Ein GOT-Anstieg kann Herz- und Lebererkrankungen anzeigen. Wenn GOT allein ansteigt, besteht der Verdacht auf eine Herzmuskelerkrankung. Steigen jedoch GOT und GPT zusammen an, dann kann man davon ausgehen, dass die Leber Hilfe braucht. Erhöhte Werte kommen wiederum bei außergewöhnlichen körperlichen Anstrengungen Untrainierter vor oder auch bei Leberentzündungen (Virus-, Autoimmun-, Alkoholhepatitis) und können schließlich auch auf einen toxischen Leberschaden durch Pilzgifte, Chlorgifte oder Medikamente hindeuten.
GPT (Glutamat-Pyruvat-Transaminase)	Männer: <50 U/l Frauen: >35 U/l	Weil GPT ein reines Leberenzym ist, spielt dessen Anstieg bei der Beurteilung von Lebererkrankungen eine vorrangige Rolle. Ein GPT-Anstieg zeigt eine Leberzellschädigung an: Je höher die Werte ausfallen, desto ausgedehnter ist der Leberschaden. Stark erhöhte GPT-Werte kommen bei toxischen Leberschäden vor, z. B. durch Pilz- oder Chlorgifte. Aber auch bei außergewöhnlichen körperlichen Belastungen, bei Leberentzündungen durch Viren oder Alkohol, bei Fettleber oder Entzündungen der Gallenwege kann der GPT-Wert ansteigen. *Erhöhte GPT-Werte sind ein Indikator für eine geschädigte Leberzellmembran!*
Gamma-GT/gGT (Gamma-Glutamyltransferase)	Männer: <66 U/l Frauen: <39 U/l	Gamma-GT gilt als einer der empfindlichsten Leberwerte. Erhöhte Werte zeigen Erkrankungen der Leber oder der Galle und meist auch eine toxische Belastung an, kommen aber ebenso bei Nierenleiden und Muskelerkrankungen vor. Bereits wenige Stunden nach Alkoholgenuss steigen die Gamma-GT-Werte im Blut. Hormongaben (Östrogene, Antibabypille), Rheumamittel oder auch Schilddrüsenblocker lassen diesen Leberwert ebenfalls ansteigen. Vor allem stark erhöhte Werte zeigen eine Erkrankung in den Gallenwegen oder auch einen toxischen Leberschaden an.
LDH (= Stoffwechselkatalysator, Isozyme der Laktatdehydrogenase)	120–270 U/l	Ein Anstieg des Stoffwechselkatalysators LDH zeigt normalerweise Herzerkrankungen oder Lungenembolien an und kann auch einfach nur von körperlicher Anstrengung herrühren. Wenn jedoch gleichzeitig die Leberenzyme GOT und GPT erhöht sind, dann weisen erhöhte LDH-Werte möglicherweise auf einen akuten toxischen Leberschaden hin.

WIE MAN DIE LEBER ENTLASTET

Wenn man im Rahmen einer Entgiftungskur die Leber entlasten möchte, dann sollte man nicht nur leberschädigende Genussgifte wie Alkohol meiden. Denn auch Zucker (Glukose) und insbesondere Fruchtzucker (Fruktose) belasten die Leber.

Wer der Entstehung einer Fettleber frühzeitig entgegenwirken will, sollte daher auf Süßigkeiten verzichten und täglich höchstens eine Handvoll regionales und saisonales Obst essen. Denn die Leber spielt eine wichtige Rolle im Zuckerstoffwechsel und dient u. a. als Glukosespeicher.

Eines der häufigsten Symptome der überforderten Leber ist das nächtliche Erwachen, meistens zwischen 1 und 3 Uhr nachts, also zur Leberzeit. Der oberflächliche Schlaf kann zwar auch psychische und hormonelle Ursachen haben, aber Blutzuckerschwankungen, nachdem man vor dem Zubettgehen noch ein Glas Wein getrunken oder etwas Süßes gegessen hat, spielen eben auch eine Rolle.

Was der Leber wirklich guttut, sind folgende Nahrungsmittel:

Currygerichte mit hochwertigen Currymischungen, die hauptsächlich Kurkuma enthalten. Diese regen die Gallebildung und Gallensekretion an, stärken die Leberfunktion und schützen die Leberzelle.

Smoothies mit Löwenzahn und frischem Kurkuma verbessern ebenfalls den Gallenfluss und die Fettverdauung, entlasten die Lymphe und stärken die Leber.

Tomate ist wegen ihres Farbstoffs Lycopin regelrechtes Kraftfutter für die Leber; am besten genießt man Tomaten ein Drittel roh und zwei Drittel gekocht, z. B. als Saft, Sugo, Suppe oder Tomatenmark.

Während der Leberentlastungskur sollte man natürlich auch möglichst kein gespritztes Obst und Gemüse essen, Kaffee und Schmerzmittel weglassen.

Chinesische Ärzte empfehlen, der Leber täglich ein Lächeln zu schicken, denn die Leber gilt als »Wutorgan« und reagiert auch empfindlich auf Seelengifte.

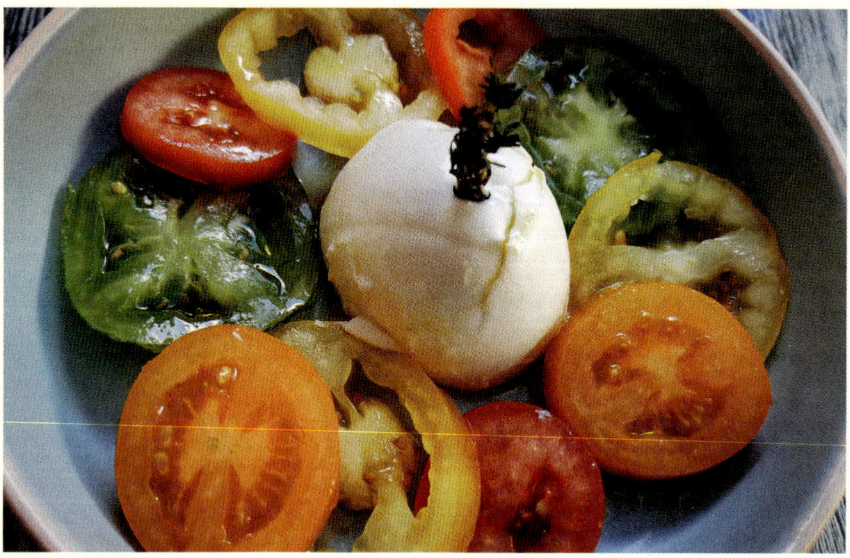

Der Farbstoff Lycopin verleiht Tomaten eine leberschützende Wirkung.

HEILPFLANZEN FÜR LEBER UND GALLE

PFLANZENNAME	WIRKSAMKEITSBESTIMMENDE INHALTSSTOFFE UND DEREN HEILEFFEKTE	ANWENDUNGSART UND HANDELSPRÄPARATE
Artischocke (Cynara scolymus)	Bitterstoffe und Flavonoide regen den Gallenfluss an, schützen die Leberzelle vor Toxinen, senken Cholesterin, Triglyceride sowie die Blutzuckerspitzen nach dem Essen.	Bei erhöhten Blutfetten oder Fettleber, z. B. **Ceres Cynara scolymus Urtinktur** oder **Schönenberger Artischockensaft.**
Benediktenkraut (Cnicus benedictus)	Verdauungsanregende Bitterstoffdroge. Volksmedizinisch zur Anregung der Gallenbildung und der Gallensekretion.	Vorwiegend in Teemischungen bei Gallenmangel und (Fett-)Verdauungsstörungen.
Berberitze (Berberis vulgaris)	Wirkt harntreibend, gallebildend und gallenflussanregend. Die Wurzelrinde enthält krampflösende Alkaloide. In der anthroposophischen Medizin zur Leberdrainage bei Myom und Prostataadenom.	Zur Anregung der Lebertätigkeit sowie der Ausscheidung von Toxinen über die Galle, z. B. **Metaheptachol Mischung** oder **Metahepat Amp.** von meta Fackler.
Erdbeere (Fragaria vesca)	Gerbstoffe und Flavonoide. Bestandteil vieler Hausteemischungen. Volksmedizinisch bei Gallensteinen, fermentierte Blätter dienen als Schwarzteeersatz.	Bestandteil von **Hepatodoron Tabletten** von Weleda zur Basisbehandlung von Leberleiden aller Art.
Gelbwurz/Kurkuma (Curcuma longa)	Curcuminoide und ätherische Öle wirken u. a. gallebildend/-treibend, leberschützend, entzündungswidrig, antioxidativ, antidiabetisch, immunmodulierend, tumorhemmend, antidepressiv, neuroprotektiv.	Bestandteil von Lebermitteln wie **Formel LE 5 Kapseln** von Evolution oder **LIV Ultra Leber Komplex Kapseln** von Sunday Natural zur Anregung der Leber u. a. bei toxischer Belastung. Siehe auch Leberentlastungstrank mit Kurkuma Seite 43.
Leberblümchen (Hepatica nobilis)	Frisches Kraut und Urtinktur enthalten magen-darm-reizendes Anemonin, daher nur getrocknet in Teemischungen und spagyrischen Leberpräparaten.	Zur Anregung der Toxinausscheidung mit der Galle kann man das getrocknete Kraut Leber-Gallen-Tees beimengen.
Löwenzahn (Taraxacum officinale)	Bitterstoffe, Flavonoide und Kalium treiben Harn und Galle. Wurzel und Kraut, fördern die Verdauung, wirken lymphreinigend. Spezifikum bei Brustkrebs, Blei-, Cadmium- und Pestizidbelastung.	Bestandteil vieler Naturheilmittel zur Anregung von Leber und Pankreas sowie zur Lymphreinigung (**Ceres Taraxacum Urtinktur** oder **Metaharonga** von meta Fackler).

PFLANZENNAME	WIRKSAMKEITSBESTIMMENDE INHALTSSTOFFE UND DEREN HEILEFFEKTE	ANWENDUNGSART UND HANDELSPRÄPARATE
Mariendistel (Carduus marianus/ Silybum marianum)	Mariendistelfrüchte enthalten Silymarine (Flavolignane). Diese schützen die Leberzelle vor dem Eindringen von Toxinen, regen die Leberzellregeneration an und verbessern die Entgiftungsfunktion der Leberzellen. Weitere Wirkungen: antioxidativ, antiviral, cholesterinsenkend, krampflösend, stuhlerweichend u. a.	Kardinalmittel und Bestandteil vieler Leberrezepturen. Bei Leberschwäche, Leberzirrhose oder toxischen Leberschäden, z. B. **Legalon forte Madaus** oder **Mariendistel Extrakt 600 mg hochdosiert Kapseln** von Sunday Natural.
Odermennig (Agrimonia eupatoria)	Rosazeengerbstoffe und Flavonoide mit antioxidativer, tumorwachstumshemmender, schleimhautabdichtender und mild stopfender Wirkung. Fermentierte Blätter eignen sich als Grüntee- und als nikotinfreier Tabakersatz.	Bestandteil von Leber-Galle- und Reizdarm-Tees und Arzneikombinationen für Verdauungsstörungen bei Leberschwäche, z. B. **Metamarianum B12 N** von meta Fackler.
Schafgarbe (Achillea millefolium)	Bitterstoffe und ätherische Öle wirken verdauungsfördernd, antibakteriell, entzündungswidrig, krampflösend und leberschützend. Bodenverbesserer und volksmedizinische Blutreinigungspflanze.	Bestandteil von Leber-Galle-Tees sowie als Schafgarben-Leberwickel, z. B. bei Einschlafstörungen (→ Seite 93) oder bei Gallenkoliken.
Schöllkraut (Chelidonium majus)	Die ganze Pflanze enthält Alkaloide mit antiviraler, gallebildender, galletreibender und krampflösender Wirkung. Bewährt bei Schläfenkopfschmerz oder rechtsseitiger Migräne sowie bei Gallensäuremangel.	In kleinen Mengen oder homöopathisch enthalten in Leber-Galle-Mitteln wie **Metaheptachol** von meta Fackler und **Chelidonium Ferro cultum** von Weleda.
Tomate (Solanum lycopersicum)	Der Farbstoff Lycopin schützt und regeneriert die Leberzelle. Bewährt bei Leberzysten.	Lycopin ist am besten bioverfügbar aus gekochten Tomaten (Sugo, Suppe, Mark).
Weinrebe (Vitis vinifera)	Flavonoide, Anthocyane und Polyphenole wie Resveratrol verleihen den Blättern antioxidative und leberzellregenerierende Heilkräfte.	Weinblätter sind in **Hepatodoron** oder **Vitis comp. Tabletten** von Weleda, bewährt als Dauermedikation bei Leberleiden aller Art bis hin zur Leberzirrhose oder Begleitbehandlung von Krebserkrankungen.
Wermut (Artemisia absinthium)	Bitterstoffe mit galletreibender und ätherische Öle mit entzündungswidriger und krampflösender Wirkung. Heilpflanze für Magen, Galle und Nieren. Spezifikum bei Bleibelastung.	Zur Anregung der Gallensekretion, z. B. **Ceres Absinthium Urtinktur** oder **Metamarianum B12** von meta Fackler.

Die Nieren – Ausscheidungsorgane und Schadstofffilter

Egal, ob Blutreinigungskur oder professionelle Ausleitung – ohne die Nieren geht nichts. Alle wasserlöslichen endogenen und exogenen Gifte, darunter auch Schwermetalle wie Quecksilber, werden mit dem Urin ausgeschieden. Daher setzen Volksmediziner beim Entgiften einhellig auf harntreibende Heilpflanzen wie Brennnessel- oder Birkenblätter. Je nach Kraut steigern diese mehr oder weniger die Durchblutung der Nieren wie auch deren Ausscheidungsfunktion. Denn unser Blut fließt mehrmals täglich durch die Nieren und wird in den Nierentubuli regelmäßig gefiltert. Alles, was wir essen, wird im Magen-Darm-Trakt aufgespalten, und die jeweiligen Stoffwechselabbauprodukte, z. B. Harnstoff oder Harnsäure, gelangen mit dem Blut in die Nieren. Gefühle, etwa Ängste, Erregung oder Stress, setzen die Ausschüttung von Hormonen in Gang, die auf dem Blutweg ihre Zielorgane erreichen und deren Abbauprodukte wiederum über die Nierentubuli in den Harn abgegeben werden. Ebenso gelangen mit dem Blut Medikamente oder deren Abbauprodukte, Mikronährstoffe wie Jod, aber auch wasserlösliche Umwelttoxine oder von der Leber in wasserlösliche Form umgewandelte Schadstoffe in die Nieren.

Damit die Nieren ihre Filter- und Ausscheidungsfunktion erfüllen können, braucht es allerdings gesundes Nierengewebe, und die Nieren dürfen nicht von den mit dem Blut anflutenden schädlichen Substanzen überlastet sein. Zu den Arzneimitteln mit nierenschädigender Wirkung zählen beispielsweise Antibiotika, Virustatika, Zytostatika, Antirheumatika, Schmerzmittel und Lipidsenker (Martin 2014, S. 214). Aber auch Psychopharmaka oder Cortisonpräparate schwächen die Nierenfunktion.

Im Idealfall werden lebenswichtige Nahrungsbestandteile wie etwa Proteine von den Nieren zurückgehalten und exogene Gifte wie Quecksilber oder Stoffwechselgifte ausgeschieden. Doch bei angeborenen oder erworbenen Nierenleiden, z. B. bei Schrumpfniere oder Zystennieren, oder bei durch Krankheiten wie Diabetes verursachter Nierenschwäche oder auch infolge einer Überlastung der Nieren durch Umwelttoxine erlahmt die Nierenfunktion, und dem Organismus gehen wertvolle Mineralstoffe oder auch Eiweiße mit dem Harn verloren, wohingegen Säuren nicht mehr so gut ausgeschieden werden. Daher ist ein erstes Zeichen einer eingeschränkten Nierenfunktion die Neigung zum Übersäuern. Denn die Nieren scheiden Säuren aus und halten zusammen mit der Lungenatmung den Säure-Basen-Haushalt im Gleichgewicht.

So zeigt sich eine Nierenschwäche

Meist lange bevor die Nierenwerte im Blutbild auffällig werden, zeigt sich eine Nierenschwäche durch folgende Symptome und äußerlich erkennbare Merkmale:

- grüne Augen (Nierenabscheidungsschwäche),
- geschwollene oder eingesunkene Unterlider,
- bräunlich oder dunkel verfärbte Augenlider,
- Half-and-Half-Nail (nur zur Hälfte durchblutetes Nagelbett),
- ausgeprägtes Verlangen nach Salz (Mangel) oder Abneigung (Überschuss),
- Neigung zu kalten Füßen (Nierenreflexzone),
- Neigung zu Sommersprossen und Altersflecken (Übersäuerungsneigung),
- Muskelschmerzen und Nackenverspannungen (Übersäuerung),
- schüttere Kopfbehaarung (untersteht in der TCM den Nieren),
- Schlafstörungen wegen kalten Füßen oder häufigem Harnlassen,
- mehrmaliges nächtliches Harnlassen (Kompensationsversuch bei Nierenschwäche),
- auffällig dunkler, stark riechender oder schäumender Urin,
- Kälte in der Nierengegend,
- Schmerzen in den Nierenlagern.

Diese Erkrankungen werden mit einer Nierenfunktionsschwäche assoziiert oder er-

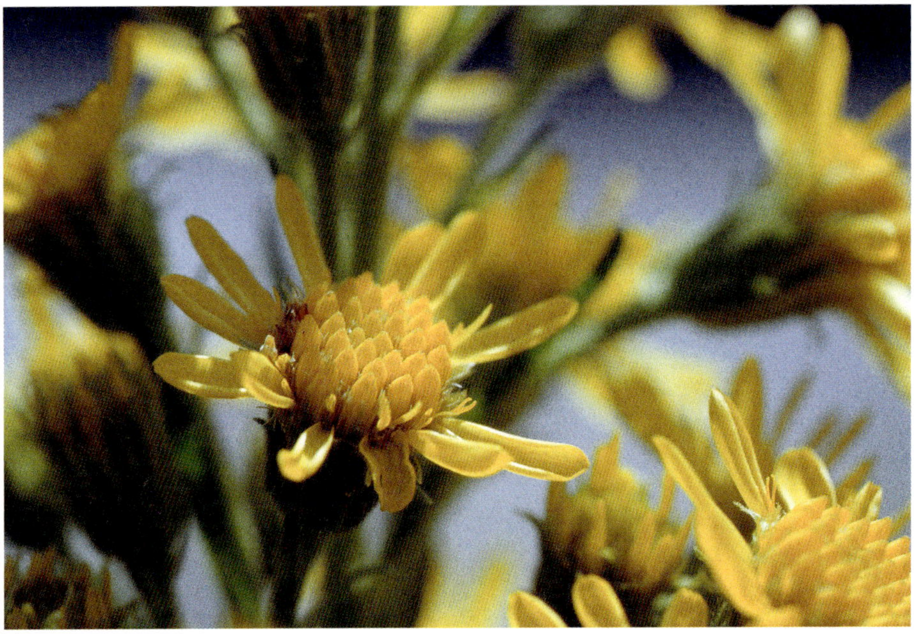

Goldruten (Solidago sp.) fördern auf sanfte Weise die Ausscheidung von Stoffwechsel- und Umweltgiften über den Harn.

fordern eine Nierenstärkung bzw. eine Anregung der Entgiftung über die Nieren:

- toxische Belastungen aller Art, vor allem mit Schwermetallen wie etwa Cadmium (»Cadmiumniere«),
- Allergien und Autoimmunerkrankungen,
- Spannungskopfschmerz und chronische Nackenverspannung,
- Migräne mit Augenbeteiligung,
- langjähriger Eisenmangel ohne Blutungsursache oder Resorptionsstörung,
- renaler Bluthochdruck (zweiter Blutdruckwert erhöht).
- Zu den Medikamenten, welche die Nieren schwächen oder deren Funktion mindern, zählen vor allem Schmerzmittel, Antirheumatika, Psychopharmaka, Antibiotika, Virustatika, Zytostatika und Cortisonpräparate.

MERKE: Jede Einschränkung der Nierenfunktion kann eine toxische Belastung begünstigen. Schließlich werden die meisten Stoffwechselabbauprodukte, Hormone oder Medikamente und auch viele Umweltproblemstoffe (z. B. Quecksilber) über die Nieren ausgeschieden oder in den Nieren abgelagert (z. B. Cadmium). Da die Nieren wesentlich an der Säure-Basen-Regulation beteiligt sind, müssen sie bei jeglicher Neigung zu Übersäuerung entlastet werden, denn nur dann können wir gut entgiften. Nicht zuletzt können auch zahlreiche Medikamente die Nieren schädigen oder die Nierenfunktion nachhaltig blockieren (z. B. Cortison). Insbesondere bei beginnendem Diabetes sind die Nieren betroffen und nehmen frühzeitig Schaden, sodass auch die Nierenfunktion bald nachlässt.

SIND SIE SAUER – ODER WAS?

Eine Entgiftungsregel besagt, dass man bei Übersäuerung nicht entgiften kann. Doch woher kommt die Übersäuerung? Durch Stress und Fehlernährung, Alkohol, Kaffee, Zucker, fleischlastige Kost oder auch bei Nierenschwäche häufen sich Säuren an. Am bekanntesten ist die Harnsäure, aber auch Fettsäuren oder Milchsäure spielen im Säure-Basen-Gleichgewicht eine Rolle. »Säuren werden im Bindegewebe abgelagert, das heißt, in unserer Haut, im Unterhautgewebe, aber auch in Bändern, Sehnen, Gelenken, Knorpeln, Bandscheiben, also überall, wo wir bindegewebige Strukturen haben. Übersäuerung heißt, ich habe zu wenig Kapazität, über die Nieren auszuscheiden, im Verhältnis zu dem, was an Säuren reinkommt«, sagte die Heilpraktikerin und Expertin für Darmgesundheit Christine Baumann im Interview (→ QR-Code Seite 306).

Die abgelagerten Säuren verursachen oxidativen Stress. Die Folgen sind chronische Entzündungen und Zellschäden. Daher bessern sich übersäuerungsbedingte Beschwerden wie etwa Nackenverspannungen, Muskelverhärtungen (Myogelosen), Arthrosen oder Sehnenentzündungen, aber auch Muskel- und Gelenksrheuma oftmals durch Basenkuren. Doch es empfiehlt sich, bei Neigung zu Übersäuerung keineswegs längerfristig Basenpulver einzunehmen, und wenn überhaupt, dann nur kurmäßig 10 bis 14 Tage lang. Basenpulver puffern nämlich die Magensäure ab und stören somit die Eiweißverdauung. Unvollständige Eiweißverdauung verursacht wiederum Fäulnisprozesse im Darm, und die dadurch frei werdenden Darmgifte und Gase belasten die Leber. Daher empfiehlt Christine Baumann die Entsäuerung über die Haut. Angenehm und zugleich effektiv sind beispielsweise basische Fußbäder oder Basenwickel (z. B. mit **»MeineBase«** von Jentschura), basische Massagen mit hochwertigem Bio-Mandelöl oder Elektrolyse-Fußbäder (z. B. **HydroSana Fuß-Elektrolyse-Bad**). Basenkost reduziert die Säurebildung ebenfalls, und auch basische Kräutertees (z. B. **Vollmers Grüner Hafertee**) wirken wohltuend. Sogar frisch gepresster Bio-Zitronensaft wird basisch verstoffwechselt (→ Seite 226).

Statt der üblichen Basenpulver rät Christine Baumann, eher auf Mineralstoffpräparate in Citratform zurückzugreifen, die den pH-Wert im Magen eben nicht durcheinanderbringen und zum Entsäuern benötigt werden. Ganz besonders empfiehlt sich eine Stressreduktion. Man kann der Übersäuerung nämlich gut entgegenwirken, indem man einfach mal einen Gang runterschaltet, das Handy weglegt und zum »Waldbaden« geht.

PRAXISTIPP

POTENZIERTE MILCHSÄURE CONTRA ÜBERSÄUERUNG

Der Abbau und die Ausscheidung von Säuren lassen sich auch mit homöopathischer Milchsäure anstoßen. Dazu bietet z. B. Sanum-Kehlbeck einen Milchsäure-Potenzakkord an: **Sanuvis,** erhältlich als Injektionslösung oder als flüssige Verdünnung, enthält Acidum lacticum D4, D6, D12, D30 und D200. Das Homöopathikum kann man kurmäßig einnehmen oder vor oder nach Infusionen zuspritzen.

DIE WICHTIGSTEN NIERENWERTE IM ÜBERBLICK

NIERENWERT	NORMWERTE IM BLUT	BESCHREIBUNG
Kreatinin	Männer: <1,3 mg/dl Frauen: <1,1 mg/dl	Kreatinin entsteht beim Zerfall von Kreatin und Kreatinphosphat im Muskel. Letzteres ist ein Energiespeicher für die Muskulatur. Bei eingeschränkter Nierenleistung (50 %) steigt der Kreatininwert im Blut an. Bereits bei grenzwertig erhöhtem Kreatinin sollte eine tiefergehende Nierendiagnostik erfolgen.
Harnstoff	<50 mg/dl	Harnstoff ist ein in der Leber gebildetes und harnpflichtiges Abbauprodukt des Eiweiß- und Aminosäurestoffwechsels. Sowohl durch Stoffwechselschwäche als auch durch Fasten oder hohe Eiweißzufuhr mit der Nahrung kann sich der Harnstoffwert im Blut erhöhen. Erhöhte Werte kommen ebenso bei Nierenfunktionsstörungen bis hin zum beginnenden Nierenversagen vor. Erhöhte Harnstoffwerte im Blut (Urämie) sind immer behandlungsbedürftig. Zu den Arzneipflanzen, welche die Ausscheidung von Harnstoff begünstigen, gehören in erster Linie Birkenblätter, Goldrute und Indischer Nierentee.
Harnsäure	Männer: 3,8–8,2 mg/dl Frauen: 2,3–6,1 mg/dl	Bei der Harnsäure handelt es sich um ein harnpflichtiges Stoffwechselabbauprodukt (Purinstoffwechsel). Erhöhte Werte (Hyperurikämie) kommen durch fleischlastige Kost zustande, sie deuten sowohl auf eine verminderte Ausscheidung als auch auf eine Übersäuerung hin. Erhöhte Werte zeigen eine Gicht an und wirken langfristig gelenks- und nierenschädigend (Gichtnephropathie). Zellzerfall, etwa durch Fasten, hohen Alkoholkonsum, Schilddrüsenüberfunktion oder Leukämie, steigern ebenfalls die Harnsäurewerte. Die Harnsäureausscheidung wird verbessert durch Brennnessel, Giersch und **Vollmers Grünen Hafertee** (→ Seite 150).
Cystatin C	bis 50 Jahre: 0,55–1,15 mg/l, ab 50 Jahre: 0,63–1,44 mg/l	Bereits leichte Einschränkungen der Nierenfunktion kann man am Cystatin-C-Wert erkennen. Erniedrigte Werte zeigen eine vermehrte Nierendurchblutung an, wie sie zu Beginn eines Diabetes mellitus vorkommt. Erhöhte Werte deuten auf eine verminderte glomeruläre Filtrationsrate (GFR), zeigen also eine eingeschränkte Nierenleistung an. Wenn der Cystatin-C-Wert auffällig ist, sollten die Nieren genauer untersucht und gestärkt werden.
Kupfer (Cu)	Serum: <1,25 mg/l, Vollblut: <1,30 mg/l	Als Spurenelement spielt Kupfer bei der Eisenverwertung eine wichtige Rolle, weshalb bei langjährigem Eisenmangel auch der Kupferspiegel im Vollblut oder im Serum überprüft werden sollte. Erhöhte Kupferwerte kommen vor bei Entzündungen, z. B. beim Entzündungsschub eines Morbus Basedow, bei akuten Infekten, während eines Rheumaschubs, bei Östrogensubstitution in den Wechseljahren, bei Tumorleiden sowie bei Zinkmangel und Quecksilberbelastung. Die Ausscheidung von Kupfer lässt sich mit Schwefelverbindungen wie DMSA oder MSM steigern.

REZEPT

Nierentee

Dieser Heilkräutertee regt die Nierenfunktion an und fördert die Ausscheidung von Problemstoffen wie etwa Quecksilber über den Harn. Daher empfiehlt es sich, während einer Entgiftungskur reichlich davon zu trinken.

Birkenblätter	20 g
Brennnesselblätter	20 g
Echter Ehrenpreis	20 g
Goldrutenkraut	50 g
Liebstockwurzel	20 g
Schafgarbenkraut mit Blüten	20 g

Pro Tasse à 200 ml 2 bis 3 Teelöffel der Mischung mit kochendem Wasser überbrühen, zirka 8 bis 10 Minuten ziehen lassen, abseihen, je nach Reaktion 6 bis 8 Wochen lang 3 bis 4 Tassen täglich trinken.

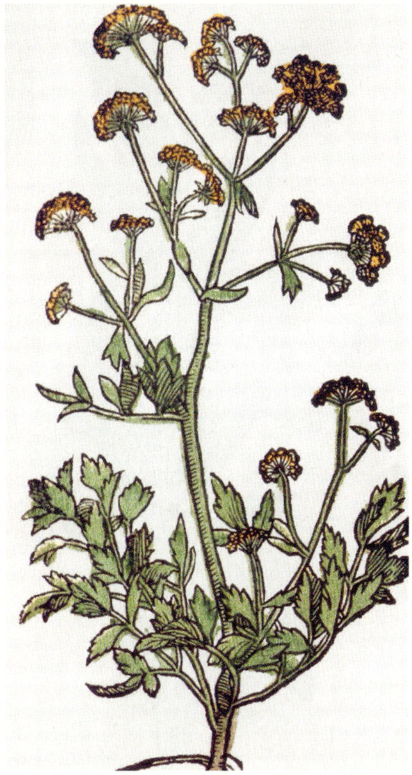

Liebstockwurzelextrakte wirken stark entwässernd und regen die Ausscheidung von Problemstoffen wie etwa Quecksilber mit dem Harn an.

ENTGIFTUNGSREGEL: »KEINE LEBERKUR OHNE NIERENDRAINAGE«

Eine alte Grundregel der Entgiftung lautet, dass es keine Leberkur ohne Nierendrainage geben solle. In der Leber werden zahlreiche Schadstoffe gebunden und für die Ausscheidung über die Nieren vorbereitet. Daher hat während einer Entgiftungskur nicht nur die Leber viel zu tun, sondern die Nieren müssen ebenfalls Mehrarbeit leisten. Sie danken es uns, wenn wir während der Ausleitung reichlich neutrale Flüssigkeit wie etwa stilles Wasser zuführen, die Nierenzone warmhalten, bis zu täglich Basenfußbäder durchführen und die Nierenfunktion mit Heilkräutertees oder Nierentonika stärken. Während einer Mobilisation mit Schwefelverbindungen – z. B. mit Bärlauch, Knoblauch, organischem Schwefel, DMSA oder DMPS – sollte unbedingt die Ausscheidung der Problemstoffe mit dem Harn angeregt werden, da die gelösten Stoffe sonst nur aus ihren Depots mobilisiert werden und sich woanders ablagern.

DIE WICHTIGSTEN NIERENHEILPFLANZEN

PFLANZENNAME	WIRKSAMKEITSBESTIMMENDE INHALTSSTOFFE UND WIRKUNG	ANWENDUNGSGEBIETE UND HANDELSPRÄPARATE
Birke (Betula sp.)	Flavonoide und ätherische Öle mit harntreibender und harnwegsdesinfizierender Wirkung. Die Blätter eignen sich zur Anregung der Nierentätigkeit und zur Ausleitung von Jod, Harnsäure und Harnstoff.	Die Blätter sind Bestandteil von Tees und Arzneikombinationen zur Anregung der Nierenfunktion (z. B. **Wala Nierentonikum, Ceres Betulae Urtinktur, Ceres Goldruten Kombination**).
Brennnessel (Urtica dioica)	Flavonoide, Mineralstoffe, Amine. Die Blätter treiben den Harn und leiten Harngrieß und Harnsäure aus.	Bestandteil von Blutreinigungs- und Nierenteemischungen (z. B. **Vollmers Grüner Hafertee**).
Goldrute (Solidago sp.)	Flavonoide und Saponine regen die Nieren an, treiben den Harn und steigern u. a. die Ausscheidung von Natrium, Kalium, Chlorid, Harnstoff und Harnsäure.	Bestandteil vieler Nierentees und Nierenheilmittel (z. B. **Metasolidago** von meta Fackler, **Solidagoren** von Klein, **Solidago Steiner, Ceres Solidago Urtinktur**).

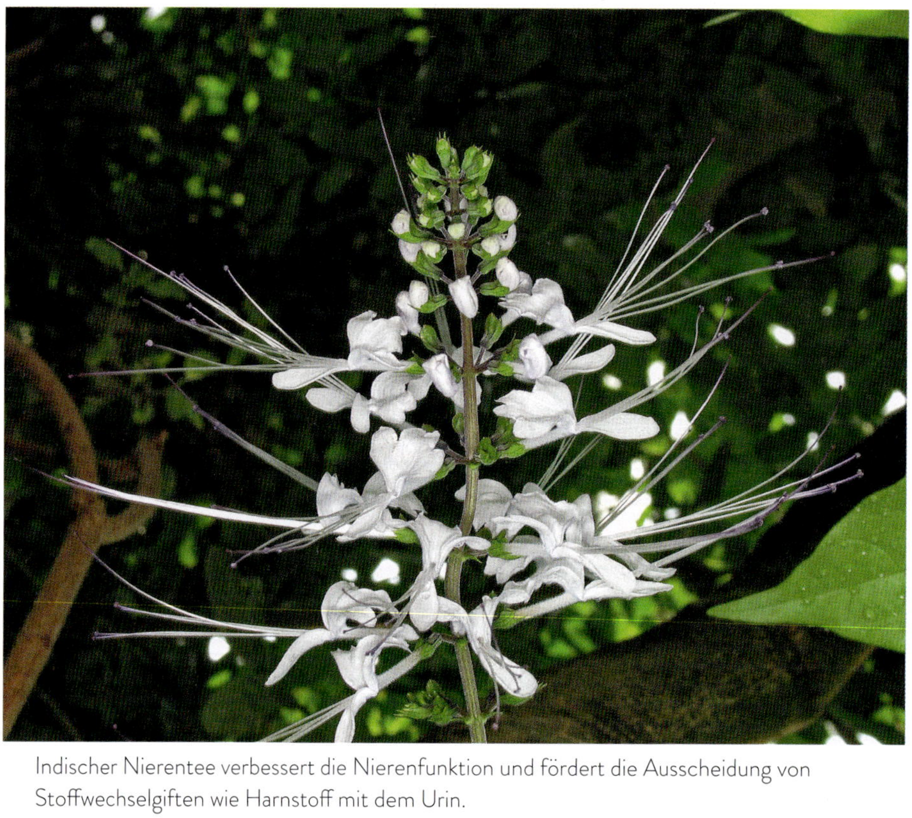

Indischer Nierentee verbessert die Nierenfunktion und fördert die Ausscheidung von Stoffwechselgiften wie Harnstoff mit dem Urin.

PFLANZENNAME	WIRKSAMKEITSBESTIMMENDE INHALTSSTOFFE UND WIRKUNG	ANWENDUNGSGEBIETE UND HANDELSPRÄPARATE
Indischer Nierentee (Orthosiphon stamineus)	Flavonoide und ätherische Öle wirken entzündungswidrig, harntreibend, antidiabetisch und leiten vor allem Natrium und Harnstoff aus.	Bestandteil von Nierenteemischungen, z. B. **Uropass Teemischung** von Sunday Natural. In der französischen Phytotherapie wegen der antidiabetischen Wirkung zur Gewichtsreduktion empfohlen.
Liebstock (Levisticum officinale)	Die Wurzel enthält ätherische Öle, Cumarine und Furanocumarine mit stark entwässernder Wirkung. Sie steigert u. a. die Ausscheidung von Schwermetallen mit dem Urin.	Bestandteil von Canephron (Bionorica), das bei Blasenentzündungen angezeigt ist. Bestandteil von Teemischungen zur Anregung der Nierenfunktion (→ Seite 103) und von Rezepturen zur Ausleitung von Quecksilber (→ Seite 179).
Schafgarbe (Achillea millefolium)	Ätherisches Öl und Flavonoide mit entzündungshemmender, krampflösender, galletreibender, leberschützender und antimikrobieller Wirkung. Volksmedizinische Blutreinigungspflanze. Bindet u. a. Bakterientoxine. Ist vor allem nach Antibiotikagaben angezeigt.	Bestandteil volksmedizinischer Teemischungen für Nieren und Darm sowie zur Blutreinigung und Anregung der Wundheilung. Erhältlich als **Ceres Millefolium Urtinktur** oder als Bestandteil von **Heidelberger's 7-Kräuter-Stern Bio-Kräuteraufgusspulver** (→ Seite 44).
Wacholder (Juniperus communis)	Ätherisches Öl, Flavonoide und Gerbstoffe mit antimikrobieller und harntreibender Wirkung. Die Beeren steigern die Nierendurchblutung und aktivieren die Nebennieren.	Die Beeren sind enthalten in **Wala Nierentonikum Sirup** und **Renest Kräuterelixier** von Nestmann zur Ausleitung von Schadstoffen über die Nieren.
Wermut (Artemisia absinthium)	Blutreinigungsmittel und Nierenstärkungspflanze der Hildegard-Medizin; leitet vor allem Blei aus.	Zur Blutreinigung als Wermut-Trank nach Hildegard von Bingen (→ Seite 220).

Die Bedeutung der Lymphe im Entgiftungsprozess

Immer wieder liest oder hört man, dass eine Basisentgiftung nur funktioniert, wenn man gleichermaßen Leber, Nieren und Lymphe anregt. Dass die Leber mithilfe der Mariendistel und anderer Leberheilpflanzen gestärkt werden kann, ist inzwischen weitreichend bekannt. Für die Nieren fallen den meisten Menschen sofort harntreibende Pflanzen wie Birke, Brennnessel oder Goldrute ein. Aber womit man den Lymphabfluss und die Lymphe reinigen kann, ist den wenigsten bekannt. Dabei ist der ganze Körper von Lymphgefäßen durchsetzt, und es gibt Schätzungen zufolge zirka 600 Lymphknoten, die als Filter und Wachposten des Immunsystems dazwischengesetzt sind. In den Lymphknoten wie auch in den lymphatischen Organen Thymus und Milz werden immunkompetente Abwehrzellen wie die B- und T-Lymphozyten gebildet. Dennoch ist das Lymphsystem eine Art Stiefkind in der Praxis und erhält viel zu wenig Beachtung.

Das Lymphsystem besteht im Wesentlichen aus den Lymphgefäßen und den Lymphknoten sowie den lymphatischen Organen Milz, Thymusdrüse, Rachenmandeln und Blinddarm. Die Lymphflüssigkeit macht ungefähr die doppelte Menge wie das Blut aus und besteht zum größten Teil aus Blutplasma, das aus den Blutgefäßen ins Gewebe ausgetreten ist. Im Gegensatz zu den Arterien und Venen sind die Lymphgefäße nämlich für viele Stoffe durchlässig, sodass beispielsweise aus entzündetem Gewebe Bakterien, Zellbruchstücke oder eben auch Giftstoffe an die Lymphe abgegeben werden können. In der Lymphflüssigkeit befinden sich zahlreiche sogenannte Fresszellen, die Bakterien oder Schadstoffe an Ort und Stelle neutralisieren. Außerdem reifen darin die weißen Blutkörperchen heran und werden im Umgang mit Fremd- und Schadstoffen geschult. Wenn zu viele Bakterien, Viren, Giftstoffe oder Krebszellen mit der Lymphe in die Lymphknoten anfluten, dann reagieren diese mit Entzündung, was sich in mehr oder weniger schmerzhaften Lymphknotenschwellungen bemerkbar macht. Das Lymphsystem hat somit zwei Hauptaufgaben: erstens die Bildung und Schulung immunkompetenter Zellen, zweitens die Neutralisierung und den Abtransport von Bakterien, Stoffwechselgiften, Zelltrümmern und lipophilen, also fettlöslichen Umweltgiften.

Wer Schwermetalle oder andere Umweltproblemstoffe aus den Depots mobilisiert, muss deshalb unbedingt den Abtransport der gelösten Schadstoffe über die Lymphe anregen. Dabei ist es egal, um welche giftigen oder gesundheitsgefährdenden Substanzen es sich handelt. Solange diese Schadstoffe lipophil sind, werden sie mit der Lymphe abtransportiert.

Den Lymphabfluss kann man durch einfache Maßnahmen wie etwa viel Bewegung, regelmäßige Bürstenmassagen oder durch professionelle Lymphdrainage und nicht zuletzt durch ausreichende Flüssigkeitszufuhr anregen. Natürlich gibt es auch Heilpflanzen, die das Lymphsystem entlasten, reinigen und stärken. Grundsätzlich sollte jeder Mensch, der sich entgiften will, dies mithilfe von Leber-, Lymph- und Nierenheilpflanzen tun. In besonderem Maß profitiert man von Lymphmitteln jedoch, wenn man aufgrund von bakteriellen Infekten oder Infektionen mit lymphogenen Viren wie etwa Epstein-Barr- (EBV) oder Herpesviren ständig wiederkehrende Lymphknotenschwellungen hat. Denn die Lymphknoten reagieren empfindlich auf Bakterien- und Virustoxine. Je nachdem, wo sich die entzündeten oder geschwollenen Lymphknoten befinden, sollte auch eine Herdsuche erfolgen. Bei Achsellymphknotenschwellungen sollten die Brustdrüsen eingehend untersucht werden, z. B. durch professionelles Abtasten durch die speziell ausgebildeten sehbehinderten Frauen von den »Discovering Hands« (www.discovering-hands.de) und mittels Ultraschall oder Thermografie. Bei geschwollenen Hals- oder Unterkieferlymphknoten sollten Entzündungen und Eiterherde im Kieferbereich oder in den Zahntaschen ausgeschlossen werden. Tote Zähne gelten ebenfalls als chronische Störherde.

Weil auch die Haut und die Schleimhäute stark lymphdurchsetzt sind, helfen Lymphheilmittel während und nach einer Darmreinigung sowie bei Hautleiden aller Art. Bei Akne oder Rosazea erzielt man erfahrungsgemäß die besten Erfolge durch eine mehrmonatige Lymphreinigung. In die Krebsnachsorge sollten ebenfalls Lymphkuren integriert werden, um der Ausbreitung von Krebszellen entlang der Lymphbahnen entgegenzuwirken.

Entgiftungsexperten vergleichen die Lymphe daher schließlich mit einer »körpereigenen Kläranlage«. In jedem Fall ergänzt die Lymphe die Entgiftungsfunktionen von Leber und Nieren auf ideale Weise. Während die Leber mehr für die im Blut gelösten Schadstoffe zuständig ist und auch aufsteigende Darmgifte verarbeitet, entsorgt die Lymphe den Abfall aus der Peripherie, aus den Zwischenzellräumen, dem Binde- und Unterhautgewebe.

REZEPT

Lymphreinigungstee

Diese Teemischung ergänzt beispielsweise ein Entgiftungskonzept mit Leber- und Nierenheilmitteln.

Braunwurzel
Ringelblumenblüten
Storchschnabelkraut
Walnussblätter
Wegwartenwurzel

Zu gleichen Teilen mischen. 2 gehäufte Teelöffel der Mischung pro Tasse à 200 ml heiß überbrühen, mindestens 6 bis 8 Minuten ziehen lassen.

KURDAUER: 6 bis 8 Wochen lang 2 bis 3 Tassen täglich trinken, danach bei Bedarf mit 1 Tasse täglich noch eine Zeit lang fortfahren.

PRAXISTIPP

EINIGE BEWÄHRTE NATURHEILMITTEL FÜR DIE LYMPHE

- **Lymphdiaral Basistropfen SL** von Pascoe (Inhaltsstoffe: Taraxacum Urtinktur, Calendula Urtinktur, Arsenicum album D8, Chelidonium D8, Echinacea D3, Phytolacca D2, Hydrastis Urtinktur, Lycopodium D2, Sanguinaria D8). Empfiehlt sich zur Lymphentlastung bei Infektanfälligkeit sowie zur unspezifischen Anregung der Entgiftung über die Lymphe. Wegen Echinacea wird von der Anwendung bei Autoimmunleiden abgeraten.
- **Lymphaden Hevert Complex** (Inhaltsstoffe: Arsenicum album D6, Clematis D2, Conium D4, Lachesis D6, Mercurius bijodatus D8, Phytolacca D4, Rhus toxicodendron D4, Scrophularia nodosa D3, Sulfur D4). Bewährt zur Lymphreinigung und Begleitbehandlung von Fibroadenomen, Brustkrebs oder Leukämie.
- **Lymphaden Hevert Injekt** (Inhaltsstoffe: Arsenicum album D6, Clematis D3, Lachesis D8, Mercurius cyanatus D8, Phytolacca D6, Rhus toxicodendron D4, Scrophularia nodosa D3, Sulfur D6, Thuja D2). Injektionskuren eignen sich zur Immunmodulation und Entgiftung über die Lymphe. Bewährte Begleitmedikation u. a. bei Brustkrebs mit oder ohne Lymphbeteiligung sowie bei Leukämie und Lymphom.
- **Lymphomyosot N Mischung** von Heel (Inhaltsstoffe: Myosotis arvenis D3, Veronica officinalis D3, Teucrium scorodonia D3, Pinus sylvestris D4, Gentiana lutea D5, Equisetum hiemale D4, Smilax D6, Scrophularia nodosa D3, Calcium phosphoricum D12, Natrium sulfuricum D4, Fumaria officinalis D4, Levothyroxinum D12, Aranea diadema D6, Geranium robertianum D4, Nasturtium officinale D4, Ferrum jodatum D12). Geeignet zur Entgiftung der Lymphe bei Neigung zu Darmträgheit, Schilddrüsenunterfunktion (**GEGENANZEIGE:** wegen der Jodkomponenten nicht im Entzündungsschub einer Hashimoto-Thyreoiditis), Stoffwechselschwäche und chronischen Hautleiden.

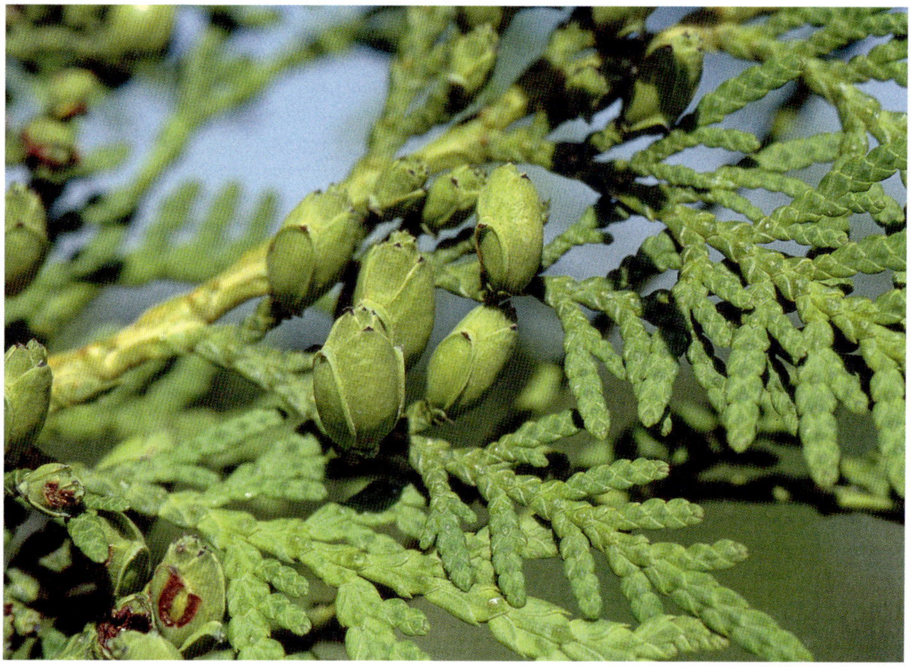

In der Homöopathie leitet man Impftoxine mit potenzierter Thuja aus.

- **Phönix Thuja-Lachesis spag. Mischung.** Die spagyrische Mischung eignet sich u. a. zur Entlastung des Lymphsystems sowie zur Anregung der Ableitung von Problemstoffen über die Lymphe. Speziell bei Erkrankungen des Lymphsystems mit oder ohne Lymphknotenschwellung, nach Infektionen mit lymphogenen Viren (z. B. EBV) oder begleitend zur Ausleitung von Corona-Spikeproteinen.
- **Lac Taraxaci D10/Parmelia D10 aa Mischung** von Weleda. Die homöopathische Arzneikombination mit potenziertem Löwenzahnmilchsaft hat sich zur Lymphreinigungskur bei Hautunreinheiten wie Akne oder Rosazea bewährt.

LYMPHHEILPFLANZEN FÜR DIE GEWEBEENTGIFTUNG

PFLANZENNAME	WIRKSTOFF/ANWENDUNG
Braunwurz, Knotige (Scrophularia nodosa)	Enthält Saponine und Flavonoidglykoside mit harntreibender Wirkung. Volksmedizinische Heilpflanze bei Lymphknotenschwellungen; einst gebräuchlich bei Skrofulose (Hauttuberkulose; knotiger Hauterkrankung mit Halslymphknotenschwellung). Bestandteil von **Lymphomyosot Heel.**
Fleckenschierling (Conium maculatum)	Die Giftpflanze enthält neurotoxische Alkaloide wie Coniin. Homöopathische Krebsheilpflanze, bewährtes Begleitmittel bei chronischen Lymphknotenschwellungen, Brustkrebs, Prostatakrebs und Lymphom. Bestandteil von **Lymphaden Hevert.**
Kermesbeere (Phytolacca decandra)	Homöopathische Arznei für die weiblichen Brustdrüsen; bewährt bei Prolaktinüberschuss, zum Abstillen und begleitend bei Brustkrebs mit Lymphbeteiligung (Urtinktur) oder bei Milchstau, -knoten und Brustentzündung in der Stillzeit (Still-Mastitis; D12, D30, C30).
Klebkraut/Kletten-Labkraut (Gallium aparine)	Enzymreiches und essbares Frühlingskraut für Wildsalate oder Smoothies; reinigt Blut und Lymphe. Empfiehlt sich zur unspezifischen Bindegewebsentgiftung, z. B. **To-Ex spag. Peka Tropfen** von Pekana.

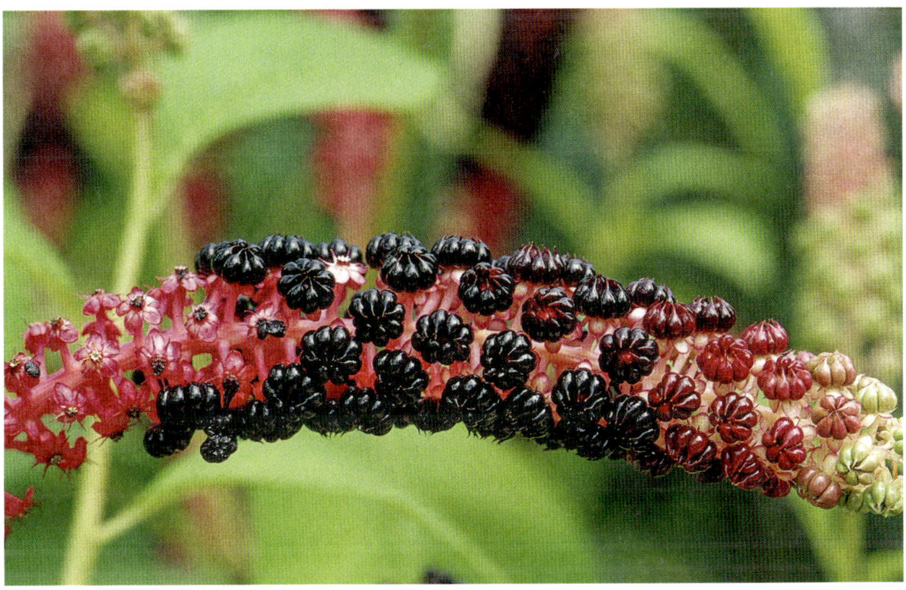

Die homöopathische Phytolacca-Urtinktur (Kermesbeere) senkt auch umweltbedingt erhöhtes Prolaktin.

PFLANZENNAME	WIRKSTOFF/ANWENDUNG
Löwenzahn (Taraxacum officinale)	Universalentgiftungspflanze für Leber, Nieren, Lymphe; Spezifikum bei Pestizidbelastung. Empfiehlt sich u. a. zur Lymphreinigung bei Hautunreinheiten wie Akne oder Rosazea, z. B. **Lac Taraxaci D10/Parmelia D10 aa Mischung** von Weleda.
Ringelblume (Calendula officinalis)	Die entzündungshemmenden Kräfte der Wundheilpflanze nutzt man u. a. bei toxischen oder virusbedingten Entzündungen im Lymphsystem sowie zur Gewebeentgiftung.
Storchschnabel, Stinkender (Geranium robertianum)	Das Kraut verfügt über weitreichende Heilkräfte (→ Seite 210). Volksmedizinisch bei Virusinfekten aller Art sowie zur Anregung der Entgiftung über die Lymphe und zur Ausleitung von Virustoxinen (z. B. EBV).
Walnuss (Juglans regia)	Die Blätter enthalten u. a. Gerbstoffe und Vitamin C, dienen der Reinigung von Blut, Darm, Haut, Lymphe und bewähren sich bei Merkurialismus (Quecksilbervergiftung). Heilsam bei Hautleiden sowie bei chronischen Lymphknotenschwellungen. In der Anthroposophischen Medizin auch bei Demenz und Leukämie gebräuchlich (z. B. Juglans regia comp. Wala).
Wegwarte (Cichorium intybus)	Die Bauchspeicheldrüsen- und Milzheilpflanze enthält Bitterstoffe und zeigt durch ihren Milchsaft Sympathie zur Lymphe. Spezifikum zur Lymphreinigung bei Schwermetallbelastung (→ Seite 179).

Die Darmschleimhaut – Ein- und Austrittspforte für Schadstoffe

Paracelsus nannte unseren Magen-Darm-Trakt den »inneren Alchimisten«, dessen Hauptaufgabe darin besteht, aus der Nahrung das Gute und Nährende vom Krankmachenden zu trennen. Die gestörte Umwandlung der Nahrung im Darm, bei der es zu Fäulnis und »Verwesung« kommt, bezeichnete er sogar als die »Mutter aller Krankheiten« (Paracelsus I/29).

Die Darmgesundheit rückt also nicht erst heute in den therapeutischen Fokus. Aber heutzutage ist es wichtiger denn je, sich mit der Darmreinigung und Symbioselenkung zu befassen. Denn es gibt kaum noch Menschen, deren innerer Alchimist wirklich gut funktioniert.

Blähungen, klebriger oder stinkender Stuhl, Durchfälle oder Stuhlverstopfung, Reizmagen oder Reizdarm sowie die zunehmenden Nahrungsunverträglichkeiten und nicht zuletzt Allergien wie Heuschnupfen oder Asthma sowie Autoimmunleiden wie Morbus Crohn oder Colitis ulcerosa, zeigen einen behandlungs- und vor allem entgiftungsbedürftigen Magen-Darm-Trakt an. Heute wissen wir, dass eine gute Verdauung von enzymreichen Verdauungssäften sowie von einer intakten Darmflora und nicht zuletzt auch von einer gesunden Darmschleimhaut abhängt.

Die Schleimhäute von Mund bis After sind ein eigenständiges Organ mit vielerlei Funktionen, vor allem aber bilden sie eine Barriere, also eine innere Grenzfläche. Lebenswichtige Nahrungsbestandteile werden hier resorbiert und gelangen in Blut oder Lymphe. Dagegen sollen Schadstoffe aus Nahrung, Trinkwasser oder Umwelt diese Grenze möglichst nicht überschreiten. Manche Schadstoffe werden bereits von den Darmbakterien neutralisiert und überwinden die Darmwand erst gar nicht. Mit der Nahrung oder eben mit dem Trinkwasser gelangen jedoch sehr viele potenziell krank machende Substanzen in den Darm, z. B. Aflatoxine, Bakterientoxine, Agrargifte, Weichmacher oder Schwermetalle, um nur einige Beispiele zu nennen.

Sofern die Verdauungsorgane wie auch die Entgiftung in der Leber funktionieren, wird der größte Teil der aufgenommenen Schadstoffe mit dem Stuhl wieder ausgeschieden. Anderenfalls kann es vorkommen, dass Umweltgifte im enterohepatischen Kreislauf zirkulieren, also vom Darm zur Leber und über die Galle wieder in den Darm abgegeben werden. Ein Beispiel: »So werden etwa 90 % einer verabreichten Dosis an Pentachlorphenol (PCP, ein inzwischen verbotenes Holzschutzmittel) als Konjugate in die Galle abgegeben, aber nur 3 % in den Fäzes ausgeschieden, d. h., das freigesetzte Pentachlorphenol wird wieder resorbiert« (Greim 2022, S. 57). Schlimmstenfalls wandern fettlösliche Toxine über den Darm in die Lymphe und mit der Lymphe direkt ins Gehirn.

MERKE: Wenn beispielsweise beim Fasten zu viele Schadstoffe in Umlauf geraten, als Leber und Nieren ableiten könnten, und falls die Toxine die Darmwandbarriere überschreiten, macht sich dies meist in Form von Kopfschmerzen bemerkbar. Wer also während einer Schwermetallausleitung, einer Entgiftungs- oder Fastenkur Kopfschmerzen bekommt, sollte dies unbedingt als Zeichen werten, dass die Gifte im Darm vermehrt gebunden werden müssen (→ Seite 116). Außerdem sollte man die Ausscheidung der Problemstoffe mit dem Harn antreiben und mobilisierende Maßnahmen wie etwa Schwefelverbindungen reduzieren.

Fehlernährung, Fast Food sowie ein Mangel an Bitter- und Vitalstoffen, welche die enzymatischen Stoffwechselprozesse befördern sollten, aber auch Antibiotika, Säureblocker, Schwermetalle und Herbizide verändern die Darmflora oder senken den Enzymgehalt der Verdauungssäfte und reizen die Darmschleimhaut, sodass ebenjene Fäulnisprozesse zunehmen, vor denen Paracelsus vor bald 500 Jahren warnte und die den Weg für eine Fehlbesiedelung ebnen und chronische Entzündungen fördern, wodurch wiederum die Darmwand durchlässiger wird. Beispielsweise verändert das Herbizid Glyphosat (→ Seite 258) nachweislich die Darmflora.

Ebenso schädlich für das Mikrobiom sind andere Agrargifte wie etwa das Reifemittel Ethephan oder Fosetyl-Rückstände in Obst und Gemüse. Nicht zuletzt schädigt auch Quecksilber aus Nahrungsmitteln wie etwa Hochseefisch die Darmbarriere: »Zudem stehen einige Schadstoffe aus der Umwelt, allen voran Quecksilber, im Verdacht, die Permeabilität der Darmschleimhaut zu erhöhen« (Martin 2014, S. 415). Was aber viele nicht bedenken, ist, dass die millionenfach verwendeten Säureblocker (Antazida) mitunter auf der Säurebindungskapazität von Aluminiumverbindungen beruhen und somit dieses toxische Metall auch über frei verkäufliche Medikamente in uns gelangen kann.

»300–500 Quadratmeter Oberfläche machen die Darmschleimhaut zur größten Kontaktoberfläche des Körpers mit der Umwelt.«

— MARTIN 2014, SEITE 415

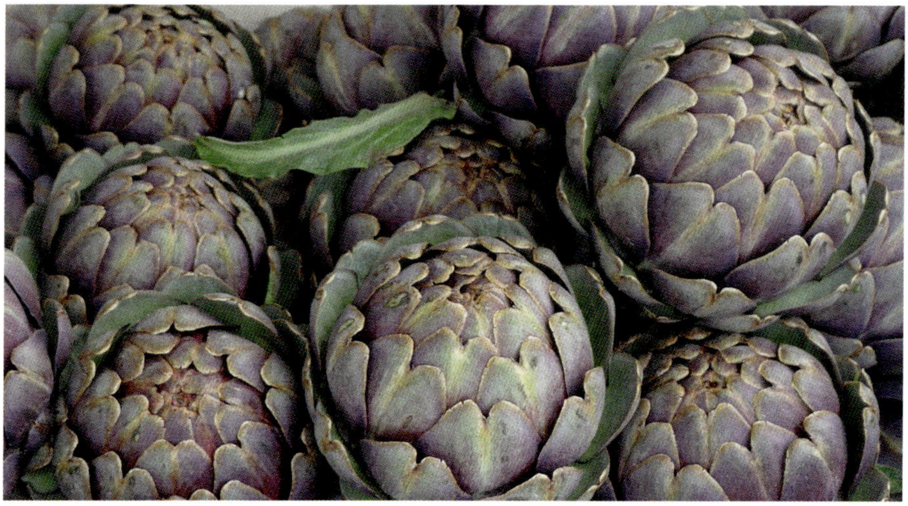

In Mittelmeerländern gilt die Artischocke als Leberheilpflanze Nr. 1. Arzneilich gebraucht man das Kraut vor allem bei erhöhten Blutfettwerten sowie bei Fettleber und Prädiabetes.

In jedem Fall aber nehmen Darmerkrankungen zu, und dabei spielen neben Stress und Ernährungsfehlern vor allem Umweltfaktoren eine wesentliche Rolle. Eine »Modediagnose« des 21. Jahrhunderts ist inzwischen auch das Leaky-Gut-Syndrom, der durchlässige Darm.

Eben weil über die barrieregeschädigte Darmwand Umweltproblemstoffe vermehrt aufgenommen werden, ist es unerlässlich, im Idealfall sogar schon vor einer Entgiftungskur oder Schwermetallausleitung die Schleimhäute zu regenerieren und abzudichten und während der Ausleitung Darmgifte zu binden. Dabei können uns viele bewährte Heilpflanzen helfen:

- **Bitterstoffdrogen** wie der Gelbe Enzian, Tausendgüldenkraut oder Wermut regen die Magensaftsekretion an und steigern den Enzymgehalt des Bauchspeicheldrüsensekrets und tragen somit zu einer insgesamt besseren Verdauung bei. Die Aufspaltung der Nahrungsbestandteile erfolgt vollständiger, die Verdauungssäfte kommen ins Fließen, was Fäulnisprozesse und Gasbildung im Darm reduziert. Am besten integriert man Bitterstoffe in Form von Artischocke, Chicorée oder Radicchio in die tägliche Ernährung oder nimmt regelmäßig Bittermittel ein, z. B. **BitterKraft vital Pulver** von Gutsmiedl oder **Heidelberger's 7-Kräuter-Stern Bio-Kräuteraufgusspulver** (→ Seite 44).
- **Gerbstoffdrogen** wie Odermennig, Okoubaka, Tormentillwurzel oder Walnussblätter dichten die Schleimhäute ab, reduzieren Entzündungen und verbinden sich im Darm mit Eiweißen und Schwermetallen zu unlöslichen Komplexen, die mit dem Stuhl unverändert ausgeschieden werden. Wer regelmäßigen Stuhlgang hat und nicht unter gewohnheitsmäßiger Stuhlverstopfung leidet, kann beispielsweise mit gerbstoffreichem Kräutertee Darmgifte binden (→ Seite 116).
- **Schleimdrogen** wie Floh- oder Leinsamen, Eibisch, Malve oder Taubnessel legen ihre Pflanzenschleime wie eine Art Schutzfilm über die Schleimhäute und verhindern u. a. das Eindringen von schleimhautreizenden Schadstoffen und Bakterien. Insbesondere bei gewohnheitsmäßiger Stuhlverstopfung empfiehlt sich die regelmäßige Einnahme von Leinsamen oder Flohsamen.
- **Harze** wie Myrrhe, Weihrauch oder Lärchenharz lindern Entzündungen der

Darmschleimhaut und wirken schleimhautprotektiv; d. h., sie schützen und regenerieren die Schleimhäute. Speziell bei Neigung zu Darmpilz, bei durchlässigem Darm oder bei Reizdarm empfiehlt sich eine mehrwöchige Kur mit Harzpräparaten wie **Myrrhinil Intest** von Repha oder **Mucosa Pro Kapseln** nach Dr. med. Michalzik. Bei Autoimmunerkrankungen wie Colitis ulcerosa kann man das Entgiftungskonzept mit hochdosiertem Weihrauch ergänzen, z. B. **Weihrauch BS 85 Kapseln** nach Dr. med. Michalzik.

- **Ätherische Öle** von Kamille, Schafgarbe, Oregano oder Majoran lindern Entzündungen, neutralisieren Bakterientoxine und wirken antimikrobiell, zum Teil auch antiparasitär, oder hemmen das Wachstum von Candida albicans, dem häufigsten Erreger von Darmpilz. Daher empfehlen sich Teekuren mit Schafgarbe besonders zur Reinigung der Darmschleimhaut bei Fehlbesiedelung. Majoran oder eine Kur mit Oregano-Öl-Kapseln kommen mehr bei Verdacht auf Darmpilz oder Darmparasiten infrage. Dagegen neutralisiert die Kamille Bakterientoxine bei akuten Durchfallerkrankungen.
- **Senföle** von Bärlauch, Knoblauch, Kapuzinerkresse oder Löffelkraut verfügen über antimikrobielle Kräfte, wirken bei und nach Antibiotikagaben einer Fehlbesiedelung entgegen und leiten zudem Metalle aus. Zur Schwermetallausleitung bei Neigung zu Darmpilz helfen daher oftmals Bärlauchkuren, die sich außerhalb der Saison auch mit Extrakten oder Kapseln durchführen lassen, z. B. **Bärlau Extrakt-Kapseln** von Nestmann.
- **Scharfstoffe,** wie sie sich in Engelwurz, Meisterwurz, Ingwer oder Galgant finden, befeuern den »inneren Alchimisten« und regen die Verdauung an. Darüber hinaus zählen diese Wurzeln und Rhizome zu den traditionellen Schwermetallausleitungspflanzen (→ Seite 179).

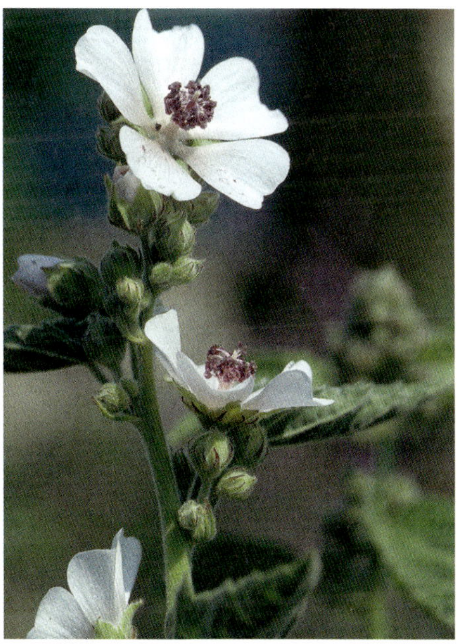

Pflanzenschleime von Eibischwurzel, Malven- oder Taubnesselblüten legen sich wie ein Schutzfilm über die Schleimhäute, sodass schleimhautreizende Giftstoffe nicht in tiefere Schichten eindringen können.

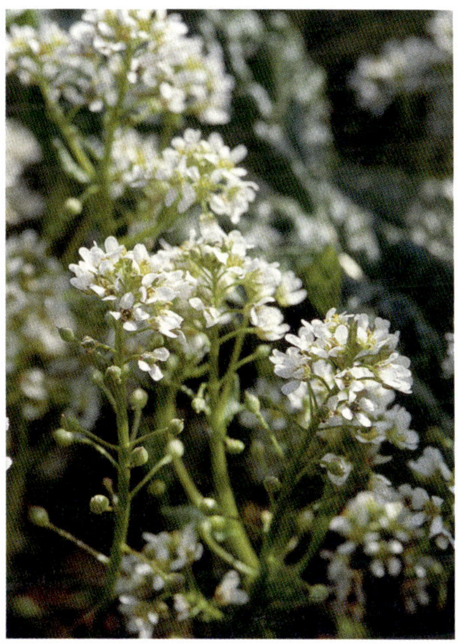

In der anthroposophischen Medizin findet das Löffelkraut Anwendung bei barrieregeschädigter Dünndarmschleimhaut.

LEAKY GUT – WAS IST DAS?

»Wenn es toxische Belastungen gibt, dann gibt es eigentlich immer auch ein Leaky Gut. Und wenn man ein Leaky Gut überhaupt nicht in den Griff bekommt, dann muss man nachforschen, ob vielleicht eine toxische Belastung vorliegt.«

— CHRISTINE BAUMANN IM INTERVIEW, SIEHE SEITE 306

Der englische Begriff *leaky gut* bedeutet so viel wie »durchlässiger Darm«. Es handelt sich um eine Störung der Barrierefunktion der Dünndarmschleimhaut, wodurch Bakterien und Toxine leichter in Blut oder Lymphe gelangen und Schleimhautentzündungen fördern. Weil durch die chronisch entzündete Darmwand auch Allergene und Antigene leichter übertreten können, kommt es in der Folge zu allergischen Reaktionen.

Agrargiften wie Glyphosat oder Fosetyl konnte ein negativer Einfluss auf die Darmflora sowie auf die Schleimhautbarriere nachgewiesen werden. Ebenso stehen Schwermetalle wie Quecksilber im Verdacht, die Permeabilität der Darmwand zu steigern (Martin 2014, S. 415).

Verdacht auf ein Leaky-Gut-Syndrom besteht grundsätzlich bei allen Allergien und Nahrungsunverträglichkeiten, aber auch Konzentrationsstörungen wie »Brain Fog« und Mikronährstoffdefizite können ein Hinweis auf erhöhte Schleimhautpermeabilität sein.

Der Nachweis erfolgt am kostengünstigsten durch eine Stuhluntersuchung. Ein wichtiger Marker im Stuhl ist Zonulin. Zonulin wird von der Darmschleimhaut abgegeben und reguliert die Barrierefunktion der Schleimhaut. Erhöhte Zonulinwerte im Stuhl kommen ebenso bei Autoimmunerkrankungen vor, etwa bei insulinpflichtigem Diabetes oder bei rheumatoider Arthritis, bei Darmentzündungen nach Antibiotika oder bei Erkrankungen des zentralen Nervensystems wie Multiple Sklerose und gebieten eine gezielte Stärkung der Darmwandbarriere sowie eine Ernährungsumstellung. Als besonders effektiv erweist sich der Verzicht auf Gluten und leicht verwertbare Kohlenhydrate wie etwa raffinierten Zucker, Backwaren, Brot, Nudeln und andere Weißmehlprodukte.

PRAXISTIPPS
WIE MAN DIE DARMWANDBARRIERE STÄRKT

Aufgrund von Fehlernährung und Umweltschadstoffen, die über Nahrung und Trinkwasser in den Darm gelangen, ist die Schleimhautbarriere beim modernen Menschen oftmals gestört. Vor einer Entgiftungskur oder Schwermetallausleitung sollte man die Schleimhautbarriere stärken, damit ebenjene mobilisierten Giftstoffe, die mit der Gallenflüssigkeit in den Darm abgeleitet werden, nicht erneut zur Leber transportiert oder über die durchlässige Dünndarmschleimhaut in Blut und Lymphe aufgenommen werden:

- Regenerierend und schützend auf die Darmschleimhaut wirken Harze wie die **Myrrhe,** die z. B. in dem Nahrungsergänzungsmittel **Mucosa Pro** von Dr. med. Michalzik oder in dem Naturheilmittel **Myrrhinil-Intest** von Repha enthalten ist. Eine Kur mit Myrrhinil lindert Entzündungen der Darmwand, schützt und regeneriert die Schleimhaut. Nebenbei bindet die enthaltene Kaffeekohle Fäulnisgase im Darm. Die Kamille neutralisiert Bakterientoxine und hemmt das Wachstum von Candida albicans.
  KURDAUER: Sofern ein Darmpilz (z. B. Candida albicans) nachgewiesen wurde, kann eine 8- bis 12-wöchige Kur mit **Myrrhinil Intest** von Repha hilfreich sein.
  DOSIERUNG: drei- bis fünfmal täglich 4 bis 5 Tabletten. Bei träger Verdauung kann man auf das Schleimhautmittel **Mucosa Pro** nach Dr. med. Michalzik ausweichen und dieses langfristig einnehmen.
  DOSIERUNG: z. B. zwei- bis dreimal täglich 1 Kapsel.
- **Hafer,** z. B. als Porridge oder Haferschleimsuppe zubereitet, liefert reichlich Kieselsäure und »fegt die Darmwand sauber wie ein Besen« (Christiane Baumann im Interview, → Seite 88).
- Schleimhautabdichtend wirkt außerdem L-Glutamin, das in Form von Nahrungsergänzungsmitteln langfristig zugeführt werden sollte, z. B. **Arktis Calm Kapseln** mit L-Glutamin und Fenchel.

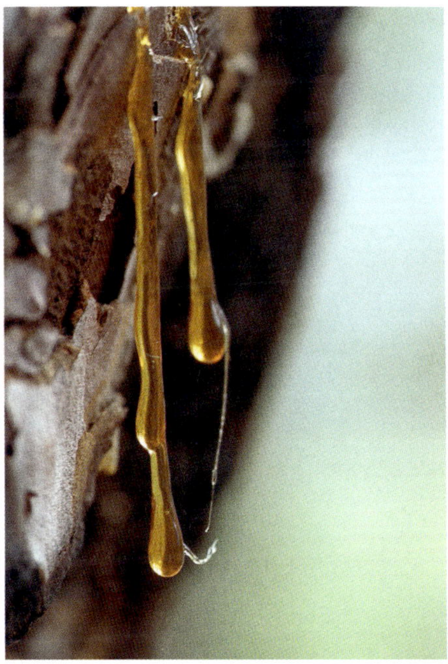

Alle Harze wirken antimikrobiell. Weihrauch und Myrrhe vermitteln zudem cortisonartige und schleimhautschützende Heileigenschaften.

- Entzündungswidrig und Schleimhautregenerierend wirken auch abgetötete Colibakterien, weshalb vor allem bei Reizdarmsymptomatik mehrwöchige Kuren mit **Colibiogen** oder **Synerga Lösung von Laves** versucht werden können. Für Kinder eignet sich **Colibiogen Kinder Lösung** von Laves. **Apfelpektin** dient den guten Darmbakterien als Nahrung und neutralisiert u. a. Schadstoffe wie Aluminium. Apfelpektin schützt außerdem die Darmschleimhaut und hemmt das Anhaften von Krankheitserregern. Speziell für Kinder mit Durchfallneigung wurde **diarrhoesan** Saft von Dr. Loges entwickelt, der entzündungshemmend, schleimhautschützend, krampflindernd und darmgiftbindend wirkt.
- **Okoubaka** bindet Darmgifte, leitet Quecksilber aus und entgiftet die Bauchspeicheldrüse. Als sanftes und gut verträgliches Darmentgiftungsmittel sollte es auch bei Reizdarm, Nahrungsmittelunverträglichkeiten, Histaminose bis hin zu Krebs als darmgiftbindendes Element in das Therapiekonzept einfließen.
- Ergänzend kann man die guten Darmbakterien, die **Symbionten,** einladen, indem man ihnen **Oxymel** anbietet (eine Mischung aus Wasser, Bio-Imkerhonig und Bio-Apfelessig) oder eine Kur mit **Kanne Brottrunk:** dazu je 50 ml Brottrunk, Wasser und milden Bio-Apfelsaft mischen.
  DOSIERUNG: 1 bis 2 Gläser zwischen den Mahlzeiten trinken. Ansonsten empfiehlt sich eine gezielte Symbioselenkung nach Stuhlflora-Analyse.

REZEPT

Kräutertee für eine starke Darmbarriere

Echter Ehrenpreis	20 g
Erdrauchkraut	30 g
Löffelkraut	30 g
Odermennig	50 g
Ringelblumenblüten	20 g
Walnussblätter	30 g

Mischen. 2 gehäufte Teelöffel der Mischung pro Tasse à 200 ml kochend überbrühen, etwa 5 bis 8 Minuten ziehen lassen.

KURDAUER: mindestens 8 bis 12 Wochen 3 oder mehr Tassen täglich ungesüßt trinken.

STUHLVERSTOPFUNG MUSS NICHT SEIN

Wer keine tägliche Darmentleerung hat, fühlt sich oftmals vergiftet, und das zu Recht. Denn je länger der Darminhalt verweilt, umso mehr Schadstoffe und Stoffwechselgifte können über die Schleimhaut zurückresorbiert werden. Zu den endogenen Giften gehört beispielsweise Skatol, ein Fäulnisprodukt, das bei Fehlverdauung von Proteinen entsteht und stinkenden Kot verursacht. Bei träger Verdauung steigen Skatol wie auch andere Darmgifte mit der Lymphe auf und lösen Kopfschmerzen oder Migräne aus. Abgesehen vom »Horror autotoxicus«, wie die Angst vor Selbstvergiftung bezeichnet wird, können Darmgifte bei zu langer Stuhlverweildauer im Darm auch Hautunreinheiten wie Akne oder Rosazea begünstigen. Daher sollte man eine tägliche Darmentleerung anstreben. Bewährt hat sich folgende Kombination:

- Hochdosierte **Mariendistel** hat als erwünschte Nebenwirkung einen stuhlerweichenden Effekt. Zugleich stärkt sie die Leber, die erfahrungsgemäß an der gewohnheitsmäßigen Darmträgheit beteiligt ist (→ Seite 183).
- Das **Schüßler-Salz Nr. 10 Natrium sulfuricum** ist das bekannte Glaubersalz. In Kombination mit Mariendistel genügt meist die Einnahme der homöopathischen Zubereitung Natrium sulfuricum D4 oder D6, um den Stuhlgang zu erleichtern.
- Hilfreich ist auch eine Ernährungsumstellung auf **ballaststoffreiche Vollwertkost** mit reichlich Bitter- und Scharfstoffen in der täglichen Nahrung (z. B. Ingwer).
- **Symbioselenkung** lohnt sich ebenfalls, denn ein gesundes Mikrobiom hilft, die Nahrung aufzuschließen. Der Königsweg ist die gezielte Symbioselenkung nach Stuhlfloraanalyse. Aber auch die Einnahme von Symbionten (z. B. **Darmflora plus Kapseln** von Dr. Wolz) kann Linderung bewirken.
- **Reichliche Flüssigkeitszufuhr** bringt alles ins Fließen. Vor allem gut gewürzte Suppen und Kräutertees befeuern den »inneren Alchimisten«.
- Nicht zuletzt sollte auch für **ausreichend Bewegung** gesorgt werden. Vor allem sitzende Tätigkeiten begünstigen Stauung und Stuhlträgheit.

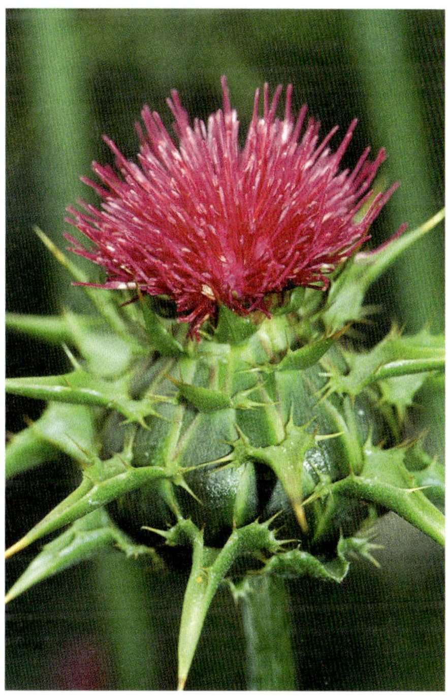

Mariendistel

Einige Schadstoffe in der Nahrung

> »Wir wissen zwar, es gibt eine Höchstgrenze für Quecksilber, es gibt eine Höchstgrenze für Fosetyl, es gibt eine Höchstgrenze für Glyphosat. Aber wir wissen überhaupt nicht, was es macht, wenn wir jetzt bei all diesen Substanzen unter der Höchstgrenze bleiben, aber trotzdem kleine Mengen in der Nahrung sind und wir aber insgesamt eine größere Menge Schadstoffe aufnehmen.«
>
> — CHRISTINE BAUMANN IM INTERVIEW, SIEHE SEITE 306

EINE KLEINE SCHADSTOFFAUSWAHL IN DER NAHRUNG

SCHADSTOFF	VORKOMMEN UND SCHÄDIGENDE WIRKUNG
Acrylamid	Acrylamid entsteht durch starkes Erhitzen kohlenhydratreicher Lebensmittel und wird im Darm in toxisches Glyzidamid umgewandelt. Zu hohen Gehalten kommt es durch Braten, Frittieren oder Rösten. Aufgrund von Tierversuchen wird der Stoff als erbgutschädigend und krebserregend eingestuft. Als Hauptquellen gelten Chips, Pommes frites, Toastbrot, Kaffee, Kekse und Tabakrauch.
Mykotoxine	Zu den Schimmelpilzgiften gehören u. a. leberschädigende und krebserregende Aflatoxine. Belastet sind oftmals Nüsse oder Getreide. Durch belastete Futtermittel können Aflatoxine in die Milch, in Fleisch oder Eier übergehen (BfR Nr. 009/2013). Ein weiteres Mykotoxin ist z. B. Patulin, das in verdorbenem Obst und vor allem in Apfelerzeugnissen (Saft, Mus) vorkommt. Patulin führt u. a. zu Magen-Darm-Beschwerden wie Übelkeit und Erbrechen. Es gilt auch als genschädigendes und krebserregendes Nervengift. Mykotoxine sind meist hitzebeständig, können aber zum Teil durch Vergärung oder Verschwefelung abgebaut werden.
Aluminium	Antazida, die auf den Wirkstoffen Algeldrat und Magaldrat (mit Aluminiumhydroxid) basieren, sowie manche Heilerden, die bei Sodbrennen oder der Refluxkrankheit Anwendung finden, enthalten Aluminiumverbindungen. Eine Belastung kann jedoch auch von aluminiumhaltigen Backblechen o. Ä. ausgehen. Aluminium wird mit chronisch-degenerativen Erkrankungen des zentralen Nervensystems wie etwa Alzheimer-Demenz oder Multipler Sklerose assoziiert.
Bromide	Bromide sind Bestandteile des u. a. wegen seiner schädigenden Wirkung auf die Ozonschicht seit 2015 weltweit verbotenen Begasungsmittels Methylbromid. Bromide setzen die Erregbarkeit der Nervenzellen des zentralen Nervensystems herab, blockieren die Schilddrüse und begünstigen u. a. die Kropfbildung.
Ethephon	Das in der Landwirtschaft gebräuchliche Reifemittel schädigt u. a. die Darmschleimhautbarriere.

SCHADSTOFF	VORKOMMEN UND SCHÄDIGENDE WIRKUNG
Fungizide	Einige im Obstanbau gebräuchliche Pilzmittel wie Aliette basieren auf Fosetylaluminium, das u. a. in Babynahrung gefunden wurde. Fosetyl schädigt das Darmmikrobiom, trägt zur Entwicklung von Reizdarm und Leaky-Gut-Syndrom bei und steht im Verdacht, Demenz zu begünstigen.
Formaldehyd	Obst und Gemüse können Formaldehyd bilden und anreichern, z. B. finden sich mitunter mehrere Milligramm in Äpfeln, Bananen oder Nektarinen und Fleisch. Die höchsten Gehalte weisen Shiitake-Pilze und Hochseefische auf. Formaldehyd gilt als krebserregend und wird mit Allergien, Leukämie und Nervenleiden assoziiert.
Glyphosat	Das Herbizid wird u. a. in der konventionellen Landwirtschaft und in manchen EU-Ländern zur Reifebeschleunigung z. B. von Getreide und Tomaten verwendet. Es schädigt die Darmflora sowie die Darmwandbarriere und ist vermutlich als Umweltfaktor an der zunehmenden Unfruchtbarkeit beider Geschlechter beteiligt. Es gibt Hinweise auf die krebserregende Wirkung von Glyphosat (→ Seite 258).
Insektizide	Insektizide wie Acetamiprid, Dichlordiphenyltrichlorethan (DDT) oder Dimethoat sind Nervengifte und werden mit chronisch-degenerativen Nervenleiden wie Multiple Sklerose assoziiert. Das Insektizid Parathion fördert die Entwicklung eines Reizdarmsyndroms mit Schleimbildung und Darmkrämpfen.
Holzschutzmittel	Bestimmte Holzschutzmittel wie etwa Lindan sind zwar längst verboten, verbleiben jedoch sehr lange in der Nahrungskette; Spuren davon finden sich in zahlreichen Nahrungsmitteln. Lindan kann u. a. das zentrale Nervensystem schädigen.
Nitrosamine	Die krebserregenden Substanzen finden sich in vielen Nahrungsmitteln, z. B. Rohschinken und Getreideprodukten wie Bier oder Whisky. Nitrosamine reichern sich in Salaten, Roter Bete und Spinat an. Ferner werden sie im Magen aus Nitrat (Pökelsalz) gebildet. Vitamin C neutralisiert die Nitrosamine zum Teil.
Pyrrolizidin	Zu den leberschädigenden, krebserregenden und mutagenen Inhaltsstoffen von Korbblütlern wie Beinwell, Huflattich oder Sumpf-/Greiskraut gehören Pyrrolizidinalkaloide. Mit kontaminiertem Heu gelangen Pyrrolizidine in die Nahrungskette und wurden u. a. in Milch, Käse, Eiern und Honig nachgewiesen.

SCHADSTOFF	VORKOMMEN UND SCHÄDIGENDE WIRKUNG
Quecksilber	Gelangt beispielsweise mit Pestiziden in die Nahrungskette. Als besonders belastet gelten Hochseefische. Auch löst sich Quecksilber aus amalgamhaltigen Zahnfüllungen und wird inhaliert oder auch verschluckt. Quecksilber schädigt die Barrierefunktion der Darmwand und wird u. a. mit Allergien und Autoimmunprozessen assoziiert.
Schwermetalle	Schwermetalle wie Blei gelangen in fernöstlichen Ländern immer noch durch Abgase in die Umwelt, weshalb chinesische Heilkräuter und Teedrogen mitunter recht hohe Belastungen aufweisen. Schwermetallverbindungen hemmen Verdauungsenzyme, steigern die Durchlässigkeit der Darmwand, fördern Nahrungsunverträglichkeiten und Resorptionsstörungen (Greim und Greim 2022, S. 60).

PRAXISTIPP
DER EINSATZ VON BACKNATRON

Einer Forschergruppe gelang es nachzuweisen, dass sich Rückstände von Pestiziden wie Thiabendazol und Phosmet aus Äpfeln durch Backnatron (Natriumhydrogenkarbonat) reduzieren lassen (Yang et al. 2017). Dazu legt man das gewaschene Obst einige Minuten lang in einer 1%igen Natron-Wasser-Lösung ein und wäscht es danach gründlich ab. Die Methode eignet sich für hartschaliges Obst aus konventionellem Anbau.

BUCHTIPP: »Die Ernährungsfalle – Wie die Lebensmittelindustrie unser Essen manipuliert« von Hans-Ulrich Grimm, Heyne Verlag 2010.

So zeigt sich eine Bauchspeicheldrüsenschwäche

Besonders empfindlich gegenüber Umweltproblemstoffen wie beispielsweise Benzol, Quecksilber oder Pestiziden ist die Bauchspeicheldrüse (Pankreas). Man unterteilt die Bauchspeicheldrüse in einen exokrinen und einen endokrinen Teil.

Der exokrine Anteil ist für die Verdauung zuständig. Er bildet beim Erwachsenen täglich 1 ½ bis 3 Liter enzymhaltiges Bauchspeicheldrüsensekret und beeinflusst damit wesentlich den Stuhl-pH-Wert, was wiederum für eine gesunde Darmflora von großer Bedeutung ist. Bei exokriner Pankreasschwäche, wenn also das Bauchspeicheldrüsensekret nicht mehr genügend Enzyme enthält, erlahmt die gesamte Verdauungsleistung, und es kommt zu Blähungen, die infolge der gestörten Eiweißverdauung meist auch stinken. Die Gase, die dann durch die Fäulnisprozesse im Darm entstehen, belasten wiederum die Entgiftungsorgane.

Infolge des Enzymmangels kommt es auch zu Fettverdauungsstörungen, was sich in Form von klebrigem oder schwimmendem Kot zeigen kann.

Der Enzymmangel wird einerseits auf einen Mangel an Bitterstoffen in der täglichen Nahrung zurückgeführt. Denn Bitterstoffe bringen die Verdauungssäfte ins Fließen und steigern den Enzymgehalt des Bauchspeichels. Andererseits kommt es eben auch durch Schadstoffablagerungen zu einer Funktionsschwäche der exokrinen Bauchspeicheldrüse.

Der endokrine, also der hormonbildende Teil der Bauchspeicheldrüse reguliert mit den Insulin produzierenden Zellen den Blutzuckerspiegel. Insgesamt treten in den letzten Jahrzehnten vermehrt Autoimmunprozesse auf, von denen eben auch die Bauchspeicheldrüse betroffen sein kann. Der Diabetes Typ I, auch »juveniler Diabetes« genannt, ist eine Autoimmunerkrankung des endokrinen Pankreas. Wie auch andere Autoimmunprozesse kann Diabetes Typ I durch Schwermetalle, Pestizide und bestimmte Zahnwerkstoffe wie etwa Kleber ausgelöst oder begünstigt werden.

Mit Diabetes – ebenso mit Diabetes Typ II – geht jedoch immer auch eine mehr oder weniger ausgeprägte Stoffwechselschwäche einher, sodass viele Entgiftungsfunktionen frühzeitig erlahmen. Vor allem wenn es infolge der Zuckerkrankheit zur Fettleber oder zu Nierenschäden kommt, können Stoffwechselgifte und Umweltproblemstoffe nicht mehr optimal abgebaut und ausgeschieden werden. Eine Fettleber ist oftmals auch ein Vorbote für einen beginnenden Altersdiabetes und geht stets mit einer verminderten Entgiftungsleistung einher. Nicht zuletzt werden eben auch die Nieren frühzeitig geschädigt (diabetische Nephropathie), sodass die Ausscheidung von Stoffwechselabbauprodukten wie etwa Harnstoff oder von Problemstoffen wie z. B. Säuren oder Quecksilber mit dem Urin vermindert ist.

Die Bauchspeicheldrüse spielt als Stoffwechselorgan eine zentrale Rolle und sollte beim Entgiften wie auch bei der Darmreinigung und Symbioselenkung immer mitberücksichtigt und -behandelt werden. Das Beste, was man dem Pankreas tun kann, selbst wenn bereits ein beginnender Diabetes vorliegt, ist, täglich Bitterstoffe zuzuführen und weitestgehend auf raffinierten Zucker, Süßstoffe, pestizidbelastetes Obst und Gemüse sowie auf Alkohol zu verzichten und gegebenenfalls Schwermetalle auszuleiten.

Leitsymptome einer Pankreasschwäche

- Neigung zu stinkenden Blähungen (Eiweißverdauungsstörung),
- Nahrungsunverträglichkeiten wie Laktoseintoleranz (Enzymmangel),
- klebriger, schwimmender oder stinkender Stuhl (Hinweis auf gestörte Fettverdauung und erhöhten Stuhlfettgehalt),
- Neigung zu Durchfällen (Symptom einer Nahrungsunverträglichkeit?),
- Appetitlosigkeit bis hin zu Übelkeit (mögliches Symptom einer leichten Bauchspeicheldrüsenentzündung),
- vermehrtes Verlangen nach Süßem (zeigt im Sinne der TCM eine »Mittenschwäche« und kann ein Hinweis auf eine Darm-Dysbiose sein),
- Neigung zu Darmpilz (z. B. als Folge von Schwermetalleinlagerungen),
- Neigung zu Hautpilz, Neurodermitis oder Schuppenflechte,
- unklarer Gewichtsverlust (Hinweis auf eine mögliche Bauchspeicheldrüsenentzündung, die gegebenenfalls ärztlich untersucht und behandelt werden sollte).

Blutwerte, die eine Pankreasschwäche anzeigen

Abgesehen vom Nüchtern-Blutzuckerspiegel gibt es noch eine Reihe anderer Blutwerte, die eine Funktionsschwäche der Bauchspeicheldrüse anzeigen. Weil sich diese exokrine Pankreasinsuffizienz negativ auf die gesamte Verdauung sowie auf die Darmgesundheit auswirkt, spielt die Bauchspeicheldrüse eine wichtige Rolle im Entgiftungsgeschehen. Einerseits erkrankt die Bauchspeicheldrüse an Umweltgiften. Andererseits bringt eine Funktionsschwäche dieser Drüse nicht nur Verdauungsbeschwerden wie etwa Blähungen und Völlegefühl mit sich, sondern begünstigt auch die Entstehung von Darmgiften, die zusätzlich die Leber als Entgiftungsorgan belasten.

PANKREASSCHWÄCHE: BLUTWERTE

LABORWERT	NORMWERTE	BESCHREIBUNG
Alpha-Amylase	<100 U/l	Pankreasenzym. Erhöhte Werte zeigen eine Entzündung der Bauchspeichel- oder auch der Ohrspeicheldrüse an. Erhöhte Werte können auch medikamentös bedingt sein (z. B. durch Opiate, Antibabypille, Sulfonamide) und treten zudem bei Tumoren der Bauchspeicheldrüse sowie bei Nierenerkrankungen auf.
Lipase	<60 U/l	Pankreasenzym. Erhöhte Blutwerte zeigen eine Entzündung der Bauchspeicheldrüse an. Bei beginnendem Nierenversagen kommen ebenfalls erhöhte Werte vor.
Pankreaselastase	Normwert im Blut: 2,0–3,5 ng/ml Normwert im Stuhl: >200 µg/g	Verdauungsenzym und Transporteiweiß für Cholesterin. Erhöhte Werte im Blut können eine Bauchspeicheldrüsenentzündung anzeigen. Erniedrigte Stuhlwerte zeigen einen Mangel an Verdauungsenzymen und eine Bauchspeicheldrüsenschwäche (exokrine Pankreasinsuffizienz) an.
HbA_{1c} (glykosyliertes Hämoglobin)	<5,6 % (gut eingestellte Diabetiker <6,0 %)	Hämoglobin-Glukose-Verbindung. Dieser Blutwert gibt Hinweise auf den Blutzuckerspiegel in den letzten 4 bis 6 Wochen. Erhöhte Werte zeigen einen Prädiabetes an, der u. a. mit geringerer Entgiftungsleistung und erhöhtem Herzinfarktrisiko einhergehen kann. Erhöhte Werte erfordern eine weiterführende Diabetesdiagnostik, z. B. Glukosetoleranztest, Bestimmung der Blutwerte für Proinsulin und mittlere Blutglukose (MBG), sowie eine Ultraschalluntersuchung der Bauchorgane.
Proinsulin	<10 pmol/l	Marker für Insulinresistenz. Intaktes Proinsulin ist ein Vorläufermolekül von Insulin, wirkt zehnmal schwächer als Insulin und findet sich nur in geringsten Mengen im Blut von Nichtdiabetikern. Erhöhte Werte zeigen eine Insulinresistenz an, die mit erlahmendem Stoffwechsel und geringerer Entgiftungsleistung einhergeht.

PRAXISTIPP

KLEINE BAUCHSPEICHELDRÜSEN-ENTGIFTUNGSKUR

Wer seiner Bauchspeicheldrüse etwas Gutes tun möchte, kann die nachfolgende Kur zweimal jährlich 4 bis 6 Wochen lang durchführen. Ergänzend empfiehlt es sich, auf raffinierten Zucker, Zuckersatzstoffe wie Aspartam oder Acesulfam, Alkohol und pestizidbelastetes Obst und Gemüse weitestgehend zu verzichten.

- **Metaharonga Mischung** von meta Fackler (Inhaltsstoffe: Asa foetida D3, Eichhornia D2, Haronga Urtinktur, Nux vomica D4, Okoubaka D2, Syzygium jambolanum Urtinktur, Taraxacum D1); erfahrungsheilkundliche Anwendungsgebiete: Neigung zu exokriner Pankreasschwäche, vor allem mit Nahrungsunverträglichkeiten und Neigung zu stinkenden Blähungen oder Blähkoliken. DOSIERUNG: zwei- bis dreimal täglich 20 bis 25 Tropfen in etwas Wasser vor oder zwischen den Mahlzeiten einnehmen.
- **Heidelberger's 7-Kräuter-Stern Bio-Kräuteraufgusspulver** (→ Seite 44). DOSIERUNG: zwei- bis dreimal täglich ½ Teelöffel als Bittertee zubereiten, dazu einfach mit etwas kochendem Wasser überbrühen, auf Trinkwärme abkühlen lassen und vor oder zwischen den Mahlzeiten trinken.

ENTGIFTUNGSPFLANZEN FÜR DIE BAUCHSPEICHELDRÜSE

PFLANZENNAME	WIRKSTOFFE UND WIRKUNG	ANWENDUNGSGEBIETE
Wasserhyazinthe (Eichhornia crassipes)	Steigert die Pankreassaftmenge und die Aktivität der pankreasspezifischen Verdauungsenzyme Amylase, Lipase und Chymotrypsin (Mezger 2005, Bd. 1, S. 622).	Eichhornia D2 oder in Komplexen (z. B. **Metaharonga** von meta Fackler) bei Neigung zu Blähungen und Nahrungsmittelunverträglichkeiten.
Haronga (Harungana madagascariensis)	Die Rinde des Drachenblutbaumes enthält u. a. die Anthracenderivate (Harunganin, Madagascin) mit blähungswidriger und verdauungsfördernder Wirkung. Regt die Sekretion aller Verdauungsdrüsen an, steigert u. a. den Enzymgehalt des Bauchspeicheldrüsensekrets.	Gebräuchlich als Rindendekokt und als Bestandteil von Naturheilmitteln bei exokriner Bauchspeicheldrüsenschwäche mit Blähungen, Eiweiß- und Fettverdauungsstörungen, z. B. **Metaharonga** von meta Fackler.
Löwenzahn (Taraxacum officinale)	Volksmedizinische Blutreinigungspflanze. »Reiniger der Bauchorgane«; stark harntreibende und mild laxierende Leber- und Lymphheilpflanze. Spezifikum bei pestizidbedingten Bauchspeicheldrüsenerkrankungen.	Gebräuchlich sind Extrakte (z. B. **Ceres Taraxacum Urtinktur**) und entgiftende Komplexe (z. B. **Lymphdiaral Basistropfen** von Pascoe oder **Metaharonga** von meta Fackler).

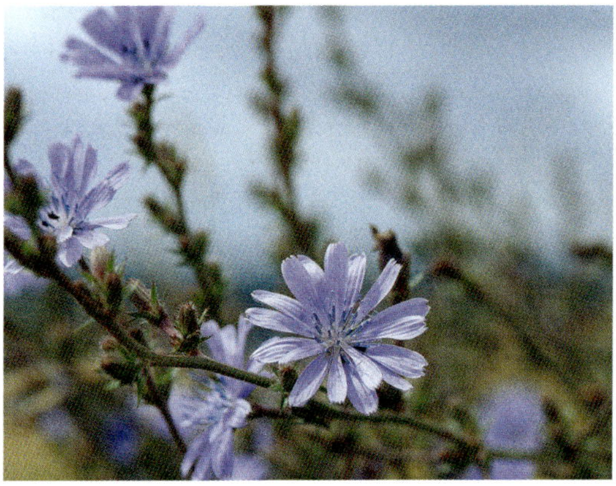

Die Wegwarte gilt als die Kardinalpflanze bei Bauchspeicheldrüsenschwäche und entgiftet zudem auch Schwermetalle.

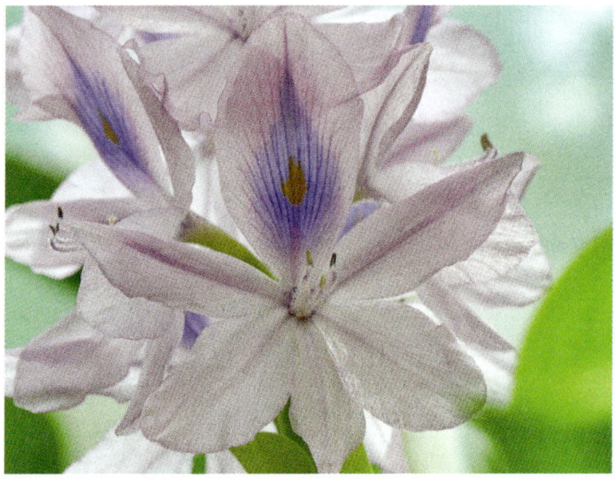

Die Wasserhyazinthe (Eichhornia) steigert den Enzymgehalt der Verdauungssäfte und wirkt somit einer Fehlverdauung entgegen.

PFLANZENNAME	WIRKSTOFFE UND WIRKUNG	ANWENDUNGSGEBIETE
Okoubakabaum (Okoubaka aubrevillei)	Die gerbstoffreiche Rinde gilt als Spezifikum bei Lebensmittelvergiftungen und Quecksilberbelastung. Die giftbindende und schleimhautabdichtende Wirkung wird u. a. bei Durchfallerkrankungen sowie zur Darmreinigung genutzt.	Zur Entgiftung von Darm und Pankreas empfehlen sich Kuren mit **Okoubasan Dilution** oder **Tabletten D2** von Sanum-Kehlbeck oder Komplexpräparate (z. B. **Digesto Hevert** oder **Metaharonga** von meta Fackler).
Wegwarte (Cichorium intybus)	Kraut und Wurzel enthalten u. a. Bitterstoffe mit anregender Wirkung auf die Bauchspeicheldrüsensekretion. Leber-, Gallen-, Milz- und Pankreasheilpflanze; bewährt zur Ausleitung von Schwermetallen (→ Seite 179).	Gebräuchlich in Darm- und Pankreasteemischungen oder als Extrakt (z. B. **Ceres Wegwarte Frischpflanzen-Extrakt**) und in Pankreasmitteln (z. B. **Cichorium/Pancreas comp.** von Wala).

Was die Haut uns sagt

Mit einer durchschnittlichen Fläche von 1,8 m^2 und einem Gewicht von zirka 4 bis 5 kg – ohne Unterhautfett gerechnet – ist die Haut unser größtes und schwerstes Organ. Doch sie ist keineswegs nur eine Hülle oder Abgrenzungsfläche nach außen hin. Vielmehr ist die Haut eines unserer wichtigsten Entgiftungsorgane überhaupt, das alle Entgiftungsprozesse auffangen muss, die von Leber und Nieren nicht mehr bewältigt werden. Wenn die Entgiftungsleistung von Leber und Nieren durch Zivilisationskrankheiten wie Fettleber und Diabetes zunehmend eingeschränkt werden, suchen Giftstoffe oftmals den Ableitungsweg über die Haut. Problemstoffe wie Quecksilber werden zum Teil mit dem Schweiß ausgeschieden, sodass das regelmäßige Schwitzen durch Sport, aber auch in der Sauna oder im Dampfbad zu den wichtigen Begleitmaßnahmen einer Entgiftungskur gehört. Wer jedoch gar nicht richtig ins Schwitzen kommt oder dieses als sehr belastend empfindet, sollte dem Körper eben hier Unterstützung bieten. Die Schweißdrüsen lassen sich durch schweißtreibende Heilkräuter wie Beifuß, Holunder- und Lindenblüten anregen (→ Seite 76). Um die Schweißdrüsen zu öffnen, empfehlen sich auch Bürstenmassagen, am besten in Kombination mit Dampfbad oder Sauna, wo man sich das Schwitzen dem eigenen Befinden entsprechend vorsichtig antrainieren kann.

Allerdings dient die Haut vielen Problemstoffen auch als Eintrittspforte. Vor allem fettlösliche Umweltgifte sowie Farbstoffe oder Imprägniersprays aus der Kleidung wie auch Metallpigmente oder Chemikalien aus Kosmetika dringen über die Haut ein und gelangen über die Lymphe ins Blut. So berichtete einmal eine Frau, die als Model einer bekannten Kleidermarke tätig war, dass sie nach der Anprobe schwarzer Bekleidung die Farbpigmente, die sich wohl nur schwer fixieren ließen, einige Stunden später im Urin sichtbar wieder ausgeschieden hatte. Bei einer anderen Frau, sie war Kosmetikerin von Beruf, konnte ihr Arzt eine stark erhöhte Quecksilberbelastung nachweisen. Da sie jedoch nie Amalgamfüllungen in ihren Zähnen hatte und auch weder Fisch noch Meeresfrüchte mochte, kam ihre toxische Belastung vermutlich von den quecksilberhaltigen Enthaarungscremes, mit denen sie als Kosmetikerin umging. Kosmetika sind jedenfalls als Giftquellen nicht zu unterschätzen.

Solange die Hautbarriere funktioniert, kann man sicherlich viele Schadstoffe abwehren, indem sie unsere Hülle einfach nicht überwinden können. Doch die Hautbarriere ist bei chronischen Hauterkrankungen wie etwa Neurodermitis gestört und kann auch durch zahlreiche Stoffe wie etwa Kleber, Lösungsmittel, Seifen, Waschmittel und andere Chemikalien oder durch zu häufiges Waschen geschädigt werden. Aber auch durch den Kontakt mit Giftstoffen aus der Kleidung wie etwa Imprägniersprays oder Flammschutzmittel erkrankt die Haut.

Bei Lichen, einer chronischen Scheidenhauterkrankung, die auch »Neurodermitis der Scheidenhaut« genannt wird, hat es sich daher bewährt, keine Intimwaschlotionen zu gebrauchen und auf Slipeinlagen mit Klebestreifen zu verzichten. Denn zu häufiges Waschen wie auch der Kontakt zu Klebstoffen schädigen die Barrierefunktion der zarten Scheidenhaut.

Nicht zuletzt können auch Arzneistoffe die Haut schädigen. So kann man beispielsweise beobachten, dass die häufige Anwendung von Cortisoncremes die Haut langfristig dünner werden lässt und die Barrierefunktion nachhaltig ebenso schädigt wie manche Haushaltschemikalien und Umweltgifte. Chronische Hautleiden sind – wie gesagt – oftmals Ausdruck einer verminderten Entgiftungsleistung von Darm, Leber und Nieren. Denn die Haut ist nicht nur ein Spiegel der Seele, sondern auch ein Spiegel der inneren Organe. Anthroposophische Hautärzte sehen beispielweise eine Verknüpfung von Akne und Leberschwäche sowie Neurodermitis oder Schuppenflechte und Bauchspeicheldrüsenschwäche. Hautpatienten kommen daher langfristig nicht drumherum, das Hautorgan zu entlasten, indem sie ihre Entgiftungsorgane stärken.

»Was die Haut nicht heilt, heilt nimmermehr.«

— SÜDTIROLER VOLKSWEISHEIT

»Die Haut als Grenze zwischen Innen und Aussen, als sichtbare Oberfläche soll intakt und schön bleiben. Doch die Haut als Ausscheidungsorgan und Spiegel der Seele kann ein physiologisches oder physisches Ungleichgewicht zum Ausdruck bringen, sichtbar machen.«

— KALBERMATTEN 2009, SEITE 49

REZEPT

Hautfunktionstee

Dieser Hautfunktionstee hat sich besonders bei Milchschorf, Neurodermitis oder Schuppenflechte bewährt, aber auch Hautausschläge infolge von Medikamenten klingen damit erfahrungsgemäß rasch ab. Die Teemischung empfiehlt sich, um die Haut als unser größtes Entgiftungsorgan zu entlasten. Sie kann innerlich als Teekur sowie äußerlich zur Waschung oder fürs Sitzbad genutzt werden. Erdrauchkraut reguliert den Gallenfluss, dichtet die Darmwand ab und der wirksamkeitsbestimmende Inhaltsstoff Fumarsäure gilt als Spezifikum bei Schuppenflechte. Stiefmütterchen aktiviert den Hautstoffwechsel. Walnussblätter reinigen Blut, Darm und Lymphe.

Erdrauchkraut
Stiefmütterchenkraut
Walnussblätter

Zu gleichen Teilen mischen. 2 Teelöffel pro Tasse à 200 ml heiß überbrühen, etwa 5 bis 8 Minuten ziehen lassen, abseihen, mindestens 3 Monate lang 2 bis 3 Tassen täglich ungesüßt trinken und 1 Tasse zur Waschung der betroffenen Hautpartien verwenden.

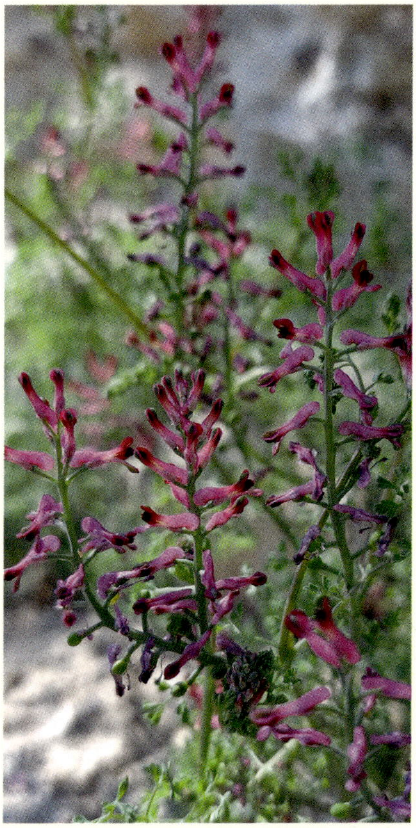

Erdrauchkraut reguliert den Gallenfluss und entlastet den Hautstoffwechsel auch bei toxischen oder medikamentös bedingten Hautausschlägen.

DIE WICHTIGSTEN HAUTHEILPFLANZEN

PFLANZENNAME	WIRKSAMKEITSBESTIMMENDE INHALTSSTOFFE UND ANWENDUNGSGEBIETE
Bittersüß (Solanum dulcamara)	Wirksamkeitsbestimmend sind Steroidalkaloidglykoside wie Solasodin, das cortisonähnliche, entzündungshemmende und juckreizlindernde Wirkung bei Hautleiden wie Neurodermitis, Nesselsucht und nässenden Ekzemen hat (z. B. **Dermatodoron** von Weleda). Entlastet den überschießenden Hautstoffwechsel, indem es Problemstoffe über Harn und Schweiß ableitet (Schönfelder 2004, S. 418).
Birke (Betula sp.)	Birkenblättertee regt die Nierenfunktion und somit die Ausscheidung von Problemstoffen über den Harn an, was den Hautstoffwechsel entlastet. Daher bei Hautleiden aller Art hilfreich (z. B. **Ceres Betula folium Urtinktur**).
Erdrauchkraut (Fumaria officinalis)	Das Ackerunkraut enthält u. a. krampflösende Alkaloide und Pflanzensäuren, vor allem Fumarsäure, die sich innerlich und äußerlich bei der Behandlung von Schuppenflechte bewährt hat. Der Tee reguliert den Gallenfluss und steigert die Cholesterinausscheidung (Blaschek 2016, S. 273).
Gänseblümchen (Bellis perennis)	Saponine, Flavonoide, Schleimstoffe und Gerbstoffe machen Bellis zur Hautstoffwechselpflanze. Bewährt in Tees gegen Hautleiden wie Akne oder Lichen sowie bei Lippenherpes **(Ceres Bellis perennis Urtinktur)**.

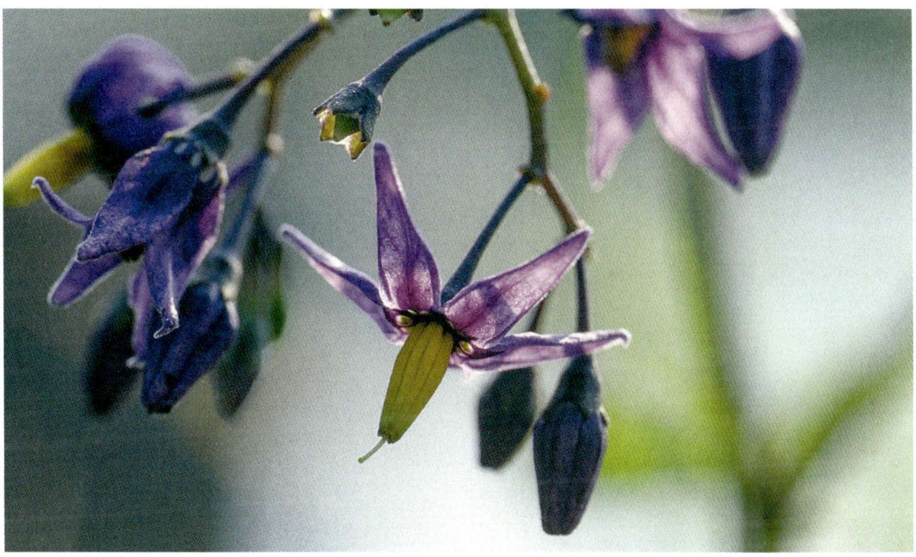

Bittersüßstängel werden in der anthroposophischen Medizin zur Anregung des Hautstoffwechsels verwendet.

PFLANZENNAME	WIRKSAMKEITSBESTIMMENDE INHALTSSTOFFE UND ANWENDUNGSGEBIETE
Löwenzahn (Taraxacum officinale)	Hautstoffwechselentlastend, zur Ableitung von Giftstoffen über Galle, Harn und Lymphe. Ein bewährtes Lymphmittel bei Rosazea ist potenzierter Löwenzahnmilchsaft (z. B. in **Lac Taraxaci D10/Parmelia D10 aa Mischung** von Weleda).
Nachtkerze (Oenothera biennis)	Das Samenöl ist reich an essenziellen Fettsäuren, vor allem Gamma-Linolensäure, die für einen gesunden Hautstoffwechsel benötigt wird. Wirkt innerlich und äußerlich hautregenerierend bei Neurodermitis, Dammekzem und trockener Haut.
Ringelblume (Calendula officinalis)	Wundheilpflanze Nr. 1; wirkt entzündungswidrig, hautregenerierend und reepithelisierend auch bei Strahlenschäden der Haut (z. B. Feuchte Umschläge mit **Wala Calendula-Essenz**).
Sanddorn (Hippophae rhamnoides)	Die Beeren enthalten antioxidative Carotinoide sowie Vitamin C und E. Das Samen- wie auch das Fruchtfleischöl regen, innerlich und äußerlich angewendet, den Hautstoffwechsel an, fördern die Wundheilung und stärken die Hautbarriere. Ferner gebräuchlich bei Scheidentrockenheit (z. B. **Femisanit Kapseln** von Biokanol Pharma) sowie zur Vorbeugung und zur Behandlung von Strahlenschäden der Haut.
Schwarzkümmel (Nigella sativa)	Gerbstoffe, Saponine, ätherische und fette Öle verleihen dem Samenöl seine antibiotischen, abwehrsteigernden und krebsfeindlichen Kräfte. Empfiehlt sich als Nahrungsergänzungsmittel u. a. bei Neurodermitis.

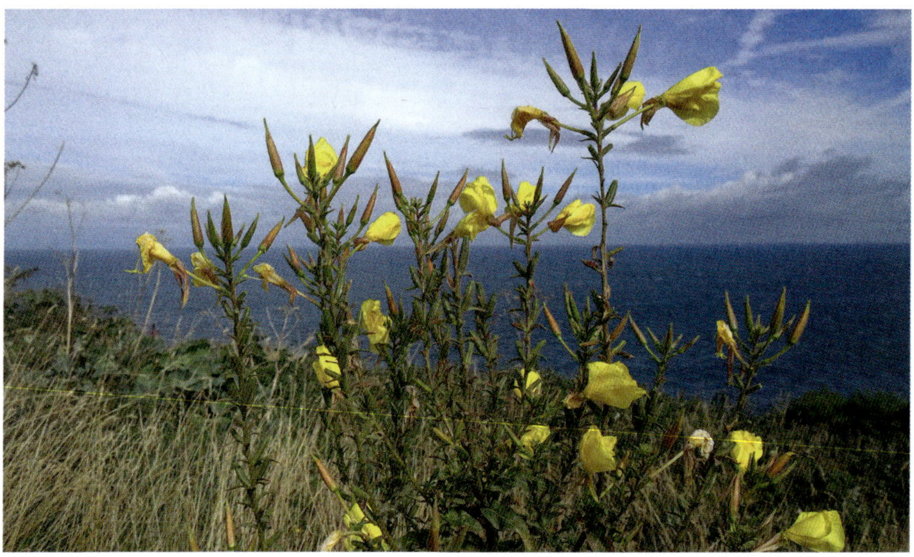

Nachtkerzensamenöl regeneriert und stärkt äußerlich wie innerlich angewendet die Hautbarriere.

PFLANZENNAME	WIRKSAMKEITSBESTIMMENDE INHALTSSTOFFE UND ANWENDUNGSGEBIETE
Stiefmütterchen (Viola tricolor)	Ein komplexes Wirkstoffgemisch mit Flavonoiden, Phenolcarbonsäuren, Schleim- und Gerbstoffen, Vitamin E und vielem mehr machen Viola zur Hautheilpflanze Nr. 1. Es regt den Hautstoffwechsel an und fördert die Ausscheidung von Umweltproblemstoffen über die Haut und über die Nieren. Innerlich wie äußerlich bewährt bei Hautleiden aller Art, z. B. Akne, Milchschorf, Neurodermitis und Schuppenflechte (→ Seite 126).
Walnuss (Juglans regia)	Teekuren mit den gerbstoffreichen Blättern dichten die Darmschleimhaut ab und binden Darmgifte. Entlastet den Hautstoffwechsel über den Darm und durch die Lymphe. Angezeigt bei Hautpilz sowie bei eitrigen Hautleiden wie Akne oder bei Neurodermitis (zur Waschung).
Weißtanne (Abies alba)	Rudolf Steiner (1861–1925), der Begründer der Anthroposophie, empfahl das Tannenharz als Heilmittel für Diabetes, und dieser ist oftmals mit chronischen Hautleiden vergesellschaftet oder geht mit Wundheilungsstörungen einher. Vor allem durch Injektionskuren mit Tannenmistel (z. B. **Wala Iscucin Abietis Potenzreihe I**) lässt sich der Hautstoffwechsel beispielsweise bei Lichen (Kraurose) entlasten. Die Tannenmistel aktiviert durch ihren Schwefel- und Glutathiongehalt auch enzymatische Entgiftungsprozesse.

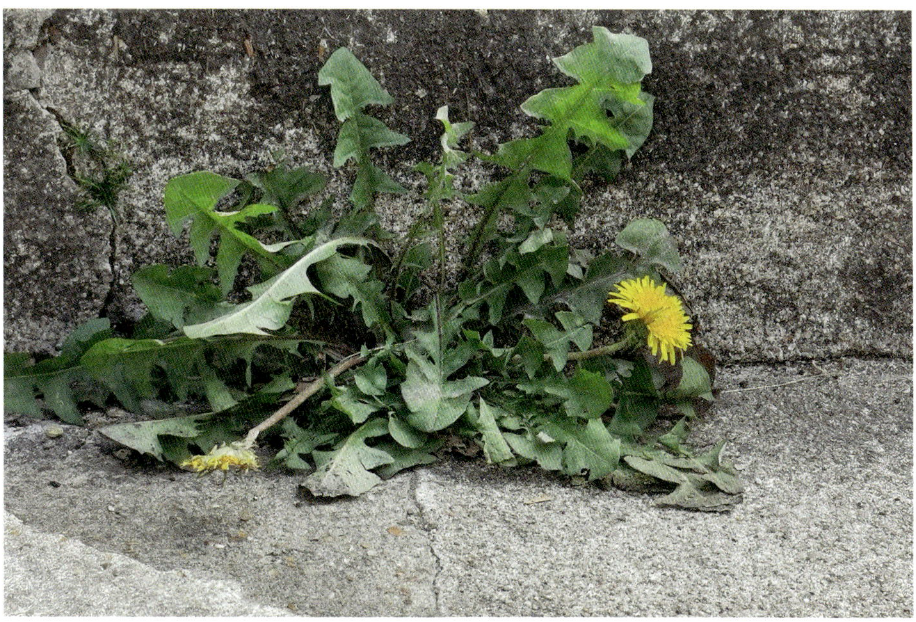

Der Löwenzahn ist eines der Kardinalsmittel zur Ausleitung von Umweltgiften.

Wie man die Lungen reinigt

Zahlreiche Schadstoffe gelangen auch und vor allem mit der Atemluft in die Bronchien und werden über die Lungen ins Blut aufgenommen. So atmen etwa Träger von Amalgamfüllungen das abdampfende Quecksilber ein und nehmen das giftige Metall über die Lungen ins Blut auf. Die eingeatmeten Quecksilberdämpfe überwiegen dabei bei Weitem die mit dem Speichel verschluckten Quecksilbermenge (80 % zu 20 %).

Doch die Liste der Atemgifte ist lang: Arsen, Asbest, Benzol, Blei, Dioxine, Feinstaub, Flammschutzmittel, Formaldehyd, Hausstaubmilben, Kleber, Lacke, Lösungsmittel, Radon und Schimmelsporen sind nur einige Beispiele gesundheitsgefährdender Schadstoffe, die über die Atemwege eindringen. Manche der genannten Toxine wie etwa Asbest hat man zwar längst verboten, sie sind aber immer noch in Umlauf. Daher sollte die Sanierung von Altbauten, in denen noch Asbest verbaut wurde, ausschließlich in Schutzkleidung und mit Atemmasken erfolgen. Speziell Asbest und Arsen sind krebserregend und können Lungenkrebs, z. B. Mesotheliome, hervorrufen. Ein weiterer Problemstoff ist Radon, ein radioaktives Zerfallsprodukt von in Erde und Gesteinen vorkommendem natürlichem Uran. Es dringt durch poröse Bodenbeläge sowie durch Risse in den Wänden und nicht zuletzt auch durch Fenster und Türen insbesondere in Souterrainräume ein. Gelangt Radon mit der Atemluft in die Lungen, dann schädigt die radioaktive Strahlung, die beim Zerfall frei wird, das Bronchial- und Lungengewebe. Neben dem Rauchen gilt Radon daher als eine der häufigsten Ursachen für Lungenkrebs und soll immerhin für mindestens 5 % aller Todesfälle durch Lungenkrebs verantwortlich sein.

Jedenfalls benötigen unsere Atemwege besonderen Schutz und spezielle Reinigung. Experten weisen in ihren Ausführungen zur Umwelttoxikologie darauf hin, dass durch Umweltschadstoffe verursachte Beschwerden am meisten die Haut und die Atemwege betreffen (Trautmann und Kleine-Tebbe 2022). So zählen etwa Asthma oder Lungenleiden wie die chronisch-obstruktive Bronchitis (COB) bis hin zu Bronchialkarzinomen zu den Atemwegserkrankungen, deren Entstehung durch Atemgifte begünstigt wird.

In der Regel reizen Luftschadstoffe wie Rauch oder Ozon zuerst die Atemwege und fördern chronische Entzündungen. In der Folge sinkt die Barrierefunktion der Atem-

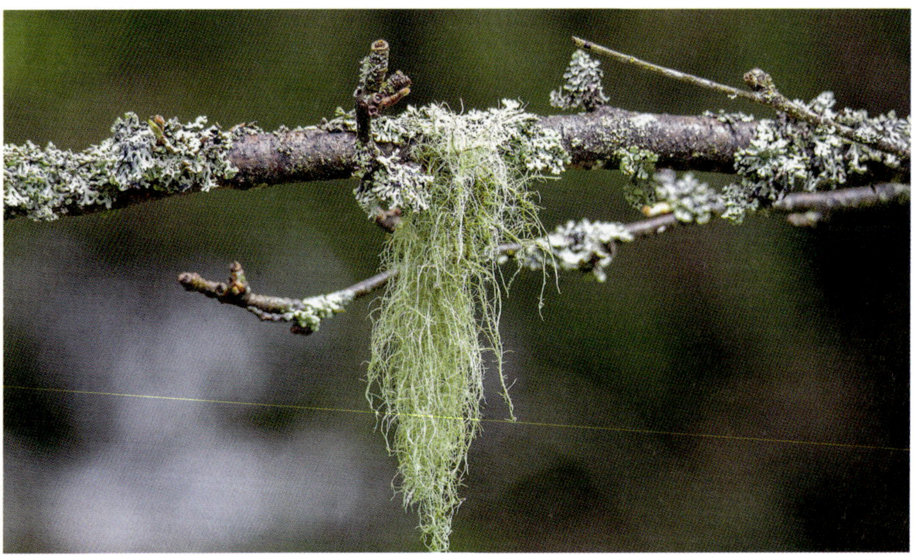

Bartflechte filtert die Bergluft und reinigt die Lungen.

wegsschleimhäute, und es steigt die Empfindlichkeit gegenüber Hausstaubmilben oder Pollen. In Städten steigert beispielsweise Feinstaub das allergene Potenzial von Pollen, weshalb eine Pollenallergie im städtischen Umfeld heftiger verläuft. Einerseits binden sich metallische Feinstäube an die Pollen und machen diese zu sogenannten Haptenen, das sind durch Schadstoffanlagerung potentere Allergene. Andererseits dringen die Feinstäube je nach Partikelgröße mehr oder weniger tief in die Bronchien ein und schädigen die Schleimhäute direkt.

In den letzten Jahren hat deswegen die Diskussion rund um den Feinstaub Fahrt aufgenommen. Besonders exponiert sind Menschen, die in der Nähe stark befahrener Straßen wohnen. Was man einatmet, kann man eindrucksvoll am Fensterbrett sehen: In Städten weisen die Fensterbretter meist schon nach ein oder zwei Tagen rabenschwarze Beläge auf. In den Lungen von Städtern finden sich daher reichlich Ablagerungen von Feinstäuben, sodass sich die Lungen bald grau einfärben. Je nachdem, wie groß die Moleküle sind, die durch Abrieb der Reifen, der Bremsbeläge und des Straßenbelags entstehen, gelangen die feinen Stäube in die Bronchien oder noch tiefer bis in die Alveolen. Durch Sport, etwa Joggen oder Fahrradfahren, neben stark befahrenen Straßen gelangen die Feinstäube nochmals tiefer in die Lungen hinein. Daher sollten Städter ihre Laufrunden lieber im Park oder im Wald drehen.

Im Außenbereich gelten inzwischen Mooswände als effektive Luftschadstoffabsorbatoren, weil sie Feinstaub und andere Schadstoffe aus der Luft herausfiltern (Pauli 2017). Speziell mit Efeu bewachsene Hecken und Wände sollen sogar Benzol aus der Luft absorbieren. Vermutlich wirken aber alle Heckenpflanzen und Bäume mehr oder weniger wie Außenluftfilter, weswegen in begrünten Städten ein gesünderes Klima herrscht als in Betonwüsten.

In Städten ist die Luft in den Innenräumen ebenfalls mit Feinstaub sowie mit giftigen Ausdünstungen von Computern, Druckern, Kopierern, Büromöbeln oder Teppichen belastet. Die Weltgesundheitsorganisation (WHO) geht davon aus, dass jährlich mehr als sechs Millionen vorzeitige Todesfälle durch toxisch belastete Luft in Innenräumen verursacht werden. Daher wird bereits viel versucht, um die Innenraumluft zu reinigen. Dazu empfehlen sich einerseits Luftreinigungsgeräte, die Feinstaub, Pollen, Rauchpartikel, Schimmelsporen oder Tierhaare filtern. Andererseits lässt sich die Raumluft durch Zimmerpflanzen verbessern. Einer Studie der University of Technology in Sydney zufolge konnte eine mit Grünpflanzen bestückte Wand in einem luftdicht verschlossenen Raum innerhalb von 8 Stunden 97 % der eingeleiteten Schadstoffe einschließlich Benzindämpfen aus der Luft herausfiltern (Matheson et al. 2023, S. 52). Als grüne Schadstofffilter gelten seit Langem Grünlilien, denen nachgesagt wird, dass sie Feinstaub, Formaldehyd und Benzol aus der Raumluft aufnehmen können.

Abgesehen von diesen speziellen Maßnahmen zur Innenluftreinigung, empfiehlt sich bei schadstoffbedingter Lungenschwäche regelmäßige Bewegung, denn das bringt die schadstoffbeladenen Sekrete in den Atemwegen in Fluss.

Außerdem ist es wiederum besonders wichtig, viel zu trinken. Wer seinen Bronchien reichlich Flüssigkeit zur Verfügung stellt, am besten in Form von lungenstärkenden Kräutertees, begünstigt die Selbstreinigung der Atemwege. Insbesondere Scharfstoffe, wie sie in Angelikawurzel, Bibernelle, Ingwer oder Meisterwurz vorkommen, regen nicht nur die Schweißsekretion, sondern auch die Schleimabsonderung an und unterstützen somit die Selbstreinigungsmechanismen unserer Atemwege. Auch saponinhaltige Arzneipflanzen, z. B. Efeublätter, verflüssigen die Sekrete, reinigen und stärken die Lungen. Vor allem Asthmatiker, aber auch alle anderen, die beruflich oder durch den Wohnort mit Luftschadstoffen konfrontiert sind, sollten also regelmäßig ihre Lungen reinigen und stärken.

REZEPT

Lungenreinigende Teemischung

Die nachfolgende Teemischung kann zur Reinigung der Bronchien beispielsweise in der Rauchentwöhnung oder nach langwierigen Infekten mit Lungenbeteiligung getrunken werden. Bei Lungenschwäche kann man damit zweimal jährlich 4 bis 6 Wochen lang kuren.

Alantwurzel	20 g
Damianablätter	40 g
Efeublätter	20 g
Ehrenpreis	30 g
Lungenkraut	50 g
Süßholzwurzel	40 g

Mischen. 2 gehäufte Teelöffel pro Tasse à 200 ml heiß überbrühen, je nach Bittertoleranz 5 bis 10 Minuten lang ziehen lassen, abseihen, bei Bedarf im trinkwarmen Zustand mit etwas echtem Bio-Imkerhonig süßen; 2 bis 3 Tassen täglich trinken.

GEGENANZEIGEN: nicht geeignet für Schwangere. Bei Bluthochdruck Süßholzwurzel und bei Reizmagen oder Reizdarm Alantwurzel weglassen.

ASBEST – DIE UNTERSCHÄTZTE ALTLAST

Asbest ist eine Mineralfaser, die vorwiegend aus Magnesiumsilikat besteht und in vielen älteren Gebäuden verbaut wurde, z. B. als Asbestzement in Fassadenplatten, als Spritzasbest in Ummantelungen oder als Asbestplatten zum Hitzeschutz hinter Öfen und Heizkörpern. Ferner wurden Asbestfasern verwendet für PVC-Bodenbeläge, Fliesenkleber, Außenwandverputze oder Spachtelmassen und vieles andere mehr. Mit dem Abrieb von Autoreifen oder Bremsbelägen gelangt Asbest in den Feinstaub.

Die Gewerkschaft Bauen-Agrar-Umwelt (IG BAU) rechnet wegen anstehender Renovierungen in den nächsten Jahren mit einer »Asbest-Welle«. Denn »von 1950 bis 1989 kamen Asbest-Baustoffe intensiv zum Einsatz«, warnt Harald Wulf von der IG BAU (Zeit Online 2023). Bei vielen alten Häusern oder Wohnungen stehen Sanierungen an, durch die Bauarbeiter, Handwerker oder Heimwerker mit dem krebserregenden Stoff in Kontakt kommen. Vor allem das Einatmen von Asbestfasern führt zur Asbestose, die seit 1936 als »Berufskrankheit mit Todesfolge« anerkannt wurde (Verbraucherzentrale 2023). Asbest gilt als Auslöser des Mesothelioms, einer Krebsart, die sich im Lungenfell abspielt und mit Pleuraergüssen einhergeht. In zwei von drei Fällen soll Asbest für diesen Lungenkrebs verantwortlich sein. Das Bundesministerium für Arbeit und Soziales veröffentlichte 2020 eine »Leitlinie für Asbesterkundung zur Vorbereitung von Arbeiten in und an älteren Gebäuden«, die vor 1993 erbaut wurden (BAuA 2020). Asbeststaub, der mit der Arbeitskleidung nach Hause getragen wird, kann sogar die Gesundheit der Angehörigen gefährden. Daher ist es bei Renovierungen geradezu lebenswichtig, die aktuellen Leitlinien zu beachten, Atemschutz sowie Schutzkleidung zu tragen und asbesthaltigen Bauschutt sachgerecht zu entsorgen.

LUNGENHEILPFLANZEN CONTRA ATEMGIFTE

PFLANZENNAME	WIRKSTOFFE UND ANWENDUNGSGEBIETE
Alant (Inula helenium)	Der Wurzelstock enthält u. a. ätherisches Öl und Bitterstoffe und wirkt antimikrobiell und schleimlösend. Gebräuchlich als Tee bei Keuchhusten und Asthma. Reinigt die Lungen von Feinstaub (Raimann 2016).
Andorn (Marrubium vulgare)	Bitterstoffe, Flavonoide, Labiatengerbstoffe und ätherisches Öl verleihen der Pflanze weitreichende Heilkräfte: Abschwellend, entzündungswidrig, schmerzlindernd, schleimlösend und verdauungsfördernd. Volksmedizinisch als Tee bei Asthma.
Bartflechte (Usnea barbata)	Im Gebirge filtern Bartflechten die Luft und nehmen auch Radioaktivität in sich auf. Flechtensäuren wirken schleimlösend und stark antibiotisch, daher volksmedizinisch bei Lungen-Tbc gebräuchlich. Abkochung, Extrakte (z. B. Usnea barbata Urtinktur) oder **Weleda Flechtenhonig** bewähren sich bei schadstoffbedingtem Asthma bronchiale, bei Staublungen oder chronisch-obstruktiver Bronchitis (COB).
Damiana (Turnera diffusa/Turnera aphrodisiaca)	Aphrodisiakum und Lungenheilpflanze der Maya. Heißt auch »Asthmabesen«, weil lungenstärkend und krampflösend. Soll die Raucherlungen vom Teer reinigen. Nikotinfreier Tabakersatz.

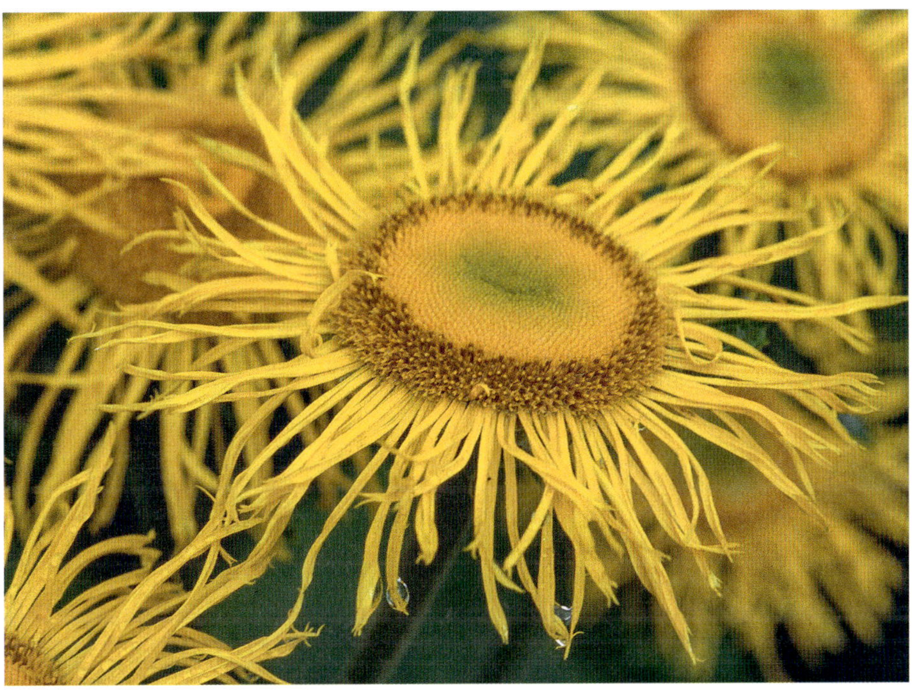

Alantblüte

PFLANZENNAME	WIRKSTOFFE UND ANWENDUNGSGEBIETE
Efeu (Hedera helix)	Triterpensaponine verflüssigen den Bronchialschleim, wirken antimikrobiell, entzündungswidrig und krampflösend auf die Bronchien. Daher gebräuchlich als Extrakt (z. B. **Ceres Hedera helix Urtinktur**) oder in Tees bei Husten, bei Altersbronchitis, COB, bei Asthma sowie bei Benzolbelastung indiziert. **Gegenanzeigen:** nicht geeignet bei Jodunverträglichkeit.
Meisterwurz (Peucedanum ostruthium/ Imperatoria ostruthium)	Ätherische Öle, Cumarine und Gerbstoffe verleihen der Wurzel den scharfen Geschmack und die lungenreinigende Wirkung. Von Paracelsus zur Pestprophylaxe gebraucht. Heute zur Abwehrsteigerung bei Virusinfekten sowie zur Stärkung von Lungen und Dickdarm (z. B. **Ceres Imperatoria ostruthium Urtinktur**). Schwermetallentgiftungspflanze. **Gegenanzeigen:** nicht bei Reizdarm!
Süßholz (Glycyrrhiza glabra)	Triterpensaponine verleihen der »Lakritzwurzel« beachtliche antimikrobielle und antivirale Kräfte (z. B. Influenza, Corona-Infektion). Aufgrund einer Enzymblockade werden Abbau und Ausscheidung von Cortisol und Cortison gehemmt. Süßholzwurzel verflüssigt das Bronchialsekret, lindert zuverlässig den Hustenreiz, wirkt leber- und schleimhautschützend. Tee oder Extrakte eignen sich bei Asthma, Reizhusten, Staublunge etc. **Gegenanzeigen:** keine Dauereinnahme! Nicht geeignet bei Bluthochdruck.
Vogelknöterich (Polygonum aviculare)	Trittfeste und umweltresistente Ruderalpflanze mit potentem Wirkstoffgemisch (Kieselsäure, Flavonoide, Gerb- und Schleimstoffe sowie Aviculin). Wirkt schleimlösend und entzündungswidrig bei chronischen Lungenleiden aller Art.

Die wichtigsten Entgiftungskräuter von A bis Z

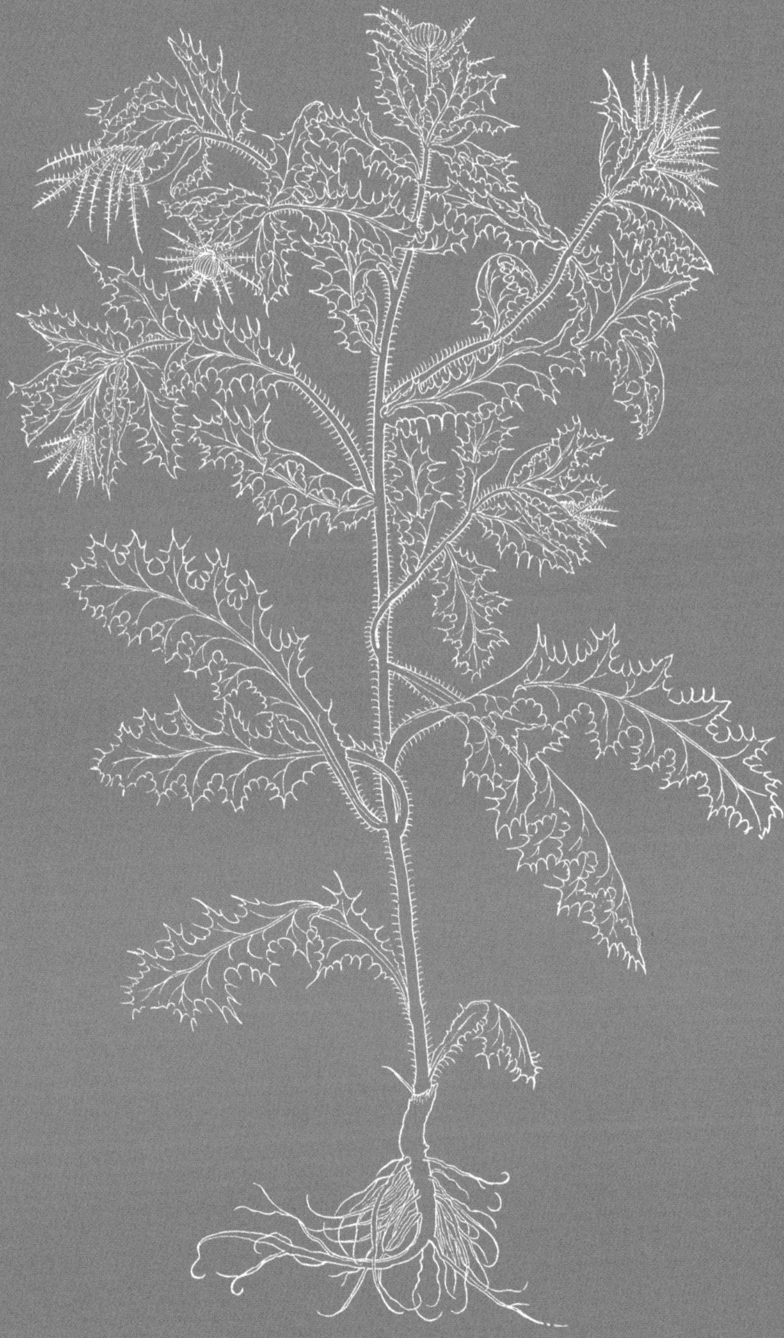

Angelikawurz/Erzengelwurz
(Angelica archangelica)

»Aus täglicher Erfahrung haben wir erlehrnt / daß die Angelickwurtz eine sonderliche Eigenschafft hat alles Gifft auszutreiben (...).«

— TABERNAEMONTANUS 1731, SEITE 232

Einer der vielen Volksnamen der Angelikawurz lautet »Giftwurz« (Marzell 1972, S. 374), denn sie war einst Bestandteil von Entgiftungstränken der Bergarbeiter. Die Rede ist von der Erzengelwurz, die der Volksmund auch »Angelikawurz« nennt.

Ihre aromatischen Bitterstoffe bringen alle Verdauungssäfte ins Fließen, stärken den Magen und reinigen den Darm, weshalb sie eine der wichtigsten Zutaten vieler Klosterschnäpse und Magenbitter ist. Ähnlich wie die Meisterwurz regt die Angelikawurzel die Verdauung und den Stoffwechsel an, treibt den Harn und den Schweiß und leitet Schwermetalle aus. Doch die Meisterwurz eignet sich mehr für die Männer und die Angelikawurz mehr für die Frauen, da sie auch über hormonähnliche Kräfte verfügt. Angelika wirkt nämlich mild östrogenähnlich und kann die Gebärmutterschleimhaut aufbauen (z. B. **Ceres Engelwurz Frischpflanzen-Extrakt**), was bei Kinderwunsch oder bei vorzeitig versiegender Blutung im Wechsel oder beispielsweise beim PCO-Syndrom hilfreich sein kann.

Angelica archangelica, der Erzengel unter den Heilpflanzen, eignet sich besonders für diejenigen, denen es an innerem Licht, an Abgrenzung und Erdung mangelt. Sie vermittelt Lebenswärme und spendet Lebenskraft. Angelikawurzel empfiehlt sich außerdem als Kraftspenderin bei Umwelterkrankungen wie etwa der multiplen Chemikaliensensitivität (MCS) oder beim Chronischen Fatigue Syndrom (CFS). Als kreislaufanregende und nervenstärkende Lebenselixiere erweisen sich in solchen Fällen der **Balsamische Melissengeist** von Weleda oder auch die **Bitteren Schwedentropfen** nach Maria Treben.

Zubereitungen aus der Wurzel, z. B. der Tee, die Tinktur oder der **Ceres Engelwurz Frischpflanzen-Extrakt,** befeuern den Stoffwechsel, erwärmen den unteren Menschen, regen die Verdauung an und empfehlen sich als pflanzliches Begleitmittel zur Schwermetallausleitung. Der Geruch der Wurzel oder der Urtinktur ist warm-würzig und sollte wie auch der leicht scharfe Geschmack und die erwärmende Wirkung gemocht werden. Als Räucherstoffe reinigen und durchlichten die Samen die Raumatmosphäre.

GEGENANZEIGEN: nicht geeignet für Kinder, Schwangere, Stillende und lichtempfindliche Personen.

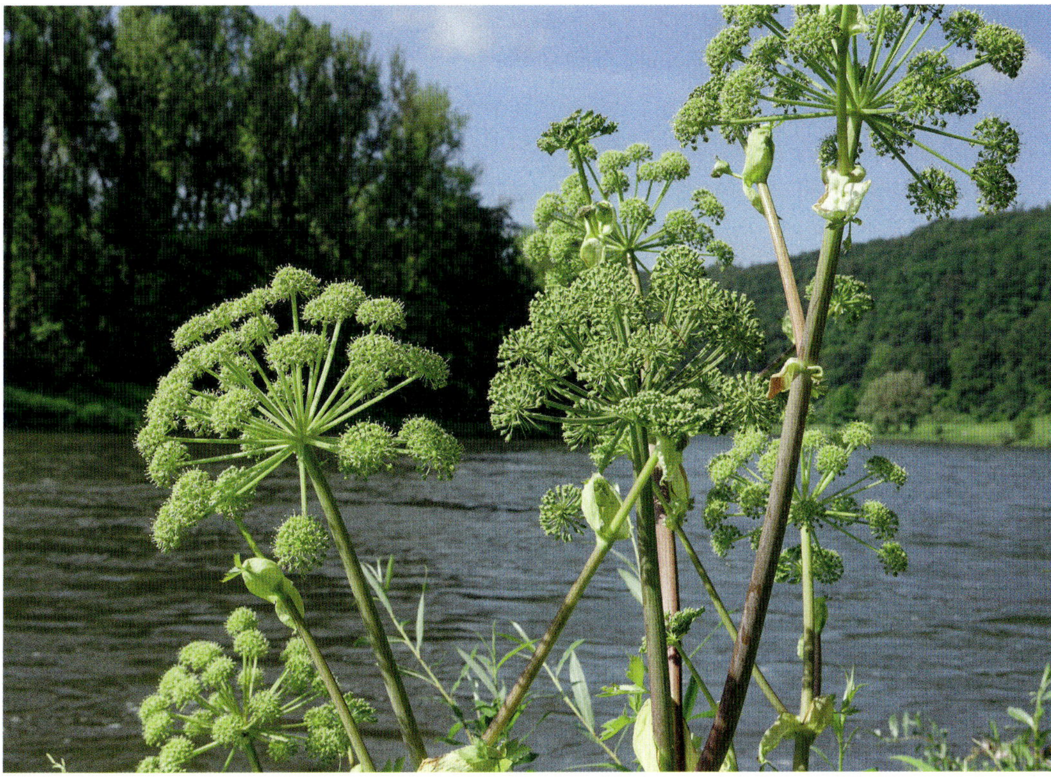

Erzengelwurz, Angelica archangelica, bewährt sich u. a. in der Schwermetallausleitung.

REZEPT

Historisches Entgiftungsrezept nach Hieronymus Tragus

(zitiert nach Tabernaemontanus 1731, Seite 236 C/D/E)

»Nimm der ausgedörten Engelwurtzel / 6 Loth / weiß Bibernellwurtzel / dritthalb Loth / Cardobenediktenkraut / 2. Loth / Tormentillwurtzel / Meisterwurtzel / jedes anderthalb Loth / weiß Diptamwurtzel / 5. Quintlein / S. Johannskraut die obersten Gipffel davon / Wacholderbeeren ein wenig gequetschet / Betonienkraut / Zitwanwurtz / jedes 1. Loth / Pestilenzwurtzel / Eisenkraut / Kalmuswurtzel / Galgenwurtz / Weinrauten / Ochsenzungenblümlein / Borragenblümlein / jedes ein halbes Loth.

Alle Wurtzeln soll man zerschneiden und groblecht stossen / die Kräuter aber allein zerschneiden / und die Blumen darnach gantz mit allen obgemeldten Stücken vermischen / darnach mit Haselen- oder Hanbüchen-Spähnen in ein vier und zwantzig mäßiges Fäßlein einmachen / mit gutem Most zufüllen und verjähren lassen. Über sechs Monat den Wein ablassen / die Spähne und die Species hinwerffen / und den Wein über Jahr behalten und verwahren / wie anfangs von dem ersten ist gelehrt worden.

Wer solchen Wein täglich im Brauch hat / und zu beyden Jmbsen im Anfang ein Becherlein voll darvon trincket / der wird nicht allein vor der Pestilentz verwahret / sondern es schadet ihm auch kein Gifft / oder ungesunde Speisen (...).

So auch einer Argwohn hätte / daß ihm mit Gifft vergeben worden wäre / der soll diesen Wein ein gantz Jahr lang trincken / so wird ihm das Gifft nicht schaden mögen. Es löset auch auf alle innerliche Verstopffung / treibet den Harn / reiniget die Nieren und Blasen / säubert das unrein melancholisch Geblüt / (...)«

ANMERKUNG: Weil einige der in diesem historischen Entgiftungsrezept aufgeführten Kräuter heute nicht mehr gebräuchlich sind, empfiehlt sich die Anwendung einer verschlankten Rezeptur, in der ein halbes Dutzend der wesentlichen Entgiftungspflanzen enthalten sind:

Angelikawurzel	40 g
Bibernellwurzel	20 g
Kardobenediktenkraut	20 g
Tormentillwurzel	40 g
Wacholderbeeren	10 g
Meisterwurz	20 g
Johanniskraut	50 g

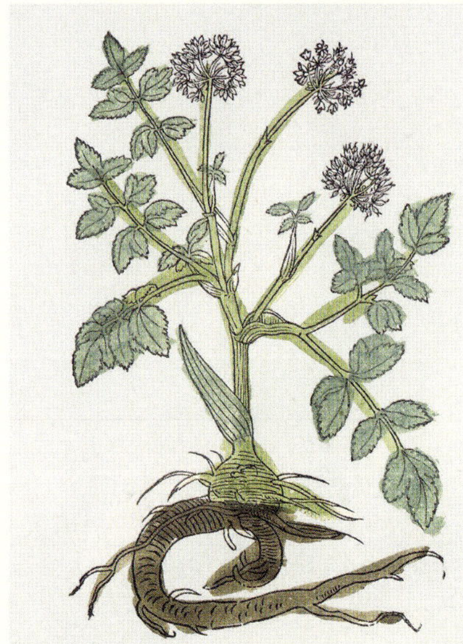

Angelikawurzel

Etwa 50 g der Mischung in zirka 500 ml Weißwein kurz aufkochen und zugedeckt noch etwa 15 bis 20 Minuten ziehen lassen, dann abseihen, 1 oder 2 Esslöffel Bio-Imkerhonig unterrühren und in die gesäuberte Weinflasche oder in eine Braunflasche umfüllen; kühl aufbewahren.

Je nach Bedarf und Reaktion einmal oder mehrmals täglich ein halbes oder ganzes Likörgläschen pur oder mit Wasser verdünnt trinken.

Bärlauch

(Allium ursinum)

»In unserem gottgesegneten Bergland gedeiht wild und in Masse ein herrliches blutreinigendes Kraut, der Bärlauch (...). Er reinigt den ganzen Leib, treibt kranke, verhockte Stoffe aus, macht gesundes Blut und vertreibt und tötet giftige Stoffe.« — KÜNZLE 1935, SEITE 5

Wenn im März die ersten Bärlauchblätter austreiben, dann läuft so manchem Kräutermenschen das Wasser im Mund zusammen. Das in Laubmischwäldern und Parkanlagen inzwischen weit verbreitete Frühlingskraut kann man zu köstlichem Pesto verarbeiten, das sich als Brotaufstrich oder als Soße für Nudelgerichte eignet und sich mit vielen weiteren Speisen kombinieren lässt.

Doch was die wenigsten wissen und dementsprechend auch nicht beachten, ist, dass der Bärlauch zu den mobilisierenden Heil- und Nahrungspflanzen zählt. Mit einem recht hohen Schwefelgehalt von bis zu 7,8 mg Schwefel pro 100 g Trockensubstanz (Bühring 2009) könnte man ihn »das pflanzliche DMPS« nennen. Als pflanzliche Schwefelquelle trägt Bärlauch zur Synthese und

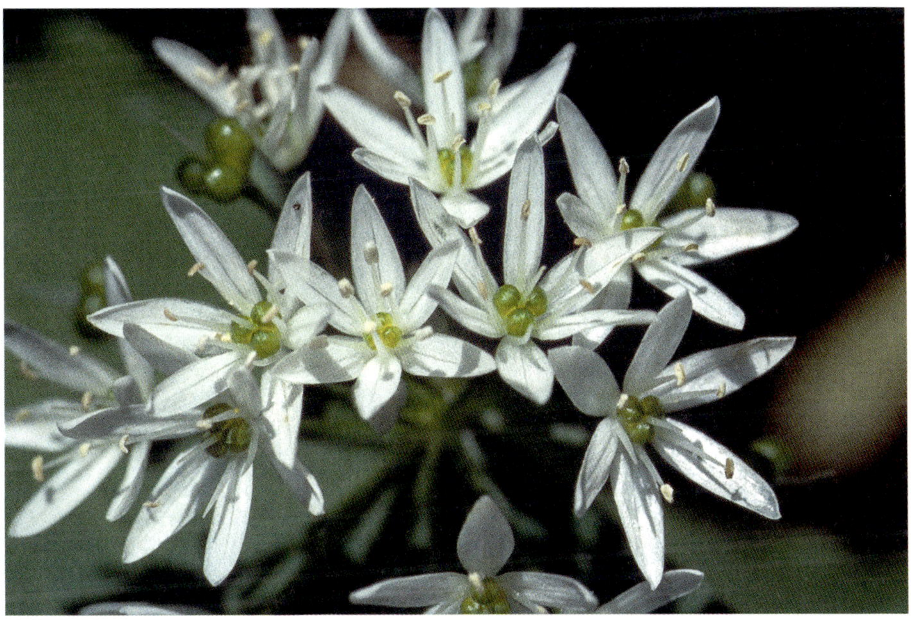

Bärlauchblüte

Aktivierung von Entgiftungsenzymen wie Glutathion-Peroxidase bei. Weil Bärlauch aber vor allem Schwermetalle aus den Depots mobilisiert, können durch den Genuss von Bärlauchpesto oder Bärlauchsuppe Allergien angetriggert oder vergiftungsbedingte Beschwerden wie etwa Migräne verstärkt werden. Daher empfiehlt es sich, während der Bärlauchzeit möglichst viel zu trinken, um die gelösten Toxine auszuschwemmen. Außerdem sollte der Entgiftungsprozess nötigenfalls auch mit Leber-, Nieren- und Lymphheilmitteln ergänzt werden.

Wer jedoch gesunde Entgiftungsorgane hat, also eine starke Leber und funktionstüchtige Nieren, der kann mit dem Bärlauch eine tiefgreifende Blutreinigung erreichen, auch in Form von Nahrungsergänzungsmitteln (z. B. **Bärlau Extrakt Kapseln** von Nestmann).

Besonders eignet sich der Bärlauch für Wildkräuterliebhaber und -köche, die ihre Heil- und Nahrungspflanzen gerne selbst sammeln und den intensiv knoblauchartigen Geschmack zu schätzen wissen.

GEGENANZEIGEN: nicht geeignet bei Bärlauchallergie sowie Neigung zu Niederblutdruck, in der Schwangerschaft und Stillzeit.

REZEPT

Bärlauchsuppe

Der Arzt und Alchimist Paracelsus empfahl seinerzeit, mit Suppen zu entgiften. Eine der Suppen mit großem Entgiftungspotenzial ist die Bärlauchsuppe, mit der man einmal jährlich 10 bis 14 Tage lang Schwermetalle mobilisieren kann. Trinkt man dabei genug und hat man eine gesunde Leber sowie funktionstüchtige Nieren, werden die gelösten Schadstoffe mit dem Harn und Stuhl ausgeschieden. Im Zweifelsfall sollte man während dieser Bärlauchkur zumindest giftbindende Substanzen wie etwa Chlorella oder Medizinalkohle zuführen (→ Seite 84).

Pro Person mindestens 1 Handvoll junge Bärlauchblätter sorgfältig verlesen, waschen, gründlich abtrocknen und fein zerschneiden.

1 Zwiebel schälen, klein schneiden und in 2 bis 3 Esslöffeln Butter anbräunen; das Ganze eventuell karamellisieren, indem man 1 Teelöffel Vollrohrzucker beimengt.

Dann die glasig gebratene Zwiebel kurz vom Herd nehmen, um eine Einbrenne herzustellen. Dazu 2 Esslöffel Bio-Dinkelmehl unterrühren und das Ganze schließlich mit Gemüsebrühe (pro Person ¼ Liter) unter ständigem Umrühren ablöschen.

Sobald die Gemüsebrühe kocht, den zerkleinerten Bärlauch dazugeben und – je nach Zartheit der jungen Blätter – etwa 4 bis 5 Minuten mitköcheln lassen.

Nun den Bärlauch mit dem Zauberstab fein pürieren und die Suppe mit Kräutersalz, Pfeffer und Sahne oder Crème fraîche abschmecken. Dazu reicht man am besten Gierschsemmeln (→ Seite 55) oder Vollkornbrot mit Bärlauchbutter.

Beifuß

(Artemisia vulgaris)

»Das Kraut in Wasser oder Wein gesotten und eine Tasse morgens und abends mit Honig getrunken, führt die Galle und weißen Schleim durch den Stuhlgang ab und reinigt Lungen, Leber, Milz, Nieren (...).«

— MAGNUS 1871, SEITE 10

Der Beifuß öffnet (fast) alle Entgiftungswege unseres Körpers, denn er treibt den Harn und den Schweiß, verbessert die Fettverdauung, weshalb er als Gänsebratengewürz gebräuchlich ist, und regt zudem noch den Blutfluss der Frauen an. Daher ist der Beifuß für alle, die ihn mögen und vertragen, eine Art Türöffner, damit der »Tiger« als Stellvertreter für die krank machenden Giftstoffe unseren Körper verlassen kann. Vermutlich werden Beifußarten eben wegen der öffnenden und blutreinigenden Eigenschaften seit Urzeiten von Heilern und Schamanen weltweit zum Austreiben von Krankheitsgeistern als Moxakraut wie auch als Räucherstoff gebraucht.

Wegen seiner blutflussanregenden Wirkung eignet sich Beifuß als Tee oder Urtinktur besonders für Frauen mit Neigung zu eher spärlicher Regelblutung, die kaum schwitzen oder deren Schweiß unangenehm riecht. Wenn solche Menschen zudem noch wenig trinken und wenig Harn lassen, dann können sie auch nicht optimal entgiften. Beifuß bringt einfach alles ins Fließen, er treibt den Harn sowie den Schweiß wie kaum ein anderes Kraut, sodass manche Leute sich während einer Beifußkur selbst nicht mehr riechen mögen. Außerdem regt Beifuß als Gewürz und Bitterpflanze die Sekretion des enzymhaltigen Bauchspeichelsekrets an, wodurch sich die gesamte Verdauungsleistung verbessert. Ähnlich wie der nah verwandte Einjährige Beifuß (Artemisia annua) soll auch der Gemeine Beifuß die Bauchspeicheldrüsenfunktion stärken und bei Altersdiabetes den Stoffwechsel verbessern.

Nicht zuletzt aktiviert das Kraut noch die Hirnanhangsdrüse und die Nebennieren, weshalb sich Beifuß auch bei chronischen Erschöpfungszuständen bewährt hat, wenn diese nicht gerade auf einen massiven Eisenmangel oder auf eine Schilddrüsenunterfunktion zurückgehen. Beifuß gehört nämlich zu den Adaptogenen, das sind Arzneipflanzen, die uns in Stressphasen neue Lebenskraft spenden können. Weil der Beifuß die Nebennieren aktiviert (Réquéna 1983–1985) und vermutlich sogar die Cortisolausschüttung steigert, kann er bei Erschöpfungszuständen nach Virusinfekten (z. B. nach Corona- oder Influenza-Infektionen) oder auch beim Burn-out zum Einsatz kommen. Nach dem Absetzen der Antibabypille bringt Beifuß den Zyklus wieder in Gang (z. B. **Ceres Beifuss Frischpflanzen-Extrakt**).

Beifuß eignet sich besonders für erschöpfte Frauen, die sich über den Schweiß und das Menstrualblut reinigen wollen. Natürlich dürfen erschöpfte Männer den Bei-

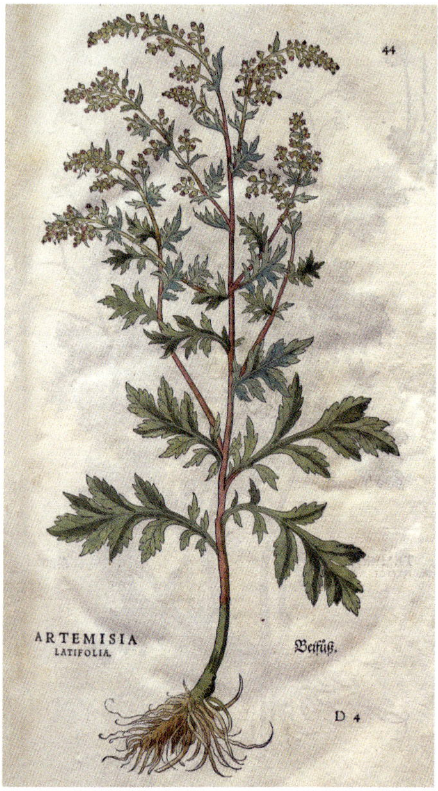

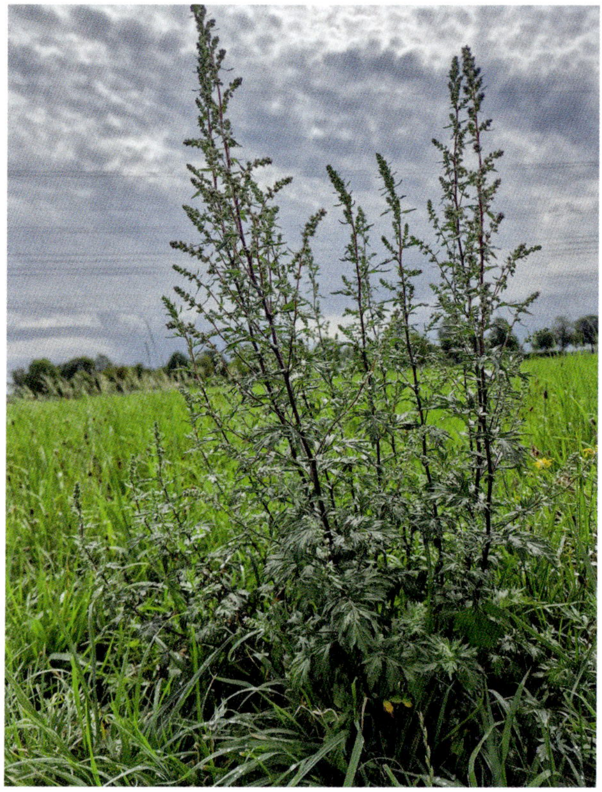

Beifuß

fuß ebenfalls gebrauchen. Ein Symptom, das Entgiftungsbedarf mit Beifuß anzeigt, ist die Neigung zu muffig riechendem und gelb färbendem Schweiß.

Beifuß, kurz vor Beginn der Blüte geerntet und zu Räucherbüscheln gebunden, eignet sich auch zur Reinigung der Raumatmosphäre.

REZEPT

Beifußteekur zum Entgiften über den Schweiß

Der Beifuß leitet Giftstoffe vor allem über den Harn und Schweiß ab, weshalb man sich während einer Teekur oftmals selbst nicht mehr riechen mag. Daher endet diese Kur eigentlich erst, wenn der Schweiß nicht mehr unangenehm riecht.

2 Teelöffel getrocknetes und fein zerschnittenes Beifußkraut (oder die doppelte Menge frisches Kraut) pro Tasse à 200 ml heiß überbrühen, mindestens 5 bis 6 Minuten ziehen lassen und bei Bedarf im trinkwarmen Zustand mit etwas echtem Bio-Imkerhonig süßen.

Mindestens 10 bis 14 Tage lang 2 bis 3 Tassen Beifußtee täglich möglichst heiß trinken.

GEGENANZEIGEN: nicht geeignet für Schwangere oder bei bekannter Korbblütlerallergie.

Birke

(Betula pendula/Betula alba)

»Nach der Auffindung nicht unerheblicher Mengen von Saponinsubstanzen in den Birkenblättern durch Kroeber (1924) dürfte an eine starke Beteiligung dieser an der Diurese und der Anregung der Schweißdrüsentätigkeit zu denken sein, so daß der alte volkstümliche Gebrauch der Birkenblätter bei Nieren- und Blasenleiden sowie als ›Blutreinigungsmittel‹ auch im Lichte neuzeitlicher pharmakologischer Betrachtungsweise keineswegs der Berechtigung entbehrt.«

— KROEBER 1937, BD. 1, SEITE 79

Vor allem im östlichen Europa bis hin nach Sibirien erfreut sich die Birke als Heilbaum seit jeher großer Beliebtheit. Zubereitungen aus den Blättern gelten weithin als probates pflanzliches Blutreinigungs- und Nierenstärkungsmittel.

Die Heilwirkung geht auf ein potentes Wirkstoffgemisch zurück, bestehend aus Flavonoiden, Polyphenolen, Vitaminen, Mineralstoffen und ätherischen Ölen. Zubereitungen aus Birkenblättern wie etwa Tee, Heilwein, Elixiere (z. B. **Wala Nierentonikum Sirup**) oder die Urtinktur (z. B. **Ceres Betula Urtinktur**) steigern auf sanfte Weise die Nierendurchblutung, treiben den Harn und fördern die Ausscheidung von Chloriden, Harnstoff und Natrium (Blaschek 2016, S. 125 ff.).

Egal ob Frühjahrsmüdigkeit, Hautausschläge oder Rheuma, die jungen Blätter eignen sich bestens, um zusammen mit den Stoffwechselgiften die Winterstarre auszutreiben. Doch die Birke leistet noch weit mehr: Hauptsächlich dient sie der Anregung der Nierentätigkeit und eignet sich folglich zur Unterstützung aller Entgiftungs- und Ausleitungsverfahren. Insbesondere verfügen die Blätter über saluretische Kräfte; d. h., sie regen die Ausscheidung von Salz an, und das Salz nimmt wiederum Problemstoffe wie etwa Jod mit. Daher profitieren jodempfindliche Personen wie etwa Basedow-Patienten von der Birke. Mit ihr lassen sich jodhaltige Kontrastmittel ausleiten. Weil Birkenblattextrakte auch die Harnstoffausscheidung verbessern, können sie sogar bei chronischen Nierenleiden bis hin zu beginnender Niereninsuffizienz zum Einsatz kommen.

Nicht zuletzt sprechen Naturheilärzte der Birke verjüngende Heileigenschaften zu (Wilkens und Meyer 2022). Die Birke gilt in der anthroposophischen Medizin nämlich als Gegenmittel für das Saturnmetall Blei, dessen Leitsymptome vorzeitige Alterung und Arteriosklerose sind. Eine Nierenschwäche zeigt sich nicht selten durch frühzeitiges Ergrauen. Die Kopfbehaarung untersteht in der Traditionellen Chinesischen Medizin den Nieren, und nach Schicksalsereignissen, die einem an die Nieren gehen, kann es im Extremfall über Nacht zum Ergrauen kommen. Als Heilbaum stärkt die Birke die Nieren, die mit dem Alterungspro-

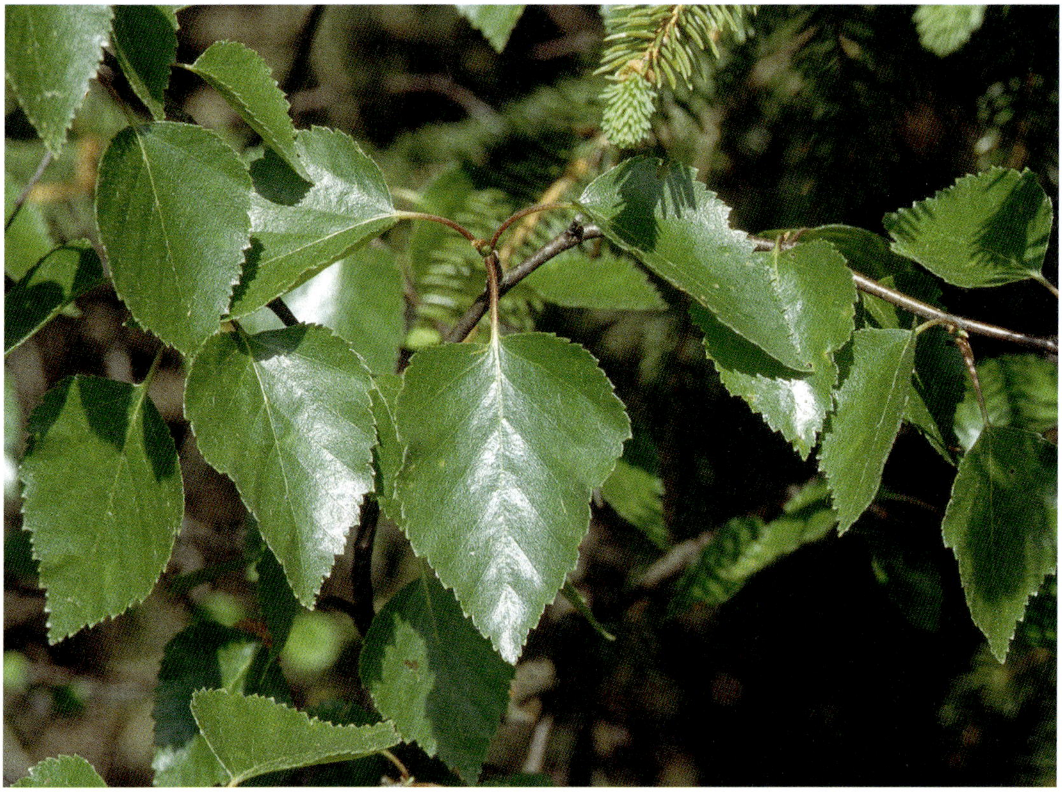

Birkenblätter regen nicht nur die Nieren an, sondern sie entgiften möglicherweise sogar Mikroplastik.

zess auch deswegen in Verbindung stehen, weil das paarige Organ – zusammen mit der Schilddrüse – wie eine Art Waage in seelischen oder körperlichen Stressphasen das Gleichgewicht aufrechterhält und den »Stress verwaltet«.

Darüber hinaus wird die Birkenrinde in der anthroposophischen Medizin gegen Alterungserscheinungen wie Arteriosklerose eingesetzt (z. B. **Arnica/Betula comp. Mischung** von Weleda). Speziell das aus der Birkenrinde gewonnene Betulin findet sogar in der Krebsbegleitbehandlung Anwendung, weil es antioxidativ und tumorwachstumshemmend wirkt. Am meisten Betulin findet sich in Chaga, einem Pilz, der am Birkenstamm wächst und den krebsfeindlichen Wirkstoff anreichert.

Nicht zuletzt hilft die Birke sogar, Antibiotika einzusparen: Ähnlich wie die aus der Birkenrinde gewonnene D-Mannose können auch Birkenblätterextrakte die Vermehrung von Colibakterien in den ableitenden Harnwegen hemmen (Wojnicz et al. 2012). Daher empfiehlt sich D-Mannose (z. B. **D-Mannose Kapseln** von Zein Pharma) in der Behandlung und Prophylaxe von bakteriellen Blasenentzündungen, und sie senkt die Rückfallquote nach Antibiotikagabe.

Natürlich darf sich bei Bedarf jeder Mensch die blutreinigenden, nierenstärkenden und verjüngenden Heileigenschaften der Birke zunutze machen. Aber der Menschentyp, zu dem die Birke besonders gut passt, ist eher hellhäutig, schlank, feinsinnig und kulturell interessiert. Es sind menschliche Lichtgestalten, also hell strahlende Persönlichkeiten, die in der Birke ihren Heilbaum finden. Die »verjugendlichenden« Kräfte der Birke sollten aber auch alle Menschen spätestens ab dem 50. Lebensjahr regelmäßig in Frühjahrskuren nutzen.

Teemischung zur Anregung der Nieren

Birkenblätter	40 g	2 gehäufte Teelöffel der Mischung pro Tasse à 200 ml heiß überbrühen, mindestens 8 bis 10 Minuten ziehen lassen, abseihen; 2 bis 3 Tassen täglich ungesüßt trinken. Dieser Tee kann beispielsweise zur Anregung der Ausscheidung von Quecksilber oder Jod über die Nieren im Rahmen einer Entgiftungskur getrunken werden.
Goldrutenkraut	30 g	
Liebstockwurzel	30 g	
Löwenzahnwurzel	30 g	
Schafgarbenkraut	20 g	

Kräutertee zur Ausleitung von Blei

Birkenblätter	40 g	2 gehäufte Teelöffel der Mischung pro Tasse à 200 ml heiß überbrühen, 5 bis 8 Minuten ziehen lassen; zirka 6 Wochen lang täglich 3 bis 4 Tassen trinken.
Gundelrebenkraut	30 g	
Walnussblätter	30 g	
Wegwartenwurzel	40 g	
Wermutkraut	10 g	

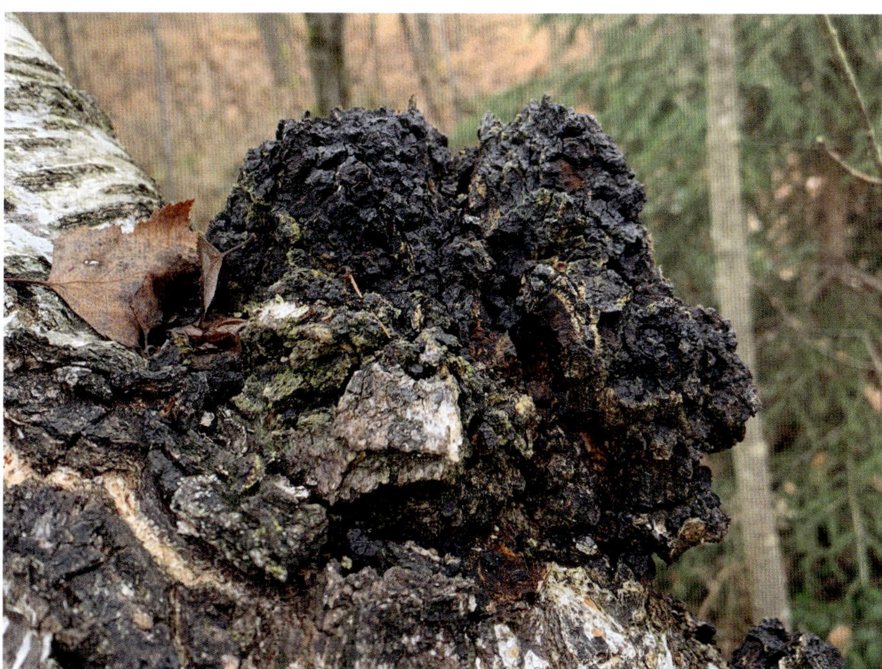

Der auf Birken schmarotzende Chaga-Pilz reichert besonders viel antioxidatives und krebsfeindliches Betulin an.

Blutwurz/Tormentill

(Potentilla tormentilla/Potentilla erecta)

»Als Gurgelwasser wird es bei Entzündungen im Bereich der Mund- und Rachenhöhle, wie Gingivitis, Stomatitis hämorrhagica, Hg-Stomatitis, Skorbut und Angina gelobt.«

— MADAUS 1938/1989, BD. 11, SEITE 2719

Die Blutwurz oder Tormentill gehört bis heute zu den beliebtesten Arzneipflanzen der Volksmedizin. Mehr als 20 % Gerbstoffe verleihen der Wurzel weitreichende Heilkräfte. Aufgrund ihrer Gerbstoffe vermag die Wurzel beispielsweise Schleimhäute abzudichten, sodass krank machende Bakterien, Pilze, Viren oder auch Giftstoffe nicht in tiefere Schichten eindringen können. Dies ist etwa von Nutzen, wenn man zu Beginn einer Halsentzündung mit verdünnten Extrakten gurgelt oder mehrmals täglich ein Mundspray mit Tormentillextrakt in den Rachen sprüht (z. B. **Repha OS Mundspray**). Die Blutwurzgerbstoffe gerben die Bakterien quasi und inaktivieren sie auf diese Weise.

Bei Durchfallerkrankungen, egal, ob es sich um einen Reisedurchfall oder um ein chronisches Durchfallleiden wie etwa Colitis ulcerosa handelt, dichtet der Tee die Darmschleimhaut ab und hemmt das Wachstum vieler Krankheitserreger. Für Darmpilze sind Gerbstoffe pures Gift, aber auch bei Virusinfektionen mit Darmbeteiligung (z. B. Coxsackie-Virusgrippe) wirkt die Tormentillwurzel, als Tee, Pulver oder Extrakt zugeführt, heilsam und bewirkt ein rascheres Abklingen der Durchfälle.

Die giftbindenden Heileigenschaften der Blutwurzgerbstoffe, auch »Tormentillrot« genannt, erstrecken sich jedoch ebenso auf Metalle wie etwa Quecksilber. Denn sie bilden mit Metallen unlösliche Komplexe, sodass diese wiederum nicht in tiefere Gewebeschichten vordringen können. Daher empfiehlt sich die Mundspülung mit einer Wurzelabkochung oder mit verdünnten Tormentillextrakten (z. B. **Potentilla erecta Tinktur** von der Augsburger Hofapotheke St. Afra [Bezugsquellen → Seite 303]) direkt nach dem Herausbohren von Amalgamfüllungen sowie bei quecksilberbedingter Zahnfleischentzündung und Parodontose. Der Mediziner und Hersteller von Naturheilmitteln Gerhard Madaus (1890–1942) empfahl das Gurgeln mit Tormentill bei durch Quecksilber hervorgerufenen Entzündungen im Mundraum (Hg-Stomatitis, s. o.). Erfahrungsgemäß ist Quecksilber nämlich eine Art Zeitbombe und kann noch Jahrzehnte nach einer Zahnsanierung Entzündungen hervorrufen. Auch bei den Zahnfleischproblemen derjenigen, die noch Amalgamfüllungen haben, empfiehlt es sich, mindestens zweimal täglich mit Tormentilltee oder mit verdünntem Tormentillextrakt zu gurgeln und den Mundraum zu spülen. Dadurch lässt sich nämlich das freigesetzte Quecksilber im Speichel binden.

Nicht zuletzt lassen sich mit der Blutwurz in vielen Fällen sogar Cortisoncremes ersetzen, denn die Gerbstoffe dichten auch die Haut ab und lindern Juckreiz bei Neurodermitis wie auch bei Dammekzemen.

Tormentill eignet sich besonders für Menschen, deren Darmwandbarriere infolge einer chronischen Quecksilberbelastung gestört ist und die zu Durchfällen und/oder Blutverlusten neigen und mit Zahnfleischentzündungen kämpfen.

GEGENANZEIGEN: Die gerbstoffreiche Tormentill eignet sich wegen der stopfenden Eigenschaften nicht zur Einnahme bei chronischer Stuhlverstopfung.

PRAXISTIPP

TORMENTILL STATT CORTISON

Wer unter juckenden Hautkrankheiten wie etwa Neurodermitis leidet und Cortisoncremes für die Haut einsparen möchte, kann es auch mit der **Akutcreme Potentilla** von Dr. Hauschka versuchen. Die Creme ist erhältlich in Apotheken, in Reformhäusern und in manchen Bioläden.

Bei Bedarf mehrmals täglich zur Reizlinderung auf die betroffenen Hautpartien auftragen. Die Creme lindert den Juckreiz, dichtet die Haut ab, sodass keine bakterielle Infektion hinzukommt, und lässt den Entzündungsschub rascher abklingen. Die Creme eignet sich jedoch eher für kleinere Entzündungsherde.

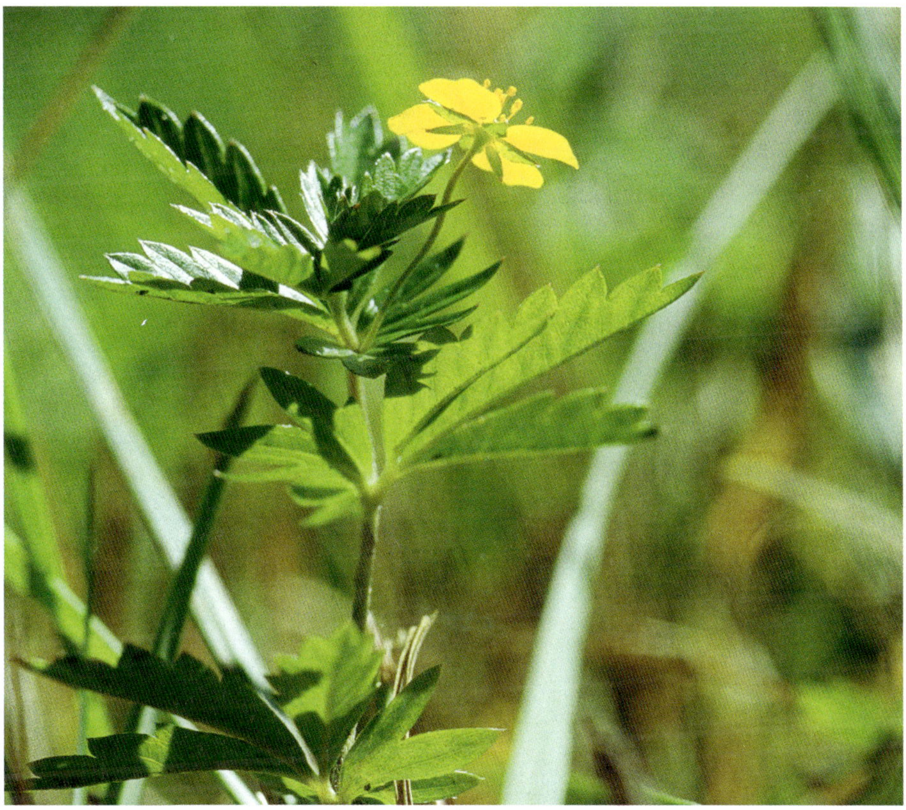

Blutwurz/Tormentill

REZEPT

Tormentilltinktur selbst gemacht

Bei quecksilberbedingten Entzündungen im Mundraum, aber auch bei Zahnfleischentzündungen, Zahntaschenvereiterung oder bei beginnender Angina ist das Gurgeln mit Tormentilltinktur hilfreich, denn sie hemmt das Wachstum von Bakterien, dichtet die Mundschleimhaut ab und bindet im Speichel gelöste Schwermetalle.

Zuerst stellt man ein Alkohol-Wasser-Gemisch als Auszugsmittel her, indem man in einem Messbecher 150 ml unvergällten 96%igen Trinkalkohol mit 100 ml Wasser (z. B. Quellwasser) mischt.

Dann gibt man 50 g Tormentillwurzel, geschnitten oder pulverisiert, in ein sauberes Schraubglas mit zirka 300 ml Fassungsvermögen und übergießt das Ganze mit dem Alkohol-Wasser-Gemisch.

Das Schraubglas gut verschlossen an einen warmen Platz stellen, z. B. ein sonniges Küchenfenster, und einmal täglich kräftig schütteln.

Nach mindestens 40 Tagen kann die Tinktur durch ein Sieb abgefiltert und in eine Braunflasche umgefüllt werden.

Zum Gurgeln oder Mundspülen eignet sich die 1 zu 5 bis 1 zu 10 verdünnte Tinktur, d. h. 1 Teelöffel Tinktur mit 5 bis 10 Teelöffeln Wasser vermischt.

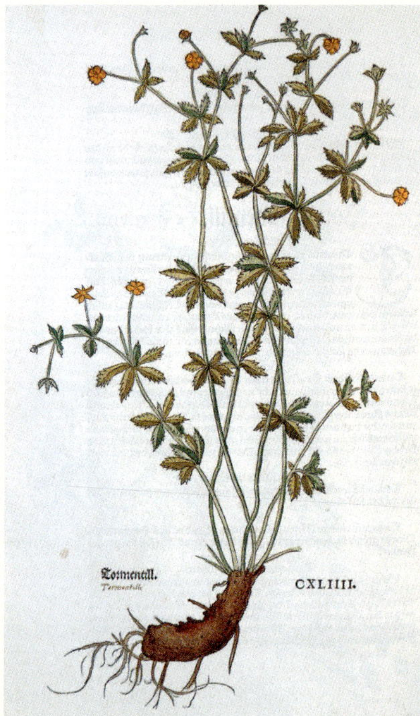

Tormentill aus dem Kräuterbuch des Leonhard Fuchs, 1543

Brennnessel
(Urtica dioica)

»Bei keiner anderen Pflanze ist der alte Begriff ›Blutreinigung‹ derart zutreffend wie bei der Brennnessel.«

— KALBERMATTEN 2011, SEITE 69

Volksmediziner schätzen die Brennnessel seit Langem als eisenhaltige Heilpflanze sowie als Wildgemüse und nicht zuletzt auch als eine der wichtigsten Blutreinigungspflanzen. Das Blut reinigt sie vor allem durch ihre harntreibende Wirkung. Insbesondere steigern Brennnesselblättertee, Frischpflanzenpresssäfte oder alkoholische Extrakte (z. B. **Ceres Urtica dioica Urtinktur**) die Ausscheidung von Harnsäure. Daher kommen Zubereitungen aus den Blättern bei Gicht oder auch bei chroni-

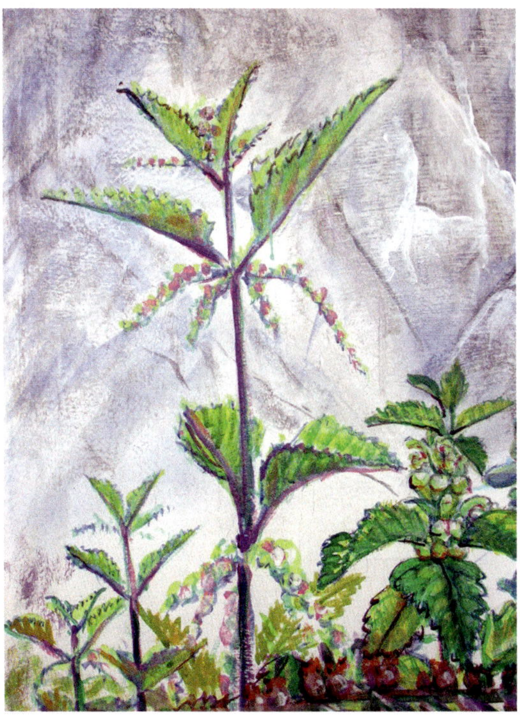

Brennnessel, Aquarell von Fred Weidmann (1938–2023)

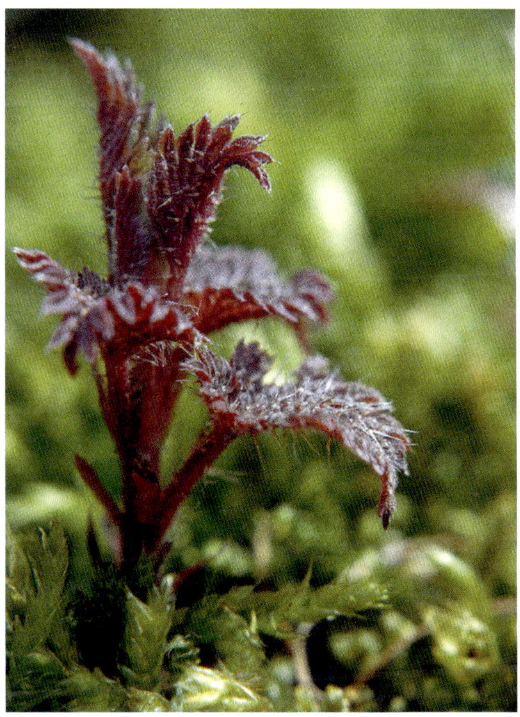

Brennnesseltrieb

schen Gelenkentzündungen wie etwa bei rheumatoider Arthritis zur Anwendung, die meist mit einer mehr oder weniger ausgeprägten Übersäuerung einhergehen. Brennnesselblätter entsäuern und reduzieren dadurch Entzündungen und Schmerzen im Bewegungsapparat. Vor allem im frischen Zustand enthalten die Blätter reichlich antioxidative Polyphenole, weshalb man das frisch gesammelte Wildkraut vorsichtig behandeln sollte (z. B. nur kurz mitköcheln lassen), wenn man es in Soßen, Suppen oder in Knödelteig einarbeiten will.

Besonders wertvoll ist auch der Frischpflanzensaft (z. B. **Naturreiner Heilpflanzensaft Brennnessel** von Schoenenberger), der, kurmäßig angewendet, zur Durchspülung der ableitenden Harnwege bei Neigung zu Harnblasengrieß wie auch zur Schmerzlinderung bei leichten Gelenkentzündungen beiträgt.

Als Eisenpflanze eignet sich die Brennnessel besonders für empfindliche und wenig geerdete Personen, die unter leerem Eisenspeicher leiden (Ferritin <30 µg/l) und eine Portion Durchsetzungskraft benötigen. Bei Eisenmangel nach Ausleitungsinfusionen sollte man ebenfalls Brennnessel einsetzen, um den Eisenspeicher wieder aufzufüllen, z. B. indem man eine etwa zweiwöchige Kur mit Brennnesselblättertee oder mit **Floradix Kräuterblut** von Salus macht.

GEGENANZEIGEN: Weil die Brennnessel zu den Harnstoff-Zeigerpflanzen gehört, stehen die Nierenspezialisten (Nephrologen) mit ihr auf Kriegsfuß. Chronisch Nierenkranke, etwa mit beginnendem Nierenversagen, oder Dialysepatienten sollten keine Zubereitungen aus den harnstoffhaltigen Brennnesselblättern einnehmen.

PRAXISTIPP
HARNSÄUREAUSLEITUNG MIT VOLLMERS GRÜNEM HAFERTEE

Wer unter Gicht oder Harnblasengrieß leidet oder einfach nur über die Nieren entsäuern will, kann eine sechs- bis achtwöchige Kur mit **Vollmers Grünem Hafertee** von Salus versuchen. Die Teemischung setzt sich zusammen aus Haferkraut, Brennnesselblättern und Alpenfrauenmantelkraut. Die enthaltenen Heilkräuter regen den Stoffwechsel an, wirken harntreibend, entwässernd und leiten vor allem Harnsäure aus. Es ist schon vorgekommen, dass ein Patient nach einer solchen Kur mit einem Säckchen voller Blasensteinchen in die Praxis kam, die während der Teekur abgegangen waren.

Täglich mindestens 3 Tassen oder etwa ½ Liter Tee wie vom Hersteller angegeben zubereiten und im trinkwarmen Zustand bei Bedarf mit etwas echtem Bio-Imkerhonig süßen und den Saft einer halben Bio-Zitrone einrühren, warm oder kalt trinken.

Brunnenkresse
(Nasturtium officinale)

»Alle Kressen innerlich gebraucht / tödten Würm / treiben den Harn / reinigen den Bauch / die Nieren und Blasen / eröffnen die Leber und Miltz / heilen und reinigen innerliche Wunden / führen auß das Gifft mit Baumöl (Olivenöl) genossen.« — BOCK 1577/1964, SEITE 31

»Heutigen Tages gilt das frische (Brunnenkressen-)Kraut sowie der aus ihm gepresste Saft als anregend, harntreibend, katarrhwidrig, abführend, magenstärkend, insbesondere als ›blutreinigend‹. Der aus einer Mischung frischer Brunnenkresse, Bachbunge, Wegwarte und Borretsch gepresste Saft galt früher als ›Blutreinigungskur‹ im Frühjahre gebraucht, als besonders heilkräftig und vor allem bei Rheumatismus als angebracht.« — KROEBER 1937, SEITE 106

Wie der Name schon sagt, findet man die Brunnen- oder Wasserkresse bevorzugt in Bächen sowie an feuchten Standorten wie etwa neben Brunnen oder Quellen, wo sie Unterwasserrasen bilden kann. Wildkräuterkenner schätzen den essbaren Kreuzblütler als gesunde Delikatesse, die Suppen oder grünen Soßen einen milden Kressegeschmack verleiht. Der leicht scharfe Geschmack wie auch die blutreinigende Wirkung stammen vorwiegend von Senfölglykosiden. Diesen Pflanzeninhaltsstoffen konnten starke antibakterielle Effekte insbesondere gegenüber Helicobacter Pylori, dem Erreger von Magen- und Dünndarm-Schleimhautentzündungen, nachgewiesen werden. Brunnenkresse verfügt jedoch auch über antioxidative und antitoxische Kräfte. Studien zufolge stimuliert der Extrakt »detoxifizierende Leberenzyme« (Hofmann et al. 2009; zitiert nach Blaschek 2016, S. 448 f.) und ist sogar in der Lage, die Wirkung von genschädigenden Substanzen wie Cyclophophamid aufzuheben (Casanova et al. 2013).

Heilkräftig und blutreinigend ist allerdings nur das frische Kraut, das neben den

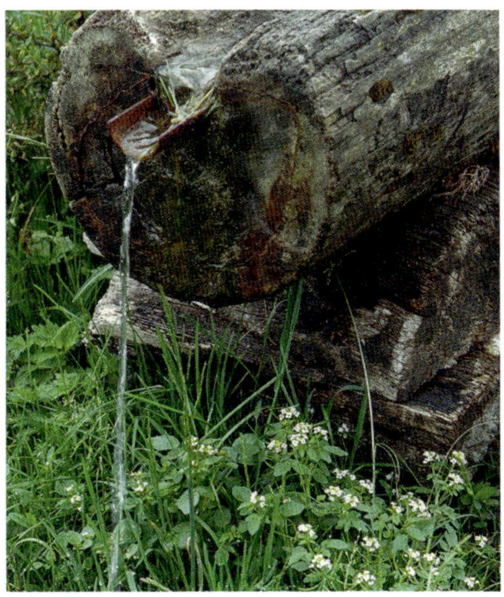

Brunnenkresse

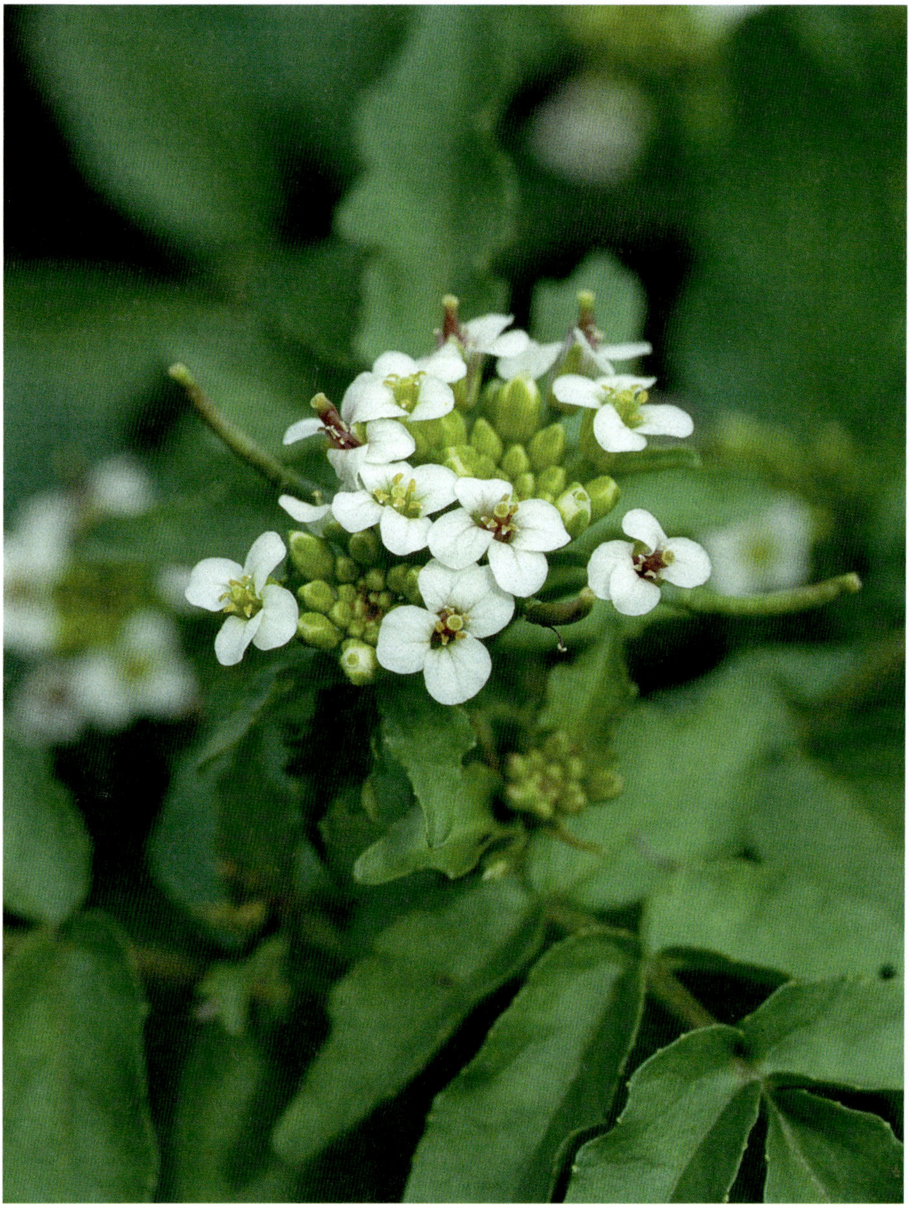

Brunnenkresse

Senfölen u. a. reichlich antioxidatives Vitamin C und Spuren von Jod enthält. Wegen der Jodkomponente verfügt Nasturtium über eine stoffwechselaktivierende Wirkung und ist Bestandteil von Kropf- und Lymphheilmitteln (z. B. **Lymphomyosot** von Heel).

Während die Volksmedizin der Brunnenkresse nur unspezifisch blutreinigende Kräfte zuspricht, die sich beispielsweise bei Akne, Leberleiden, Rheuma oder Harnblasengrieß als hilfreich erweisen, erkannte Rudolf Steiner eine Beziehung der Pflanze zum Quecksilber. Steiner regte an, die Brunnenkresse auf spezielle alchimistische Art zu verarbeiten und somit ein Heilmittel herzustellen, das der Regeneration und Reinigung der Darmschleimhaut dienen sollte (Pelikan 1958, Bd. I, S. 142). Damit erkannte er bereits einen gewissen Zusammenhang zwischen der Quecksilberwirkung und der gestörten Darmschleimhautbarriere. Heute weiß man, dass Schwermetalle, vor allem aber Quecksilber, die Barrierefunktion der Schleimhäute schwächt; und die daraus resultierende Erkrankung, der »durchlässige Darm« (Leaky Gut), ist wie gesagt inzwischen zur Modediagnose avanciert.

Die Brunnenkresse kommt als Blutreinigungsmittel vor allem für Menschen infrage, die eine Vorliebe für die heilsame Wildkräuterküche haben und auf die entgiftende Wirkung von Fasten- und Frühjahrskuren schwören. Jedoch profitieren auch all jene von dem Kraut, die wegen einer Quecksilberbelastung unter gestörter Barrierefunktion der Darmschleimhaut (Leaky Gut) oder unter chronischen Nebenhöhlenentzündungen in Kombination mit Nahrungsunverträglichkeiten leiden.

PRAXISTIPP

BRUNNENKRESSE CONTRA LEAKY-GUT-SYNDROM

In ihrem Heilpflanzengarten bei Schwäbisch Gmünd zieht die anthroposophische Heilmittelfirma Weleda die Brunnenkresse, um daraus ein »vegetabilisiertes Metall« herzustellen. Dazu wird die erste Pflanzengeneration mit im Labor speziell aufbereitetem Quecksilber gedüngt, geerntet und verkompostiert. Der Kompost wird der nächsten Generation zugesetzt, die wiederum geerntet und verkompostiert wird. Erst die dritte Brunnenkresse-Generation wird durch ein spezielles Verfahren (Rhythmisierung) zur alkoholfreien homöopathischen Arznei weiterverarbeitet, die natürlich kein materielles Quecksilber mehr enthält.

Weil aber Quecksilber die Barrierefunktion der Darmschleimhaut schädigt, leitet ebendiese alchimistische Zubereitung die blutreinigende und schwermetallentgiftende Wirkung der Brunnenkresse direkt zur Bauchspeicheldrüse und zur Darmschleimhaut hin und regeneriert insbesondere die »gestörte, atrophische, übermäßig durchlässige oder verletzte Mucosagrenze« (GAÄD 2017, Bd. 1, S. 557). Daher empfiehlt sich die sanfte Entgiftung mit **Nasturtium Mercurio cultum Rh D3** von Weleda bei chronisch-entzündlichen Darmerkrankungen sowie bei gestörter Barrierefunktion der Dünndarmschleimhaut. Das Mittel eignet sich ebenso für Kinder, die vielleicht bereits mit der Muttermilch Quecksilber aufgenommen haben.

Fingerkraut, Weißes
(Potentilla alba)

»Das Weiße Fingerkraut ist eine unserer wichtigsten Heilpflanzen und Vorbeugungsmittel gegen Strahlenschäden der Schilddrüse.«

— EINE ÄRZTIN IM VIDEO »EUROPAS WILDER OSTEN – DER NATIONALPARK BELAWESCHSKAJA IN WEISSRUSSLAND«, ARTE 2007

In Weißrussland (Belarus), in Russland und in der Ukraine gedeiht das Weiße Fingerkraut, das nach dem Reaktorunfall von Tschernobyl an Popularität gewann. Denn diese osteuropäische Fingerkrautart gilt als eine der wichtigsten Heilpflanzen für die strahlengeschädigte Schilddrüse. In der Volksmedizin der Ukraine und Russlands gebraucht man Potentilla alba seit Jahrhunderten als Teeaufguss. Neueren Untersuchungen zufolge eignen sich Zubereitungen aus dem Wurzelstock zur Behandlung von Schilddrüsenerkrankungen. Das Rhizom zeichnet sich durch einen sehr hohen Gehalt an Mineralstoffen und Spurenelementen aus. Die unterirdischen Pflanzenteile enthalten zur Blütezeit besonders viel Jod, reichern aber auch Kupfer, Eisen, Selen, Mangan oder Chrom und viele weitere wertvolle Pflanzenwirkstoffe an wie etwa Flavonoide, Gerbstoffe und Saponine. Pflanzeninhaltsstoffen wie Rutin und Querzetin konnte nachgewiesen werden, dass sie »zur Stabilisierung der Thyreozyten-Membran beitragen und antioxidative Wirkungen haben« (Forstneric 2021, S. 428–437). Potentilla alba trägt folglich dazu bei, dass die Schilddrüsenzellen (Thyreozyten) u. a. vor Strahlenschäden geschützt werden, indem ihre Hülle (Membran) gestärkt wird und freie Radikale eingefangen werden.

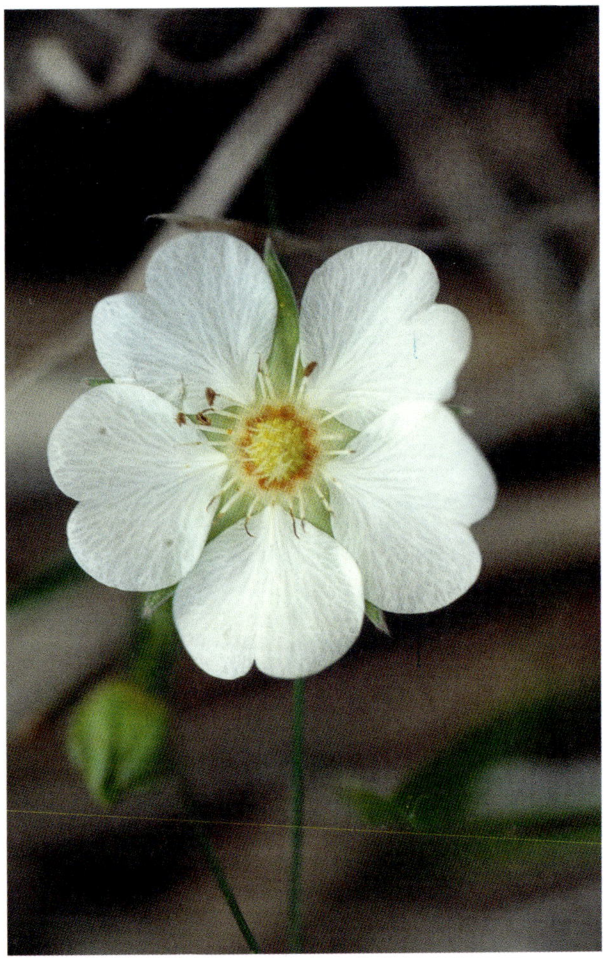

Weißes Fingerkraut

Russische und ukrainische Pflanzenforscher konnten dem Weißen Fingerkraut jedenfalls zahlreiche Heileigenschaften nachweisen. Potentilla alba erwies sich auch als entzündungswidrig, leberschützend, blutfettsenkend und krebsfeindlich.

Studien zufolge empfiehlt sich das Rhizom sowohl bei Unter- als auch bei Überfunktion sowie bei Autoimmunerkrankungen der Schilddrüse bei Erwachsenen und bei Kindern. Die Einnahme eines Wurzelextraktes über mehrere Monate hinweg zeigte äußerst positive Effekte auf die Schilddrüse, denn es kam dadurch zu einer »Verbesserung oder sogar Normalisierung des Volumens und der Gewebestruktur der Schilddrüse, des TSH-Werts und der spezifischen Schilddrüsenantikörper im Blut, was zu einem geringeren Bedarf an thyreostatischen Arzneimitteln führte« (Tuchaninova 2014, S. 125–129).

Weil das Weiße Fingerkraut eine nahe Verwandte des bei uns heimischen Gänsefingerkrauts (Potentilla anserina) ist, sollte das Rosengewächs ebenfalls untersucht und eventuell bei strahleninduzierten Schilddrüsenerkrankungen versucht werden. Die Wurzel von Potentilla anserina reichert immerhin das Spurenelement Kupfer an, das u. a. für die Synthese von Schilddrüsenhormonen gebraucht wird. Darüber hinaus zeichnet sich das Gänsefingerkraut durch seine außergewöhnliche Umweltresistenz aus. Die Ruderalpflanze trotzt sämtlichen Agrargiften und begleitet uns auf allen Feldwegen auf Schritt und Tritt. Daher ist auch im Gänsefingerkraut ein großes Entgiftungspotenzial zu vermuten.

Das Weiße Fingerkraut eignet sich vor allem für sensible Frauen, deren Schilddrüse durch Strahlung, Stress und Umweltgifte krank geworden ist.

PRAXISTIPP

WEISSES FINGERKRAUT CONTRA STRAHLENSCHÄDEN DER SCHILDDRÜSE

Die Augsburger Hofapotheke St. Afra hat eine Tinktur und eine Salbe aus der Wurzel des Weißen Fingerkrauts in ihrem Sortiment (Bezugsquellen → Seite 303). Die Tinktur kann man – begleitend zu allen von ärztlicher Seite erforderlichen Maßnahmen – bei Schilddrüsenleiden aller Art versuchen. Insbesondere nach Untersuchungen mit Röntgenkontrastmittel wie auch bei radioaktiver Strahlenbelastung kann man diese Tinktur kurmäßig einnehmen.

DOSIERUNGSVORSCHLAG: langfristig zweimal täglich 5 bis 10 Tropfen (Kinder) oder zweimal täglich 20 bis 30 Tropfen (Erwachsene).

WICHTIG: Sofern die Tinktur zeitweilig nicht lieferbar ist, kann man sich die Pflanze im Gartenhandel besorgen und die frischen oder getrockneten Wurzeln für Teekuren gebrauchen oder auch einen Alkoholextrakt daraus herstellen. Zum Beispiel bietet die Staudengärtnerei Gaißmayer in Illertissen weißes Fingerkraut an (www.gaissmayer.de) und die Wurzel ist ebenso im Onlinehandel erhältlich (www.etsy.com).

Gelbwurz/Kurkuma

(Curcuma longa)

»Diese Wurtzel (Gilbwurtzel = Geelsuchtwurtzel) mit Saffran und Weyrauch gebraucht drey Morgen nach einander / vertreibt die Geelsucht.« — TABERNAEMONTANUS 1731, SEITE 1306

Namen wie »Gelbsuchtwurzel« lassen bereits den Wirkungsbereich von Kurkuma erahnen. In ihren Herkunftsländern Indien und Indonesien wird die Gelbwurz seit Langem bei Leberleiden mit oder ohne Gelbsucht eingesetzt. Das getrocknete und pulverisierte Rhizom ist Bestandteil edler Currymischungen, die durch die damit gewürzten Speisen den Magen stärken, den Gallenfluss anregen und die Fettverdauung verbessern. Das Rhizom ist oft in Bioläden, Reformhäusern oder auf Märkten erhältlich und gilt als leberstärkende Zutat für Smoothies oder Currygerichte.

Gelbwurz wurde in den letzten Jahrzehnten intensiv erforscht und verfügt nachweislich über ein sehr breites Wirkungsspektrum. Wirksamkeitsbestimmend sind die gelb färbenden Curcuminoide, die bis zu 5 % der Inhaltsstoffe ausmachen. Sie wirken galletreibend, leberschützend, entzündungswidrig und antioxidativ. Wegen der gallebildenden und galletreibenden Eigenschaften empfiehlt sich die Wurzel beispielsweise bei

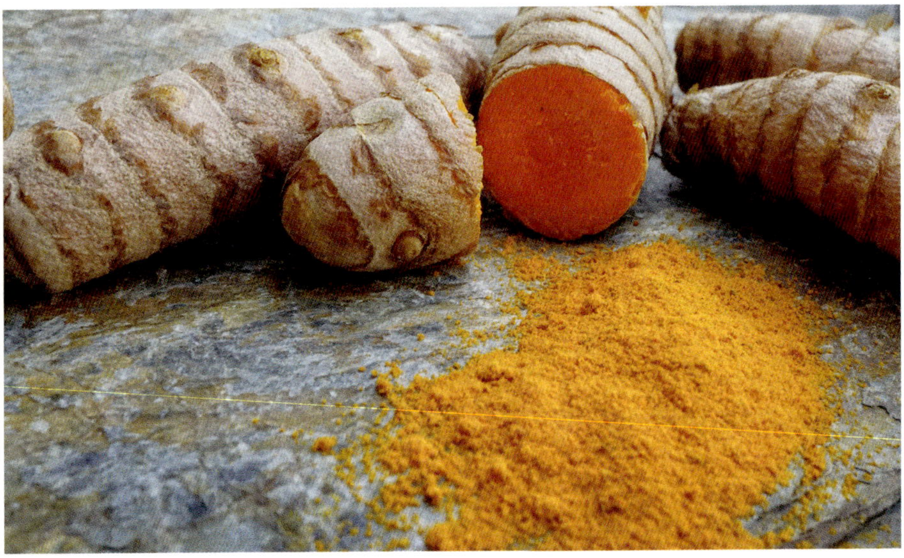

Gelbwurz/Kurkuma

Verdauungsbeschwerden nach Gallenblasenentfernung oder bei Fettverdauungsstörungen infolge von Gallensäuremangel. Curcumin erweist sich bei kurmäßiger und hochdosierter Einnahme sogar als heilsam bei chronischen Darmschleimhautentzündungen (Waxenegger 2020).

Zudem hemmen Curcuminoide das Tumorwachstum, denn sie verhindern, dass sich krebserregende Substanzen an die DNA anlagern können, indem sie den natürlichen Krebszelltod, die sogenannte Apoptose, fördern und indem sie die Neubildung von Blutgefäßen (Neoangiogenese) bremsen, über die der Krebs sich mit Nährstoffen selbst versorgen könnte. In der naturheilkundlichen Krebsbegleitbehandlung kommt man also um die heilsamen Curcuminoide nicht mehr herum (Blaschek 2016, S. 210 ff.).

Nicht zuletzt verfügt das Rhizom über neuroprotektive und antidepressive Heilkräfte, weshalb es sich besonders zur Begleitbehandlung der Leberdepression empfiehlt wie auch als vorbeugende Maßnahme bei einer Belastung mit Neurotoxinen (z. B. Holzschutzmitteln) oder bei familiärer Neigung zu Demenzerkrankungen.

Zu den Entgiftungspflanzen gehört die Gelbwurz schließlich auch wegen ihrer antioxidativen Eigenschaften und wegen ihrer Leberschutzwirkung. Daher findet sich Gelbwurz auch in vielen Nahrungsergänzungsmitteln für Leber und Galle (z. B. **Formel LE5 Kapseln** von Evolution).

Weil Curcumine nur schwer aufgenommen werden, empfiehlt sich eine Wirkungsverstärkung mit Schwarzem Pfeffer, der die Bioverfügbarkeit steigert. Auch die Zubereitung des Rhizoms als »goldene Milch« oder in Currygerichten zusammen mit Kokosmilch steigert die Resorption.

Der Menschentyp, zu dem Kurkuma passt, reist für sein Leben gern und hat eine Vorliebe für die asiatische und indische Küche.

Aber natürlich profitieren alle von der Gelbwurz, die ihrer Leber/Galle, ihrem Magen und Darm und ihrem Immunsystem etwas Gutes tun wollen, denn das milde Gewürz lässt sich in Lebertränke (→ Seite 43), Smoothies oder Currygerichte einarbeiten. Ansonsten bieten sich für Leberkuren auch Kapseln an (z. B. **Curcuma Extrakt 95% Kapseln** von Evolution oder **Curcu-Truw Hartkapseln** von Truw).

REZEPT

Goldene Milch

Es gibt viele verschiedene Zubereitungsmöglichkeiten für eine »Goldene Milch«, deren Hauptbestandteil die Gelbwurz ist. Eine mögliche Rezeptur, die jedoch individuell abgewandelt werden kann, ist folgende:

Bio-Kurkumapulver	1 Teelöffel
Bio-Imkerhonig	1 Teelöffel
Pflanzenmilch (z. B. aus Cashew oder Hafer)	50 ml
Wasser, abgekocht und trinkwarm	100 ml
Zimt und Kardamom	1 Prise

Täglich 1 bis 2 Gläser trinken. Die Kurdauer ist unbegrenzt.

Honig kann man durch Ahornsirup ersetzen und Pflanzenmilch durch Mandelmus.

GEGENANZEIGEN: in der Schwangerschaft bitte vorsichtig dosieren; nicht anwenden bei Gallensteinen und Neigung zu Gallenkolik!

Goldrute

(Solidago sp.)

»Gemelte Kräuter (Heydnisch Wundkraut = Solidago) mit Wurtzel und Saamen / seyn alle warm / vertreiben das Gifft / heilen Wunden und Schäden / inn- und ausserhalb deß Leibs / etlicher massen der Angelic und Liebstöckel gleich.«

— LONICERUS 1679/1962, SEITE 497

In der heimischen Flora sind die Goldruten zusammen mit den Birken die wichtigsten pflanzlichen Heilmittel für die Nieren. Kaum eine Arzneipflanze regt die Nierenfunktion sanfter und tiefgreifender an. Heilkräftig sind alle Unterarten: Die Echte Goldrute trifft man in Wäldern an, die Hohe Goldrute findet sich oft in Bauerngärten, die Kanadische Goldrute begleitet unsere Verkehrswege und zeigt damit die größte Umweltresistenz. Dafür bildet die Alpengoldrute wegen ihres sonnenexponierten Standorts die meisten Flavonoide, die als wirksamkeitsbestimmende Inhaltsstoffe gelten.

In die Apotheken und Kräuterläden hat es dennoch nur die Echte Goldrute (Solidago virgaurea) geschafft. Der sonnenhafte Korbblütler verfügt nachweislich über entzündungswidrige, harntreibende und schmerzlindernde Kräfte. Als Nierenparenchympflanze verbessert Solidago die Nierenfunktion auch dahin gehend, dass harnpflichtige Stoffwechselabbauprodukte wie etwa Harnsäure und Harnstoff vermehrt ausgeschieden werden, weshalb Gicht und Rheuma bis hin zum beginnenden Nierenversagen zu den traditionellen Anwendungsgebieten gehören. Auch bei Wassereinlagerungen infolge von renalen (die Niere betreffenden) Eiweißverlusten (Proteinurie), wie sie etwa in der Spätschwangerschaft oder auch bei chronischen Nierenerkrankungen wie der Nephrose vorkommen, kann die Goldrute Linderung bewirken (z. B. **Solidago Steiner Tabletten** oder **Solidagoren mono Kapseln** von Klein).

Als Entgiftungspflanze kommt die Goldrute zur unspezifischen Anregung der Nierenfunktion im Rahmen einer Schwermetallausleitung wie auch zur Ableitung aller anderen harngängigen Umweltproblemstoffe infrage (→ Seite 103). Solidago stärkt die Nieren auch nach dem Gebrauch von Schmerzmitteln, Cortisonpräparaten oder Psychopharmaka. Die Goldrute ist eine Kardinalpflanze zur Behandlung von Nierenerkrankungen aller Art. Sie durchlichtet aber auch jene Menschen, denen Stress oder Schicksalsschläge an die Nieren gegangen sind (z. B. **Ceres Solidago Urtinktur**).

GEGENANZEIGEN: nicht geeignet bei Korbblütlerallergie oder Herzödemen.

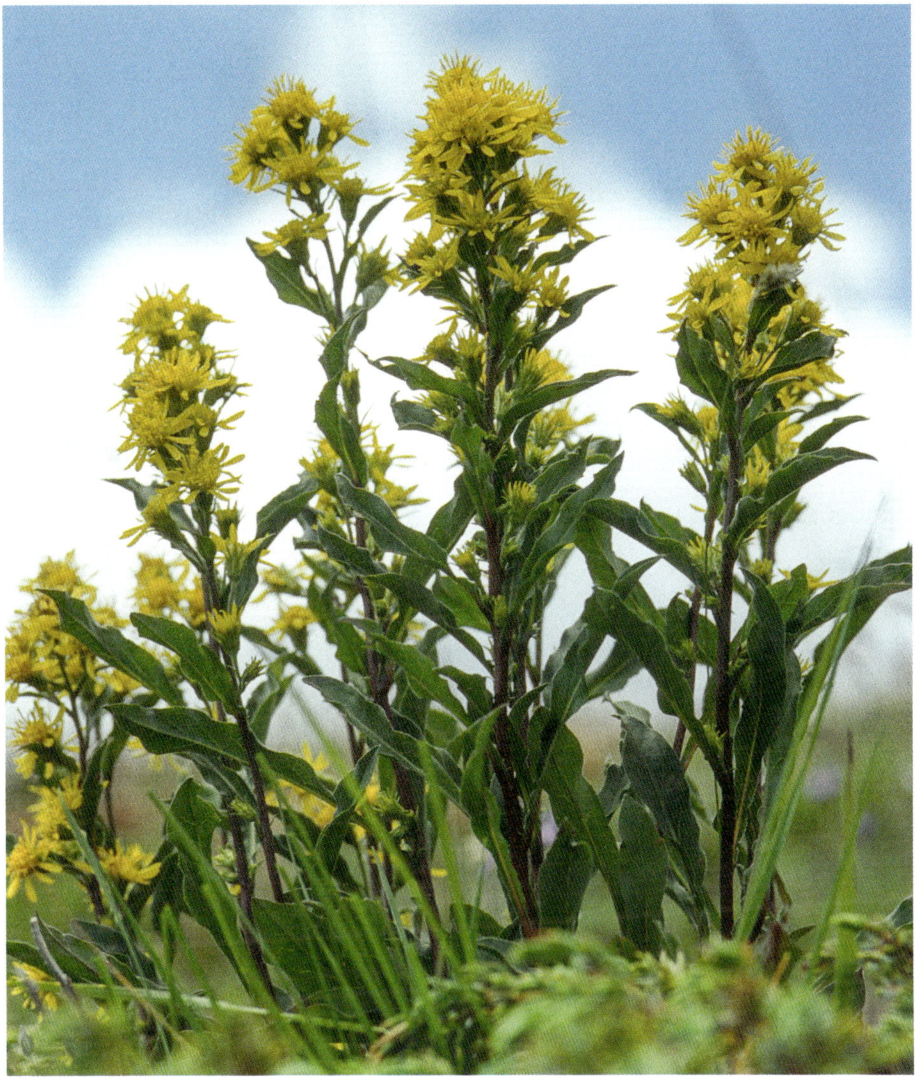

Die Alpengoldrute gilt als besonders heilkräftig.

PRAXISTIPP

PFLANZENEXTRAKTE ZUR NIERENSTÄRKUNG

Zur Anregung der Nierenfunktion sowie zur Blutreinigungskur hat sich Nephroselect von Dreluso bewährt. Das alkoholfreie Naturheilmittel besteht aus wässrigen Extrakten von Kapuzinerkressenkraut, Goldrutenkraut, Birkenblättern, Ackerschachtelhalmkraut und Liebstockwurzel. Somit enthält es die wichtigsten Pflanzen zur Anregung der Nierenfunktion und eignet sich besonders zur pflanzlichen Begleitung einer Schwermetallausleitung.

DOSIERUNGSVORSCHLAG: 2 bis 6 Wochen lang zwei- bis dreimal täglich 1 bis 2 Esslöffel in einem Glas Wasser verrührt einnehmen.

Grüntee
(Camellia sinensis)

»Die zweite Sorte ist der grüne Thee (Thea viridis), dessen Blätter krauser, und grüner, ins bläulichte spielen, nach Veilchen riechen und dem kochenden Wasser eine grünlichte Farbe mittheilen.«

— HAHNEMANN 1793–1798, BD. 2, SEITE 316

Teetrinker leben gesünder! Diese Aussage lässt sich inzwischen vielfach belegen. Die gesundheitsfördernde Wirkung beginnt bereits im Mundraum, denn die Gerbstoffe des Grünen wie auch des Schwarzen Tees hemmen dort schon das Wachstum von Kariesbakterien und anderen Krankheitserregern, was wiederum das Fehlgeburts- wie auch das Schlaganfallrisiko senkt. Insbesondere der regelmäßige Genuss von Grüntee wirkt sich positiv auf die Darmgesundheit aus, auch indem er das Risiko, an Rektum- und Pankreaskarzinom zu erkranken, senkt. Während der Corona-Pandemie wiesen Phytopharmakologen auf die antiviralen Effekte von Schwarztee hin und rieten zu Mundspülungen, um die Viruslast an der Eintrittspforte und damit das Erkrankungsrisiko zu senken.

Weil durch die Fermentation des Schwarztees Polyphenole verloren gehen, gilt der Grüntee als viel gesünder. Im Grüntee konnten bislang bis zu 90 verschiedene Polyphenole nachgewiesen werden, vor allem Epigallocatechin-3-gallat (EGCG). Der Grüntee wie auch seine Polyphenole und insbesondere EGCG befinden sich schon lange im Fokus der Forschung. In erster Linie gelten die EGCGs als die stärksten Antioxidanzien innerhalb der Polyphenole und vermitteln als solche weitreichende Heileffekte bis in die zelluläre Ebene hinein. Den Grünteepolyphenolen konnte man eine chemoprotektive Wirkung nachweisen, was bedeutet, dass sie das Wachstum von Krebszellen hemmen und sogar der Metastasenbildung entgegenwirken: »Für die Polyphenole des grünen Tees z. B. wurde als Wirkmechanismus die Hemmung des proteolytischen Enzyms Urokinase ermittelt, denn die Urokinase fördert das Eindringen einer Krebszelle in andere Gewebe und damit die Metastasenbildung« (Wagner 2007, S. 183).

Eben weil viele Umweltschadstoffe oxidativen Stress verursachen und Zellschäden nach sich ziehen, die wiederum das Wachstum von Tumoren begünstigen, werden hochdosierte Grüntee-Extrakte (z. B. **Tigovit Grünteekomplex** von Tigogreen) inzwischen bei Endometriose und Myomen eingesetzt. An dieser Stelle sei daran erinnert, dass Umweltfaktoren bei der Entstehung dieser gynäkologischen Erkrankungen eine große Rolle spielen. Mit hormonaktiven Umweltgiften, sogenannten »endokrinen Disruptoren« wie Dioxin, DDT, Lindan oder Flammschutzmitteln, lassen sich diese Neubildungen seit Langem im Tierversuch erzeugen.

Zahlreiche Studien belegen inzwischen nicht nur die antiproliferativen Effekte von

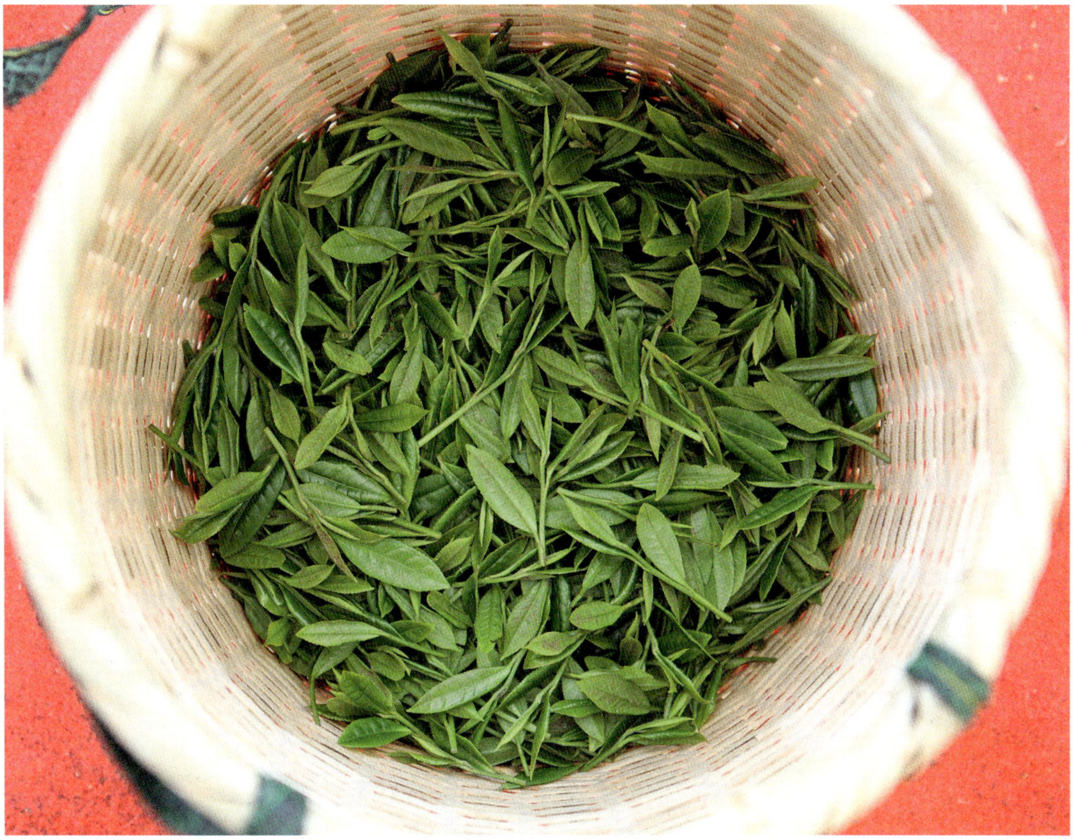

Grüntee

Grüntee, sondern auch viele weitere Heileigenschaften. Grüner Tee, der bis zu fünfmal so viel EGCG wie Schwarztee enthält, wirkt u. a. anregend und leistungssteigernd bei Erschöpfungszuständen und unterstützt Maßnahmen zur Gewichtsreduktion. Wer täglich 3 Tassen Grüntee trinkt, reduziert das Schlaganfallrisiko um bis zu 20 % (Arab et al. 2009, zitiert nach Blaschek 2016, S. 644 ff.).

Als eines der stärksten pflanzlichen Antioxidanzien erwies sich Grüntee sogar als Spezifikum bei Asbestbelastung: Seine Polyphenole zeigten »protektive Effekte gegenüber durch Asbest verursachte Zellschädigungen« an den roten Blutkörperchen und an sogenannten Fresszellen (Kostyuk et al. 2000).

Wenn man jedoch Grüntee zur Gesunderhaltung oder als Begleitmaßnahme im Rahmen einer Ausleitungskur einnehmen möchte, versteht sich von selbst, dass er für Heilzwecke aus biologischem Anbau stammen muss. In den konventionell bewirtschafteten Grüntee-Anbaugebieten erkranken die Menschen an Pestiziden.

Der regelmäßige Genuss von mehreren Tassen korrekt zubereitetem Bio-Grüntee eignet sich als vorbeugende Gesundheitsmaßnahme nur für Menschen, die den mild bitteren und wenig aromatischen Geschmack mögen und den Koffeingehalt tolerieren. Eine koffeinfreie heimische Alternative wäre der Odermennig. Sonst bieten verschiedene Hersteller von Nahrungsergänzungsmitteln Kapseln mit Grüntee-Extrakt an (z. B. **Tigovit Grünteekomplex** von Tigogreen), wodurch täglich Polyphenole zugeführt werden können, die etwa 12 Tassen Grüntee entsprechen würden – denn das schaffen selbst leidenschaftliche Teetrinker nicht.

PRAXISTIPPS

GRÜNTEE RICHTIG ZUBEREITEN

Pro Tasse 1 Teelöffel Grüntee mit 100 ml 60 bis 70 °C heißem Wasser überbrühen und den ersten kurzen Infus verwerfen. Dann erneut mit 60 bis 70 °C heißem Wasser überbrühen und je nach Gusto 2 bis 3 Minuten ziehen lassen, abseihen und trinken.

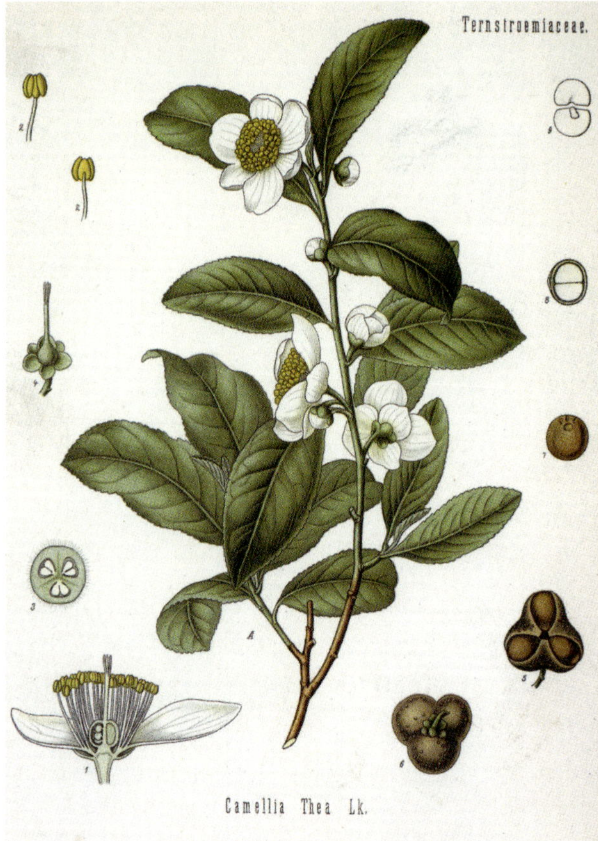

Teestrauch aus Köhler's Atlas der Medizinalpflanzen, 1887

SCHWARZTEE BINDET DARMGIFTE

Wer lieber dem geschmacksintensiveren Schwarztee den Vorzug gibt, nimmt mit jeder Tasse ebenfalls reichlich Gerbstoffe auf. Allerdings enthält Schwarztee viel weniger EGCG als Grüntee. Dennoch empfiehlt sich der gerbstoffreiche Schwarztee als kreislaufanregendes Getränk bei akuten Durchfällen und wegen der antimikrobiellen Aktivität gegenüber vielen Durchfallerregern. Beispielsweise neutralisiert Schwarztee nachgewiesenermaßen Choleratoxine (Toda et al. 1991).

Während einer Schwermetallausleitung binden die Gerbstoffe Metallpartikel im Darm und dichten die Schleimhaut ab, sodass weniger Toxine rückresorbiert werden, wenn man Bio-Schwarztee trinkt. Den Teebeutel braucht man hinterher nicht zu verwerfen, denn das Betupfen von Hautausschlägen mit dem Teebeutel hat sich zur Juckreizlinderung beispielsweise bei Windpocken bewährt.

Gundelrebe/Gundermann
(Glechoma hederacea)

»Gundelreben in Wein gesotten / und getruncken / bewegen den Harn / die Frawenzeit / tödten die Würme / treiben das Gifft durch den Schweiß.«

— MATTHIOLUS 1626, SEITE 206

In der Volksmedizin erfreut sich die Gundelrebe aufgrund ihrer weitreichenden Heilkräfte seit jeher großer Beliebtheit. Das Frühlingskraut ist eine der wichtigsten Zutaten für die Gründonnerstagssuppe (→ Seite 54), der ersten volksmedizinischen Blutreinigungskur im Jahreskreis. Bereits der deutsche Name weist auf die giftwidrige Wirkung hin, denn die Silbe »gund« stammt aus dem Althochdeutschen und bedeutet »Gift« oder »giftiges Körpersekret«.

Wie auch andere Lippenblütler enthält die Gundelrebe antibiotische Pflanzeninhaltsstoffe, die Labiatengerbstoffe, deren antibakterielle Kräfte lange schon in der Wundbehandlung genutzt werden. Eben wegen der antimikrobiellen Kräfte nennt der Volksmund die weit verbreitete Ruderalpflanze »Herr des Eiters«. Gundelrebentee oder -extrakte (z. B. **Ceres Gundelrebe Frischpflanzen-Extrakt**) können Eiterbakterien wie etwa Staphylokokken im Wachstum hemmen und verhindern dadurch so manche Antibiotikakur bei eitrigen Entzündungen von Haut, Rachen, Mundhöhle, Bronchien, Ohren oder Nebenhöhlen. Auch bei Abszessen oder eitrigen Zahnfisteln oder Zahntaschen konnten Kuren mit Gundelrebentee schon helfen. Doch der heilsame Lippenblütler kann

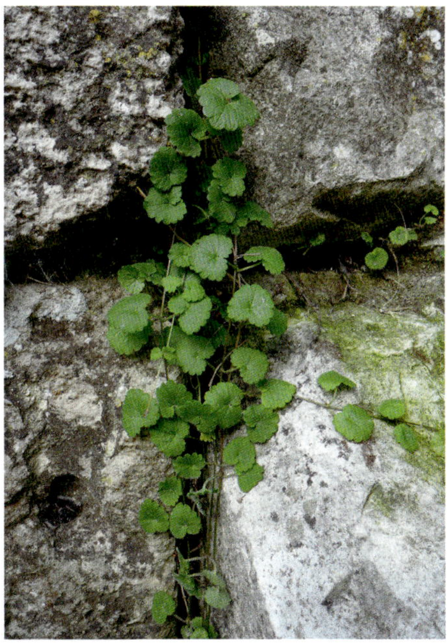

Gundermann

noch mehr: Er gilt seit Jahrhunderten als ein Antidot bei Bleivergiftung. Maler sollen mit dem Kraut ihre Vergiftungen durch bleihaltige Farben behandelt haben. Bei Verdacht auf eine chronische Bleibelastung beispielsweise durch Umgang mit Lötmaterialien in der Vorgeschichte, bei erhöhten

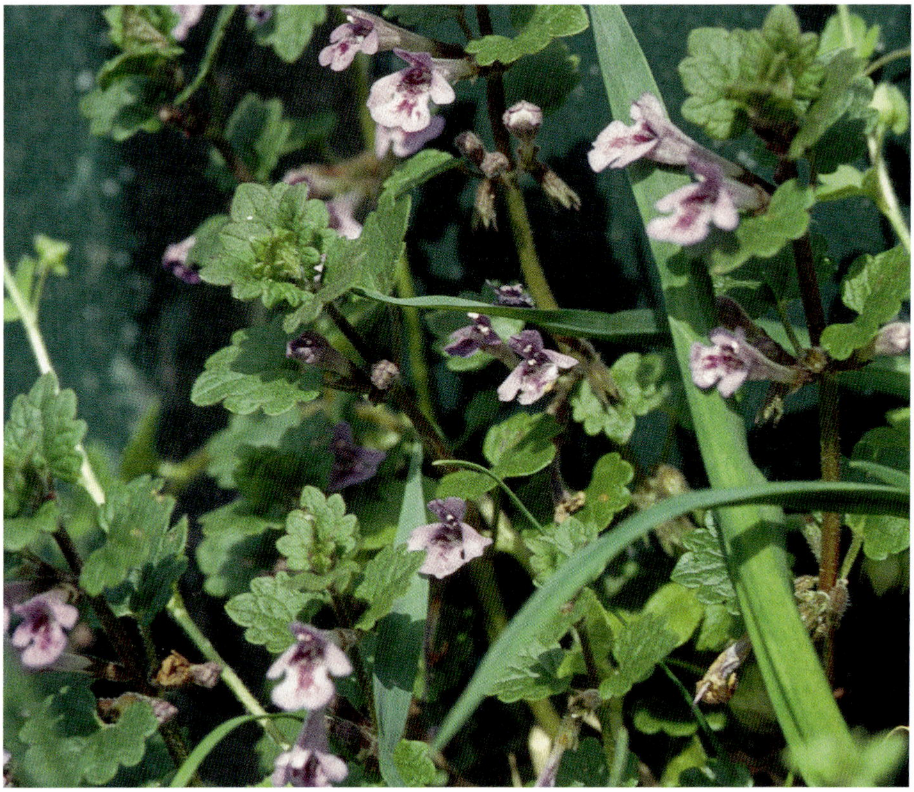

Maler gebrauchten die Gundelrebe einst, um Blei auszuleiten.

Bleiwerten im Blut oder auch während einer Schwermetallausleitung mit Chelatbildnern sollte man begleitend eine Kur mit dem Gundelrebentee machen oder mit **Ceres Glechoma hederacea Urtinktur**.

Die Gundelrebe eignet sich besonders für Menschen, die immer wieder mit eitrigen Leiden kämpfen, welche eventuell auf eine Schwermetallbelastung vor allem mit Blei oder Quecksilber zurückgehen.

GEGENANZEIGEN: Als mobilisierende Heilpflanzen eignet sich die Gundelrebe nicht für Schwangere. Gundelrebe kann für manche Tiere (z. B. Pferde) giftig sein.

REZEPT

Gundelrebentee zur Ausleitung von Blei

2 bis 3 Teelöffel getrocknetes Gundelrebenkraut (oder die doppelte Menge frisches blühendes Kraut) pro Tasse à 200 ml mit kochendem Wasser überbrühen, mindestens 5 bis 8 Minuten ziehen lassen, abseihen, bei Bedarf im trinkwarmen Zustand mit etwas echtem Bio-Imkerhonig süßen. 2 bis 6 Wochen lang täglich 3 Tassen trinken.

Ergänzend empfehlen sich bei bekannter Bleibelastung der Ayurvedische Knoblauchtrank (→ Seite 174) und/oder die Mischung zur Ausleitung von Schwermetallen (→ Seite 179).

Hirtentäschel

(Capsella bursa-pastoris)

»Und ein Mensch, der überflüssige und giftige, das heißt eitrige Säfte in sich hat, der nehme Hirtentäschel (...).«
— HILDEGARD VON BINGEN 1997, SEITE 169

Volksmediziner schätzen das Hirtentäschelkraut wegen seiner blutstillenden Kräfte, und mancherorts trägt es deswegen den Beinamen »Blutwurz«. Die blutflusshemmende Wirkung nutzt man in der Frauenheilkunde bei Myomblutungen ebenso wie bei übermäßigen Blutungen in den Wechseljahren.

Das Wildkraut bewirkt Gebärmutterkontraktionen, weshalb es u. a. auch atonische Geburtsblutungen stoppen kann und von Hebammen zur Anregung des Wochenflusses genutzt wird. Aber das Hirtentäschelkraut ist mehr als nur eine blutflusshemmende Heilpflanze (Hämostyptikum). Es zählt vor allem zu jenen Ruderalpflanzen, die über eine bemerkenswerte Umweltresistenz verfügen. Das Täschelkraut folgt uns bis in die Städte hinein, besiedelt Straßenränder und gedeiht neben herbizidverseuchten Bahngleisen oder auf konventionell bewirtschafteten Ackerböden. Eben weil das weit verbreitete Unkraut in gespritzten Maisfeldern wie auch in konventionellen Apfelplantagen regelrecht wuchern kann, hat es einen besonderen Bezug zu diesen Umweltgiften und sollte deswegen bei umweltbedingten Erkrankungen verwendet werden.

Eine einzige Pflanze bringt mehrere zehntausend Samen hervor. Weil das Täschelkraut überaus fortpflanzungsfreudig ist, sollte man es bei umweltbedingter Unfruchtbarkeit beider Geschlechter versuchen (z. B. **Ceres Bursa pastoris Urtinktur**). Vor allem eignet sich das Hirtentäschelkraut aber bei Umwelterkrankungen, die mit Blutungsneigung einhergehen, wie etwa Myomen oder auch bei Darmblutun-

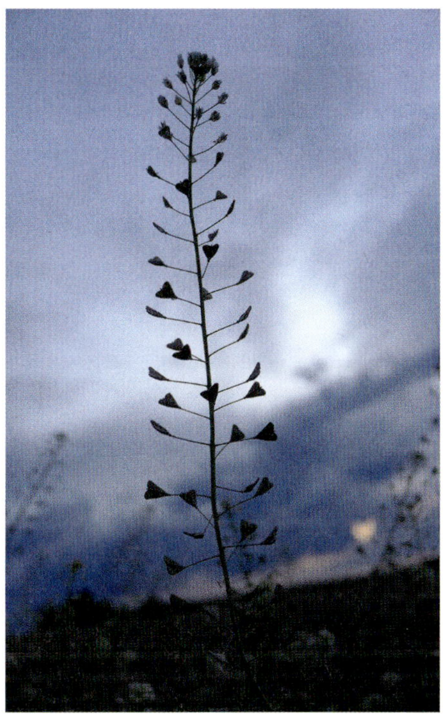

Hirtentäschel

gen infolge von Autoimmunleiden wie Colitis ulcerosa.

Das Hirtentäschelkraut passt gut zu Menschen, die in der Nähe von Maisfeldern oder auf konventionellen Bauernhöfen aufgewachsen sind und von Kindesbeinen an Kontakt zu Holzschutzmitteln oder Pestiziden hatten.

REZEPTE

Myomteemischung

Edelgamander	20 g
Frauenmantelkraut	40 g
Gundelrebenkraut	20 g
Hirtentäschelkraut	40 g
Schafgarbe	30 g
Silbermantelkraut	30 g
Walnussblätter	20 g

2 gehäufte Teelöffel der Mischung pro Tasse à 200 ml heiß überbrühen, 5 bis 8 Minuten ziehen lassen.

Zunächst 6 bis 8 Wochen lang 2 bis 3 Tassen täglich ungesüßt trinken.

Ergänzend empfehlen sich eine Leberstärkung (z. B. mit **Metaheptachol Mischung** von meta Fackler) sowie Lymphreinigung (z. B. mit **Lymphdiaral Basistropfen** von Pascoe) und die Langzeiteinnahme von Grüntee-Extrakt Kapseln, z. B. **Tigovit Grünteekomplex** von Tigogreen.

Kolitistee

Echter Ehrenpreis	40 g
Hirtentäschelkraut	30 g
Ringelblumenblüten	20 g
Tormentillwurzel	40 g
Wermut	20 g

1 bis 2 Teelöffel pro Tasse à 200 ml heiß überbrühen, 5 bis 6 Minuten ziehen lassen, 2 bis 3 Tassen täglich ungesüßt trinken.

Ergänzend bietet sich die Langzeiteinnahme von hoch dosiertem Weihrauch an (z. B. Weihrauch **BS-85** oder **Mucosa Pro Kapseln** nach Dr. med. Michalzik).

Kaffee
(Coffea arabica)

»Er (der Kaffeeaufguss) ist das wirksamste und beste Gegengift aller narkotischen Pflanzen, des Kirschlorbeerwassers, des Mohnsaftes, des Bilsenkrautes, des Stechapfels, der Tollkirsche, des Wütherichs, des Schierlings, der Rebendolde u.s.w.«

— HAHNEMANN 1793, BD. 1, SEITE 59

In der Naturheilpraxis sieht man sich immer wieder konfrontiert mit der Frage, ob der Kaffeegenuss nun gut oder schlecht sei. Tatsächlich hängt die Antwort davon ab, was man mit dem Kaffee erreichen will und in welcher Menge er getrunken wird. 5 bis 30 g Koffein können tödlich sein, aber mit einer Tasse Kaffee führt man normalerweise nur etwa 50 bis 80 mg Koffein zu.

Einerseits verstärkt Kaffee wie auch sein Hauptinhaltsstoff Koffein die Wirkung zahlreicher Arzneien wie etwa von Antidepressiva oder Schmerzmitteln. Das ist gut, weil diese Medikamente im Zusammenspiel mit Koffein bessere Effekte erzielen und bereits in geringerer Dosierung wirksam sind. Andererseits ist der fortwährende Konsum als tägliches Getränk und Genussmittel in grö-

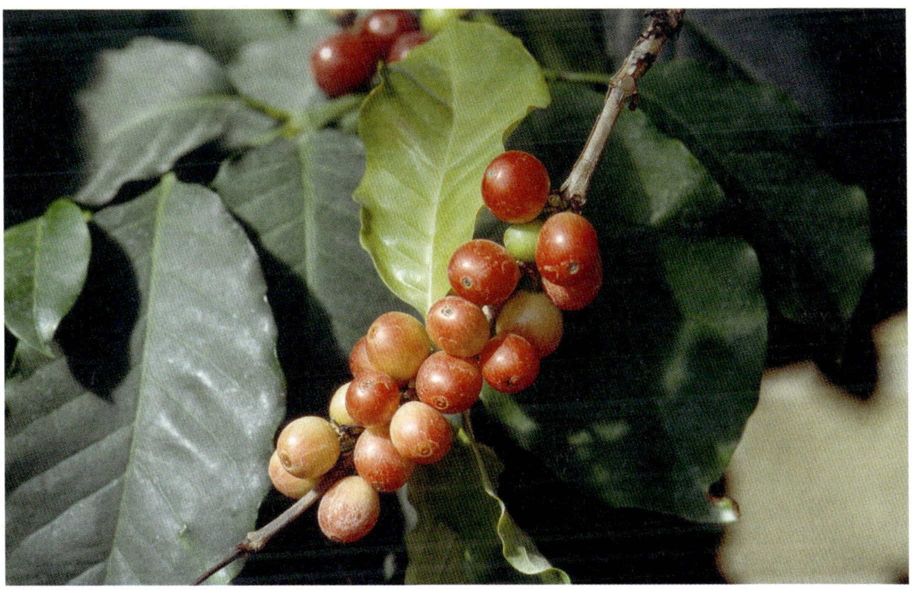

Kaffeestrauch

ßeren Mengen nicht ganz unbedenklich. Kaffeetrinker leiden beispielsweise häufiger als andere unter Magenproblemen oder Zahnneuralgien – Samuel Hahnemann zufolge erzeugt der gewohnheitsmäßige Kaffeegenuss sogar »Schwächlichkeit, Zittern, Bleichsucht, weißen Fluß und Empfindelei« (Hahnemann 1793, Bd. 1, S. 59). Außerdem wird Koffein – wie andere Alkaloide auch – von der Leber abgebaut. Sicherlich sind täglich 1 oder 2 Tassen Kaffee völlig unbedenklich, aber mehr sollte man insbesondere bei Kinderwunsch, in der Schwangerschaft oder Stillzeit nicht regelmäßig konsumieren. Ebenso sollten Frauen, die in den Wechseljahren unter starken Hitzewallungen mit Schweißausbrüchen leiden, ihren Kaffeekonsum drastisch reduzieren. Bei empfindlichen Personen kann bereits eine einzige Tasse Kaffee Hitzewallungen anfachen, Schweiß treiben und Schlafstörungen verstärken.

Dennoch zählt Kaffee, wie schon von Samuel Hahnemann beschrieben, zu den bewährten Entgiftungsmitteln. Er gilt vor allem als Gegengift von Betäubungsmitteln (Frohne 2006, S. 157). Daher klingt die Betäubung nach zahnärztlichen Eingriffen rascher ab, wenn man direkt danach einen starken Kaffee trinkt. Außerdem wirkt Kaffee harntreibend sowie anregend auf die Fettverbrennung (Lipolyse) und heizt somit sogar dem Stoffwechsel ein.

Dr. rer. nat. Max Amann empfahl sogar Kaffeeklistiere als Gegenmittel bei der Tollkirschenvergiftung. Heute wird man vor allem Kinder nach Tollkirschengenuss allerdings sogleich in die Klinik bringen, um den Magen auszupumpen und giftbindende Kohlepräparate zu verabreichen.

Wer aber beispielsweise durch Darmspülungen abgelagerte Toxine von den Darmwänden löst, kann diese mit Kaffeekohle binden. Bei der professionellen Colon-Hydro-Therapie wird daher oftmals pulverisierte Kaffeekohle in die Darmspülungen gegeben, um gelöste Giftstoffe direkt im Darm zu binden. Ferner hat es sich bewährt, im Rahmen einer Darmreinigung mit Kaffeekohle Gase und in der Schleimhaut abgelagerte Toxine wie etwa Schwermetalle zu binden (→ Seite 86).

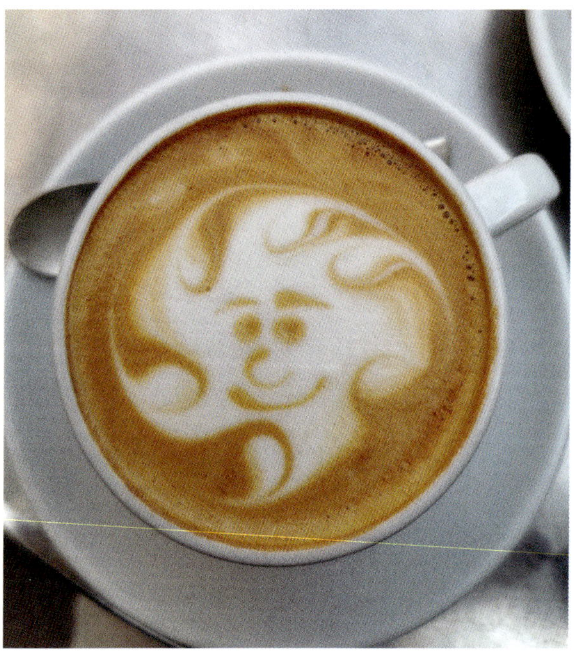

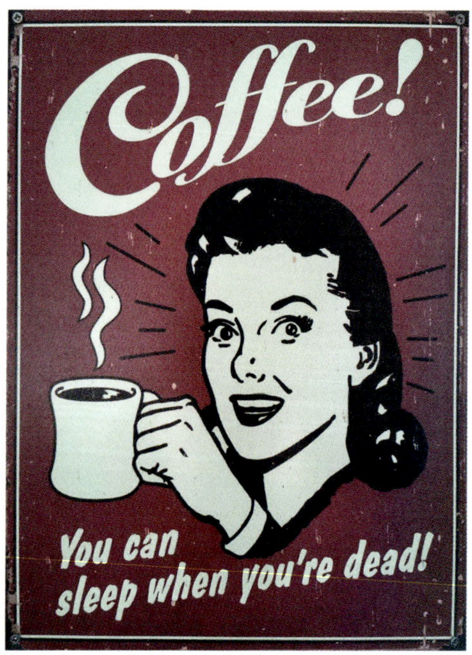

Ein oder zwei Tassen Kaffee am Tag hellen die Stimmung auf, regen den Kreislauf an und steigern die Leistungsfähigkeit.

PRAXISTIPPS

ERSTE HILFE BEI KOPFSCHMERZ UND MIGRÄNE

Ein starker Kaffee, idealerweise ein doppelter Espresso oder auch ein türkischer Mokka, enthält reichlich Gerbsäuren, die über eine giftbindende Wirkung verfügen. Koffein trägt aber auch zur Linderung von Gefäßkrämpfen bei Migräne bei und verstärkt zudem noch die Wirkung von Schmerzmitteln. Ergänzt wird diese volksmedizinische erste Hilfe bei Kopfschmerz und Migräne durch Zitronensaft, der den Leberstoffwechsel entlastet.

Erst 1 Tasse mit doppeltem Espresso oder starkem Kaffee, bei Bedarf mit etwas Vollrohrzucker gesüßt, trinken und direkt danach den mit abgekochtem trinkwarmem Wasser verdünnten frischen Presssaft einer halben Bio-Zitrone. Diese Trinkkombination empfiehlt sich auch direkt nach einem Zahnarztbesuch, wenn Betäubungsmittel gespritzt oder Amalgamfüllungen herausgebohrt wurden. Denn die Betäubung lässt dadurch rascher nach, und die Gerbstoffe binden gelöste Metallpartikel im Speichel und im Darm.

KAFFEEKOHLE BINDET DARMGIFTE

Kaffeekohle (Coffeae carbo) wird traditionell aus gerösteten grünen Kaffeebohnen hergestellt. Die grünen Samen werden bis zur Verkohlung geröstet und anschließend pulverisiert. Kaffeekohle enthält Kryptochlorogensäure, Kaffeesäure, Koffein und Trigonellin mit antibakterieller, entzündungswidriger, adstringierender und giftbindender Wirkung. Daher kommt Kaffeekohle (z. B. **Carbo Königsfeld Pulver** von Dr. Gustav Klein oder Kohle Hevert Tabletten) bei akuten Durchfallerkrankungen zur Anwendung und kann auch während einer Ausleitungskur zum Binden von Toxinen im Darm genutzt werden.

Beachten muss man allerdings, dass Kaffeekohle auch die Resorption vieler Medikamente hemmt. Daher sollte die Anwendung frühestens 1 bis 2 Stunden nach der Einnahme schulmedizinischer Arzneimittel erfolgen.

DOSIERUNGSEMPFEHLUNG: Sofern keine regelmäßige Medikamenteneinnahme nötig ist, kann man eine Zeit lang drei- bis viermal täglich 1 Teelöffel Pulver in Wasser oder Tee verrührt trinken, um etwa gelöste Schwermetalle oder andere Darmgifte zu binden (→ Seite 84).

Kardobenediktenkraut
(Cnicus benedictus)

»Cardobenedict / dieweil er sehr bitter / ist er warmer unnd truckner Natur / ein fürtreffentlich bewert Kraut wider die Pestilentz unnd Gifft / innerlich und eusserlich.«

— MATTHIOLUS 1626, SEITE 224

Ihren Namen erhielt die bittere Distel wie gesagt aufgrund ihrer giftwidrigen Kräfte vom heiligen Benedikt von Nursia, der um 480 geboren und späterhin Abt im Kloster Vicovaro wurde. Der Legende zufolge wollten ihn seine Mönchsbrüder vergiften. Doch der Giftbecher zerbrach, und das Gift entwich in Gestalt einer Schlange.

Im 17. Jahrhundert erlebte das Benediktenkraut eine Art Renaissance, erfreute sich speziell bei den Benediktinern großer Wertschätzung und wurde in deren Klostergärten angebaut. Man sprach der »Bitterdistel« blutreinigende, schweißtreibende und wurmtötende Heilkräfte zu, gebrauchte das Kraut innerlich bei Gelbsucht, Leber-

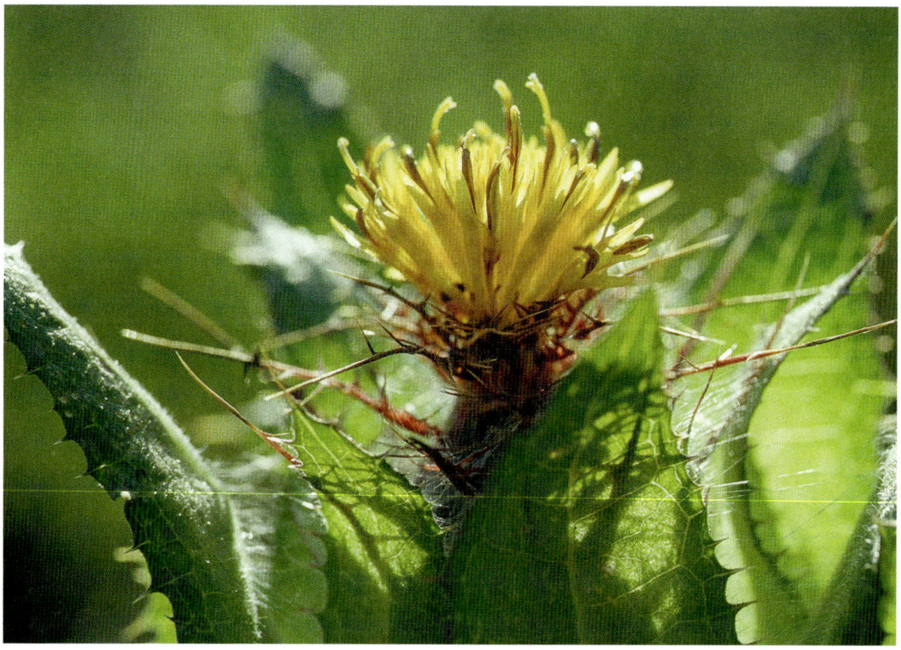

Kardobenediktenkraut

erkrankungen, Magen- und Lungenleiden sowie als Pestarznei und äußerlich bei fressenden Geschwüren. Zeitweilig genoss das Kardobenediktenkraut sogar den Ruf als »Krebsdistel«. Das gepulverte Kraut streuten heilkundige Mönche in faule Geschwüre und reichten es Kranken zur Stärkung im Trank.

In der heutigen Kräuterheilkunde zählt das Benediktenkraut trotz seines kraftvollen Wirkstoffgemischs, das u. a. aus Bitterstoffen, ätherischen Ölen und Flavonoiden besteht, zu den fast vergessenen Heilpflanzen. Doch wer es richtig bitter mag, findet in dem Korbblütler ein zuverlässiges Stärkungsmittel.

Die Bitterstoffe Cnicin, Artemisiifolin und Salonitenolid stimulieren die Sekretion aller Verdauungssäfte vom Speichel über den Magensaft und die Galle bis hin zum Bauchspeicheldrüsensekret, verbessern somit die gesamte Verdauungsleistung und tragen zur Selbstreinigung des Magen-Darm-Trakts bei. Dies ist beispielsweise erwünscht bei Magenschwäche mit Völlegefühl sowie bei Neigung zu Darmpolypen. Insbesondere nach einer Darmspiegelung, bei der Darmpolypen entfernt wurden, sollten die Betroffenen regelmäßig Kräutertee mit Benediktenkraut trinken, um die Darmschleimhäute zu reinigen. Die bittere Distel ist ebenso hilfreich bei Gallensäuremangel wie auch bei anderen Leiden, die mit einem gestörten Gallenfluss in Verbindung gebracht werden, wie die rechtsseitige Migräne.

Der Menschentyp, der vom Benediktenkraut profitiert, neigt zu Fettverdauungsstörungen und Stuhlverstopfung. Die »Bitterdistel« stellt – wie alle Bitterkräuter – den Energie- und Säftefluss im Bauchraum wieder her und steigert ähnlich wie die Mariendistel die Abgrenzungsfähigkeit. Während die Mariendistel mehr die Leber heilt und schützt, wirkt die Benediktendistel eher stimulierend auf die Gallenblase, weshalb sie gutmütige Menschen körperlich stärkt und auf der seelischen Ebene zu mehr Wehrhaftigkeit verhilft.

GEGENANZEIGEN: Vorsicht ist geboten bei Gallensteinen, die durch das galletreibende Benediktenkraut ins Rollen kommen und Gallenkoliken auslösen können. Nicht anwenden bei Allergie gegen Korbblütler.

REZEPT

Darmreinigungstee bei Neigung zu Darmpolypen

Berberitzenwurzelrinde	20 g
Kardobenediktenkraut	30 g
Odermennig	50 g
Ringelblumenblüten	20 g
Sanikel	30 g

Mischen, 2 Teelöffel pro Tasse à 200 ml heiß überbrühen, 8 bis 10 Minuten ziehen lassen, 2 bis 3 Tassen täglich ungesüßt trinken, zunächst 6 bis 8 Wochen lang, danach eventuell mit 1 Tasse täglich lange Zeit fortfahren.

Ergänzend empfiehlt es sich, kurmäßig Darmgifte zu binden, die Darmschleimhaut zu reinigen und zu regenerieren (z. B. **Myrrhinil-Intest** von Repha, drei- bis viermal täglich 4 Tabletten in Kombination mit **Synerga Lösung** von Laves, morgens 1 Messlöffel in Wasser).

Knoblauch

(Allium sativum)

»Gegen jedes Gift ist er, wenn man Knoblauch in Wasser destilliert und das Wasser mit Knoblauch anfüllt. Dann soll man 3 oder 4 Wochen an der Sonne destillieren. Das lautere Wasser von oben soll man abgießen. Das untere soll man mit Essig mischen und trinken. Dies heilt jedes durch den Mund aufgenommene Gift.«

— PARACELSUS III/539

»Eine weitere Wirkung konnte Petkov vom Knoblauch feststellen: einen entgiftenden Effekt bei der chronischen Bleivergiftung. Die Versuche zeigten, dass die Tüpfelung der Erythrozyten unter der Knoblauch-Zufuhr in statistisch signifikanter Weise abnahm, und dass bei Arbeitern in Bleibetrieben, die regelmäßig Knoblauch gebrauchten, weder solche Tüpfelzellen im Blut noch Porphyrin im Harn auftraten.«

— WEISS 1991, SEITE 232

Seit Urzeiten werden dem Knoblauch weitreichende Heilkräfte zugesprochen. So sollen bereits die alten Ägypter mit dem Knoblauch Darmparasiten abgewehrt haben. Im Rom der Antike hielt sich das »gemeine Volk« mit Knoblauch gesund, denn dieser wirkte der Vergiftung durch das bleibelastete Trinkwasser entgegen.

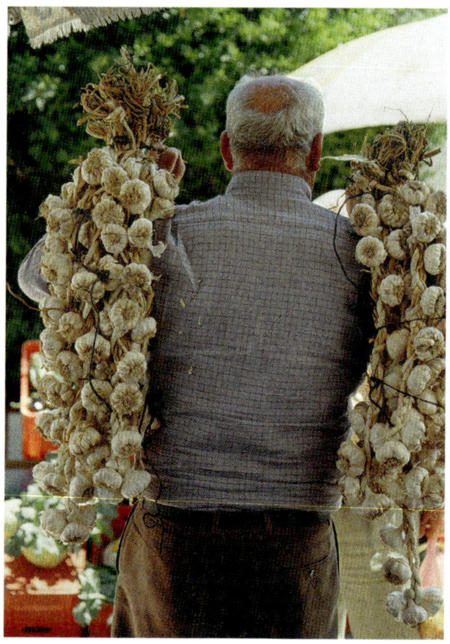

Knoblauch

Inzwischen konnten die meisten volksmedizinischen Anwendungsgebiete wissenschaftlich bestätigt werden. Altersforscher fanden sogar heraus, dass Knoblauch zur Lebensverlängerung beiträgt. Fragt man sehr alte Menschen nach dem Geheimrezept für ihre Gesundheit bis ins hohe Alter, dann geben die meisten an, dass sie regelmäßig Knoblauch, Zwiebeln und Fermentiertes verzehren. Natürlich gibt es noch weitere Faktoren, die uns gesund altern lassen, z. B. regelmäßiges Fasten, viel Bewegung und Genügsamkeit in Sachen Ernäh-

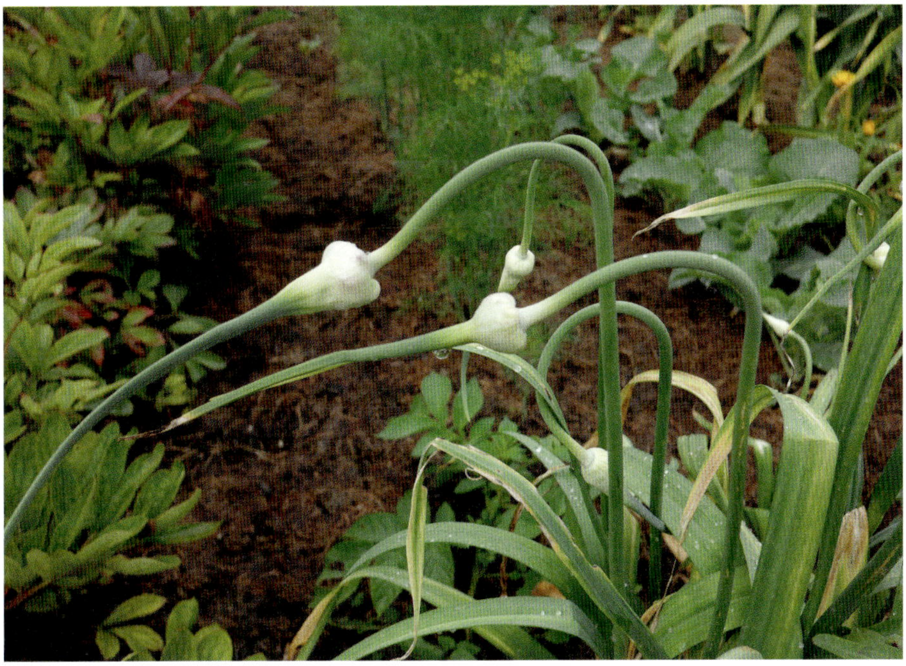

Knoblauch zählt zu den wichtigsten Entgiftungspflanzen bei bleibedingten Blutbildveränderungen.

rung. Heute gilt jedoch als erwiesen, dass Knoblauch nicht nur Blei und andere Metalle ausleitet, sondern auch altersbedingte Gefäßveränderungen reduziert, die Blutfette und den Blutdruck senkt und die Fließeigenschaften des Blutes verbessert (Frohne 2006, S. 43–47).

Weitere nachgewiesene Heileigenschaften des Knoblauchs sind die antibakteriellen und antimykotischen Effekte, die dem schwefelhaltigen Allicin zugeschrieben werden. Daher empfiehlt sich der Knoblauch gleichermaßen bei Darmpilzinfektionen wie auch bei Dysbiose, denn er hemmt das Wachstum vieler Bakterien und Pilze und wirkt Fäulnisprozessen im Darm entgegen. Den »guten Darmbakterien«, unseren Symbionten, schadet er jedoch nicht!

Die antibiotische Wirkung nutzt man ebenso bei bakteriellem Ausfluss oder bei eitriger Mittelohrentzündung, sodass sich mit der potenten Knolle in vielen Fällen Antibiotika einsparen lassen, was wiederum der Darmgesundheit zuträglich ist und die Leber entlastet.

Am effektivsten ist es, Bio-Knoblauch regelmäßig zu genießen. Dazu bieten sich viele Zubereitungen an, z.B. das Knoblauchbrot, bei dem eine frische Zehe auf geröstetem Brot zerrieben und mit Butter bestrichen wird, oder ein Ölmazerat, wobei in Olivenöl eingelegte Zehen ein aromatisches Salatöl ergeben. Oder man macht Trinkkuren mit dem ayurvedischen Knoblauchtrank (s. u.), der sich auch zur Schwermetallausleitung eignet, weil er Metalle mobilisiert und diese Schadstoffe, sofern man genug trinkt, auch ausschwemmt.

Knoblauch eignet sich besonders für ältere Leute, die den Knoblauch ohnehin wegen seiner gesundheitsfördernden Kräfte schätzen. Er passt zu eher genügsamen und gut geerdeten Landmenschen, die seinen Geruch nicht scheuen.

GEGENANZEIGEN: Nur bei Knoblauchphobie oder -allergie sowie bei niedrigem Blutdruck oder bei sehr empfindlichem Magen muss Knoblauch gänzlich gemieden werden.

Ayurvedischer Knoblauchtrank

1 bis 2 fein zerkleinerte Bio-Knoblauchzehen
½ Bio-Zitrone, frischer Presssaft
½ bis 1 Teelöffel Ahornsirup oder Bio-Imkerhonig
150 bis 200 ml abgekochtes, trinkwarmes Wasser

Alles mischen – fertig!

Dieser Trank befreit die Blutgefäße von Ablagerungen, wirkt antisklerotisch und blutdrucksenkend, hemmt das Wachstum von Pilzen und krank machenden Keimen im Darm, mobilisiert und leitet Schwermetalle wie etwa Blei aus.

KURDAUER: 2 bis 6 Wochen lang täglich 1 bis 2 Gläser trinken.

GEGENANZEIGEN: nicht geeignet für Schwangere und Stillende; kontraindiziert bei Knoblauchallergie und niedrigem Blutdruck.

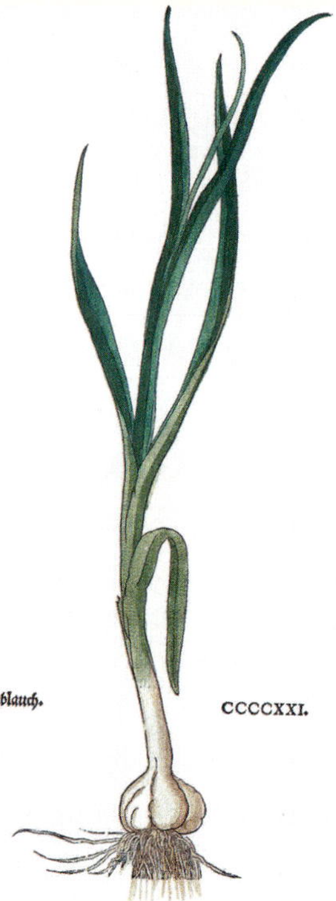

Knoblauch

Mischung zur Mobilisierung von Blei

Allium sativum D4 (Knoblauch)	50 ml
Sulfur D4 (Schwefel)	50 ml

In einer Braunflasche mischen oder von einer Apotheke mischen lassen. Zirka 6 bis 8 Wochen lang zweimal täglich 10 bis 25 Tropfen in etwas Wasser einnehmen.

Die Mischung aus pflanzlichen und mineralischem Schwefel erweist sich beispielsweise als hilfreich bei Unfruchtbarkeit infolge einer Schwermetallbelastung. Generell empfiehlt sich, während der Einnahmezeit möglichst viel zu trinken, vor allem stilles Wasser und Kräutertees, um die mobilisierten Metalle auszuschwemmen. Bei Anzeichen von Leber- oder Nierenschwäche sollten ergänzend Leber- und Nierenheilmittel eingenommen werden.

GEGENANZEIGEN: Schwangerschaft, Stillzeit, Knoblauchallergie und Niederblutdruck.

Koriander
(Coriandrum sativum)

»Anwendungsgebiete (der aus frischem blühendem Kraut hergestellten **Ceres Coriandrum Urtinktur**): Zur verstärkten Mobilisation und Ausleitung von Schwermetallen, insbesondere Quecksilber.«

— KALBERMATTEN 2009, SEITE 16

»Die aromatischen Inhaltsstoffe der Blätter sind offenbar in der Lage, eine effektive Quecksilberentgiftung des Nervensystems und der Depots in den Zellen zu bewirken, indem sie das an den Ionenkanälchen der Zellen anhaftende Quecksilber lösen.«

— BÜHRING 2005, SEITE 604

Als Gewürz wie auch als Heilmittel war Koriander bereits im alten Ägypten wie auch in der griechischen Antike gebräuchlich. Die Samen, botanisch als Früchte bezeichnet, wurden im »Papyrus Ebers« sowie in der Bibel erwähnt und waren Bestandteile uralter chinesischer Heilrezepturen gegen fieberhafte Infekte.

Vielfach erprobt sind Korianderfrüchte als blähungswidriges Brotgewürz im »Vier-Winde-Tee«, bestehend aus Anis, Fenchel, Kümmel und Koriander. Doch sie finden sich ebenso in Lebenselixieren wie dem **Balsamischen Melissengeist** von Weleda, mit dem sich auch umweltbedingte Erschöpfungszustände, Kopfschmerzen, Magendruck, Übelkeit und viele weitere Beschwerden lindern lassen.

Korianderfrüchte, in den Kräuterbüchern der frühen Neuzeit eben meist als »Samen« bezeichnet, galten vor allem als probate Pflanzenmedizin für Magen und Darm. Man gebrauchte das Gewürz, um das Bauchgrimmen zu behandeln, den kalten und verschleimten Magen zu heilen, die Winde zu zerteilen oder um Spulwürmer auszutreiben. Sogar gegen die Pest wurden sie einst ins Feld geführt; wobei unter dem Begriff »Pestilenz« durch die Luft übertragbare Infektionen zusammengefasst wurden – heute versteht man darunter die Übertragung von Virusinfekten wie Influenza oder Corona durch Aerosole: »Es sind alle Speisen die mit bereitetem Coriandersaamen zubereitet werden / in Zeit des vergifften pestilentzischen Lufft sehr dienlich und gesund / dann sie behüten den Menschen vor derselbigen vergifften Infection und stärcken das Hertz« (Tabernaemontanus 1731, S. 178 E).

Den Früchten und ihren Hauptinhaltsstoffen, den ätherischen Ölen, konnten antioxidative, antimikrobielle, blähungswidrige und krampflösende Wirkungen nachgewiesen werden (Galle-Hoffmann 1997). Auch antivirale und antiparasitäre Effekte wurden wissenschaftlich bestätigt (Baratta et al. 1998).

Das Korianderkraut, einst auch als »chinesische Petersilie« bezeichnet, wird bis

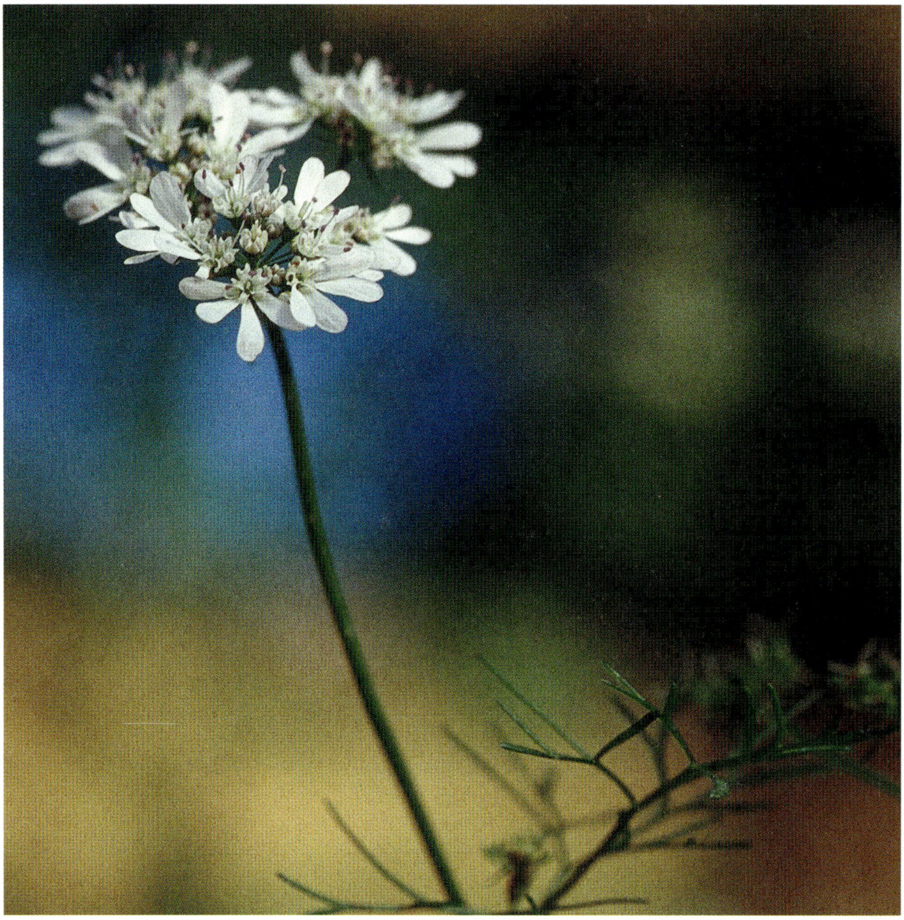

Koriander

heute in den südöstlichen Mittelmeerländern, z. B. auf Zypern, ähnlich wie in unseren Breiten Petersilie über Salate und andere Speisen gestreut. Das kräftig-würzige und eigentümliche Aroma der Korianderblätter ist nicht jedermanns Sache. Wer den Geruch und Geschmack vom »Stinkdill« oder »Wanzenkraut« mag, findet darin jedoch eine vielfache erprobte Entgiftungspflanze.

Der Arzt und Wissenschaftler Dr. Dietrich Klinghardt machte das Kraut als Ausleitungsmittel bei Quecksilberbelastung bekannt. Korianderkraut entgiftet insbesondere das Gehirn und die Nervenzellen und bindet das gelöste Quecksilber. Im Idealfall mobilisiert man das Quecksilber zuerst mit pflanzlichen oder mineralischen Schwefelverbindungen aus den Depots, also mit DMPS, Bärlauch oder Knoblauch, und setzt dann das Korianderkraut gezielt ein, um das gelöste Metall zu binden.

Eben weil Korianderkraut Schwermetalle mobilisiert, kann es bei empfindlichen Personen mitunter heftige Entgiftungsreaktionen wie Kopfschmerzen hervorrufen oder Allergieschübe begünstigen. Daher sollte man während einer Kur mit Korianderkraut sehr viel trinken und die Dosierung dem eigenen Befinden anpassen. Erfahrungsgemäß lohnt es sich, das Korianderkraut (z. B. **Ceres Koriander Frischpflanzen-Extrakt** oder **Cilantris Tabletten** von Nestmann) vorsichtig einzuschleichen und mit giftbindenden Mitteln wie etwa mit Chlorella zu ergänzen.

Frisches Korianderkraut oder der daraus hergestellte **Ceres Koriander Frischpflanzen-Extrakt** empfehlen sich zur Entgiftung für Menschen, die das eigentümliche Aroma mögen und die eventuell wie die Pflanze fernöstliche Wurzeln haben.

GEGENANZEIGEN: Wegen der mobilisierenden Effekte sollte Korianderkraut nicht in der Schwangerschaft und Stillzeit eingenommen werden und eignet sich auch nicht zur Entgiftung, sofern noch Amalgamzahnfüllungen vorhanden sind.

PRAXISTIPP

SCHWERMETALLE ENTGIFTEN MIT KORIANDER UND CHLORELLA

Eine Möglichkeit, Schwermetalle zu mobilisieren und zu binden, besteht in der kombinierten Einnahme von Entgiftungspräparaten mit Korianderkraut und Chlorella. Diese Kombination wird von führenden Entgiftungsexperten wie etwa Dr. Dietrich Klinghardt empfohlen. Klinghardt integrierte die Entgiftung von Schwermetallen mit Korianderkraut in ein ganzheitliches Entgiftungskonzept, das auf mehreren Pfeilern basiert. Zuerst empfiehlt er die Vermeidung von Strahlenexposition, weil die Strahlenbelastung – z. B. durch WLAN und Mobiltelefone – die Blut-Hirn-Schranke öffnet, sodass Umweltgifte überhaupt bis ins Gehirn und in die Nervenzellen vordringen könnten. Außerdem sollte man sich vorwiegend basisch ernähren. Denn fleisch- oder säurelastige Kost fördert Entzündungen, die wiederum die Blut-Hirn-Schranke für fettlösliche Schadstoffe passierbar machen. Schließlich sollte man den Körper mittels gezielter Entgiftung von Umweltgiften befreien.

Bewährt hat sich beispielsweise folgende Kombination:

- **Cilantris-Tabletten** von Nestmann: zwei- bis dreimal täglich 1 bis 2 Tabletten mit reichlich Wasser einnehmen.
- **Nepro-Rella Chlorella-Tabletten** von Nestmann: zwei- bis dreimal täglich 3 bis 5 Tabletten mit reichlich Wasser einnehmen.

Während Korianderkraut stärker mobilisierend wirkt, Schwermetalle aus dem Gehirn und aus den Depots herauslöst, hat Chlorella mehr giftbindendes Potenzial. Da die Grünalge die Gewässer wie eine Art Filter reinigt, sollte sie vor der arzneilichen Anwendung auf Pestizide und Schwermetalle getestet werden. Manche Hersteller schützen die Gewässer, in denen sie Chlorella anbauen, vor Gifteinträgen aus der Umwelt.

Weil neben wirksamkeitsbestimmendem Sulfit, Chlorophyll, Vitamin A, Vitamin B_{12} und Aminosäuren in der Grünalge auch Spuren von Jod vorkommen, sollte man bei Jodempfindlichkeit vorsichtig dosieren oder auf andere schadstoffbindende Mittel, etwa auf Gerbstoffdrogen, ausweichen (→ Seite 89). Bei Schilddrüsenentzündungen, z. B. im Schub einer Hashimoto Thyreoiditis, oder bei Morbus Basedow können selbst kleinste Mengen Jod den Autoimmunprozess anfachen.

Liebstock/Maggikraut

(Levisticum officinale)

»Succus Ligustici (Liebstocksaft) mit Honig gekocht kann zu Thyriac (Lebenselixier) gegeben werden. Auch Saft von Ostritium (Meisterwurz) oder Angelica. Dies ist ein Gegenmittel gegen Gift.«

— PARACELSUS III/565

»Die Wurtzel getrucknet und gepulvert / und darvon 1 Quintlein mit Wein zertrieben und getruncken / stillet allen innerlichen Schmertzen / verzehret alle überflüßigew Feuchtigkeit / treibet aus alles Gifft / fürdert der Weiber Monatblumen / und bringet wieder den verstandenen Harn / reiniget die Nieren und Blasen / bricht den Nierenstein / (...).«

— TABERNAEMONTANUS 1731, SEITE 207

Bekannt und gebräuchlich ist Liebstock oder auch Liebstöckel vor allem als harntreibendes und verdauungsanregendes Suppengewürz. Die Blätter finden sich häufig in Kräutersalzmischungen, wohingegen die Wurzel mehr arzneilich verwendet wird. Die entwässernde Wirkung nutzt man beispielsweise bei Neigung zu Wassereinlagerungen, sofern diese nicht von Herzschwäche kommen. Zusammen mit dem Wasser werden auch Schwermetalle wie Quecksilber ausgeschieden.

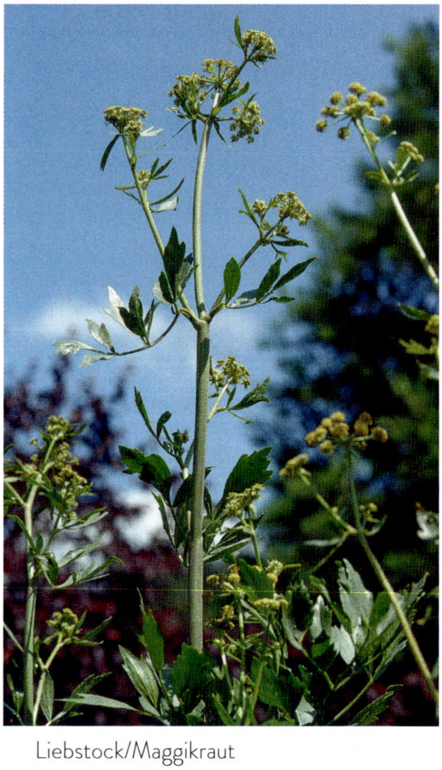

Liebstock/Maggikraut

Dr. rer. nat. Max Amann, Chemiker, Heilpraktiker und Mitbegründer von Natura Naturans, hat in den 1990er-Jahren in einer persönlichen Anwendungsbeobachtung die Quecksilberausscheidung nach DMPS-Gaben mit der nach der Verabreichung von Liebstockwurzelextrakt verglichen und herausgefunden, dass sich nach der Einnahme von Liebstockextrakt ähnliche Quecksilbermengen im Harn finden wie nach DMPS, einer Schwefelverbindung, die zur Mobilisierung von Schwermetallen aus den Depots verwendet wird. Zudem empfahl er den Anbau von Liebstöckel, um schwermetallbelastete Stadt- und Schrebergärten zu entgiften.

In jedem Fall hat sich der Gebrauch als Gewürz oder Arzneipflanze bewährt, wenn man im Rahmen von Entgiftungskuren die Ausscheidung gelöster Toxine mit dem Harn fördern will. Paracelsus soll bekanntlich einst mit Suppen entgiftet haben. Mit der Suppe führt man Flüssigkeit zu, die u. a. für zelluläre Reinigungsprozesse benötigt wird. Wenn man die Suppen zudem noch mit Maggikraut würzt, dann gibt es also einen doppelten Entgiftungseffekt, von dem jeder profitieren kann.

Ganz besonders eignet sich der Liebstock jedoch für Frauen, die zu Nierenschwäche, Wassereinlagerungen und eher spärlichen Blutungen neigen. Denn der eigentümliche Geruch und Geschmack des Maggikrauts stammt von hormonartigen Aromastoffen, den sogenannten Pheromonen, die im Sinne der TCM »blutbildend« wirken, also die Gebärmutterschleimhaut aufbauen und die Blutung anstoßen können.

GEGENANZEIGEN: nicht geeignet für Schwangere, bei akuten Nierenentzündungen (z. B. bei Glomerulonephritis infolge von Autoimmunerkrankungen) oder bei Ödemen infolge von Herzschwäche sowie bei Neigung zu starken Regelblutungen und Östrogendominanzleiden (z. B. Brustkrebs, Myomen).

REZEPT

Die Bergarbeitermischung zur Schwermetallausleitung

Die »Bergarbeitermischung« geht auf den Chemiker und Heilpraktiker Dr. rer. nat. Max Amann (1932–2022) zurück, der bei Schwermetallbelastung stets empfohlen hat, 5 bis 6 entgiftende Wurzeln miteinander zu mischen und diese als Tee- oder Extraktmischung kurmäßig zu verwenden.

Angelikawurzel
Eberwurz
Klettenwurzel
Liebstockwurzel
Meisterwurz
Wegwartenwurzel

Zu gleichen Teilen mischen. 2 bis 3 Esslöffel der Mischung mit 500 ml kochendem Wasser überbrühen, zugedeckt 10 bis 15 Minuten ziehen lassen, abseihen und in eine Thermoskanne füllen. Bei bekannter Schwermetallbelastung – je nach Bedarf und Reaktion – 2 bis 6 Wochen lang täglich ½ Liter über den Tag verteilt trinken.

Die Heilwurzeln mobilisieren die Problemstoffe aus ihren Depots und begünstigen die Ausscheidung über Harn, Schweiß und Stuhl.

Wer statt des Tees verdünnte Alkoholextrakte bevorzugt, kann die getrockneten Wurzeln in Weinbrand ansetzen oder die Tinkturen direkt von einer Apotheke beziehen (Adressen und Bezugsquellen → Seite 303) und mischen lassen oder selber mischen.

GEGENANZEIGEN: nicht geeignet für Kinder, Schwangere, Stillende, bei Lichtempfindlichkeit, Reizmagen, Reizdarm oder Neigung zu Gallensteinkoliken.

Löwenzahn

(Taraxacum officinale)

»Der Löwenzahn wirkt auflösend und stärkend auf die Schleimhäute, namentlich auf Lungen, Leber, Darmkanal und Harnwerkzeuge, daher leistet er gute Dienste bei Stockungen und Verschleimungen der Eingeweide, in Leberleiden, Leberstockungen, Gelbsucht, bei schwerem Stuhlgang, in Lungenverschleimungen, katarrhalischen Beschwerden.«

— MAGNUS 1871, SEITE 50

Kräuterkenner gaben ihm den Namen »Reiniger der Bauchorgane«. Doch der Löwenzahn ist ein Universalgenie unter den Entgiftungspflanzen. Seine unzähligen Volksnamen deuten die weitreichenden Heilkräfte bereits an: Mancherorts heißt der sonnenhafte Korbblütler »Bettseucher«, weil er den Harn kräftig treibt und damit die Ausscheidung von Problemstoffen begünstigt. Andernorts nennt man ihn »Bettscheißer«, weil seine Bitterstoffe die Galle treiben, die Verdauung anregen und laxierend wirken. Somit unterstützt der Löwenzahn bereits die zwei Hauptentgiftungsorgane Leber/Galle und Nieren. Weil er Milchsaft bildet, zeigt er darüber hinaus auch einen Bezug zur Lymphe. Als Lymphheilpflanze ist er hilfreich bei Belastung mit fettlöslichen und lymphgängigen Umweltgiften wie etwa den Chlorchemikalien, zu denen beispielsweise Dioxin oder polychlorierte Biphenyle (PCB) gehören.

Für Entgiftungskuren hat es sich bewährt, Leber-, Nieren- und Lymphheilmittel miteinander zu kombinieren – doch das kann der Löwenzahn manchmal sogar im Alleingang, denn er ist die »All-in-one-Detoxpflanze«. Ein angenehmer Nebeneffekt von Löwenzahnkuren ist die Gewichtsabnahme. Gerhard Madaus stellte seinerzeit schon fest, dass das Zufüttern von Löwenzahnextrakt deutliche Gewichtsverluste bei den Versuchstieren erbrachte, ohne deren Herz und Kreislauf zu belasten. Daher ist der Löwenzahn Bestandteil von stoffwechselanregenden Teemischungen, die das Abnehmen erleichtern.

Zudem zeichnet sich der Löwenzahn durch seine außergewöhnlich große Anpassungsfähigkeit und Resistenz gegenüber Umweltgiften aus. Er gedeiht ebenso auf gedüngten Wiesen wie auch auf pestizidbelasteten Böden, an Straßenrändern oder neben Bahngleisen, wo Reifen- oder Schienenabrieb, Feinstaub oder Herbizide die Erde vergiften. Besonderen Bezug hat Löwenzahn zu Blei und Cadmium, die er mit der Wurzel vermehrt aus belasteten Böden aufnimmt. Stammt die Heil- und Nahrungspflanze jedoch von unbelasteten Böden und von ungedüngten Wiesen, dann kann sie uns allen beim Entgiften helfen. Löwenzahn reinigt den umweltkranken Menschen sanft und zugleich tiefgreifend.

Neuere wissenschaftliche Untersuchungen konnten außerdem eine immunstimulierende und krebsfeindliche Wirkung aufzeigen, sodass manche Pflanzenforscher

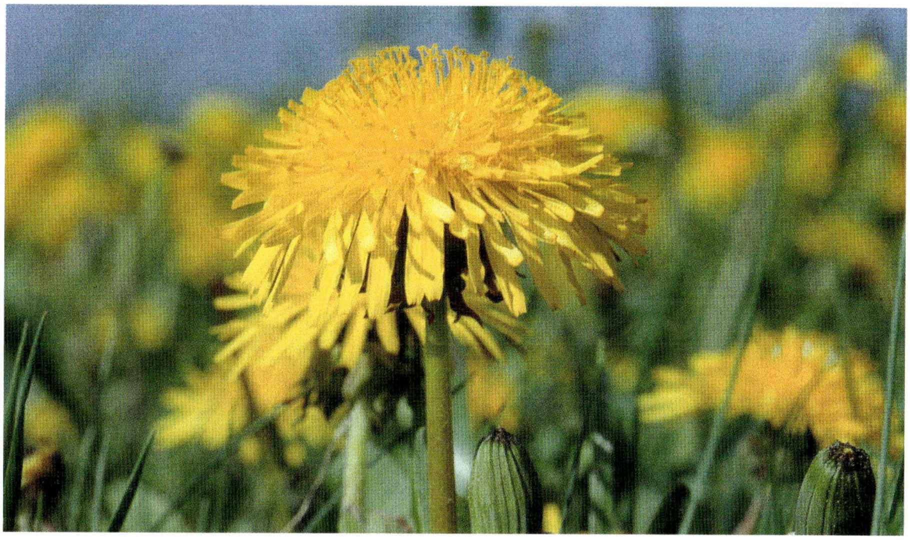

Löwenzahn

den Löwenzahn sogar bei Brustkrebs als eine Art pflanzliche Chemotherapie empfehlen. In jedem Fall eignet er sich sowohl zur unspezifischen Blutreinigungskur wie auch als Spezifikum bei Pestizidbelastung und bei umweltbedingten Erkrankungen der Brust wie Zystenbildung oder Brustkrebs mit oder ohne Lymphbeteiligung bis hin zur Begleitbehandlung von Lymphkrebs. Eben weil Löwenzahn die Lymphe reinigt, empfehlen sich Extrakte oder Presssäfte (z. B. **Ceres Taraxacum Urtinktur** oder **Schoenenberger Naturreiner Heilpflanzensaft Löwenzahn**) auch zur Ausleitung der Spikeproteine nach Corona-Impfungen oder nach Corona-Infektionen.

Der Löwenzahn eignet sich vor allem für Menschen, die sich jahrelang mit pestizidbelasteter Nahrung regelrecht überdüngt haben. Der Menschentyp, der von Taraxacum besonders profitiert, neigt zu Stoffwechselschwäche und Übergewicht. Auf der seelischen Ebene vermittelt die »Pusteblume« (z. B. **Ceres Taraxacum Urtinktur**) Leichtigkeit und überträgt Anpassungsfähigkeit.

GEGENANZEIGEN: nicht anwenden bei Korbblütlerallergie; vorsichtig dosieren bei Gallensteinen und Neigung zu Gallenkoliken.

PRAXISTIPPS

STOFFWECHSELAKTIVIERUNG MIT LÖWENZAHNPFLANZENSAFT

In alten Kräuterbüchern, beispielsweise bei Albertus Magnus (1871), werden bereits Blutreinigungskuren mit dem Löwenzahnpresssaft empfohlen. Wer keine Pflanzensaftpresse zu Hause hat, um den Saft aus der ganzen Pflanze (Blüte, Blatt, Stängel, Wurzel) selbst zu gewinnen, kann den naturreinen Heilpflanzensaft auch im Reformhaus beziehen. Der **Schoenenberger Heilpflanzensaft Löwenzahn** regt den Gallenfluss und den Stoffwechsel an, fördert die Verdauung und begünstigt auch die Ausscheidung von Problemstoffen über den Harn und erleichtert das Abnehmen.

DOSIERUNGSEMPFEHLUNG: 2 bis 6 Wochen lang zwei- bis dreimal täglich 15 ml Heilpflanzensaft (zirka 2 Esslöffel) vor den Mahlzeiten pur oder in einem Glas Wasser einnehmen.

LYMPHENTLASTUNG

Insbesondere bei Erkrankungen der weiblichen Brüste wie auch begleitend bei Virusinfekten mit Lymphbeteiligung (z. B. EBV) bis hin zur Begleitbehandlung von Lymphkrebs, vor allem bei bekannter Belastung mit Weichmachern, Pestiziden oder Holzschutzmitteln, sollte man den Löwenzahn regelmäßig und begleitend zu allen medizinisch notwendigen Therapien gebrauchen.

Empfehlenswert sind z. B. Kuren mit **Ceres Taraxacum Urtinktur.**

DOSIERUNGSVORSCHLAG: zwei- bis dreimal täglich 5 bis 6 Tropfen pur oder in etwas Wasser einnehmen. Kindern kann man täglich 8 bis 10 Tropfen in die mit stillem Wasser befüllte Trinkflasche träufeln.

REZEPTE

Leber-Lymph-Smoothie

- 1 Handvoll Löwenzahnblätter, gewaschen und verlesen
- ½ bis 1 Teelöffel Bio-Kurkumapulver oder 1 bis 2 Teelöffel frisches Kurkumarhizom
- ¼ Ananas
- zirka 100 ml stilles Wasser

Löwenzahnblätter, Kurkuma und Ananas mit dem Zauberstab fein pürieren. Dann das Wasser dazugeben und gut verrühren. Bis zu täglich 1 Glas Smoothie trinken.

Löwenzahnpesto

Mehrere Handvoll junge Löwenzahnblätter (zirka 200 g) sorgfältig verlesen, waschen, gründlich abtrocknen und dann mit einem Keramikmesser fein zerschneiden. Die zerkleinerten Blätter in ein sauberes (Einmach)Glas mit Schraubdeckel geben (zirka 300 ml) und randvoll mit Olivenöl übergießen.

Je nach Gusto 2 bis 3 Esslöffel geriebenen Parmesan und 2 bis 3 Esslöffel zerkleinerte Pinienkerne sowie 1 Teelöffel Kräutersalz unterrühren und nochmals etwas Öl nachgießen, sodass das Pesto gut bedeckt ist. Statt Olivenöl kann man gerne auch Sonnenblumenöl verwenden und statt der Pinienkerne auch Haselnüsse.

Mariendistel

(Silybum marianum/Carduus marianus)

»Das Wasser von Blettern gebrandt / und ein zimlichen Trunck darvon gethan / bringt gute hilff wider das Seitenstechen. Besser ist es aber / so man ein halb quentlen deß zerstossenen Samens darzu thut. Solche Arzney dienet auch wider die Pestilenz und was gifftigs im Leib ist / muß dadurch räumen.«

— MATTHIOLUS 1626, SEITE 225

»Die Mariendistel ist für viele der Inbegriff für die Leberheilpflanze schlechthin. Zu Recht, denn zahlreiche Studien belegen die heilsame Wirkung ihrer Inhaltsstoffe auf die Leber. Wirksamkeitsbestimmend sind vor allem die Silymarine, eine Wirkstoffgruppe, die in der Fruchtwand der Mariendistelfrüchte vorkommt. Diese Pflanzeninhaltsstoffe können nachweislich die Wirkung von leberschädigenden Stoffen u. a. Tetrachlorkohlenstoff, Thioacetamid und die Toxine des Knollenblätterpilzes Phalloidin und Alpha-Amanitin, die normalerweise zu Leberzirrhose oder Leberversagen führen würden, aufheben bzw. verringern.«

— BLASCHEK 2016, SEITE 613

Pflanzenforscher konnten das Wirkprinzip der Mariendistel entschlüsseln: Ihre wirksamkeitsbestimmenden Inhaltsstoffe, die Silymarine, schützen die Leberzellmembran vor Toxinangriffen, fangen freie Radikale ein und stimulieren die Neubildung von Leberzellen. Nicht zuletzt trägt die Mariendistel sogar dazu bei, dass die Leberzelle genug Glutathion für ihre Entgiftungsprozesse zur Verfügung hat. Selbst bei alkoholbedingter Fettleber oder Leberzirrhose kann die Mariendistel noch eine gewisse Leberregeneration bewirken. Wissenschaftler vermuten inzwischen auch eine Schutzwirkung der Silymarine auf die Nieren, wenn etwa nierenschädigende Medikamente wie Paracetamol oder Zytostatika wie Cisplatin eingenommen werden müssen. Kurzum: Wer seine Leber pflegen möchte, sollte ihr immer wieder mal eine Kur mit Silymarinen gönnen. Vor allem wenn man leberschädigende Medikamente wie etwa Antibiotika, Betäubungsmittel, Schmerzmittel oder Zytostatika einnehmen musste oder muss, sollte man die Leberzellen mit Mariendistel schützen oder spätestens nach dem Absetzen dieser Arzneien die Leber einige Wochen lang damit regenerieren (z. B. mit **Legalon forte Hartkapseln** von Madaus).

Im Reagenzglas erbrachte die Zugabe von Silymarin sogar eine Steigerung der Wirksamkeit bestimmter Chemotherapeutika. Daher empfiehlt sich die Mariendistel zur naturheilkundlichen Begleitung einer schulmedizinischen Krebsbehandlung. Weil alle Hormone, also auch hormonaktive Umweltchemikalien, von der Leber abgebaut werden, sollte man nach Absetzen der Antibabypille oder nach einer reproduktionsmedizinischen Hormonstimulation und eigentlich bei allen hormonellen Dysbalancen die Leber mit Mariendistel entlasten.

Einer iranischen Studie zufolge, an der 70 Frauen mit Endometriose teilnahmen, konnte die Einnahme von Silymarin (12 Wochen lang zweimal täglich 140 mg) nicht nur die Lebensqualität der Probandinnen spürbar verbessern, sondern auch die Endometrioseherde reduzieren und die mit dieser umweltbedingten Erkrankung verbundenen Schmerzen lindern (Mirzaei et al. 2022).

Die Mariendistel eignet sich vor allem für Menschen, die sich in einem toxischen Umfeld befinden und sich nicht genügend gegenüber Außeneinflüssen zur Wehr setzen können. Sie spendet auch neue Lebenskraft, wenn die Leber z. B. nach Impfungen oder Virusinfekten (etwa Hepatitis oder Malaria) geschwächt ist.

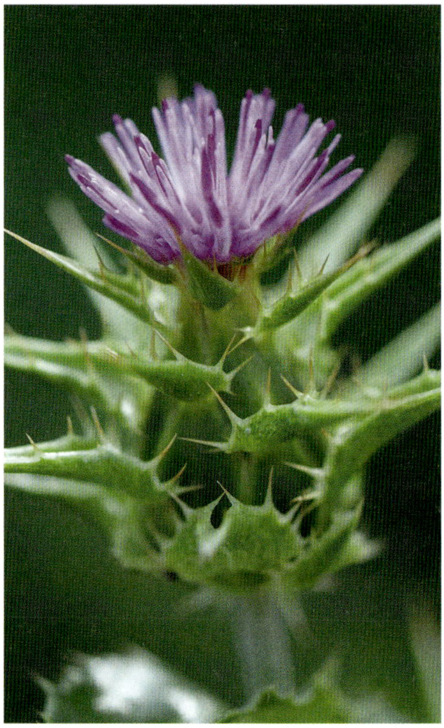

Mariendistel

PRAXISTIPP

LEBERSCHUTZ VOR MEDIKAMENTENTOXINEN

Bilisan duo Tabletten von Repha bestehen aus einer Kombination von Mariendistelsamen und Gelbwurz. Diese Arzneipflanzenkombination schützt und regeneriert die Leberzellen, wirkt antioxidativ und galletreibend, sodass auch leberschädigende Medikamente wie etwa die Antibabypille, Antibiotika, Schmerzmittel oder Zytostatika besser vertragen werden.

Am besten beginnt man mit der Einnahme bereits einige Tage vor der geplanten Medikamenteneinnahme oder auch erst währenddessen. Nach dem Absetzen der Antibabypille empfiehlt sich mindestens eine Drei-Monats-Kur. Eine Mariendistelkur kann jedoch auch über ein ganzes Jahr hinweg durchgeführt werden (z. B. mit **Mariendistel Alchemistische Tinktur** von Evolution). Denn es ist von Vorteil, die Leber langfristig mit Mariendistel zu entlasten, zu schützen und zu regenerieren.

Meisterwurz
(Peucedanum ostruthium/Imperatoria)

»Meisterwurz, mit Wein gesotten und genossen, galt bei den Alten als wirksamstes Gegenmittel gegen eingenommenes Gift (…)«

— KÜNZLE 1935, SEITE 12

»Imperatoria ist auch ein äußerst potentes Antidot gegen verschiedenste Giftwirkungen auf Körper und Seele.«

— KALBERMATTEN UND KALBERMATTEN 2011, SEITE 50

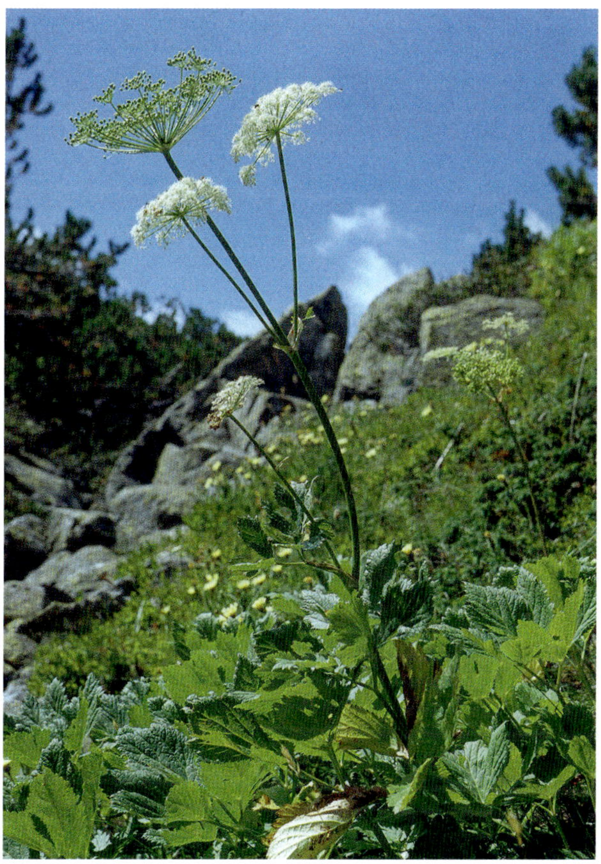
Meisterwurz

Wie die Angelika, so trägt auch die Meisterwurz den Beinamen »Giftwurz«. Kaum eine Pflanze wird von Volksmedizinern mehr geschätzt als der »Meister aller Wurzen«. Während die Angelika in keinem Klostergarten fehlen darf, trifft man auf die Meisterwurz meist erst in höheren Lagen, denn sie gehört zur typischen Alpenflora. Heilkundlich verwendet wird hauptsächlich die Wurzel, die sehr viel Schärfe in sich hat und daher insbesondere auf Lungen und Dickdarm reinigend wirkt. Paracelsus kannte bereits die abwehrsteigernde Wirkung und empfahl das Kauen der Wurzel einst als Pestprophylaxe. In der Tat stärken schon wenige Tropfen der Urtinktur (z. B. **Ceres Imperatoria ostruthium Urtinktur**) die Lungenkraft und stimulieren das darmassoziierte Immunsystem. Mit ihrer Schärfe regt Imperatoria die Verdauung an und leitet Lebenswärme in den Bauchraum, weshalb die Wurzel von Volksmedizinern bei Verdauungsschwäche wie auch bei Impotenz gelobt wird.

Als Blutreinigungspflanze findet die Meisterwurz Anwendung bei Vergiftungszuständen durch verdorbene Nahrungsmittel oder auch bei infektiösen Durchfallerkrankungen, die eine Magenschwäche hinterlassen. Ebenso unterstützt man mit der Urtinktur die Ausleitung von Betäubungsmitteln. Am besten nimmt man diese nach Operationen zusammen mit Nux vomica D6, um schneller wieder auf die Beine zu kommen.

Bei Schwermetallbelastung wie auch bei anderen chronischen Vergiftungszuständen befeuert die Meisterwurz den Stoffwechsel und wirkt vor allem den vergiftungsbedingten Erschöpfungszuständen entgegen (→ Seite 179).

Die Wurzel gilt unter Kräuterleuten jedoch eher als ein Männermittel und eignet sich auch nur für Menschen, die es richtig scharf mögen und die Schärfe auch vom Magen/Darm her vertragen.

GEGENANZEIGEN: Die Meisterwurz ist nicht geeignet für Schwangere sowie bei Reizmagen oder Reizdarm.

PRAXISTIPP

MEISTERWURZ BEI VERGIFTUNGSBEDINGTEN ERSCHÖPFUNGSZUSTÄNDEN

Kräuterweiber und Volksmediziner stärken mit der Meisterwurz seit Jahrhunderten die Lebenskraft und manche nutzen sie sogar als Sexualtonikum. So schreibt Hieronymus Bock in seinem Kräuterbuch von 1577 (Seite 155), die Meisterwurz helfe *»dem erstorbenen Mann wider auff den Gaul«,* womit die potenzsteigernde Wirkung gemeint ist.

Eben weil die Wurzel als Heilwein oder auch in Teemischungen (→ Seite 179) Schwermetalle ausleitet, kann man sie bei umweltbedingten Erschöpfungszuständen versuchen. Da es sich aber um eine sehr kraftvolle Arzneipflanze handelt, sollte man im Beginn sehr vorsichtig dosieren. Insbesondere bei Multipler Chemikaliensensitivität (MCS) oder bei Chronischem Fatigue Syndrom (CFS) schleicht man die **Ceres Imperatoria ostruthium Urtinktur** am besten tropfenweise ein, zum Beispiel zwei- oder dreimal täglich 2 bis 3 Tropfen in einem Wasserglas, und nimmt dies bei empfindlichem Magen erst nach dem Essen ein.

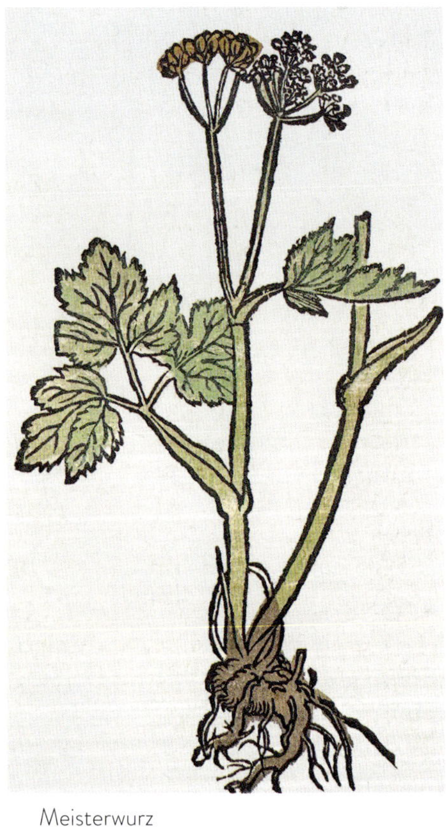

Meisterwurz

Odermennig

(Agrimonia eupatoria)

»Odermennig nimmt alle Unreinigkeit des Menschen hinweg.«

— LONICERUS 1679, SEITE 453

Das freundliche Rosengewächs, das auf den ersten Blick dem Gänsefingerkraut ähnlich sieht, gedeiht wie dieses oftmals an Wegrändern. Wegen seiner Klettfrüchte, die im Vorbeigehen an der Kleidung anhaften oder sich im Fell der Hunde verfangen, nennen Volksmediziner den Odermennig auch »Leberklette«. Wie andere Rosengewächse, man denke beispielsweise an Brombeerblätter, Frauenmantel oder Tormentill, enthält das Kraut Gerbstoffe, die in der Lage sind, die Darmwände abzudichten und Darmgifte zu binden. Daher empfiehlt sich Odermennig einerseits als Tee im Rahmen einer Schwermetallausleitung und andererseits auch bei Neigung zu Durchfällen. Als milde Gerbstoffpflanze mit einem moderaten Gerbstoffgehalt von bis zu 10 % (Catechine, Ellagitannine) zeichnet sich Agrimonia durch besonders gute Verträglichkeit aus und kommt daher auch bei Reizdarm zur Anwendung.

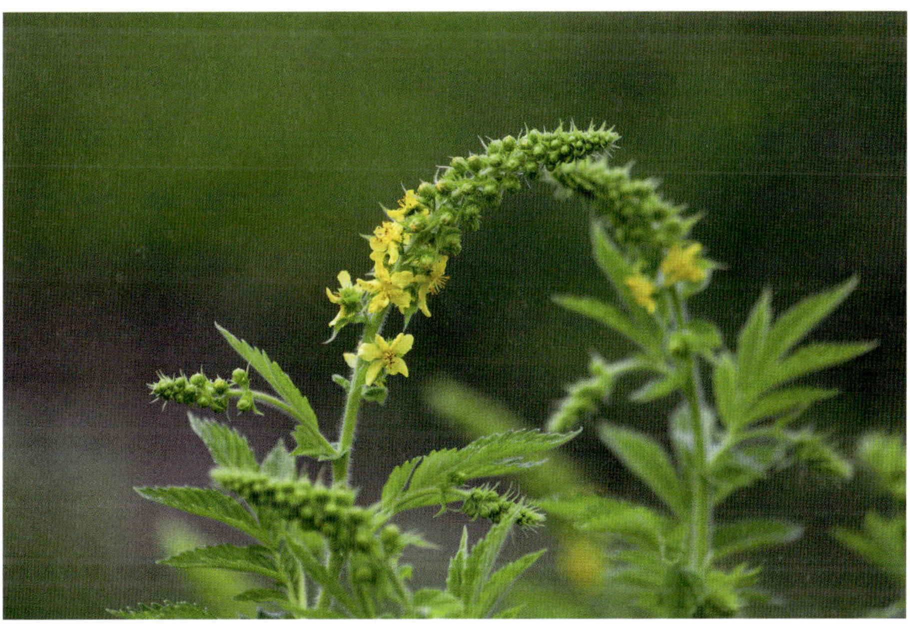

Odermennig

Der namengebende Pflanzeninhaltsstoff Agrimoniin, der auch in anderen Rosengewächsen wie etwa dem Frauenmantel vorkommt, erwies sich als entzündungswidrig und krebsfeindlich. Odermennig war in unseren Breiten immer schon Bestandteil vieler Hausteemischungen, die täglich und lange getrunken wurden. Das fermentierte Kraut gilt als heimischer Grüntee-Ersatz. Daher kann man das sanfte Teekraut auch bedenkenlos bei Brustkrebs, Darmkrebs, Bauchspeicheldrüsenkrebs und vielen weiteren chronischen Erkrankungen regelmäßig einsetzen.

Odermennig passt am besten zu leberschwachen Menschen mit Neigung zu Reizdarm und wechselnder Stuhlkonsistenz.

REZEPT

Reizdarmtee

Echter Ehrenpreis	30 g
Erdrauchkraut	30 g
Ringelblumenblüten	20 g
Schafgarbe mit Blüten	40 g
Odermennig	50 g
Walnussblätter	30 g

Mischen, 2 Teelöffel pro Tasse à 200 ml heiß überbrühen, etwa 5 bis 8 Minuten ziehen lassen, mindestens 8 bis 10 Wochen lang täglich 3 bis 4 Tassen ungesüßt trinken.

Okoubakabaum

(Okoubaka aubrevillei)

»Bis vor einigen Jahrzehnten galt Okoubaka noch als geheimnisumwitterte Arznei afrikanischer Medizinmänner, die ein Pulver aus der Baumrinde herstellten und damit jegliche Art von Vergiftung behandeln konnten. Es wurde berichtet, dass die Eingeborenen nach einem Gastmahl vorsichtshalber einen Teelöffel dieses Pulvers als Antidot einnahmen, sofern sie sich der wirklichen Gastfreundschaft des Gastgebers nicht ganz sicher waren.«

— WIESENAUER 2007, SEITE 50

Die Rinde des westafrikanischen Okoubakabaumes gehört mit zu den wichtigsten darmgiftbindenden Pflanzenarzneien. Die Rinde enthält vor allem Catechine mit antioxidativer, entzündungswidriger und Toxin bindender sowie Phenolkarbonsäuren mit antibiotischer und immunmodulierender Wirkung.

Als traditionelle Heilpflanze kommt Okoubaka in Westafrika bei Lebensmittel-

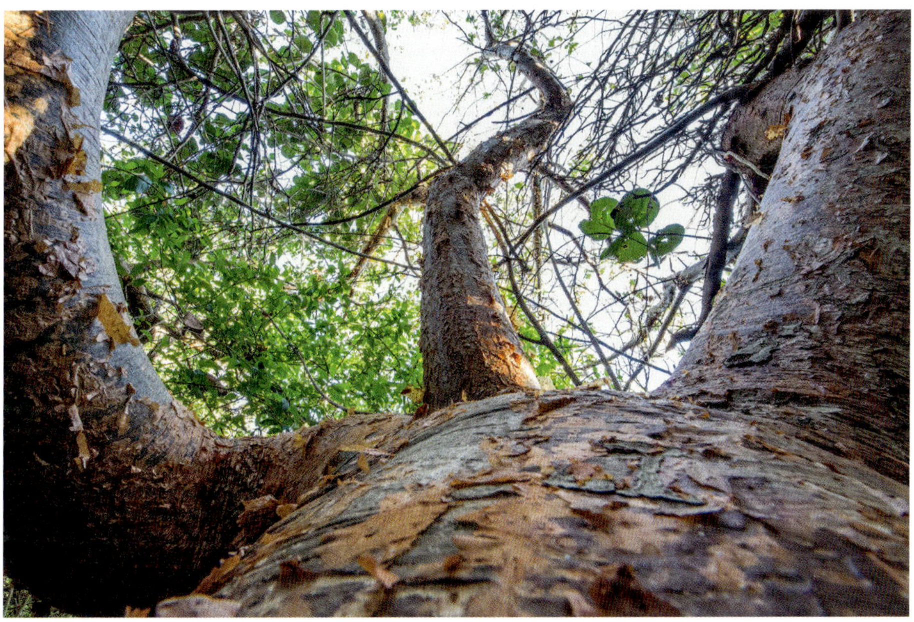

Die Rinde des Okoubakabaums bindet Darmgifte und entgiftet Quecksilber.

vergiftungen und Magen-Darm-Erkrankungen aller Art zum Einsatz. Die homöopathischen Tiefpotenzen (z. B. Okoubaka D2 oder D3) erwiesen sich gleichermaßen bei Nahrungsmittelallergien sowie bei Magen-Darm-Infekten als heilsam.

Mit Zubereitungen aus der gerbstoffreichen Okoubakarinde lassen sich u. a. Schwermetalle im Darm binden, weswegen Okoubaka nach dem Entfernen von Amalgamfüllungen empfohlen wird. Weil viele Umweltproblemstoffe in der Leber gebunden und mit der Galle über den Stuhl ausgeschieden werden, sollte Okoubaka als darmgiftbindendes Element in das Therapiekonzept von Umwelterkrankungen integriert werden. Eben weil sich die homöopathischen Tiefpotenzen durch sehr gute Verträglichkeit auszeichnen, kann man Okoubaka auch bei einer Vielzahl toxischer Belastungen und umweltbedingten Darmerkrankungen wie Darmpilzbefall, Morbus Crohn oder Colitis ulcerosa versuchen. Die Wunderdroge afrikanischer Medizinmänner bewährt sich ebenfalls bei Blutzuckerschwankungen sowie bei leichten Verlaufsformen von Schwangerendiabetes, denn Okoubaka entgiftet auch die Bauchspeicheldrüse.

Okoubaka eignet sich als mildes und gut verträgliches darmgiftbindendes Element bei Vergiftungszuständen aller Art bis hin zur multiplen Chemikaliensensitivität (MCS-Syndrom). Es eignet sich ganz besonders für darmempfindliche und darmbarrieregeschädigte Personen.

PRAXISTIPP

DARMGIFTE BINDEN UND DARMBARRIERE STÄRKEN MIT OKOUBAKA

Begleitend zu anderen medizinisch notwendigen Maßnahmen kann man bei Darmerkrankungen von Reizdarm bis Darmkrebs Zubereitungen aus der gerbstoffreichen Rinde des Okoubakabaumes als darmgiftbindendes Element empfehlen. Die homöopathischen Tiefpotenzen (z. B. **Okoubaka D2** oder **D3 Globuli** von DHU) erweisen sich als ausgesprochen gut verträglich und eignen sich daher auch für Kinder oder Schwangere.

Bei Erkrankungen der endokrinen oder exokrinen Bauchspeicheldrüse wie etwa Altersdiabetes oder auch bei leichten Entzündungen sollte man der Bauchspeicheldrüse längerfristige Okoubakakuren gönnen (z. B. mit **Okoubasan D2 Tropfen** oder **Tabletten** von Sanum), um das Organ nachhaltig zu entgiften.

Die afrikanische Wunderdroge lindert nicht zuletzt auch Nahrungsmittelallergien. Bewährt haben sich ergänzend zur Ernährungsumstellung (pestizidfrei, histaminarm) Kuren mit **Okoubasan D2 Tropfen** zusammen mit Leber- und Bauchspeicheldrüsenmitteln (z. B. **Metaheptachol** und **Metaharonga** von meta Fackler) in der Trinkflasche sowie einer Symbioselenkung, beispielsweise mit **Histamed probio Pulver** von Dao Healthcare.

DOSIERUNGSVORSCHLAG: Okoubasan D2 oder D3 Globuli je nach Bedarf und Reaktion bis zu stündlich 5 bis 10 Globuli im Mund zergehen lassen. Okoubasan D2 Tropfen zur sanften Entgiftung der Bauchspeicheldrüse zwei- bis dreimal täglich 5 bis 15 Tropfen in etwas Wasser einnehmen. Die Okoubasan D2 Tabletten von Sanum bspw. zum Darmgiftbinden drei- bis fünfmal täglich 1 bis 2 Tabletten zerkauen.

Rosmarin

(Rosmarinus officinalis)

»Roßmarin in Wein oder Wasser gesotten / zu Morgens früh getruncken / und nach etlichen Tagen in das Bad gangen / nüchtern trucken geschwitzet / zertheilet und heilet die Geelsucht / treibet viel Überflüßigkeit von dem Menschen / lasset kein Gifft schaden / thut auf die verstopfte Leber und Miltz / und stärcket sie in ihrer Schwachheit.«

— TABERNAEMONTANUS 1731, SEITE 312

»Dieser Rosmarin (Rosmarin Ct. Verbenon) wirkt stärkend auf das Verdauungssystem, er hat zudem leberzellregenerierende Eigenschaften.«

— WABNER UND BEIER 2009, SEITE 279

Die meisten kennen Rosmarin als Gewürz für mediterrane Fleisch- und Gemüsegerichte, doch er kann weit mehr als nur Speisen aromatisieren. Als Arzneipflanze findet Rosmarin in Heilweinen für Herz und Kreislauf Anwendung und empfiehlt sich für ältere Menschen mit niedrigem Blutdruck, die den kräftig-würzigen Geschmack mögen. Äußerlich wird Rosmarinextrakt wegen seiner antiviralen Wirkung u. a. bei Lippenbläschen (Herpes simplex Typ 2) wie auch bei Juckreiz und Neigung zu Vaginalpilz sowie zur Scheidenhautpflege ab der Menopause (z. B. **Wala Rosmarinus/Prunus comp. Gelatum**) verwendet.

Zu den Entgiftungspflanzen gehört der mediterrane Lippenblütler einerseits, weil er den Stoffwechsel befeuert und u. a. die Bauchspeicheldrüse anregt. Rosmarin wurde vielfach auf seine antidiabetogene Wirkung hin untersucht. Ein Infus wurde in der Volksmedizin bei Altersdiabetes gerühmt; dazu wird zirka 30 g getrockneter oder die doppelte Menge frischer Rosmarin mit 1 Liter Wasser kochend überbrüht, dann auf Raumtemperatur abgekühlt, und man trinkt jeweils vor einer Mahlzeit 200 ml von dem intensiv bitter-würzig schmeckenden Aufguss. In der anthroposophischen Medizin sind dagegen die Rosmarin-Öl-Dispersionsbäder bei Diabetes gebräuchlich (z. B. **Wala Rosmarinus, Oleum aethereum 10 % Badezusatz**), auch um Kreislauf und Stimmung zu heben, die Gewebedurchblutung zu steigern und der diabetischen Polyneuropathie entgegenzuwirken.

Andererseits konnten den Rosmarinbitterstoffen (Diterpenen) eine stark antioxidative sowie eine galletreibende und sogar leberschützende Wirkung nachgewiesen werden. Außerdem scheint der Ätherische-Öl-Bestandteil Verbenon die Leberzelle vor Toxinangriffen zu schützen, weshalb Rosmarin während Entgiftungskuren in Form von Einreibungen oder Ölwickeln die Leber stärken kann. Von solchen Anwendungen profitieren jene Personen am meisten, die unter chronischen Erschöpfungszuständen und nachlassendem Gedächtnis leiden.

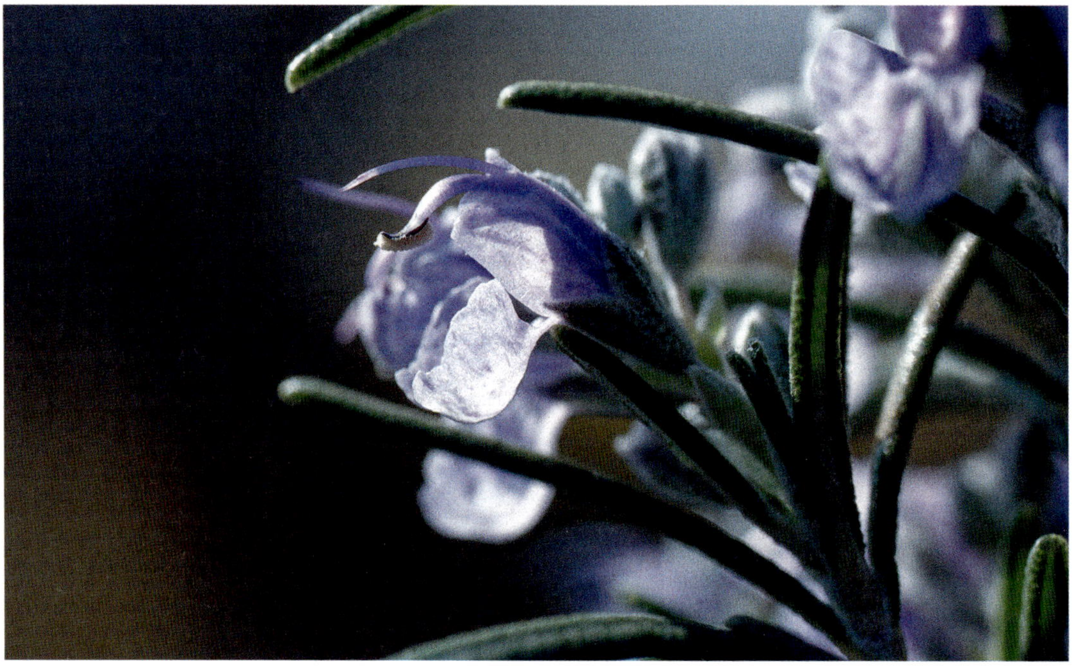

Rosmarin

Rosmarin eignet sich besonders für drüsenschwache Menschen. Betroffen sind meist Frauen mit Neigung zu Schilddrüsenunterfunktion, leichtem Übergewicht, träger Verdauung und eher spärlicher Blutung, die während einer Entgiftung ein Kräftigungsmittel brauchen (z. B. **Ceres Rosmarinus Urtinktur**).

Nicht zuletzt hat der »Tau des Meeres«, wie der Name übersetzt wird, auch als Aromapflanze geisterfrischende und reinigende Wirkung auf die Raumatmosphäre.

REZEPTE

Raumluftreinigungsmischung

Diese Ätherische-Öl-Mischung eignet sich besonders für Praxen oder Krankenzimmer, wenn die Raumatmosphäre von Angstschweiß oder muffigen Ausdünstungen kranker Menschen verunreinigt ist.

Bergamotte	10 ml
Lavendel	5 ml
Rosmarin	5 ml

Die ätherischen Öle in einer kleinen Braunflasche mischen und vor Gebrauch kräftig schütteln. Bereits wenige Tropfen, mittels Aromalampe oder -verdampfer in die Raumluft eingebracht, erhellen, erfrischen und reinigen die Atmosphäre.

Wo geraucht wird oder wurde, kann man der Mischung noch 1 ml Lorbeeröl zugeben, um den Rauch zu neutralisieren. Die Mischung hat sich vielfach bewährt und wurde bislang stets als angenehm empfunden.

Rosmarinöl zur Lebereinreibung

Wer Rosmarin im Topf oder im Garten hat, kann sich damit ein Leberöl herstellen. Wegen der erfrischenden und kreislaufanregenden Wirkung des ätherischen Rosmarinöls kommt es für Erschöpfungszustände während einer Ausleitungskur infrage oder als Begleitmittel bei Erschöpfung und Depression infolge einer Leberschwäche.

2 bis 3 Handvoll frische Rosmarinzweige im Büschel über Nacht zum Trocknen aufhängen. Am nächsten Tag die Rosmarinblätter von den Zweigen abstreifen und in ein sauberes Schraubglas (ca. 250 ml) geben und randvoll mit Bio-Olivenöl übergießen. Das Glas gut verschlossen 7 bis 10 Tage lang an einen sonnigen Platz, z. B. auf eine Fensterbank, stellen. Täglich umrühren und Kondenswasser vom Deckel abtupfen. Nach 7 bis 10 Tagen das Öl abfiltern und in eine Braunflasche umfüllen; die Flasche beschriften.

Entweder wendet man das Rosmarinöl als warmen Ölwickel über der Leber an, oder man macht damit nach einem Schafgarben-Leberwickel (→ Seite 197) eine Einreibung in der Lebergegend.

Stoffwechselanregender Kräutertee bei Prädiabetes

Bei prädiabetischer Stoffwechsellage, also bereits im Vorfeld eines Altersdiabetes bei grenzwertig erhöhten Langzeitzuckerwerten (z. B. HbA_{1c} >5,8 %), erlahmt zusammen mit dem Stoffwechsel auch die körpereigene Entgiftungsleistung. Daher empfiehlt es sich, den Stoffwechsel durch Ernährungsumstellung zu entlasten, reichlich Bewegung in den Alltag zu integrieren und antidiabetische Kräutertees zu trinken.

Artischockenkraut	20 g
Frauenmantelkraut	40 g
Geißrautenkraut	20 g
Heidelbeerblätter	40 g
Rosmarin	40 g
Wegwartenwurzel	40 g

Mischen, 2 gehäufte Teelöffel pro Tasse à 200 ml heiß überbrühen, mindestens 5 bis 8 Minuten ziehen lassen, täglich 2 bis 3 Tassen ungesüßt vor oder zwischen den Mahlzeiten trinken.

Schafgarbe
(Achillea millefolium)

»Dieser Tranck (Schafgarbenkraut in Weißwein gesotten) heilet allerley Wunden / treibet aus das gerunnen Blut /deßgleichen die Spulwürm / und was gifftiges im Leibe ist / (...).«

— TABERNAMONTANUS 1731, SEITE 376 H

»Die Schafgarbe entfaltet auf alle mit der Leber zusammenhängenden Stoffwechselprozesse eine ordnende, zeitlich rhythmisierende und vitalisierende Wirksamkeit. Sie wirkt besonders bei und nach medikamentös, drogen- und ernährungsbedingter toxischer Leberbelastung.«

— KARUTZ UND SOLDNER 2022, SEITE 53 F.

Die Schafgarbe säumt unsere Feldwegränder, gedeiht auf Brachland oder Weideflächen und wirkt als »Bodenheilerin« regenerierend auf die Erde, in der sie wurzelt. Als Arzneipflanze leistet die Schafgarbe Ähnliches, denn sie trägt zur Reinigung und Regeneration der Schleimhäute von Magen/Darm und Unterleib bei. Volksmediziner schätzen das Kraut als Blutreinigungsmittel sowie als Bestandteil von Kräutertees für Magen/Darm und Leber/Galle. Eben weil er reinigt und mit seinen Bitterstoffen die Verdauung und den Stoffwechsel aktiviert, soll Schafgarbentee sogar das Abnehmen erleichtern.

In erster Linie gebraucht man den Tee oder die Alkoholextrakte jedoch zur Blutstillung. So kommen Arzneikombinationen mit Schafgarbenextrakt beispielsweise bei übermäßigen Menstruationsblutungen wegen Myomknoten oder in den Wechseljahren zum Einsatz (z. B. **Menodoron Dilution** von Weleda, langfristig einmal täglich 30 bis 40 Tropfen in etwas Wasser einnehmen) oder auch bei hellroten Darmblutungen, wie sie etwa bei Colitis ulcerosa vorkommen (z. B. **Ceres Millefolium Urtinktur,** akut drei- bis fünfmal täglich zirka 5 bis 6 Tropfen pur oder in etwas Wasser einnehmen).

Die ätherischen Öle verleihen dem Wildkraut sein bitter-würziges Aroma und wirken antimikrobiell auf eine Vielzahl von Krankheitserregern wie etwa Staphylococcus aureus oder Candida albicans (Blaschek 2016, S. 434). Außerdem spricht man dem ätherischen Öl entzündungswidrige und krampflösende Effekte zu. Deshalb ist die Schafgarbe u. a. als »Bauchwehkraut« in vielen Tees enthalten und wird als Wundheilmittel von Kräuterkundigen nach Operationen empfohlen: Dazu werden die getrockneten Blüten gemahlen und teelöffelweise zur Anregung der Wundheilung nach Operationen eingenommen.

Viele weitere Pflanzenwirkstoffe verleihen der Schafgarbe umfassende Heilkräfte, weshalb sie den Volksnamen »Grundheil« redlich verdient hat. Neben den blutflussregulierenden Eigenschaften verfügt Schaf-

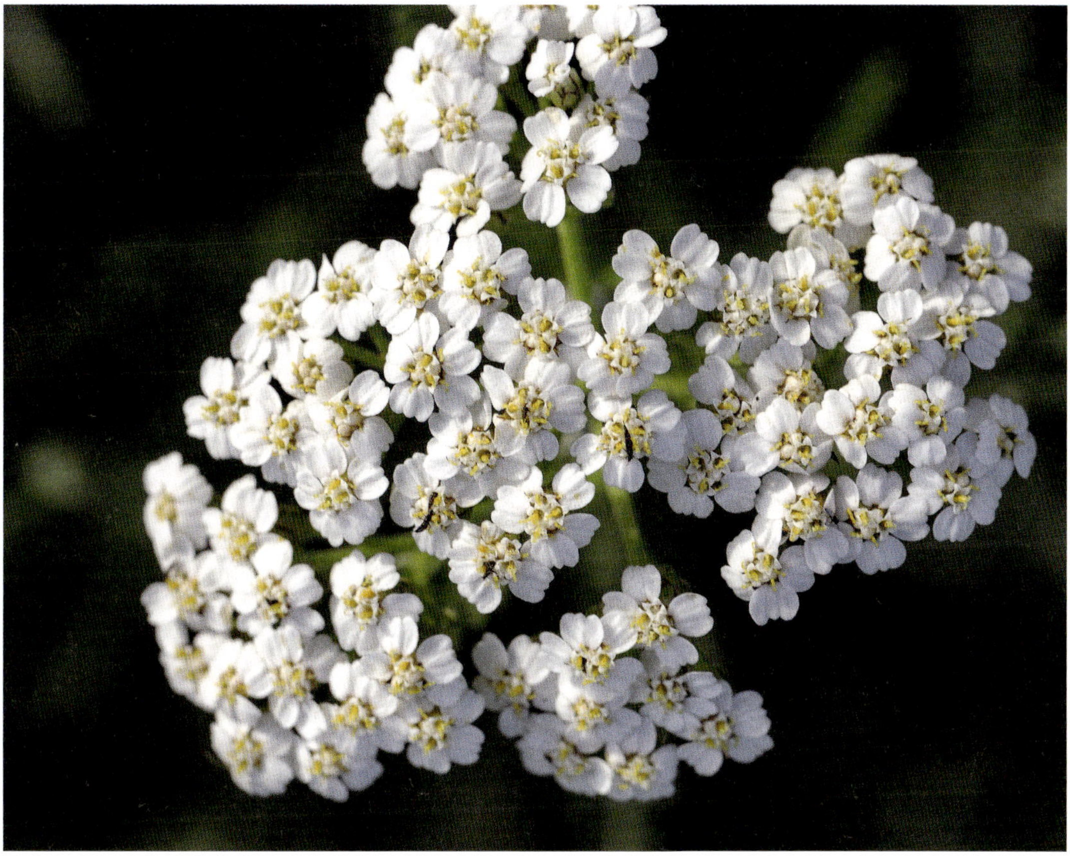

Schafgarbe

garbe auch noch über schleimhautabdichtende Kräfte. Daher findet sie ebenfalls Anwendung bei gestörter Darmbarriere, die durch häufige Antibiotikagaben oder auch durch in der Darmschleimhaut abgelagerte Schwermetalle bedingt sein kann. Zur Reinigung und Regeneration der Darmschleimhaut empfiehlt sich der langfristige Genuss von Darmteemischungen mit Schafgarbenblüten (→ Seite 188).

Im Rahmen von Entgiftungskuren leistet die Schafgarbe ebenfalls gute Dienste. Unabhängig davon, wie schlimm die Grunderkrankung sein mag, und egal, wie viele Medikamente die Betroffenen einnehmen mussten oder müssen, ein Kneippscher Leberwickel mit Schafgarbentee ist immer hilfreich und wird meist als überaus wohltuend empfunden (→ Seite 197). Ein solcher Wickel entspannt die Gallenblase, durchlichtet die Leber und trägt dadurch, dass er das Einschlafen erleichtert und den Schlaf vertieft, zur Regeneration bei (Huber et al. 2007, S. 27).

Nicht zuletzt fanden Pflanzenforscher in den 1990er-Jahren heraus, dass die Schafgarbe auf sanfte Weise den Gallenfluss anregt und Leberschutzeffekte vermittelt (Gadgoli und Mistra 1995, S. 319–323). Schafgarbe erleichtert die Fettverdauung, lindert Blähungen und Völlegefühl sowie Müdigkeit nach dem Essen (z. B. **Heidelberger's 7-Kräuter-Stern Bio-Kräuteraufgusspulver,** → Seite 44).

Der Menschentyp, zu dem die Schafgarbe als Arznei- und Entgiftungspflanze passt, ist eher genügsam und möchte seinen Organismus nicht mit Medikamenten überlasten, die meist nur schlecht vertragen werden. Solche Menschen vertrauen der volksmedizinischen Erfahrungsheilkunde meist mehr als dem Doktor, der ihnen für jedes Zipperlein ein neues Arzneimittel verordnet. Allerdings profitieren auch ungeduldige, reizbare und gallige Menschen von der Schafgarbe, die in Form von Kneippschen Schafgarben-Leberwickeln die berühmte »Laus auf der Leber« besänftigt und solche Menschen sichtlich entspannt und seelisch ausgleicht.

REZEPT

Schleimhautregenerierender Kräutertee

Diese Teemischung empfiehlt sich kurmäßig über einige Wochen hinweg, wenn die Schleimhäute von Darm und Unterleib durch häufige Antibiotikagaben oder Schwermetallbelastung ihre Barrierefunktion eingebüßt haben.

Birkenblätter	20 g
Erdrauchkraut	20 g
Gundelrebenkraut	30 g
Ringelblumenblüten	20 g
Schafgarbe mit Blüten	40 g
Stiefmütterchenkraut	20 g
Taubnesselblüten	20 g
Walnussblätter	30 g

1 Esslöffel der Mischung pro Tasse à 200 ml heiß überbrühen, etwa 5 bis 8 Minuten ziehen lassen, zunächst 6 bis 8 Wochen lang 3 bis 5 Tassen täglich ungesüßt trinken, danach eventuell mit 1 bis 2 Tassen täglich längerfristig fortfahren.

Der Tee kann bei chronischen Schleimhauterkrankungen (z. B. Leaky-Gut-Syndrom oder Endometriose) ergänzt werden durch **Mucosa Pro Kapseln** nach Dr. med. Michalzik.

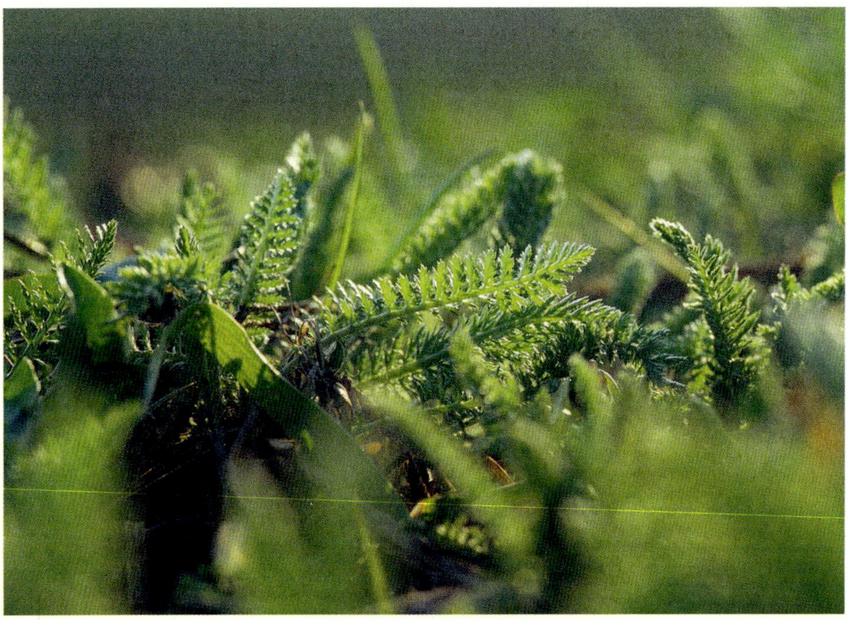

Schafgarbe

PRAXISTIPP

SCHAFGARBEN-LEBERWICKEL

Wer seine von Medikamenten, Umweltgiften oder Ernährungssünden geplagte Leber und Gallenblase auf angenehme Weise besänftigen will, kann dies mit einem Schafgarben-Leberwickel tun. Dieser Wickel eignet sich besonders für Menschen, die unter Einschlafproblemen leiden, oder solche, die ohnehin schon sehr viele Arzneien einnehmen und deswegen äußere Heilanwendungen bevorzugen. Dieser Wickel eignet sich auch begleitend zur Chemotherapie oder während Entgiftungskuren.

Entweder rührt man in einer Schüssel 2 Esslöffel Schafgarbenpulver mit 100 ml kochendem Wasser zu einem Brei und streicht den heißen Brei auf ein Leintuch, das dann möglichst warm, wie eine Fangopackung, direkt auf den rechten Rippenbogen über Leber und Galle gelegt wird. Oder man bereitet einen Schafgarbentee, tränkt das Leintuch damit und legt es über den rechten Rippenbogen.

Dann wird eine Wärmflasche (zirka 60 °C) auf das feucht-warme Leintuch gelegt und der gesamte Bereich mit einem Wickelutensil aus Schafwolle und/oder mit großen Handtüchern eingewickelt. Schließlich hüllt man die Person in Wolldecken und legt bei Bedarf noch eine Wärmflasche an die Fußsohlen.

Der feucht-warme Schafgarbenwickel sollte mindestens 20 Minuten lang einwirken. Wenn er mit Schafgarbentee statt mit Pulver angefertigt wird, kann man den Wickel mit ins Bett nehmen und die Tücher in der Nacht beiseite legen. Sonst wird der Wickel entfernt, die Haut mit einem feucht-warmen Lappen gereinigt und der Bereich anschließend mit Johanniskraut-Rotöl eingerieben. Gut zugedeckt, sollte man mindestens 20 Minuten nachruhen.

Der Schafgarben-Leberwickel kann bei Bedarf täglich angewendet werden. Wegen seiner einschlaffördernden Wirkung eignet er sich eher als abendliche Anwendung vor dem Zubettgehen.

Schöllkraut

(Chelidonium majus)

»Schölwurtz mit Anißkörnern in Wein gesotten und getruncken / öffnet die Leber / und vertreibt die Geelsucht / (...). Man macht auch ein gut extract darauß / der Leber sonderlich dienstlich.«

— MATTHIOLUS 1626, SEITE 206

»Fördert den Gallenfluss und damit die Hg-Ausscheidung über die Galle.«

— BÜHRING 2009, SEITE 600

Das Schöllkraut ist eine weitere Ruderalpflanze, die uns auf Schritt und Tritt folgt. Man findet sie meist rund um Bauernhöfe, und meist sprießt sie aus Mauerritzen hervor. Die gelben Blüten, der orangefarbene Milchsaft und die dreilappigen Blätter sind Signaturen, also Merkmale, an denen Kräuterkundige die Heilpflanze für Leber und

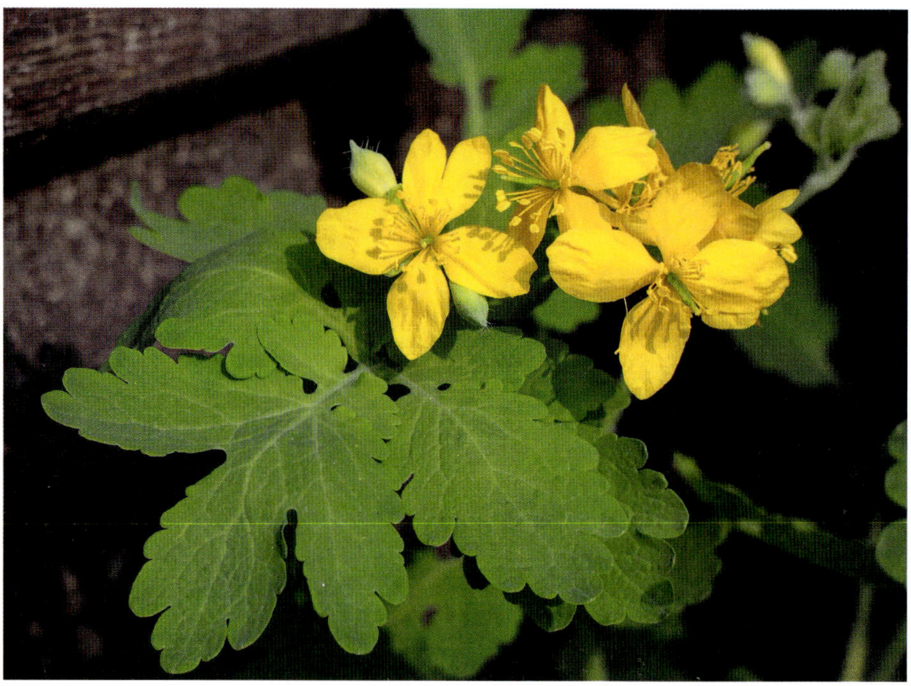

Schöllkraut

Galle erkennen. In der Volksmedizin diente sie einst als Heilmittel für die Gelbsucht.

Weil das Mohngewächs bis zu 1 % Alkaloide enthält, zählt es zu den leicht giftigen bzw. stark wirksamen Heilpflanzen. Bei vorsichtiger Dosierung – weniger als 2,5 mg Gesamtalkaloide pro Tag – ist Chelidonium jedoch unbedenklich (Teschke et al. 2012).

Das Hauptalkaloid Chelidonin wirkt krampflösend auf das Verdauungssystem, weshalb die Arzneipflanze überwiegend bei krampfartigen Beschwerden der Gallenblase und des Magen-Darm-Trakts angewendet wird.

Zu den Entgiftungspflanzen gehört Chelidonium, weil es die Gallenbildung und den Gallenfluss steigert, was sich nicht nur positiv auf die Verdauung auswirkt. Zudem ist die Leber-Gallen-Heilpflanze in der Lage, erhöhte Leberwerte abzusenken (Mitra et al. 1996, zitiert nach Blaschek 2016). Damit kommt Chelidonium auch zur Absenkung erhöhter Leberenzyme z. B. nach Antibiotika oder infolge von Toxinbelastung infrage. Schließlich gelangen viele Schadstoffe über die Galle in den Darm, sodass eine Anregung des Gallenflusses im Rahmen einer Schwermetallausleitung ohnehin erwünscht ist. Nicht zuletzt gehen manche Krankheiten wie etwa Migräne oder Brustkrebs stets mit einer mehr oder weniger ausgeprägten Detox-Blockade einher, die das Schöllkraut als entstauende Leber-Galle-Heilpflanze beheben kann.

Weil das Schöllkraut die Verdauung in Schwung bringt, eignet es sich besonders für schadstoffbelastete Personen mit Leberschwäche, Gallensäuremangel, Fettverdauungsstörungen und Neigung zu Stuhlverstopfung. In geeigneter Dosierung findet sich Chelidonium in Arzneikombinationen (z. B. **Metamarianum B12 Mischung** von meta Fackler), die der Darmträgheit entgegenwirken und die Ableitung von Toxinen über die Galle erleichtern.

GEGENANZEIGEN: Schöllkraut ist nicht geeignet für Schwangere, Stillende und Kinder oder bei Gallensteinen, Gallenblasenentzündung und bei Neigung zu Gallenkolik. In homöopathischer Dosierung, d. h. ab D4, ist die Einnahme jedoch auch in der Schwangerschaft unbedenklich.

PRAXISTIPPS

SCHÖLLKRAUT BEI DETOX-BLOCKADE

Folgendes Therapiekonzept hat sich insbesondere bei Neigung zu Leberschwäche in Kombination mit Stuhlverstopfung bewährt. Es basiert auf vier Pfeilern:

1. Anregung der Leber und des Gallenflusses mit einem Leberkomplex, der Schöllkraut enthält, z. B. **Metamarianum B12 Mischung** von meta Fackler.
   DOSIERUNG: je nach Bedarf und Reaktion zwei- bis dreimal täglich vor den Mahlzeiten 20 bis 30 Tropfen in etwas Wasser einnehmen.
2. Mild laxierende Schüßler-Salze, z. B. **Schüßler-Salz Nr. 17 Magnesium sulfuricum D4 Tabletten** von Pflüger.
   DOSIERUNG: dreimal täglich 2 bis 3 Tabletten zerkauen.
3. Aufbau der Darmflora, z. B. **Dr. Wolz Darmflora plus Kapseln.**
   DOSIERUNG: nach Herstellervorgaben.
4. Möglichst viel trinken; bei träger Verdauung empfiehlt sich morgens nüchtern ein großes Glas Bio-Apfelsaft-Wasser-Gemisch (500 ml) und über den Tag verteilt viel Kräutertee.

SCHÖLLKRAUT BEI GALLENKOPFSCHMERZ UND MIGRÄNE

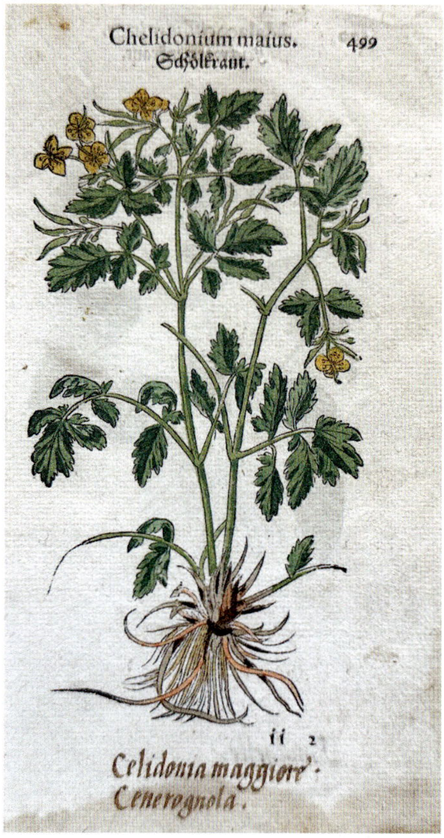

Schöllkraut aus dem »kleinen« Kräuterbuch des Leonhard Fuchs, 1545

In ihren Heilpflanzengärten bei Schwäbisch Gmünd baut die anthroposophische Heilmittelfirma Weleda das Schöllkraut an und stellt daraus ein »vegetabilisiertes Metall« her. Schöllkraut wird dazu mit speziellen Zubereitungen aus Eisen gedüngt und verkompostiert. Der Kompost der ersten und der zweiten Generation wird der jeweils neuen Generation zugesetzt. Im dritten Jahr wird das Kraut geerntet und homöopathisch aufbereitet. Die in diesem aufwändigen Prozess entstandene Arznei heißt »Chelidonium Ferro cultum« und ist beispielsweise als Dilution D3 über Apotheken erhältlich. Das Eisen ist zwar nicht messbar angereichert, dennoch lenkt es die Arzneiwirkung zur Galle hin, die dadurch auf sanfte Weise ins Fließen gebracht wird. **Chelidonium Ferro cultum Dilution D3** eignet sich zur Anregung des Gallenflusses und hat sich zur kurmäßigen Einnahme bei Schläfenkopfschmerz (Gallenmeridian) oder bei rechtsseitiger Migräne bewährt.

DOSIERUNG: Zunächst 6 bis 8 Wochen lang durchgehend zwei- bis dreimal täglich 15 bis 20 Tropfen pur oder in etwas Wasser einnehmen. Sofern eine spürbare Besserung eingetreten ist, eventuell einmal täglich 15 bis 20 Tropfen noch eine Zeit lang fortführen.

Schwarzkümmel
(Nigella sativa)

»Nardensaamen (Schwarzkümmelsamen) in Wein gesotten (...) miltert das Grimmen und Leibwehe / treibet den Harn / fürdert die Monatblum der Weiber / und widerstehet allem Gifft von Thieren. (...) So man denselben (Trank) mit Zucker süß machet so ist er desto dienlicher und besser.«

— TABERNAEMONTANUS 1731, SEITE 184 C

Die Samen des Schwarzkümmels dienen in den östlichen Mittelmeerländern und in arabischen Ländern seit Urzeiten als Brotgewürz. Vermutlich wegen der weitreichenden Kräfte erhielt einst Tutanchamun die Samen als Grabbeigabe, und der Schwarzkümmel wurde sogar in der Bibel erwähnt. Fast alle berühmten Ärzte vergangener Zeiten kannten und lobten die Heilkräfte des Hahnenfußgewächses, so z. B. Hippokrates, Galen und nicht zuletzt auch Paracelsus.

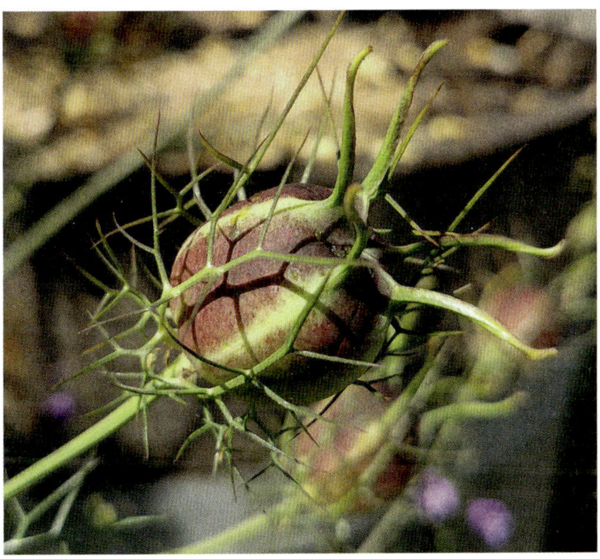

Schwarzkümmel

Zahlreiche Studien konnten den Samenextrakten wie auch dem Öl antimikrobielle, immunmodulierende und tumorwachstumshemmende Effekte nachweisen (Schweig 1999, Kumara und Huat 2001). Die Samen enthalten ein potentes Wirkstoffgemisch bestehend aus Gerbstoffen und Saponinen sowie bis zu 30 % fettes Öl mit den Inhaltsstoffen Gamma-Linolensäure, Vitamin E und ätherisches Öl mit den Komponenten Alpha-Pinen, Limonen, Nigellon und Thymochinon, die dem Brotgewürz das charakteristische Aroma verleihen. Speziell der Pflanzeninhaltsstoff Thymochinon erwies sich in klinischen Studien als gutes pflanzliches Begleitmittel während der Chemotherapie. Der Wirkstoff konnte die Nebenwirkungen der Chemotherapie reduzieren und verstärkte zugleich die Wirkung (Dogar et al. 2009).

In manchen Pferdeställen schwört man auf das kaltgepresste Schwarzkümmelöl als Futterzusatz bei Ekzemen. Erfahrungsberichten zufolge senkt bereits 1 Esslöffel Öl täglich, unter das Futter gerührt, bald die Allergiebereitschaft und lindert den Juckreiz, sodass die Pferde sich sichtbar weniger Fell wegscheuern. Als tägliches Brotgewürz

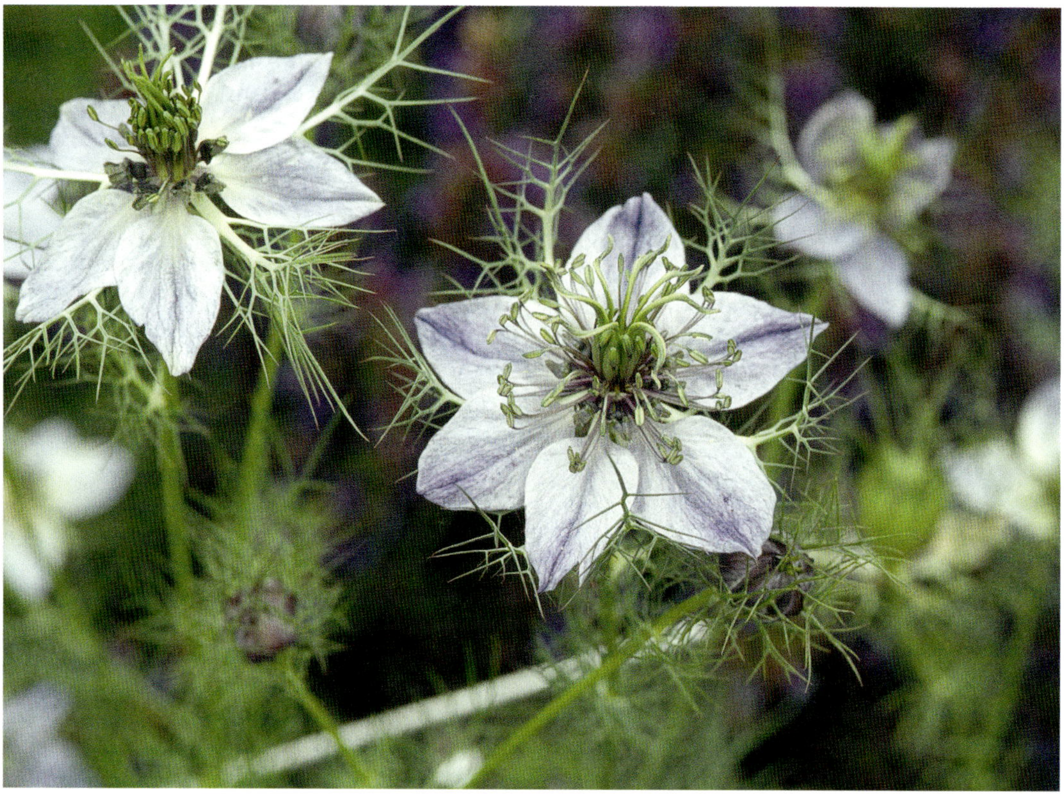

Schwarzkümmel

oder in Form von Nahrungsergänzungsmitteln zugeführt, soll das Samenöl mit dem eigentümlichen Aroma sogar Zecken und andere Parasiten abwehren. Es galt nämlich schon im alten Ägypten als Wurmmittel.

Auch hat sich Schwarzkümmelöl in der ganzheitlichen Allergiebehandlung einen festen Platz erobert. Eine klinische Studie an der Charité in Berlin konnte dem Öl eine antiallergische Wirkung nachweisen (Kalus et al. 2003). Aufgrund solcher Anwendungsbeobachtungen und Erfahrungsberichte empfehlen Aromaexperten das Öl bei Allergien und Autoimmunleiden: »Es (das Öl innerlich) ist hilfreich bei allergischem Schnupfen, Asthma oder Neurodermitis, hilft begleitend bei Schuppenflechte, Rheuma und allgemeiner Abwehrschwäche« (von Braunschweig 2007, S. 99 f.). Unter Aromatherapeuten schätzt man das Schwarzkümmelöl auch als Beigabe zu Ölziehmischungen, die nachweislich Plaquebildung und Zahnfleischentzündungen reduzieren (Singh et al. 2009).

Weitere Studienergebnisse legen die Anwendung des Öls bei Diabetes und Hashimoto-Thyreoiditis nahe, zwei Erkrankungen, bei deren Entstehung Umweltfaktoren wie etwa Nitrate oder hormonaktive Schadstoffe wie Holzschutzmittel eine Rolle spielen (Herzig 2023).

Die Samen wie auch das kaltgepresste Samenöl verfügen ferner über antioxidative, entzündungswidrige, blähungswidrige, verdauungsfördernde, antiparasitäre sowie viele weitere Kräfte und stärken zudem die Darmschleimhautbarriere.

Der Schwarzkümmel eignet sich besonders für Menschen mit gestörter Haut- und Schleimhautbarriere, die meist unter zahlreichen Nahrungsunverträglichkeiten leiden und auf äußere Reize wie etwa auf Schadstoffkontakt mit Neurodermitisschüben reagieren.

REZEPT

Blähungswidriger Schwarzkümmeltee

Ägypter schwören bei Blähungen und Verdauungsproblemen infolge verdorbener Speisen auf Schwarzkümmeltee. Der Geschmack ist zwar gewöhnungsbedürftig, aber die Wirkung überzeugt.

Pro Tasse à 200 ml 1 bis 2 Teelöffel frisch zerquetschte Schwarzkümmelsamen heiß überbrühen und mindestens 8 bis 10 Minuten ziehen lassen. Je nach Bedarf und Reaktion 1 bis 3 Tassen täglich trinken.

Bei Neigung zu stinkenden Blähungen und Nahrungsunverträglichkeiten hat es sich bewährt, zusätzlich pro Tasse 20 bis 25 Tropfen **Metaharonga Mischung** von meta Fackler hineinzuträufeln und diese blähungswidrige Teekur mit Bitterstoffen zu ergänzen (z. B. **Heidelberger's 7-Kräuter-Stern Bio-Aufgusspulver,** → Seite 44). Bei Unwohlsein infolge von Lebensmittelvergiftungen kann man stattdessen auch mehrmals täglich 10 bis 15 **Okoubaka D2 Tropfen** von Sanum in den Tee träufeln (→ Seite 190).

PRAXISTIPP

SCHWARZKÜMMEL BEI ALLERGIEN UND EKZEMEN

Nicht nur in der Tierheilkunde hat sich das Verfüttern von Schwarzkümmelöl an Ekzemer bewährt. Viele Naturheilkundler schwören auf Schwarzkümmelöl, wenn es darum geht, eine Neigung zu Allergien zu bekämpfen oder auch Parasiten oder Zecken abzuwehren. Doch der intensiv-würzige Geschmack und Geruch von Schwarzkümmel ist nicht jedermanns Sache. Wem es nicht gelingt, 1 oder 2 Teelöffel Schwarzkümmelöl irgendwie in den Speiseplan aufzunehmen, der kann auf Kapseln ausweichen, die von verschiedenen Herstellern angeboten werden; z. B. empfiehlt sich eine Kur mit den **Antipollen Kapseln mit Schwarzkümmelöl** von der Marienapotheke in Perchtoldsdorf bei Wien (Bezugsquellen → Seite 303).

Sonnenblume
(Helianthus annuus)

»Die Blume aber / ehe sie sich auffthut /
und fast wie ein Artischock sihet /
kochet man gleicher gestallt /
und sol auch wie die Artischock ire Würckung haben.«

— MATTHIOLUS 1626, SEITE 262

»Sonnenblumenöl wirkt expektorierend und ist, da es Inulin enthält, gut geeignet für die Behandlung von Asthma. Es wird (als Speiseöl mit hohem Anteil an ungesättigten Fettsäuren) angewendet bei Multipler Sklerose.«

— WABNER UND BEIER 2009, SEITE 367

Ursprünglich in Mexiko beheimatet, gelangte die Sonnenblume erst im 16. Jahrhundert nach Europa. In den Kräuterbüchern der frühen Neuzeit finden sich daher auch nur spärliche Hinweise auf die Heilwirkung des sonnenhaften Korbblütlers. So schreibt etwa Adamo Lonicero über die »Indianische Sonne«, dass die jungen zarten Stiele gekocht und mit Öl und Salz abgeschmeckt eine Liebesspeise ergeben, die Kraft spendet für die »ehelichen Wercke« (Lonicerus 1679, S. 564). Außerdem könne man die noch ungeöffneten Blumen wie Artischocken zubereiten, und diese würde ebenfalls über luststeigernde Kräfte verfügen. Die Samen wiederum seien der Verdauung förderlich.

In der heutigen Volksmedizin schätzt man das Sonnenblumenöl vor allem als Basisöl zum Entgiften der Mundschleimhaut und des Zahnfleischs. Bekannt ist diese Anwendung unter dem Begriff »Ölziehen«. In der 2000 Jahre alten ayurvedischen Schrift »Charaka Samhita« sollen bereits mehr als 30 Krankheiten aufgeführt worden sein, die sich allesamt mithilfe des Ölziehens bekämpfen lassen, u. a. Kopfschmerzen und Migräne (Rehberg 2023 b).

Seinen Siegeszug trat das Ölziehen hierzulande erst in den 1990er-Jahren an, als der ukrainische Arzt Dr. med. Fedor Karach es auf einem Kongress anpries. Inzwischen konnten wissenschaftliche Studien die Wirksamkeit dieser einfachen Maßnahme belegen. Vor allem bessern sich durch ihre regelmäßige Anwendung Zahnfleischentzündungen, und die Keimlast im Mundraum sinkt dadurch drastisch. Denn »die Mundhöhle ist buchstäblich der ›schmutzigste‹ Ort im ganzen Körper, wie ein Zahnarzt es einmal anschaulich formulierte. Vergammelnde Essensreste in Zahnlücken bieten traumhafte Bedingungen für die bunte Welt der Mikroben« (von Braunschweig 2012, S. 194). Ebendie Keime in Zahnzwischenräumen und Zahntaschen fördern chronische Entzündungen im Mundraum wie auch in den Nebenhöhlen, die das Immunsystem schwächen und u. a. Fehlgeburten und Schlaganfall begünstigen. Das Ölziehen hat also nachweislich eine schleimhautreinigende und desinfizierende Wirkung. Außerdem werden auch Säuren dadurch gebunden. Einerseits aktiviert die Ölanwendung die Spüldrüsen in der Mundschleimhaut und fördert somit auch die Ausscheidung von Zahngiften. Andererseits bindet das Öl im Lauf der Anwendung Bakterien und Bakterientoxine.

Damit sich diese positiven Heileffekte voll entfalten können, sollte das Ölziehen täglich mindestens 5 Minuten lang erfolgen. Anschließend muss das Öl unbedingt ausgespuckt und der Mund gründlich nachgespült werden. In jedem Fall handelt es sich um eine besonders einfache und kostengünstige Gesundheitsmaßnahme, die Entzündungen in Mund und HNO-Bereich reduziert sowie den Magen-Darm-Trakt und das Immunsystem entlastet.

Weniger bekannt ist die Sonnenblume als Erdenheilerin. Sonnenblumen entziehen den Böden nämlich Schwermetalle. Nachdem sie kontaminierte Erde bereinigt haben, sollten die Pflanzen allerdings mitsamt Wurzel entsorgt werden. Eben weil Sonnenblumen Agrargifte in sich aufnehmen, stellen die Blühstreifen neben konventionell bewirtschafteten Feldern eine Gefahr für Insekten dar, da diese über die Blüten Schadstoffe aufnehmen können. Stammen die Sonnenblumen jedoch aus dem Bio-Anbau, dann können sowohl das Sonnenblumenöl zum Ölziehen als auch die Zungenblüten in Entgiftungstees verwendet werden.

Den Sonnenblumenblüten wurde bisher zwar keine speziell blutreinigende Wirkung nachgewiesen, aber sie zeigen in Teemischungen leicht blutfettsenkende Effekte und gelten in der russischen Volksmedizin als Fieberarznei und Leberheilmittel. Daher waren Extrakte aus den Blüten und aus dem Samen in Russland wie auch in Brasilien einst als Malaria-Heilmittel gebräuchlich (Madaus 1938/1989, Bd. 7, S. 1518–1522).

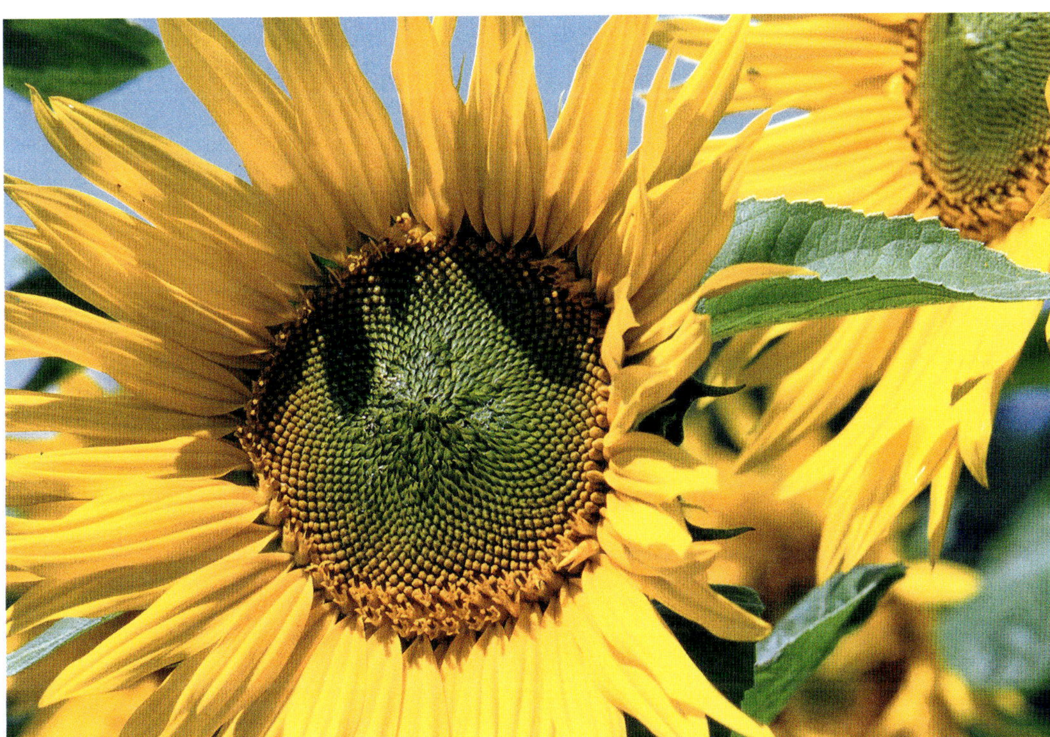

Sonnenblume

Das Ölziehen ist die ideale Entgiftungsmaßnahme für Sparfüchse. Die Sonnenblumenblüten eignen sich dagegen als Beigabe von Entgiftungstees insbesondere für Menschen mit Leberschwäche, die zu erhöhten Blutfetten neigen (Cholesterin, Triglyzeride) und deren Seele durchlichtet werden will.

REZEPT

Entgiftungsölmischung

Das Ölziehen empfiehlt sich vor allem bei chronischen Zahnfleischentzündungen. Längerfristig angewendet, werden dadurch Zahngifte wie Quecksilber und Palladium abgeleitet.

- 100 ml Bio-Sonnenblumenöl
- 30 ml Schwarzkümmelöl (kaltgepresst)
- 5 Tropfen ätherisches Nelkenöl
- 10 Tropfen ätherisches Salbeiöl

Die Zutaten in einer Braunflasche mischen und kräftig schütteln. Morgens nüchtern 1 Esslöffel der Mischung in den Mund nehmen und dann das Öl ein paar Minuten lang im Mund behalten, durch die Zähne ziehen und damit gurgeln. Dann das Öl ausspucken, die Zähne putzen und den Mund beispielsweise mit ein paar Spritzern **Weleda Mundwasser** in etwas Wasser kräftig ausspülen.

Stiefmütterchen
(Viola tricolor)

»Gegen Flechten der Kinder, bei allen Hautausschlägen, besonders beim Milchschorf der Kinder ist der Thee sehr wirksam, (…), er treibt viele Schärfe durch den Urin ab.«

— MAGNUS 1871, SEITE 75

Das Wilde Stiefmütterchen wie auch das nah verwandte Ackerstiefmütterchen (Viola arvensis) ist ein häufiges Getreideunkraut, das sich in der Volksmedizin vor allem als Hautheilpflanze und Blutreinigungsmittel bewährt hat. Kein Wunder, denn wie alle Ackerunkräuter beweisen auch Stiefmütterchen besondere Resistenz gegenüber Agrargiften wie etwa Glyphosat. Auf den konventionellen Getreide- und Maisfeldern wirken sie als »Bodenheiler«, und sofern sie aus dem Bio-Anbau oder aus Wildsammlung von unbelasteten Böden stammen, dienen sie uns als Heilpflanzen für die meist umweltbedingten Hautleiden.

Ob Akne, Milchschorf, Neurodermitis, Kopfgrind oder Schuppenflechte – Stiefmütterchentee erweist sich innerlich wie äußerlich gebraucht bei Hautleiden aller Art als hilfreich (→ Seite 126) und er bringt erfahrungsgemäß sogar medikamentös bedingte Hautausschläge (Arzneimittelexantheme) rascher zum Abklingen. Verschiedene Pflanzeninhaltsstoffe, u. a. Flavonoide, Phenolkarbonsäuren und bis zu 10 % Schleimstoffe, erklären die entzündungswidrige, reiz- und schmerzlindernde Wirkung bei äußerer Anwendung in Form von Waschungen mit dem Tee oder feuchten Umschlägen mit verdünnten Extrakten (z. B. 1 zu 10 oder 1 zu 5). Die Schleimstoffe legen sich wie ein Schutzfilm über die Haut. Aber auch Phenolkarbonsäuren, Gerbstoffe, Salicylsäurederivate und Radikalfänger wie Vitamin E und Carotinoide wirken hier synergistisch zusammen und tragen u. a. zur Juckreizlinderung bei, z. B. bei Neurodermitis.

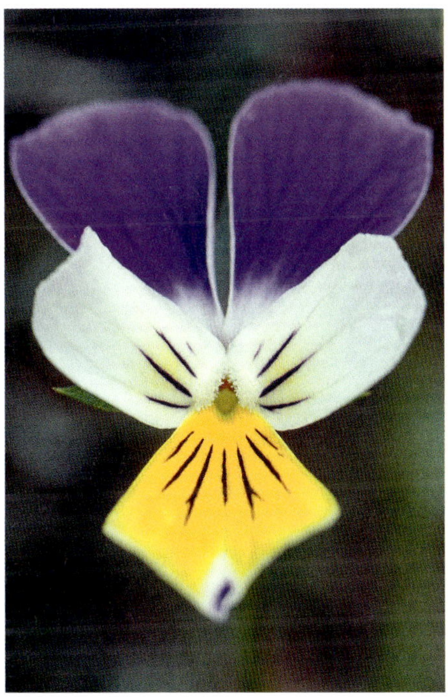

Stiefmütterchen

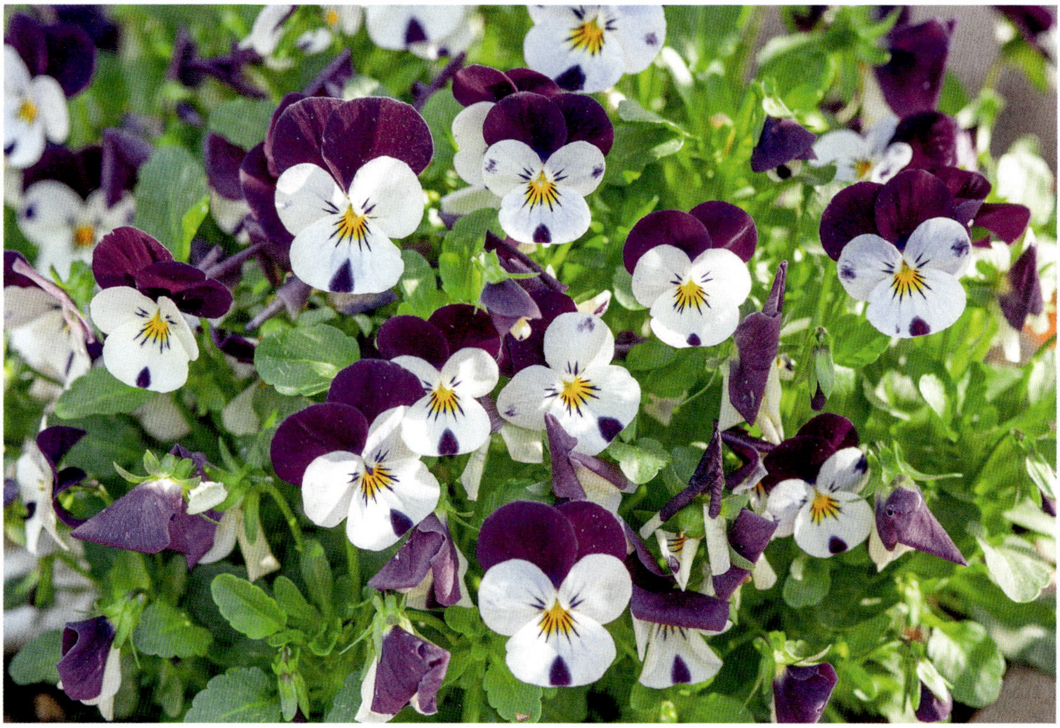

Stiefmütterchen

Der Tee aus dem blühenden Kraut entlastet und aktiviert den Hautstoffwechsel. Ferner konnten ihm antibakterielle und pilzwachstumshemmende sowie leicht harntreibende Effekte nachgewiesen werden (Witkowska-Banaszczak et al. 2005, zitiert nach Blaschek 2016, S. 694 ff.), sodass Stiefmütterchensalben bei Neurodermitis angewandt werden können, um einerseits Cortison einzusparen und andererseits Hautinfektionen vorzubeugen.

Das Stiefmütterchen eignet sich als Kardinalpflanze besonders für Menschen mit umweltbedingt gestörter Hautbarriere, die meist auch eine Funktionsschwäche der Bauchspeicheldrüse mit Fehlbesiedelung im Darm aufweisen.

REZEPT

Hautentlastungstee bei Kraurose

Kraurose (Lichen sclerosus et atrophicans) ist eine chronische Scheidenhautentzündung, in deren Verlauf es zu einer narbigen Verengung des Scheideneingangs und/oder zu Hyperkeratosen der Scheidenhaut kommt. Leitsymptome sind zunächst durch Geschlechtsverkehr oder gynäkologische Untersuchung ausgelöste Brennschmerzen (Vulvodynie), Empfindlichkeit oder genitaler Juckreiz. Häufig kommen auch weißliche Hautauflagerungen vor (Leukoplakie). Die Erkrankung wird auch »Neurodermitis der Scheidenhaut« genannt. In jedem Fall ist die Barrierefunktion der Scheidenhaut gestört, und nicht selten bessern sich die Beschwerden wie etwa Schmerzen oder Juckreiz allein durch den Verzicht von Slipeinlagen mit Klebestreifen. Denn die Scheidenhautbarriere wird durch Waschen mit Intimlotionen sowie durch die häufige Anwendung von Pilzcremes bzw. Cortisonsalben oder eben durch die Klebstoffe von Slipeinlagen geschädigt.

Nachfolgender Kräutertee hat sich als Ergänzung zur Darmreinigung und Entgiftung der Bauchspeicheldrüse in Kombination mit einer Immunmodulation bewährt, beispielsweise mit Mistelinjektionskuren (z. B. **Iscucin Pini Potenzreihe I** von Wala):

Erdrauchkraut	30 g
Frauenmantelkraut	30 g
Gänseblümchenblüten	20 g
Stiefmütterchenkraut	50 g
Tausendgüldenkraut	20 g
Taubnesselblüten	20 g
Walnussblätter	30 g

Mischen, 2 Teelöffel pro Tasse à 200 ml heiß überbrühen, je nach Bittertoleranz 5 bis 8 Minuten oder auch länger ziehen lassen, abseihen. Dosierung: 8 bis 12 Wochen lang mindestens 3 Tassen täglich ungesüßt trinken plus 1 Tasse zur Waschung nutzen. Die Mischung eignet sich ebenfalls für Sitzbäder.

PRAXISTIPP

SCHÖNHEIT KOMMT VON INNEN

Nicht selten ist eine Akne Ausdruck einer gestörten Entgiftungsfunktion der Leber. Vor allem wenn eine familiäre, toxisch oder medikamentös bedingte Leberschwäche mit Darmgiften und falschen Ernährungsgewohnheiten zusammentreffen, übernimmt die Haut die Entgiftung, was sich in Hautunreinheiten äußert. Daher empfiehlt sich bei unreiner Haut oder Akne (Acne vulgaris) eine Leberentlastung (→ Seite 43) zusammen mit einer Darmreinigung (→ Seite 190) und einer Ernährungsumstellung (möglichst wenig Zucker, Schweinefleisch, Billigschokolade etc.). Ergänzend und auch durch Entgiftungswirkung entlastend auf den Hautstoffwechsel wirken sich Kuren mit den **Wala Akne-Kapseln** aus. Die komplexe Zusammensetzung zielt in erster Linie auf eine Stoffwechselaktivierung mit jodhaltigem Blasentang und auf das Binden von Darmgiften mit Pflanzenkohle. Ferner wird mit Faulbaumrinde die Ableitung der Gifte mit dem Stuhl und die Ausleitung von Problemstoffen über die Nieren mit Birke und Wacholder angeregt. Abgerundet wird die Rezeptur durch Blutreiniger wie Brennnessel und Hautheilpflanzen wie Erdrauchkraut und Stiefmütterchen.

Die Kurdauer beträgt 3 bis 12 Monate, und die Dosierung erfolgt wie vom Hersteller im Beipackzettel angegeben.

Storchschnabel/Ruprechtskraut
(Geranium robertianum)

»Mit dem Safft des Ruprechtskrauts / wird ein jede neue oder alte tieffe Fistel gedörret / gereiniget und zu der Heilung gefürdert / deßgleichen auch alle feuchte um sich fressende Schäden.«

— TABERNAEMONTANUS 1731, SEITE 129

»Der Storchschnabel hat eine ziehende, reinigende und entgiftende Wirkung vor allem in Bezug auf Gifte, die unvermittelt und meist durch Fremdeinwirkung in den Körper gelangten (...).«

— KALBERMATTEN UND KALBERMATTEN 2016, SEITE 45

Seinen Namen erhielt das Ruprechtskraut vom heiligen Rupert (zirka 660–710), der um 700 der erste Salzburger Bischof wurde. Verehrt wurde er als Patron gegen Rotlauf sowie als Schutzheiliger des Bergbaus. Mithilfe des Storchschnabels soll sich der Heilige von seinen Fisteln und Hautgeschwüren geheilt haben. Einer der volkstümlichen Namen des Stinkenden Storchschnabels lautet »Giftkraut« und deutet die blutreinigenden und entgiftenden Kräfte der Pflanze an (Marzell 1972, S. 667).

Vermutlich entdeckten zuerst Bauern die Heilkräfte des Ruprechtskrauts und reichten das gepulverte Kraut vermengt mit Salz ihren Rindern und Pferden, wenn diese etwa unter Harnverhalten oder Unfruchtbarkeit litten. Späterhin nutzte man den Storchschnabel in der bäuerlichen Volksmedizin vor allem zur äußerlichen Behandlung von Brustdrüsenentzündungen und Milchknoten in der Stillzeit oder auch bei Fisteln, Hautgeschwüren und Feigwarzen. Innerlich – z. B. als Heilwein zubereitet – galt es als Heilmittel bei Gebärmutterblutungen, Nasenbluten, Harnblasengrieß, Halsweh und Mundfäule. Von der modernen Phytotherapie wurde diese volksmedizinische Heilpflanze fast vollständig vergessen – zu Unrecht, denn in der Erfahrungsheilkunde wie auch in der Hildegard-Medizin konnte sich Geranium robertianum eben wegen seiner Heileigenschaften einen festen Platz erobern. Das mit der Kapland-Pelargonie, bekannter unter dem Namen Umckaloabo (z. B. **Umckaloabo** von Dr. Willmar Schwabe), verwandte Storchschnabelgewächs verfügt nämlich wie diese auch über antivirale Kräfte und bewährt sich innerlich wie äußerlich beispielsweise bei Lippen-, Mund- oder Nasenherpes (z. B. **Ceres Geranium robertianum Urtinktur**). Betupft man die Lippenbläschen mit der Tinktur, dann heilen diese rascher ab, und auch bei Aphthen oder Bläschen im Mund erweist sich Storchschnabeltee als heilsam. Egal, ob Herpesviren oder EBV, man kann immer versuchen, Virustoxine mit Storchschnabeltee oder -tinktur zu neutralisieren. Möglicherweise hängt die fruchtbarkeitssteigernde Wirkung mit den antiviralen Kräften zusammen, denn der

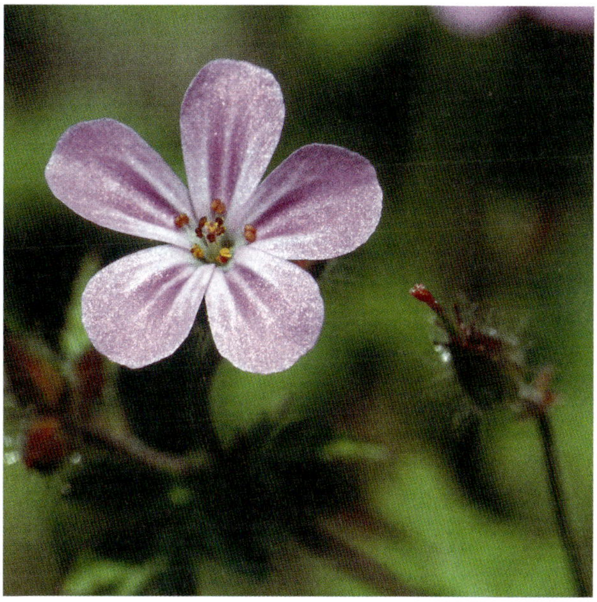

Storchschnabel/Ruprechtskraut

genitale Herpes wird in der Tier- wie auch in der Humanmedizin mit Fehlgeburten assoziiert.

Ein weiterer Name lautet »Gichtkraut«, weshalb man Tee oder Extrakte auch kurmäßig zur Ausleitung von Harnsäure einnehmen oder äußerlich als schmerzlindernde, entzündungswidrige und abschwellende Auflage versuchen kann.

Nicht zuletzt entgiftet der Stinkende Storchschnabel sogar die Seele und hellt nach traumatischen Erlebnissen die Stimmung auf. So empfahl bereits Hildegard von Bingen in ihrer »Physica« jenen Menschen, die »immer traurig« sind, das Pulver auf Brot gestreut zuzuführen. Doch selbst damit sind die breit gefächerten volksmedizinischen Anwendungsgebiete noch keineswegs vollständig abgedeckt (Madejsky 2023).

Als Blutreinigungspflanze empfiehlt sich das Ruprechtskraut insbesondere zur unspezifischen Anregung der Haut- und Gewebeentgiftung mit der Lymphe (→ Seite 107). Außerdem sind Kuren mit dem Tee oder mit der Urtinktur ein bewährtes Begleitmittel zur Ausleitung von Virustoxinen.

Geranium robertianum ist ein Kulturfolger, der dem Menschen bis in die Städte hinein folgt und aus Mauerritzen hervorsprießt, aber gleichermaßen Waldwege säumt. Daher eignet sich das unscheinbare Storchschnabelgewächs mit seinen rosaroten Blüten ebenso für Waldliebhaber, die über die Lymphe entgiften oder Virustoxine neutralisieren wollen, wie auch für eher unscheinbare Personen, die die Wunden ihrer Seele reinigen müssen und ihre Stimmung aufhellen wollen.

REZEPT

Antivirale Teemischung

Cistrosenkraut	40 g
Frauenmantelkraut	50 g
Gänseblümchenblüten	20 g
Storchschnabelkraut	50 g
Walnussblätter	20 g
Zitronenmelisse	20 g

Mischen, 2 gehäufte Teelöffel pro Tasse à 200 ml heiß überbrühen und mindestens 5 bis 6 Minuten ziehen lassen, abseihen.

DOSIERUNG: je nach Bedarf und Reaktion zunächst 2 bis 8 Wochen lang täglich 3 bis 4 Tassen trinken und gegebenenfalls zusätzlich die betroffenen Hautpartien mit dem Tee waschen.

Ergänzend sollte bei oder nach Virusinfekten der Vitamin-D_3-Spiegel gut aufgefüllt werden, und eventuell kann zusätzlich z. B. **Engystol** von Heel eingenommen oder subkutan injiziert werden (→ Seite 269).

Wacholder

(Juniperus communis)

»Wacholderbeeren sind ein vorzügliches Mittel zum Ableiten auf die Nieren, d. h. zum vermehrten Ausscheiden der harnsauren Stoffe durch den Urin. (...) Gerade bei den auf harnsaurer Diathese beruhenden migräneartigen Kopfschmerzen können Wacholderbeeren Erleichterung und schließlich Heilung bringen.«

— HEIDELBERGER 1999, SEITE 38

Im Alpengebiet erfreut sich der Wacholder seit vielen Jahrhunderten großer Beliebtheit. Volksmediziner schätzen die breit gefächerte Wirkung der Beeren, die bis zu 2 % ätherische Öle sowie bis zu 5 % Gerbstoffe und Pflanzenfarbstoffe wie Flavonoide oder Anthocyane enthalten. Hauptbestandteile des ätherischen Öls, sogenannte Terpinene, verleihen dem Wacholder eine harntreibende Wirkung, wobei mit dem Harn auch vermehrt Salz, Säuren sowie wasserlösliche Umweltproblemstoffe ausgeschieden werden.

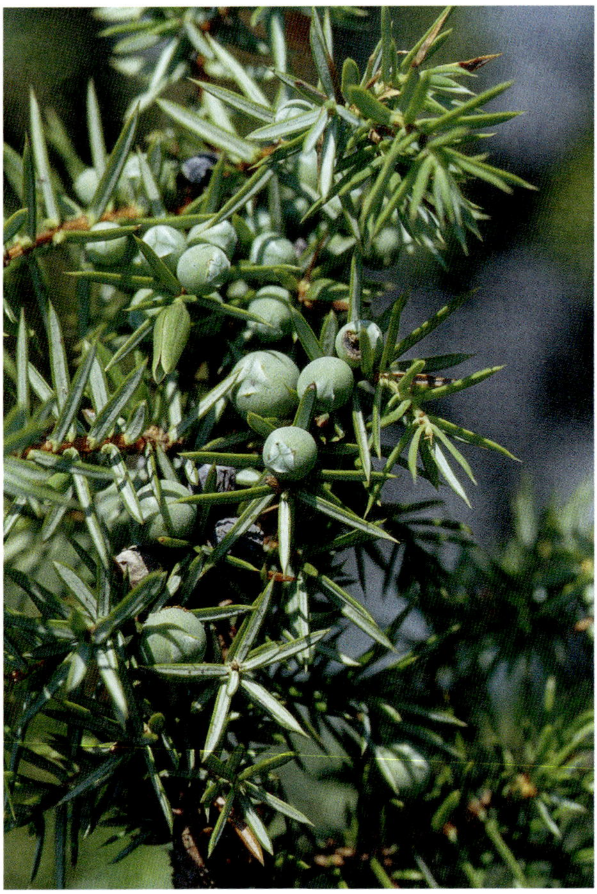

Wacholder

Die ätherischen Öle wie auch die Gerbstoffe sind ebenso für die antibakterielle Wirkung verantwortlich, die man beispielsweise bei chronischen Magenproblemen infolge einer Helicobacter-Pylori-Infektion nutzen kann. Schon Paracelsus, aber auch Volksmediziner wie etwa Pfarrer Kneipp haben bei Magenschwäche Wacholderbeeren empfohlen. Sie schätzen besonders die Magenheilwirkung der Wacholderbeeren-Zählkur (s. u.). Wegen der stark antibakteriellen Wirkung kann man bei Helicobacter-Pylori-Infektionen versuchen, mit den Wacholderbeeren Antibiotikagaben zu ersetzen, gegen die das Bakterium ohnehin oftmals resistent ist. Die antimikrobielle

Wirkung war nämlich schon zu Pestzeiten bekannt, was sich in manchen Legenden widerspiegelt. So sollen ja, als in Sterzing die Pest umging, die Vögel von den Dächern gepfiffen haben: »Esst Kranewitt (Wacholder) und Bibernell, dann sterbt ihr net so schnell« ...

Die antibakteriellen Kräfte der Wacholderbeeren kann man für die Darmgesundheit auch nutzen, wenn man regelmäßig **Heidelberger's 7-Kräuter-Stern Bio-Kräuteraufgusspulver** verwendet (→ Seite 44), das die Verdauung fördert, den Stoffwechsel anfeuert und die Selbstreinigungsprozesse im Darm begünstigt.

Will man eher die Nierentätigkeit steigern und die Ausscheidung von Stoffwechselabbauprodukten wie Harnsäure oder von Umweltschadstoffen über den Harn anregen, dann empfehlen sich Kuren mit dem **Wala Nierentonikum Sirup** oder mit **Renest Kräuterelixier** von Nestmann, in dem Birkenblätter und Wacholderbeeren kombiniert sind.

Für erschöpfte Menschen ist der Wacholder eine Wohltat, vor allem wenn eine Neigung zu mangelnder Lebenswärme und Nieren-/Nebennierenschwäche besteht und die Ausscheidung von Stoffwechselgiften und Umweltschadstoffen über die Nieren mit dem Harn angeregt werden soll.

GEGENANZEIGEN: Wegen der harntreibenden Effekte und weil der Wacholder die Durchblutung der Nieren steigert, eignet er sich nicht oder nur in minimalen Dosen für Schwangere oder Patienten mit Nierenentzündung oder Autoimmunerkrankungen mit Nierenbeteiligung (Glomerulonephritis). Auch sollte Wacholder nicht mit schulmedizinischen Entwässerungstabletten kombiniert werden.

PRAXISTIPP

WACHOLDERBEEREN-ZÄHLKUR FÜR DEN MAGEN

Bei Neigung zu chronischen Magenschleimhautproblemen, insbesondere wenn Helicobacter Pylori nachgewiesen wurde, kann man diese volksmedizinische Magenkur versuchen:

- Am ersten Tag kaut man gründlich 5 Wacholderbeeren und trinkt 1 großes Glas (½ Liter) stilles Wasser dazu.
- Am zweiten Tag isst man 5 + 1 Wacholderbeeren und trinkt wiederum 1 großes Glas Wasser dazu.
- Am dritten Tag isst man 5 + 2 Beeren ...

So fährt man fort, bis es 15 Wacholderbeeren sind, dann zählt man wieder rückwärts, bis man wieder bei 5 Wacholderbeeren angelangt ist. Wichtig ist, dass man immer ein großes Glas Wasser dazu trinkt, am besten stilles Wasser oder Leitungswasser.

GEGENANZEIGEN: Die Kur eignet sich nicht für Schwangere, Stillende oder bei Nierenentzündung oder Autoimmunerkrankungen mit Nierenbeteiligung.

Walnuss
(Juglans regia)

»Mit Rauten und Feygen /
vor und nach der Speise gessen /
widerstehen sie (Walnüsse) dem tötlichen Gifft /
wenn sie auch nach dem eingenommen Gifft werden gessen.«

— DIOSCORIDES 1610/1968, SEITE 81

»In seiner blutreinigenden Eigenschaft hat sich das Mittel (Juglans regia) auch bei chronischem Merkurialismus (Quecksilberbelastung), Rheuma und Gicht bewährt, erwähnt wird es auch bei Arteriosklerose und Gedächtnisschwäche.«

— MADAUS 1938/1989, BD. 7, SEITE 1668

Der Walnussbaum gehört zu den wenigen Bäumen, denen zwar der Frost schadet, nicht aber Pestizide. Der Baum gedeiht scheinbar völlig unbeeindruckt mitten in den gespritzten Apfel- oder Weinplantagen Südtirols. Darin zeigt sich das Spezifikum gegen Pestizidbelastung.

Volksmedizinisch werden die jungen Blätter seit Langem genutzt, um Durchfallerkrankungen zu lindern oder Hautleiden zu heilen. Bewährt haben sich Teekuren vor allem bei chronischen Hauterkrankungen von Akne bis Schuppenflechte, wobei der Tee in Form von Waschungen äußerlich wie auch innerlich zum Einsatz kommt. Die positive Wirkung auf den Hautstoffwechsel scheint auf die giftbindenden und schleimhautabdichtenden Effekte der Gerbstoffe im Darm zurückzugehen. Denn Darmgifte belasten die Leber, und eine Detox-Blockade infolge von Leberschwäche begünstigt wiederum Hauterkrankungen wie die Akne. Mit Walnussblättertee oder -extrakten lassen sich Hautleiden aller Art ebendeswegen positiv beeinflussen, weil die Haut als unser größtes Entgiftungsorgan entlastet wird. Zudem schützen die in den Blättern enthaltenen Polyphenole und Flavonoide das Herz und die Blutgefäße. Einer iranischen Studie zufolge sanken durch die Einnahme von Kapseln mit Blattextrakt das Körpergewicht, der Body-Mass-Index (BMI) und der systolische Blutdruck (Uehleke 2019). Juglans regia wurde außerdem als Heilpflanze bei Typ-2-Diabetes vorgeschlagen. In der anthroposophischen Medizin dienen Zubereitungen aus den Blättern wie auch aus den Walnüssen sogar als Begleitmittel bei Fettleber infolge oder als Vorbote von Typ-2-Diabetes sowie als Begleitmittel bei Leukämie und Lympherkrankungen (z. B. **Juglans regia comp.** von Wala), bei deren Entstehung wiederum Umweltfaktoren eine Rolle spielen.

In der Naturheilpraxis sind Zubereitungen aus den Blättern (Tee, Alkoholauszüge) besonders hilfreich bei Darmpilzbefall oder gestörter Darmschleimhautbarriere infolge

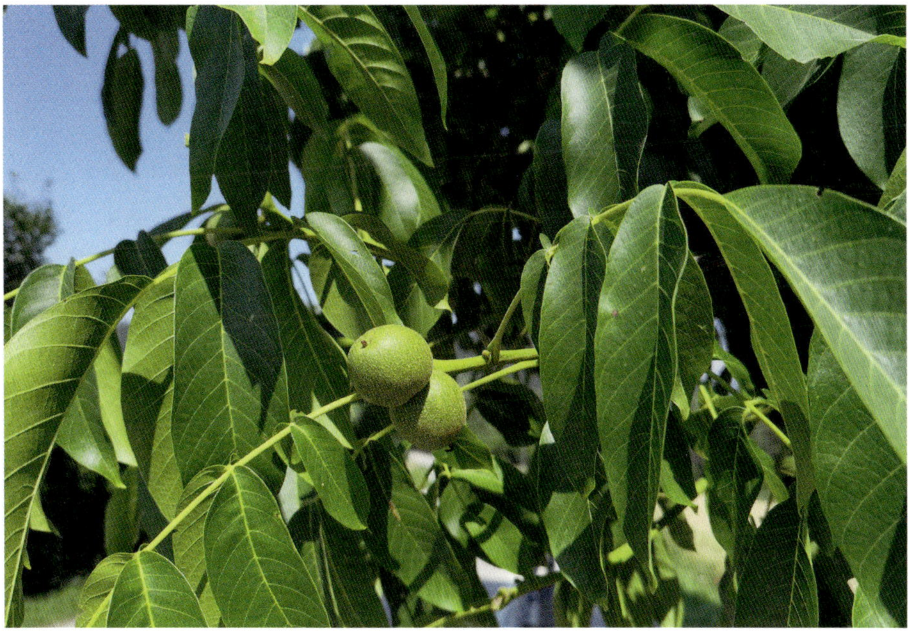

Walnuss

von Schwermetallbelastung oder zur Lymphreinigung bei chronischen Hautleiden. Als Heilbaum eignet sich der umweltresistente Walnussbaum vor allem für Menschen aus Obst- und Weinanbaugebieten, die unter Leberschwäche, Nahrungsmittelunverträglichkeiten und chronischen Hauterkrankungen leiden.

REZEPT

Reizdarmmischung

Achillea millefolium Urtinktur	20 ml
Artemisia absinthium Dil. D2	20 ml
Juglans regia Urtinktur	20 ml
Okoubaka Dil. D2	20 ml
Potentilla erecta Urtinktur	20 ml

Die Einzelbestandteile in einer Braunflasche (100 ml) mischen oder in einer Apotheke mischen lassen.

DOSIERUNGSVORSCHLAG: je nach Bedarf und Reaktion zwei- bis fünfmal täglich 10 bis 15 Tropfen in etwas Wasser zwischen den Mahlzeiten einnehmen.

Ergänzend empfiehlt sich die Einnahme von Weihrauch, Myrrhe und Kurkuma, z. B. Mucosa Pro Kapseln nach Dr. Michalzik, und eine gezielte Symbioselenkung.

Wegwarte
(Cichorium intybus)

»Ein Handvoll Wegwart in Wasser gesotten / führet die Gallen und weissen Schleim durch den Stuhlgang auß / öffnet Leber und Milz.«
— LONICERUS 1679/1962, SEITE 231

»Ihr Saft (…) galt als bewährtes Gegenmittel bei Vergiftungen.«
— MADAUS 1938/1989, BD. 5, SEITE 971

Ab der Sommersonnenwende kann man die himmelblauen Blüten der Wegwarte bewundern. Wie der Name schon sagt, trifft man sie entlang von Feldwegen, Straßen oder Bahngleisen an, und sie gedeiht oftmals sogar auf den Mittelstreifen unserer Autobahnen. Allein durch ihren Standort, der mit Reifen- oder Schienenabrieb und nicht selten sogar mit Herbiziden belastet ist, beweist der Korbblütler große Resistenz gegenüber Umweltgiften.

Sofern die Arzneipflanze von unbelasteten Böden stammt, also beispielsweise aus dem Bio-Anbau, kann sie in Form von Tees

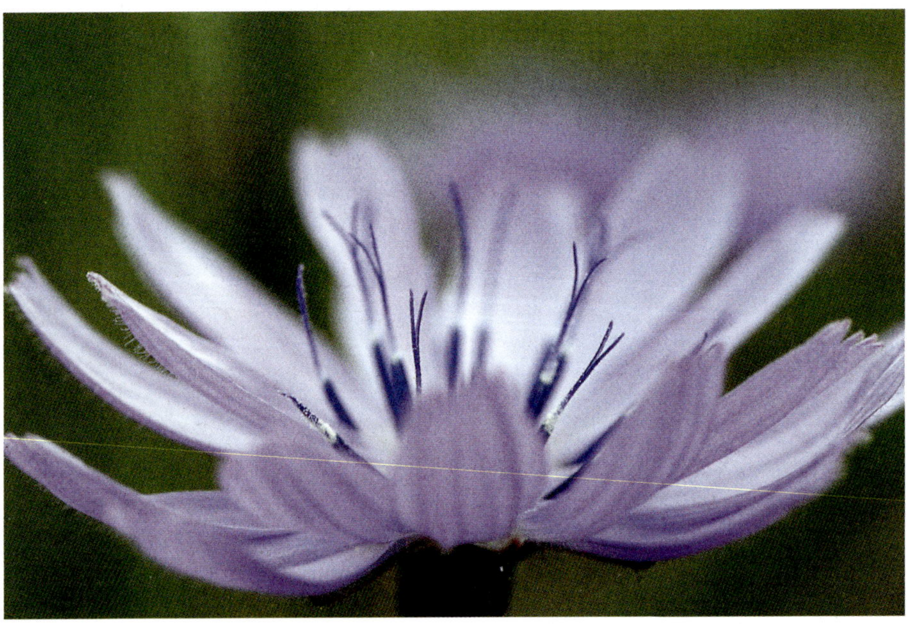

Wegwarte

oder Alkoholauszügen oder als Arzneispezialität der anthroposophischen Medizin die Funktion von Leber, Galle, Milz und Bauchspeicheldrüse anregen.

Ähnlich wie der verwandte Löwenzahn zählt die Wegwarte zu den Blut- und Lymphreinigungspflanzen wie auch zu den pflanzlichen Reinigern der Bauchorgane. Wegen ihrer milden, fast schon süßlichen Bitterkeit eignet sie sich zum Einstieg in die Welt der Bitterstoffe (Amara). Sie regt auf sanfte Weise die Verdauung und den Gallenfluss an und steigert den Enzymgehalt der Verdauungssäfte.

Zudem wirkt der blau blühende Korbblütler einer weiteren Ursache von Nahrungsunverträglichkeiten entgegen, indem er Schwermetalle ausleitet. Denn diese sind oftmals in der Bauchspeicheldrüse und in der Schleimhaut abgelagert und schädigen die Barrierefunktion der Darmschleimhaut. Die Bauchspeicheldrüse als Verdauungsdrüse wie auch als Stoffwechselorgan entlastet die Wegwarte auch noch auf andere Weise. Ihr Wurzelextrakt senkt nämlich den Blutzuckerspiegel (Hitova und Melzig 2014). Cichoriensäure, einer der wirksamkeitsbestimmenden Inhaltsstoffe, regt die Insulinausschüttung an und steigert die Insulinsensitivität der Zellen, insbesondere verbessert sich die Glukoseaufnahme von Muskelzellen. Zubereitungen aus der Wegwarte, vor allem Wurzelextrakte, führen zu niedrigeren Blutzuckerspiegeln, senken den Langzeitzuckerwert HbA_{1c} und wirken auch der Fettleber entgegen (Hitova und Melzig 2014).

Die Wegwarte ist also eine Wohltat für den Stoffwechsel, indem sie die Leber entlastet und die Bauchspeicheldrüse entgiftet, den Darm reinigt und heilsam die Ausleitung von Schwermetallen begleitet (→ Seite 179).

Weil sie auch zu den Milzheilpflanzen zählt, eignen sich Alkoholauszüge (z. B. **Ceres Wegwarte Frischpflanzen-Extrakt**) besonders für Menschen, die nach dem Essen stets müde sind und zum Grübeln neigen, wenn es also an der seelischen wie auch an der körperlichen Verdauung hakt.

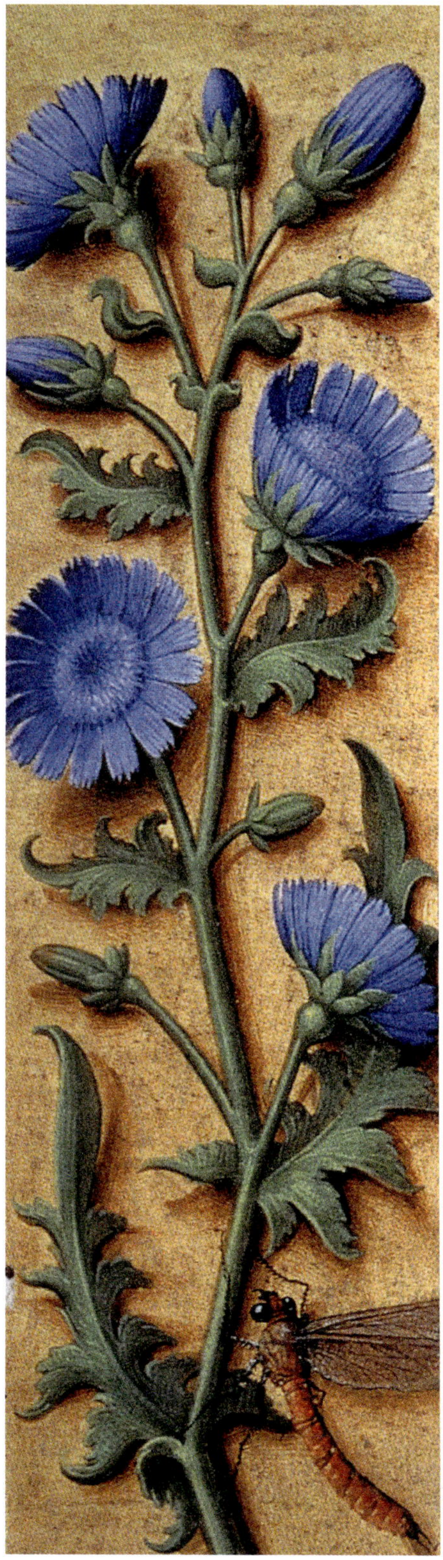

Wegwarte

PRAXISTIPP

WEGWARTE FÜR DIE BAUCHSPEICHELDRÜSE

Eine Kur mit der Wegwarte empfiehlt sich bei Neigung zu Bauchspeicheldrüsenschwäche und Nahrungsunverträglichkeiten, die mit Blähungen und klebrigem Stuhl einhergehen. Dazu bieten sich an:

- **Cichorium/Pancreas comp. Globuli** von Wala: vor allem für Schulkinder mit Nahrungsunverträglichkeiten geeignet.
  DOSIERUNG: zwei- bis dreimal täglich 5 bis 8 Globuli (Kinder) oder 10 bis 15 Globuli (Erwachsene).
- **Ceres Wegwarte Frischpflanzen-Extrakt.**
  DOSIERUNG: zwei- bis dreimal täglich 5 bis 6 Tropfen vor den Mahlzeiten pur oder in etwas Wasser einnehmen. Man kann die gesamte Tagesdosis der Urtinktur auch zusammen mit anderen Pankreasmitteln (z. B. **Metaharonga Mischung** von meta Fackler; zirka 50 bis 60 Tropfen täglich) in eine Glasflasche mit stillem Wasser geben und davon schluckweise im Tagesverlauf trinken. Dies bewährt sich besonders im Zusammenspiel mit Bitterstoffen (→ Seite 44) bei Laktoseintoleranz.
- **Wegwartentee:** jeweils 1 Teelöffel Wegwartenkraut und Wegwartenwurzel pro Tasse à 200 ml mit kochendem Wasser überbrühen, etwa 8 bis 10 Minuten ziehen lassen, abseihen.
  DOSIERUNG: eine halbe bis ganze Stunde vor den Mahlzeiten jeweils 1 Tasse ungesüßt trinken.
- **Metarecod Granulat:** die Wegwarte ist auch Bestandteil des Polysaccharidkomplexes, der die Blutfette und den Blutzucker senkt und dadurch den Stoffwechsel bei Prädiabetes und Metabolischem Syndrom entlastet.
  DOSIERUNG: zweimal täglich einen Granulatbeutel in Wasser vor dem Essen einnehmen.

KURDAUER: Die konkrete Kurdauer und Dosierung sollte sich vor allem nach dem persönlichen Bedarf und Befinden richten. Die Mindestkurdauer, um einen nachhaltigen Heileffekt zu erreichen, beträgt jedoch 6 bis 8 Wochen.

Wermut

(Artemisia absinthium)

»Der Wermut Wein ist gut wider das Gift (...)«

— DIOSCORIDES 1610/1968, SEITE 164

»Maler tun gut, täglich 1–2 Teelöffel voll Wermutwein zu trinken, da diese Medizin das Bleiweiß ausscheidet.«

— KÜNZLE 1935, SEITE 19

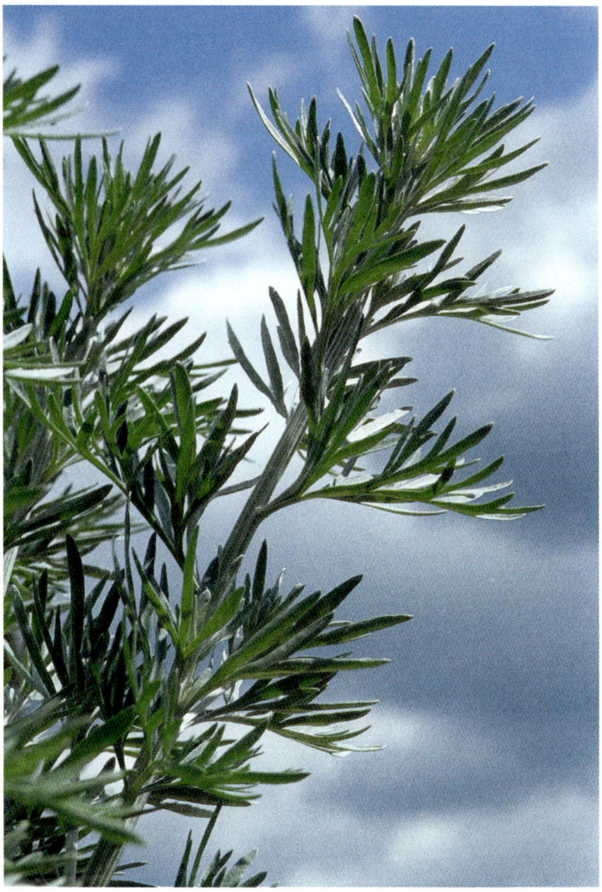

Wermut

Als eine der bittersten heimischen Heilpflanzen setzt der Wermut die Sekretion aller Verdauungsdrüsen inklusive der Bauchspeicheldrüse in Gang. Er verbessert nicht nur die gesamte Verdauungsleistung, sondern regt eben dadurch, dass er die Galle und das Bauchspeicheldrüsensekret ins Fließen bringt, die Ausscheidung von Quecksilber und anderen Metallen mit der Gallenflüssigkeit wie auch die Selbstreinigungsprozesse im Darm an und behebt oder lindert aufgrund des enzymreicheren Bauchspeicheldrüsensekrets oftmals sogar Nahrungsunverträglichkeiten wie etwa Laktoseintoleranz.

Der Naturheilkundler Bertrand Heidelberger bemerkte schon, dass Wermut über Magen und Leber helfe, viele für den Körper giftige Stoffe eines unzureichenden Stoffwechsels auszuscheiden (Heidelberger 1999), und machte ihn zu einem der Hauptbestandteile von **Heidelberger's 7-Kräuter-Stern,** einem bitteren Kräuteraufgusspulver, welches, kurmäßig eingenommen, Stoffwechsel und Verdauung derart anregt, dass bereits nach 4 Wochen über eine deutliche Gewichtsreduktion sowie über bessere Verträglichkeit von Nahrungsmitteln berichtet wird (→ Seite 44).

Wegen seiner Bitterkeit muss man den Wermut jedoch sehr vorsichtig dosieren, und er eignet sich auch nur für Menschen, die es richtig bitter mögen. Als eine Art pflanzliches Typenmittel eignet er sich in erster Linie für melancholische Personen, weshalb der Volksmund sagt: »Wermut heilt Schwermut.«

Als Ähnlichkeitsmittel im Sinne der Sympathiemedizin, aus der später die Homöopathie hervorgegangen ist, kann man ihn sogar bei Seelenzuständen von Verbitterung versuchen, also wenn man die eigene Seele andauernd durch ungute Gefühle wie Ärger oder Wut selbst vergiftet. Kleine Mengen Wermuttinktur, z. B. zwei- bis dreimal täglich 1 oder 2 Tropfen **Ceres Absinthium Urtinktur** in etwas Wasser eingenommen, erhalten den Gallenfluss aufrecht und entstauen auf diese Weise die Gallenblase als »Wutorgan«. Der Schweizer Kräuterpfarrer Johann Künzle empfahl den Wermut daher als Arznei »für böse, gallsüchtige Weiber, die ihren Leib beständig mit überlaufener Galle tränken und dadurch in mancherlei Krankheit bringen« (Künzle 1935, S. 19). Denn zu viel Galligkeit kann die Seele vergiften.

In kleinen Mengen oder bei ausgeprägtem Verlangen nach Bitterem stärken Wermuttee (½ Teelöffel Wermut mit 150 ml Wasser kochend überbrühen und nur 1 Minute ziehen lassen) oder 10 bis 15 Tropfen **Metanuxvomica Mischung** von meta Fackler, in etwas Wasser eingenommen, den Magen, befeuern die Verdauung, regen den Gallenfluss an, auch und besonders nach Gallenblasenentfernung. Ferner wirkt Wermut geisterfrischend und -klärend, weshalb der daraus hergestellte Absinth einst bei Dichtern und Künstlern so beliebt war.

REZEPT

Wermuttrank nach Hildegard von Bingen

Ein bewährtes Ausleitungsrezept ist der sogenannte Maitrank, in dem Wermutpresssaft verarbeitet wird. Im Frühling enthält Wermut noch relativ wenig Thujon (Nervengift) und ist weniger bitter als im Sommer. Daher eignen sich nur junge Maitriebe zur Herstellung. Der Wermuttrank leitet Blei aus, regt den Stoffwechsel an, erfreut sich unter Hildegard-Freunden großer Beliebtheit als Frühjahrskur und erwärmt meist spürbar die Nierenlager, nicht selten geht im Beginn der Kur sogar Harnblasengrieß ab.

1 Liter Bio-Weißwein in einen Topf geben und kurz aufkochen, damit der Alkohol weitgehend verdampft. Im Erkalten 40 bis 50 ml frischen Wermutpresssaft und 150 ml Bio-Imkerhonig unterrühren.

Den Wermuttrank unter Umrühren abkühlen lassen, in die gesäuberte Weinflasche füllen und im Kühlschrank aufbewahren.

DOSIERUNG: jeden Morgen nüchtern 1 Likörgläschen davon trinken. Die Kurdauer sollte etwa 2 bis 6 Wochen betragen.

GEGENANZEIGEN: Obwohl die Frühlingstriebe wenig Thujon enthalten, sollten Schwangere und Stillende diesen Trank nicht oder nur in geringer Dosierung einnehmen. Nicht geeignet bei Korbblütlerallergie.

Zinnkraut/Ackerschachtelhalm

(Equisetum arvense)

»Es (das Zinnkraut) wäscht aus, löst aus, brennt gleichsam das Schadhafte weg.«

— KNEIPP 1935, SEITE 984, ZITIERT NACH MADAUS 1938/1989, BD. 6, SEITE 1272

Der Name »Zinnkraut« leitet sich davon ab, dass man das Gewächs einst gebrauchte, um Zinngeschirr zu putzen. Denn Zinnkraut besteht zu etwa 10 % aus mineralischen Stoffen, in der Asche macht die Kieselsäure bis zu 70 % aus (Madaus 1938/1989, Bd. 6, S. 1272). Außerdem enthält das Kraut weitere potente Wirkstoffe wie etwa antioxidative und entzündungswidrige Flavonoide (Gründemann et al. 2014). Sogar leberschützende Effekte konnten den Inhaltsstoffen nachgewiesen werden (Oh et al. 2004).

Volksmediziner wie Sebastian Kneipp schätzten seit jeher diesen pflanzlichen Überlebenskünstler, dessen Verwandte vor Urzeiten in unseren Breiten Wälder bildeten. Heute trifft man den Ackerschachtelhalm meist auf konventionell bewirtschafteten Feldern und entlang der Bahngleise an. Das unscheinbare Gewächs scheut nämlich weder pestizidbelastete Maisfelder noch herbizidverseuchte Bahntrassen. Im Gegenteil: Equisetum arvense zählt zu den wenigen Pflanzen, die selbst dem Herbizid

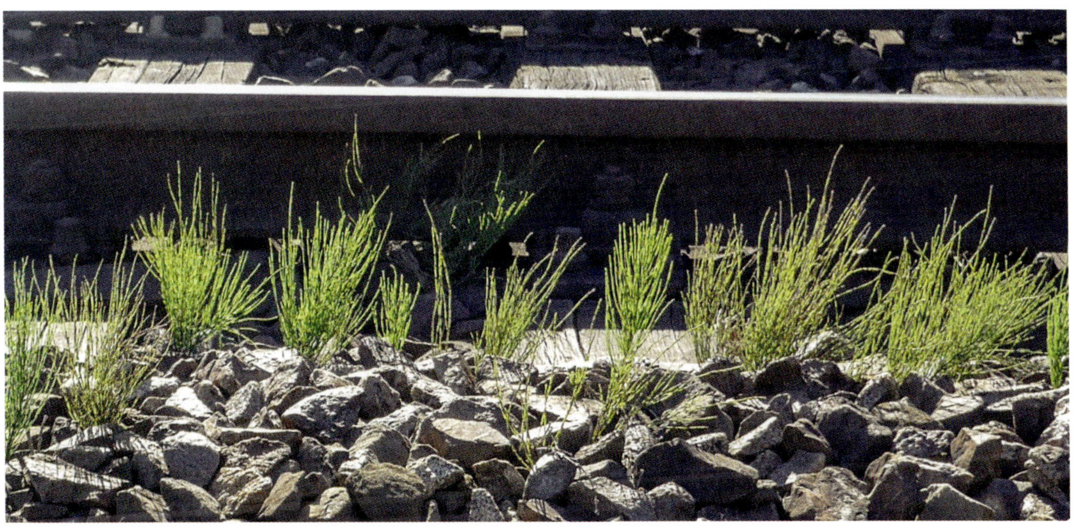

Zinnkraut gedeiht sogar neben herbizidverseuchten Bahngleisen.

Glyphosat trotzen, und beweist damit eine außergewöhnliche Umweltresistenz. Auch Brachfelder besiedelt das Zinnkraut, denn es zählt zu den Bodenheilern, die den belasteten Böden Gifte entziehen und den pH-Wert der Erde verbessern.

Natürlich sammelt man das Zinnkraut für Heilzwecke nicht von vergifteten Böden, sondern von biologisch bewirtschafteten Äckern, oder man besorgt es sich aus dem biologischen Kräuteranbau. Dann verfügt es über weitreichende Kräfte.

In erster Linie gilt Zinnkraut in der Kräuterheilkunde als harntreibende Heilpflanze, die zur Durchspülung der Harnwege bei leichten Blasenentzündungen oder bei Neigung zu Harngrieß zum Einsatz kommt (z. B. **Nephroselect** von Dreluso). Wie alle diuretischen Arzneipflanzen kann man auch das Zinnkraut im Rahmen von Entgiftungskuren zur Anregung der Nieren anwenden.

In der anthroposophischen Medizin verwendet man alchimistisch aufbereiteten Schachtelhalm (**Equisetum cum Sulfure tostum D6 Pulver** von Weleda) als Begleitmittel bei Autoimmunerkrankungen mit Nierenbeteiligung bis hin zur Glomerulonephritis sowie bei Zustand nach Nierenversagen und bei beginnender Schwangerschaftsvergiftung, wenn es zu Eiweißverlusten über den Harn mit Wassereinlagerungen kommt (GAÄD 2017, Bd. 1, S. 388 ff.).

Doch Schachtelhalm kann noch mehr: Die Kieselsäure aktiviert das Immunsystem, indem sie Leukozytose bewirkt; d. h., sie vermehrt die weißen Blutkörperchen. Daher empfiehlt sich Equisetum vor allem bei chronisch-entzündlichen Erkrankungen bis hin zur Krebsbegleitbehandlung. Manche Phytotherapeuten sprechen der Kieselsäurepflanze tumorwachstumshemmende Effekte zu und empfehlen sie sogar zur Metastasenprophylaxe (Madaus 1938/1989, Bd. 6, S. 1273). Selbstverständlich sollte man dieser Empfehlung heutzutage nur begleitend zu allen medizinisch erforderlichen Maßnahmen folgen!

Ackerschachtelhalm kommt vor allem dann infrage, wenn Umweltproblemstoffe

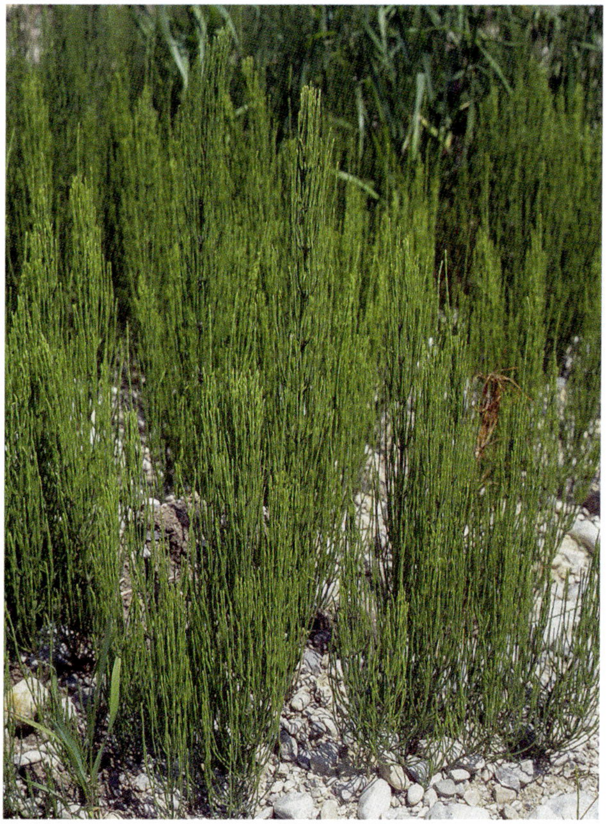

Zinnkraut

wie etwa Herbizide, Pestizide oder Holzschutzmittel chronische Entzündungen oder Tumore erzeugt haben. Volksmediziner empfehlen daher bei gutartigen Tumoren wie etwa Myomknoten über mehrere Wochen hinweg Trinkkuren mit der Abkochung. Hierzu 2 Esslöffel Zinnkraut mindestens 15 bis 20 Minuten lang in einem halben Liter Wasser auf kleinster Flamme köcheln.

Äußerlich kommt der Schachtelhalm in Form von Kneippschen Wickeln bei Blasenschwäche, zur Nierenstärkung sowie bei Myomen oder Eierstockzysten zum Einsatz. Neueren Forschungsergebnissen zufolge sollte der Zinnkrautwickel auch bei chronischen Leberleiden wie etwa der Zystenleber versucht werden. Denn dem Kraut konnte nicht zuletzt auch eine leberschützende Wirkung nachgewiesen werden (Oh et al. 2004).

PRAXISTIPPS

ZINNKRAUTWICKEL

Ein bewährter Kneippscher Wickel mit vielerlei Einsatzmöglichkeit ist der Zinnkrautwickel, der, am Unterbauch angebracht, das Bewusstsein für die Harnblase steigern soll, wenn es etwa aufgrund von Multipler Sklerose zu unfreiwilligem Harnabgang kommt. Der Zinnkrautwickel kann aber auch im Rahmen von Entgiftungskuren die Nierentätigkeit anregen und eignet sich besonders als Nierenwickel bei Autoimmunerkrankungen mit Nierenbeteiligung wie etwa Lupus erythematodes. Außerdem sollte man wegen der strukturierenden Kräfte mit Zinnkraut auch einen Leberwickel machen, wenn etwa Leberzysten oder Zystenleber vorliegen, und die Leberzone anschließend mit Zinnsalbe einreiben (z. B. **Stannum metallicum 0,4 % Salbe** von Weleda).

2 bis 3 Esslöffel Zinnkrautpulver mit 150 ml abgekochtem Wasser zu einem Brei verrühren. Den heißen Brei auf ein Leintuch streichen und wie eine Fangopackung direkt auf die Haut über das zu behandelnde Organ (Leber, Nieren oder Harnblase) legen. Eine Wärmflasche darauflegen, beim Nierenwickel braucht man 2 Wärmflaschen. Den Bereich möglichst mit einem Wickelutensil aus Schafwolle oder in große Handtücher einwickeln. Dann mit warmen Decken gut einpacken und bei kalten Füßen zusätzlich eine Wärmflasche an die Füße legen. Der Wickel sollte mindestens 20 Minuten einwirken.

Danach wird ausgewickelt, die Hautareale werden gesäubert und eventuell noch mit Salben oder Ölen nachbehandelt, z. B. mit **Kupfersalbe rot** von Wala zur Niereneinreibung oder mit **Zinnsalbe** zur Lebereinreibung. Man sollte unbedingt mindestens 20 Minuten nachruhen.

KIESELSÄURE BEI ALUMINIUMBELASTUNG

Die anthroposophische Heilmittelfirma Weleda AG hat mit Solutio Siliceae comp. eine kieselsäurehaltige Naturarznei geschaffen, die der mineralischen Zusammensetzung des Ackerschachtelhalms entspricht. Die mineralischen Hauptkomponenten sind Kieselsäure und Schwefel (→ Seite 77). Während Schwefel Entgiftungsenzyme aktiviert, strukturiert Silizium das Immunsystem und fängt u. a. Aluminium ein. Daher empfiehlt sich diese Mineralkomposition als Begleitmittel bei Erkrankungen des zentralen Nervensystems wie etwa Alzheimer-Demenz, MS oder Morbus Parkinson, bei denen Problemstoffe wie Aluminium eine Rolle spielen.

DOSIERUNGSVORSCHLAG: Zwei- bis dreimal täglich 15 bis 20 Tropfen in etwas Wasser einnehmen.

Ergänzend empfiehlt sich zur Entgiftung des Nervensystems Korianderkraut (→ Seite 177) und hochdosierter Weihrauch (z. B. Weihrauch Kapseln nach Dr. Michalzik).

Zitrone
(Citrus limon)

»Vom Safft wird in der Apothecken ein Syrup gemacht /
ist sauerlecht / stärcket das Hertz /
und treibet von demselbigen hinweg das Gifft /
ist gut wider böse Lufft und pestilentzische Fieber.«

— LONICERUS 1679/1962, SEITE 57

Gesundheitsbewusste Menschen tun gut daran, morgens frisch gepressten Bio-Zitronensaft mit etwas warmem Wasser verdünnt zu trinken. Denn die mediterrane Superfrucht liefert reichlich Vitamin C (Ascorbinsäure). Zitronensaft enthält zudem auch noch zirka 7 % Zitronensäure, die den Stoffwechsel aktiviert und die Wirkung der Ascorbinsäure steigert. Daher wirkt die Ascorbinsäure im Zitronensaft wesentlich stärker antioxidativ als allein verabreicht (Hänsel und Sticher 2015, S. 291). Das wasserlösliche Vitamin ist aber nicht nur ein potenter Radikalfänger, sondern auch an zahlreichen Stoffwechselabläufen beteiligt und wird sogar für die Hormonsynthese benötigt. Reich an Vitamin C ist z. B. die Hirnanhangsdrüse. Deshalb hat Vitamin-C-haltiger Zitronensaft sogar positiven Einfluss auf die hormonelle Balance – vor allem, wenn der Vitamin-C-Bedarf etwa durch Stress um ein Vielfaches erhöht ist.

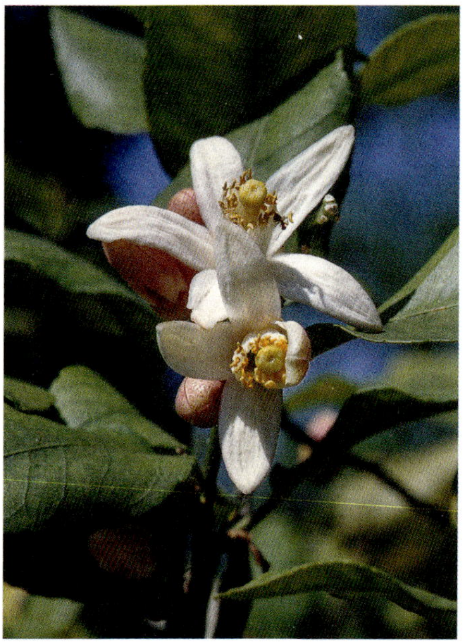

Zitronenblüte

In den Kräuterbüchern des 17. Jahrhunderts finden sich bereits Hinweise auf die abwehrsteigernden Effekte von Zitronensaft, der damals gegen die »Pestilenz« ins Feld geführt wurde, worunter man über die Luft übertragbare Erkrankungen verstand – heute würde man von Aerosolen sprechen und im gleichen Atemzug Influenza- oder Coronaviren nennen.

Zitronensaft und sein Hauptinhaltsstoff Vitamin C wirken nämlich antimikrobiell, entzündungshemmend, abschwellend und harntreibend. Außerdem zählt Zitronensaft zu den Chelatbildnern, die mit Schwermetallen Komplexe bilden und somit zur Schwermetallentgiftung beitragen.

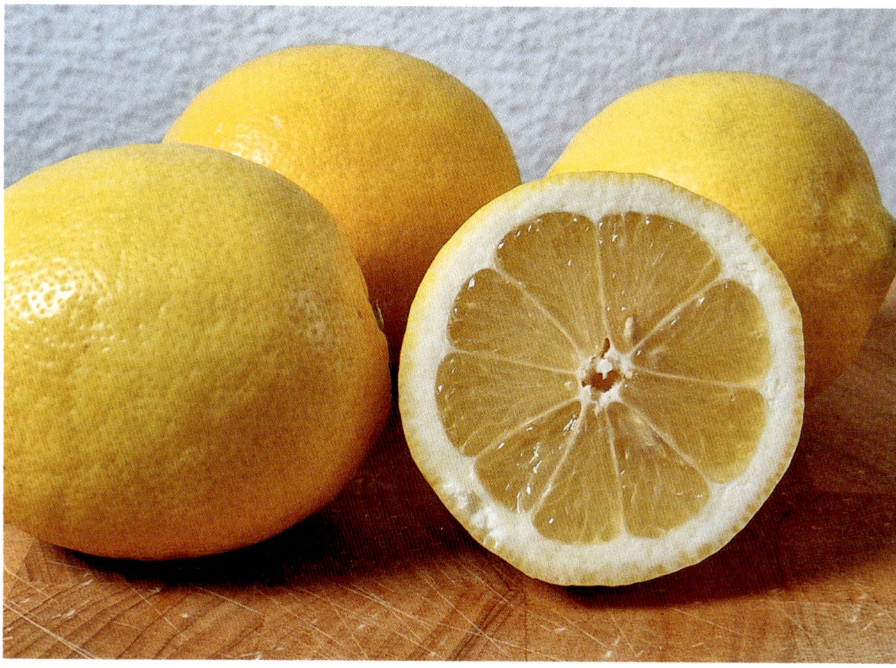

Zitrone

Des Weiteren fördert Vitamin C die Eisenresorption und die Umwandlung in Speichereisen (Ferritin), weshalb man Eisentabletten zusammen mit etwas Vitamin-C-haltigem Orangen- oder mit verdünntem frisch gepressten Zitronensaft einnehmen sollte. Zudem neutralisiert Zitronensaft Nitrosamine und verfügt über krebsfeindliche Kräfte. Nicht zuletzt fördert der frische Presssaft die Säureausscheidung mit dem Urin und verhilft zu einem besseren Säure-Basen-Gleichgewicht, was wiederum positiv auf alle Entgiftungsfunktionen rückwirkt.

Es ist also kein Wunder, dass zahlreiche Heiltränke die entgiftenden Effekte von Zitronensaft nutzen, z. B. der Leber-Entlastungstrank mit Kurkuma (→ Seite 43), der Kaffee mit Zitrone als erste Hilfe bei Migräne (→ Seite 169) oder der ayurvedische Knoblauchtrank bei Arteriosklerose, Bluthochdruck und Bleivergiftung (→ Seite 174).

Als ebenso hilfreich bei Stoffwechselschwäche und Detox-Blockaden erweisen sich die Citrusflavonoide Eriocitrin und Hesperidin, die sich hauptsächlich im weißen Fleisch direkt unter der Schale befinden. Diese Bioflavonoide verfügen über antidiabetische Kräfte. Sie senken bei Prädiabetes den Nüchternblutzucker, den Langzeitzucker (HbA_{1c}) und die Entzündungswerte (Ribeiro et al. 2019, zitiert nach Andres 2020, S. 146).

Weil Zitronen bzw. der frisch gepresste Zitronensaft sehr sauer schmeckt, eignet er sich als Basenbildner und Entgiftungsmittel nur für Menschen, die es richtig sauer mögen. Wer jedoch Saures unwiderstehlich findet und gerne Zitronenwasser trinkt oder Zitronenscheiben aussaugt, zählt eindeutig zu den Menschen mit Leberschwäche, die sich der Superfrucht regelmäßig bedienen sollten.

GEGENANZEIGEN: Nur Allergiker und Neurodermitiker müssen mit Zitrusfrüchten generell aufpassen, da Zitronen wie auch das aus Zitrusfrüchten gewonnene Vitamin C eventuell allergische Reaktionen hervorrufen können.

REZEPT

Zitronenwasser für das Säure-Basen-Gleichgewicht

½ Bio-Zitrone, frischer Presssaft
1 Teelöffel Bio-Imkerhonig
zirka 150 ml abgekochtes, trinkwarmes Wasser

Mischen – fertig!

DOSIERUNGSVORSCHLAG: am besten regelmäßig jeden Morgen nüchtern 1 Glas trinken. Wer empfindliche Zahnhälse hat, sollte den Zitronentrank mit einem Trinkhalm zu sich nehmen und anschließend den Mund ausspülen, da Zitronensäure die Zähne angreift.

Lymphreinigendes Zitronenpeeling

2 Esslöffel grobes naturbelassenes Steinsalz
50 ml Olivenöl
½ Bio-Zitrone, frischer Presssaft
2 bis 3 Tropfen ätherisches Zitronenöl (z. B. von Bergila.it)

Alles in eine 100-ml-Braunflasche geben und vor Gebrauch kräftig schütteln.

DOSIERUNG: zur Lymphentstauung bei Zellulitis oder zur Anregung der Bindegewebsentgiftung ein- oder zweimal wöchentlich auf die betroffenen Körperpartien auftragen und mit einem Massagehandschuh kräftig einmassieren, eventuell kurz einwirken lassen und danach gründlich abspülen.

GEGENANZEIGEN: nicht geeignet bei Allergie gegen Zitrusfrüchte oder bei Neurodermitis.

Umweltproblemstoffe und ihre Auswirkungen

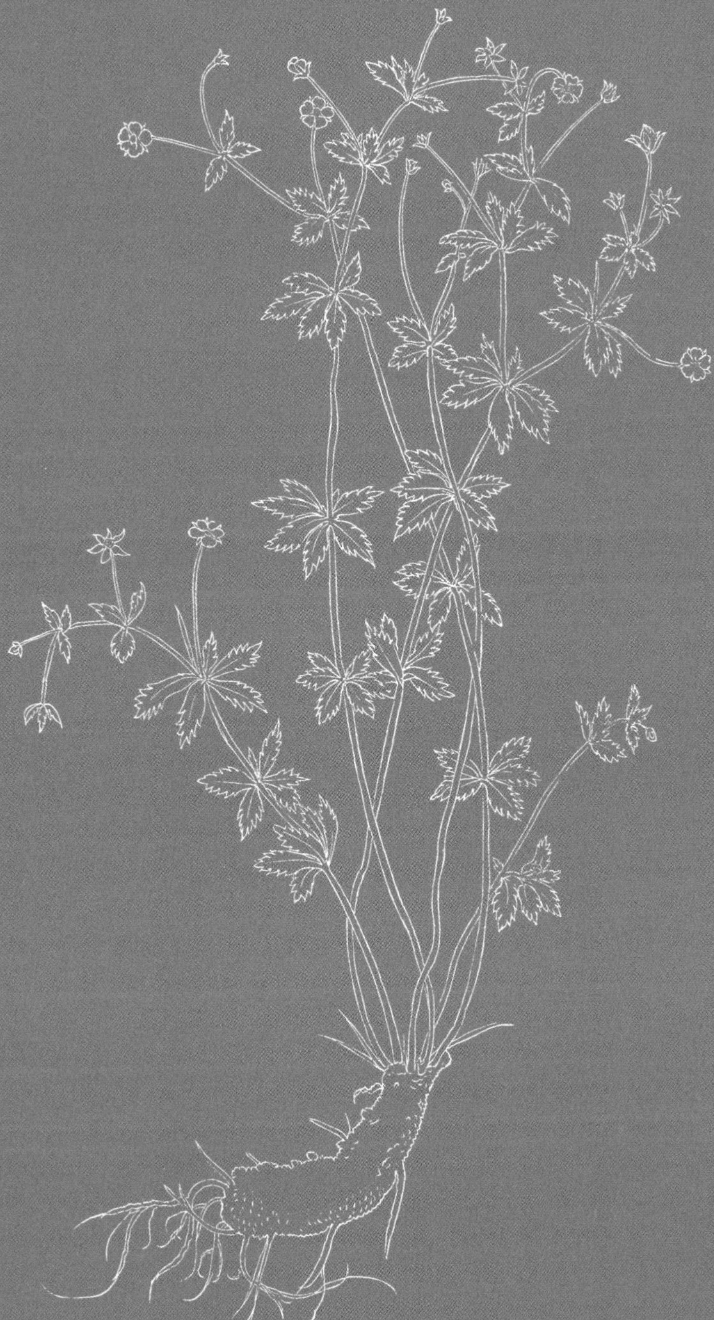

Umweltproblemstoffe einst und heute

> »In den ca. 3 Mrd. Jahren, in denen irdisches Leben existiert, hat die Natur ca. 1,5–2 Mio. chemisch definierbare Substanzen hervorgebracht – Substanzen, an die sich die Lebewesen im Laufe der Evolution anpassen mussten und konnten. In der ultrakurzen Zeit des Industriezeitalters sind jedoch mehr als 10 Mio. künstliche Verbindungen geschaffen worden. Weltweit entstehen zurzeit täglich ungefähr 1000 neue chemische Substanzen.«
>
> — MARTIN 2014, SEITE 157

Bestimmte Vergiftungen sind schon seit vielen Jahrhunderten bekannt, so z. B. die Vergiftung durch Schwermetalle bei Bergarbeitern, die während ihrer Arbeit unter Tage Metallstäube einatmeten oder mit der Nahrung aufnahmen. Ebendieses Phänomen kannte bereits Paracelsus vor rund 500 Jahren. Vermutlich stammt seine Empfehlung, man solle sich mit Suppen entgiften, aus seiner Zeit in Schwaz, wo er sich im Auftrag der Fugger mit dem Bergbau befasste und viel über die Metalle und vermutlich auch über deren Entgiftung erfuhr.

Ein weiteres viel zitiertes Beispiel ist die Bleivergiftung im alten Rom, von der einst vor allem die Oberschicht betroffen gewesen sein soll. Denn das Wasser gelangte damals – wie auch heute noch in manchen Altstädten – durch Bleirohre zu den Menschen. Im Gegensatz zur Oberschicht war der Knoblauch beim Volk täglicher Nahrungsbestandteil und wirkte einst wie heute der Bleivergiftung entgegen.

Auch Maler, die mit Metallpigmenten arbeiten oder schon vor Jahrhunderten damit hantierten, erlebten und erleben immer noch die Schädlichkeit ihrer Werkstoffe am eigenen Körper. Bis heute mischen manche Künstler ihre Farben selbst und kommen beispielsweise bei der Herstellung von Bleiweiß oder Cadmiumrot in Kontakt mit toxischen Pigmenten. Das hochgiftige und als Mordgift bekannte Arsen findet sich gleichermaßen auf so manchem alten Gemälde, denn vor allem kräftige Grüntöne wie etwa das »Schweinfurter Grün« oder Kupfer(II)-arsenitacetat wurden mithilfe von Arsen erzeugt. Vermutlich stammt daher der Begriff »giftgrün«, denn die arsenhaltigen grünen Tapeten und Anstriche erwiesen sich sogar als antiparasitär. Nicht zuletzt bezeichnet man Zahnfüllungen bis heute umgangssprachlich als »Plomben«, was sich von *plumbum* herleitet, dem lateinischen Wort für »Blei«, denn ursprünglich dichtete man die Löcher in den Zähnen mit dem leicht zu verflüssigenden Schwermetall ab.

Mit der zunehmenden Industrialisierung gelangten leider immer mehr Chemikalien in Umlauf. Am bekanntesten sind sogenannte »Pflanzenschutzmittel« wie Glyphosat, die vor allem in Monokulturen Anwendung finden und in manchen Län-

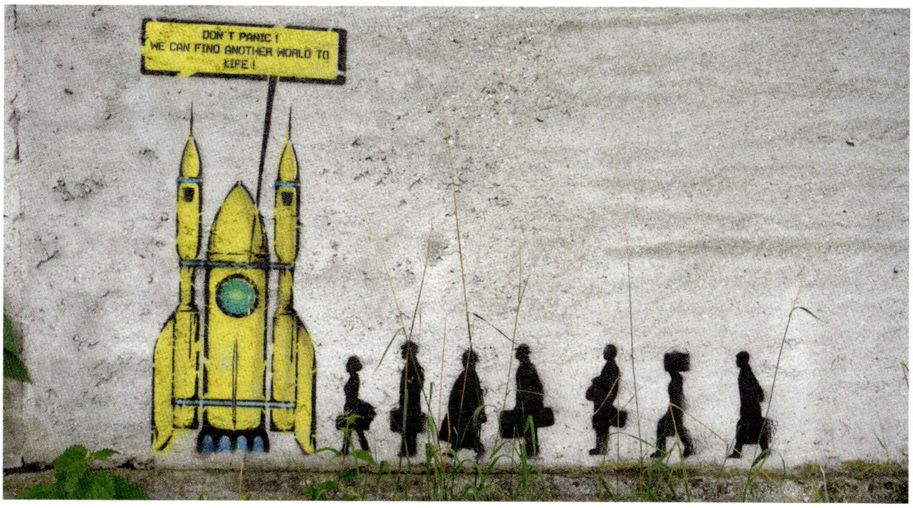

Rakete (Wandmalerei in Kremsmünster, Österreich)

dern immer noch als Reifebeschleuniger für Getreide oder Tomaten zum Einsatz kommen. Zu dieser schier endlosen Liste von Umweltschadstoffen gehören ebenso Holzschutzmittel wie Lindan, DDT, Formaldehyd, Weichmacher, Flammschutzmittel und viele mehr. Das Tragische daran ist, dass immer mehr Agrargifte und Industriechemikalien auch noch Jahrzehnte nach ihrem Verbot über die Nahrungskette, mit dem Trinkwasser oder durch Feinstaub zu uns gelangen, sodass man inzwischen von einer weltweiten und flächendeckenden Belastung ausgehen muss.

Die meisten Substanzen werden vor der Zulassung – zumindest aus der Sicht der Kritiker – nur unzureichend auf ihre Schädlichkeit überprüft, und die Langzeitfolgen werden durch relativ kurz angelegte Studien kaum erfasst. Noch weniger bekannt sind die Interaktionen der verschiedenen Stoffe untereinander. Denn in jedem von uns finden sich toxische Cocktails von Problemstoffen, die sich in ihrer Giftigkeit oftmals noch gegenseitig verstärken.

Ein weiteres Problem bei der Erfassung der Umweltproblematik sind die Grenzwerte, die meist auf Tierversuchen und anschließenden Berechnungen beruhen und keinesfalls die individuelle Empfindlichkeit gegenüber bestimmten Problemstoffen berücksichtigen. So wird der eine bereits schwer krank, leidet unter Allergien und Nervenschäden, obwohl beispielsweise der Quecksilberwert im Blut nur knapp an die Laborobergrenze reicht. Wohingegen sich ein anderer Mensch trotz erhöhter Quecksilberwerte noch halbwegs gesund fühlt. Woran kann das liegen? Eine mögliche Antwort findet man in der individuellen »Entgiftungskompetenz«. Denn wir sind alle ähnlichen Giftstoffbelastungen ausgesetzt, aber Leber und Nieren, die Hauptentgiftungsorgane, funktionieren nicht bei jedem Menschen gleich gut. Zudem blockieren viele Umweltgifte Enzyme, die für Entgiftungsprozesse benötigt werden. So entsteht ein Teufelskreis, dem die Betroffenen nur schwer entkommen.

Zum Glück ist der menschliche Organismus kein geschlossenes System. Mithilfe von Heilkräutern und Vitalstoffen lassen sich viele Schadstoffe ausleiten. Aber unsere Lebensweise wie auch unser Konsumverhalten haben nicht nur Folgen für unsere eigene Gesundheit oder für die unserer Kinder und Enkel, sondern wir nehmen damit gleichermaßen Einfluss auf die Erdgesundheit. Eben weil wir einflussreicher sind, als wir glauben, soll uns die nachfolgende Stoffkunde aufzeigen, wo wir Toxineinträge vermeiden können.

VOM »WELTENGESTANK«

Bereits die Äbtissin und Visionärin Hildegard von Bingen unterschied zwischen endogenen und exogenen Giften. Unter endogenen Giften verstand sie u. a. Stoffwechselgifte, die durch falsche Ernährung entstehen, sich im Körper anhäufen und zur Krankheitsentstehung beitragen. Auch eine »falsche Lebensweise« steigert Hildegard-Experten zufolge die Belastung mit endogenen Giften. Ein exogenes Gift, also etwas von außen kommendes Krankmachendes, benannte sie als »Weltengestank«.

Möglicherweise hatte Hildegard in ihren Visionen auch Einblicke in unsere Zeit erhalten und konnte künftige Umweltbelastungen vorausahnen. Weil aber zu ihrer Zeit aller Unrat, etwa Fäkalien von Mensch und Tier oder Schlachtabfälle, einfach in Bächen und Flüssen entsorgt wurden, erkannte sie in vergiftetem Wasser eine Hauptursache von Krankheiten. Der Äbtissin zufolge wurde das Wasser zusätzlich durch schadstoffbelastete Nebel belastet, die von den Bergen herabkommen. Möglicherweise visionierte sie auch, dass infolge von Vulkanausbrüchen ebenfalls gigantische Schadstoffmengen in die Umwelt gelangen.

»UMWELTMEDIZIN EINST UND HEUTE«

Interview mit Prof. Dr. Ingrid Gerhard

ZUR PERSON: Prof. Dr. med. Ingrid Gerhard, Fachärztin für Gynäkologie und Geburtshilfe, war von 1972 bis 2002 am Universitätsklinikum Heidelberg in der Hormonforschung und in der Fortpflanzungsmedizin tätig. Sie war die Gründerin und Leiterin der Ambulanz für Naturheilkunde an der Universitäts-Frauenklinik Heidelberg (1993–2002) und erhielt 1995 für ihre Verdienste um die ganzheitliche Medizin das Bundesverdienstkreuz. Außerdem ist sie Gründerin des Netzwerks Frauengesundheit (www.netzwerk-frauengesundheit.com, Abruf 5.1.2024), einer Onlineplattform für den interdisziplinären Austausch zu Frauengesundheitsthemen. Sie hat zahlreiche Fachpublikationen und Ratgeber zur Frauenheilkunde und Umweltmedizin verfasst, u. a. »Frauen Gesundheit. Ganzheitliches Heilwissen für Körper & Seele« (Trias Verlag).

Frau Professor Gerhard, Sie waren 30 Jahre lang an der Uniklinik Heidelberg in der Forschung tätig. Was hat Ihr Interesse an der Umweltmedizin geweckt?

Mein Interesse wurde durch meine Arbeit in der Ambulanz geweckt. Ich habe mich viele Jahre mit Patientinnen mit Hormonstörungen und Kinderwunsch beschäftigt. Leider musste ich feststellen, dass die Hormontherapie, die wir damals in der Schulmedizin ganz hochhielten, bei vielen Patientinnen überhaupt nicht gegriffen hat. Also erstellten wir ausführliche Fragebögen, und bald wurde klar, dass bei den Hormonstörungen noch ganz andere Faktoren eine Rolle spielten. Wir fragten uns, was das Hormonsystem beeinflusst. Das sind nicht nur positive, aus der Nahrung stammende Stoffe, sondern auch unangenehme, aus der Umwelt aufgenommene toxische Substanzen, die das Hormonsystem durcheinanderbringen. Damals waren es Holzschutzmittel, die ganz aktuell wurden, und auch Amalgam. Diese Problemstoffe versuchte ich bei meinen erkrankten Patientinnen nachzuweisen.

Hatte die Forschung in den 1980er-/1990er-Jahren also Amalgam im Fokus?
Ja, Amalgam war ein großes Thema, weil es eine Quecksilberbelastung mit sich bringen kann. Bis dahin wurde immer behauptet, das gäbe es nicht und das Quecksilber verbleibe in den Zähnen. Doch wir konnten durch unsere Tests bestätigen, dass eine Quecksilberbelastung durchaus möglich ist. Viele Patientinnen hatten stark erhöhte Quecksilberwerte, die wiederum über die Hirnanhangsdrüse die Hormone durcheinandergebracht haben. Nach einer erfolgreichen Ausleitung normalisierten sich die Hormone, die Gelbkörperschwäche verschwand, und die Frauen mit Kinderwunsch konnten schwanger werden.

Bindet sich Quecksilber an die Progesteron-Rezeptoren und blockiert diese, oder wie kommt es zu diesen hormonellen Dysbalancen?
Auf jeden Fall wirkt es sich auf die Hirnanhangsdrüse und die Prolaktinausschüttung aus. Denn Frauen, die Quecksilber in den Zähnen hatten, hatten auch erhöhte Prolaktinwerte. Prolaktin und Progesteron sind Gegenspieler. Wenn das Prolaktin steigt, sinkt das Progesteron ab. Es geht also nicht nur um die Rezeptoren, denn das wäre in Zellversuchen leicht nachweisbar. Ein Stoff muss keinen Rezeptor blockieren, er kann die Hormonausschüttung auch auf andere Weise beeinflussen. Häufig ist es aber sehr schwer herauszufinden, was das Ganze im Endeffekt durcheinandergebracht hat.

Das Prolaktin ist bei unerfülltem Kinderwunsch oft erhöht. Nicht nur bei Frauen, auch bei Männern. Hat das hohe Prolaktin auch Einfluss auf die Spermaqualität?
Auf jeden Fall. Die Männer haben dann niedrige Testosteronwerte und schlechtere Spermiogramme. Neben dem Amalgam sind es natürlich noch viele andere Umweltgifte, die über die Hirnanhangsdrüse das Prolaktin erhöhen. Stress und verschiedene Medikamente spielen dabei auch eine Rolle.

Zirka 100 Medikamente sollen Einfluss auf den Prolaktinspiegel haben. Häufig konnte ich den Zusammenhang mit Antihistaminika beobachten. Sehen Sie auch einen Zusammenhang zwischen hormoneller Dysbalance zum Beispiel durch Amalgam und der Entstehung von Endometriose und Myomen?
Das haben wir damals noch nicht in Erwägung gezogen. Es scheint auch nicht so zu sein, dass Frauen mit Endometriose oder Myomen unbedingt erhöhte Quecksilberwerte haben. Insgesamt ist aber zu beobachten, dass die Umweltbelastung bei diesen Krankheitsbildern eine große Rolle spielt. Aber jede Forschergruppe hat ihre eigene Ausrichtung, die eine hat ihren Fokus auf Weichmachern, die nächste forscht über Flammschutzmittel und so weiter. Jeder versucht herauszufinden, was dieser eine Stoff bei Endometriose macht. Es ist aber ein »Cocktail« von Umweltgiften, der bei diesen Krankheitsbildern eine Rolle spielt.

Ebenso muss man berücksichtigen, dass es auch noch andere Faktoren gibt, die zur Krankheitsentstehung beitragen, zum Beispiel Alkoholkonsum, falsche Ernährung, Bewegungsmangel oder Stress.

Ebendas Zusammenwirken, der Synergismus, von verschiedenen Giften scheint ein großes Problem zu sein, auch bei der Festlegung der Grenzwerte.
Richtig! Das eine große Problem ist ebender Cocktail von Umweltgiften. Das andere ist, dass jeder Mensch anders ist und ein anderes Entgiftungssystem hat. Was die eine Frau mühelos ausscheiden kann, bereitet bei der an-

deren schon bei viel niedrigeren Konzentrationen Probleme, weil sie ein anderes Entgiftungssystem hat. Auch das lässt sich nicht in Zellkulturen nachweisen.

Welchen Einfluss haben Pestizide und Holzschutzmittel auf die Fruchtbarkeit?
Es war auffallend, dass Männer aus Industrie und Landwirtschaft, vor allem Winzer, miserable Spermiogramme hatten.

Ich erinnere mich an einen Patienten, der sagte: »Wissen Sie, Frau Doktor, ich habe schon immer vermutet, dass es an meinem Beruf liegt. Wir müssen jedes Jahr neue Pestizide kaufen, und ich habe noch alte Säcke, aber da heißt es, die dürfen wir nicht mehr verwenden, weil das gefährlich ist. Es kann ja nicht sein, dass wir jedes Jahr etwas Ungefährlicheres bekommen.«

In der Ambulanz in Heidelberg hatten wir viele Patienten mit unerfülltem Kinderwunsch aus der Pfalz. Dort wird besonders viel Landwirtschaft, vor allem Weinbau betrieben. Bei den Männern hat sich das sichtbar im Spermiogramm niedergeschlagen. Bei den Frauen waren vor allem Gelbkörperunterfunktionen auffallend oder das metabolische Syndrom mit Übergewicht oder auch Vermännlichung und Haarwuchs im Gesicht und so weiter ...

Gerade wurde die Zulassung von Glyphosat in der EU um weitere zehn Jahre verlängert. Wie stehen Sie zu Glyphosat?
Ich habe diesbezüglich noch mal nachrecherchiert. Es gibt Hinweise, dass Glyphosat Stoffwechselstörungen mitverursachen kann. Man hat auch herausgefunden, dass Glyphosat die Darmflora verändert. Wenn aber eine pathologische Flora im Darm vorliegt, dann hat das weitreichende Folgen. Zum Beispiel werden die Gifte, die über den Darm ausgeschieden werden sollen, nicht mehr richtig ausgeschieden und zur Leber zurücktransportiert. Ein Hauptproblem von Glyphosat ist, dass es den Darmstoffwechsel total stört. Nun muss man aber wissen, dass es nicht nur im Darm ein Mikrobiom gibt, wir haben im ganzen Körper Besiedelungen, auf der Haut oder in der Gebärmutter. Verändert sich durch Glyphosat die Darmflora, dann schädigt dies das Mikrobiom im ganzen Körper. Dadurch können Allergien, Autoimmunprozesse, Endometriose oder Unfruchtbarkeit entstehen. Dazu gibt es interessante Studien, die aufzeigen, dass bestimmte Bakterienpopulationen oder Mikrobiota einen positiven Effekt auf die Schwangerschaftsrate und die Erfolgschancen von reproduktiven Maßnahmen haben.

Allergien, Myome, Endometriose und Autoimmunprozesse haben in den letzten 30 Jahren drastisch zugenommen. Woran kann das liegen?
Durch die exorbitant vielen Impfungen, denen schon unsere jüngsten Kinder ausgesetzt werden, wird bereits das kindliche Immun- und Entgiftungssystem überfordert. Denn neben dem Impfstoffallergenen werden unterschiedlichste Zusatzstoffe und Wirkverstärker eingesetzt, die im menschlichen Körper nichts zu suchen haben. Allergien und Autoimmunerkrankungen werden immer häufiger schon bei Kindern diagnostiziert. Zu diesen Vorbelastungen kommen dann immer weitere Umweltsubstanzen, die besonders bei Frauen das Hormon- und Immunsystem stören.

Die Endometriose war die erste Frauenkrankheit, die im Tierversuch direkt und eindeutig mit Dioxin ausgelöst werden konnte. Das war auch mit das Erste, was mir vor 40 Jahren in die Finger kam: die experimentelle Vergiftung von Affen mit Dioxin. Damals wurde deutlich, dass hohe Dosen Dioxin mit dem Auftreten von Endometriose korrelieren. Später konnte nachgewiesen werden, dass Frauen, die durch das Seveso-Unglück stark mit Dioxin belastet waren, häufig Endometriose entwickelten. Inzwischen konnte man bei Frauen nachweisen, dass ein erhöhtes Endometrioserisiko auch dann besteht, wenn Belastungen mit PCB, HCB oder Phthalaten vorhanden sind. Heute gibt es die unterschiedlichsten Untersuchungen, durch die man im Bauchraum Gifte nachweisen kann.

Das größte Problem ist ja, dass viele Gifte mehrere Generationen in unserer Umwelt bleiben. Viele sind extrem langlebig. Wenn wir heute aufhören würden, diese Stoffe zu produzieren, würden trotzdem noch mehrere Generationen darunter leiden.

Also zu Endometriose habe ich gelesen, dass man mit Lindan oder DDT Endometriose bei Ratten auslösen kann. Das hat mich nachdenklich gemacht. Denn ich habe immer mehr Frauen, die Myome und Endometriose gleichzeitig haben. Früher gab es entweder das eine oder das andere.

Angeregt durch unsere Begegnung, habe ich mich aber auch mit Flammschutzmitteln auseinandergesetzt und festgestellt, dass man denen gar nicht ausweichen kann. Flammschutzmittel finden sich im PC, im Fernseher, in Kunststoffteilen elektrischer Geräte, in Textilien, Polstermöbeln, Vorhängen, Polyester, Matratzen, Teppichen … Wie schätzen Sie das ein? Sind Flammschutzmittel die Gifte des 21. Jahrhunderts?

Ja, das würde ich so sagen. Sie werden auch »Ewigkeitschemikalien« genannt. Denn sie sind sehr resistent, nicht nur gegen Hitze, sondern auch gegen Wasser und Fett, also praktisch nicht abbaubar. Deshalb werden sie in der Küche für alle möglichen Utensilien genutzt. Es gibt Tausende verschiedene Verbindungen. Wenn eine verboten wird, dann weicht man einfach auf andere aus.

Die Konzentrationen von Flammschutzmitteln steigen konstant an, zum Beispiel im Hausstaub oder in der Muttermilch. Man unterscheidet mehrere Gruppen, unter andern gibt es die mit Aluminium- und die mit Bromverbindungen. Brom beeinflusst die Schilddrüsenfunktion, und Aluminium schädigt das Nervensystem.

Und es gibt eben auch die Fluorverbindungen (*Anmerkung:* Fluor zählt auch zu den Gegenspielern von Jod). Praktisch alle können in den Körper übergehen, je nachdem, wie sie aufgespalten werden. Deshalb kann man nicht sagen, es ist wahrscheinlich dieses eine Metall, das die Krankheit auslöst, sondern es ist wieder eine Mischung. Und wenn das gesamte Molekül nicht abgebaut wird und sich in Leber, Hirn oder Darm ablagert, haben wir auch ein Problem.

Was können wir Endverbraucher Ihrer Meinung nach tun?

Ich glaube, man muss sich erst einmal bewusst sein, womit man sich umgibt, und man muss wissen, dass alle industriell hergestellten Substanzen eine Wirkung haben können, je nachdem, wie gut oder schlecht sie im Organismus abgebaut werden. Wir alle müssen uns wirklich selbst darum kümmern. Man darf nicht blind darauf vertrauen, dass alle Dinge, die in den Handel kommen, sicher sind.

Ein großes Anliegen ist mir auch, darauf hinzuweisen, dass Frauen mit Kinderwunsch selbst viel verändern können. Ich fand zum Beispiel die Initiative eines deutschen Gynäkologen der parfümfreien Praxis sehr gut. Denn in Parfüms und Hygieneprodukten sind eine Fülle von Substanzen, die über die Haut aufgenommen werden und toxisch wirken. In den USA gab es eine Studie in einem reproduktionsmedizinischen Zentrum. Ergebnis war, dass die Frauen, die in den letzten Monaten keine Parfüms und Ähnliches benutzt haben, niedrigere Werte von verschiedenen Umweltgiften hatten, und auch die Schwangerschaftsrate war verbessert. Also lohnt es sich zu überlegen: Was kann ich selbst tun, um zu entgiften, damit die Schadstoffe auch nicht auf das Baby übergehen, denn sonst haben wir kranke Kinder, Fehlgeburten oder Totgeburten.

Was wir auch berücksichtigen müssen, ist, dass immer neue Gifte hinzukommen und dass wir auch den Elektrosmog nicht unterschätzen dürfen. Elektrosmog wirkt sich negativ auf die Blut-Hirn-Schranke aus, sodass Schadstoffe leichter ins Gehirn gelangen. Das erklärt für mich diese vielen frühzeitig einsetzenden Demenzen und Parkinson. Das sind Krankheiten, die massiv zugenommen haben. Dazu empfehle ich das Buch »Das erschöpfte Gehirn« von Doktor Nehls, der zu diesem Thema geforscht hat (Nehls 2022).

Gibt es denn Möglichkeiten, das Gehirn zu »detoxen« und der Entstehung einer Demenz entgegenzuwirken?
Wenn man dem Körper vernünftige Entgiftungskuren anbietet, habe ich durchaus schon Fälle erlebt, die sehr viel besser geworden sind. Das heißt, man muss einen normalen Mikronährstoffstatus haben und sollte wissen, welche Schwermetallbelastungen da sind. Schwermetalle können relativ leicht nachgewiesen werden. Der Nachweis der meisten anderen Substanzen ist sehr aufwändig und teuer und kann nur in Speziallaboren angefordert werden. Aber die Schwermetalle lassen sich gut nachweisen und entgiften, und das scheint auch bei bestimmten Gehirnerkrankungen zu wirken.

Bei vielen Patienten liegen toxische Belastungen vor, oder es besteht der Verdacht, dass Umweltfaktoren bei der Krankheitsentstehung eine Rolle spielen. Woran liegt es, dass bei den meisten Ärzten kein Bewusstsein für Umweltmedizin vorhanden ist?
Das ist leider in den letzten Jahren schlimmer geworden. Einerseits, weil es die Ausbildung zum Umweltmediziner nicht mehr gibt. Andererseits, weil Ärzte in der Praxis nur sehr wenig Zeit für Gespräche haben, es würde die meisten überfordern, das auch noch mit einzubeziehen. Dass an Umweltbelastungen gedacht wird, ist relativ selten. Außer es handelt sich um Berufsgruppen, von denen jeder weiß, dass sie Schadstoffkontakte haben. Wenn ein Feuerwehrmann kommt, dann ist klar, der hat mit Schäumen und Brandschutzmitteln gearbeitet. Aber sonst fragt normalerweise keiner nach. Da brauchen wir die Naturheilkundler, die uns klarmachen, was Sache ist und wie wir uns selbst helfen können.

Es war mir eine Ehre, mit Ihnen über dieses Thema sprechen zu dürfen, und ich danke Ihnen sehr für Ihre offenen Worte!

Mehr Informationen dazu:

WAS WIR TUN KÖNNEN, UM UMWELTBELASTUNGEN ZU MINDERN

Ein 10-Punkte-Programm frei nach Prof. Dr. med. Ingrid Gerhard (Gerhard 2020, S. 28–37):

1. **Wasserfilter einbauen,** um den Schadstoffeintrag über das Trinkwasser zu reduzieren (→ Seite 27).
2. **Elektrosmog reduzieren,** indem man beispielsweise nachts für WLAN- und Netzabschaltung sorgt. Ferner empfiehlt sich, das Handy öfter wegzulegen, es nicht im Schlafzimmer zu nutzen oder neben dem Bett abzulegen.
3. **Wohn- und Arbeitsräume giftfrei halten,** indem man unbehandelten Holzmöbeln, schadstoffgeprüften Möbelstücken und Naturmaterialien den Vorzug gibt.
4. **Umweltfreundliche Pflegeprodukte benutzen** und zertifizierte Bio-Kosmetik gebrauchen. Auch empfiehlt es sich, Seife statt Duschgel oder Haarseife statt Shampoo zu gebrauchen.
5. **Auf Plastik weitestgehend verzichten** und eingeschweißte Nahrungsmittel meiden. Gläser statt Konservendosen zu wählen, reduziert ebenfalls den Weichmachereintrag.
6. **Sich bewusst ernähren,** vorwiegend vegetarisch und mit Vollkorngetreide sowie regionales und saisonales Obst und Gemüse; Fleisch, Wurst, Milch und Milchprodukte weitgehend weglassen.
7. **Bewusst einkaufen,** vor allem in biologische Naturkost investieren! Dabei helfen u. a. die Apps ToxFox und CodeCheck.
8. **Mineral- und Vitalstoffdefizite auffüllen** mit entsprechender Ernährung und bei Bedarf zeitweise gezielt mit Nahrungsergänzungsmitteln.
9. **Reichlich Bewegung** einplanen, möglichst an der frischen Luft oder im Wald; z. B. lohnt es sich, für ein besseres Allgemeinbefinden und ein stärkeres Immunsystem regelmäßig »Waldbaden« zu praktizieren.
10. Nicht vergessen, **Geist und Seele zu verwöhnen!** Man steckt vieles leichter weg, wenn man achtsam und zuversichtlich bleibt.

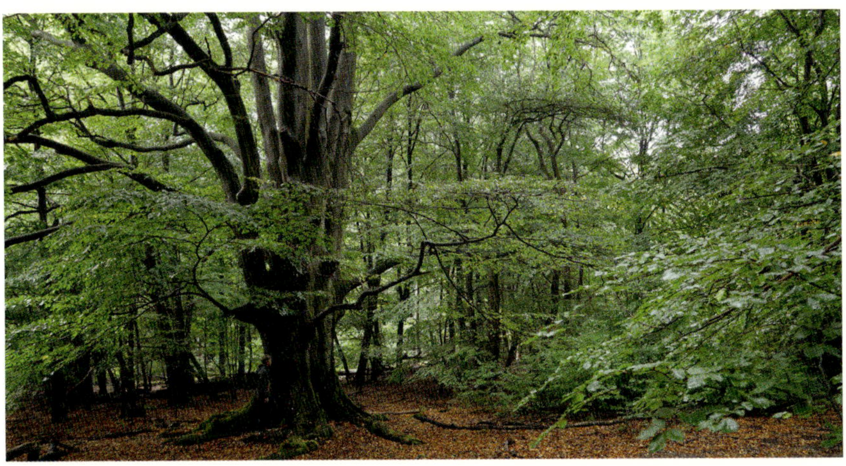

Regelmäßiges Waldbaden verbessert alle Blutwerte und empfiehlt sich zur Stärkung von Umweltpatienten.

Hormonaktive Chemikalien/ endokrine Disruptoren

»Experten gehen davon aus, dass von den etwa 85 000 synthetischen Chemikalien etwa 1000 endokrin disruptive Chemikalien (EDC) sein könnten.«

— GERHARD 2021, SEITE 30

Zweifelsohne haben hormonelle Dysbalancen in den letzten Jahrzehnten extrem zugenommen. So gibt es inzwischen nur noch wenige junge Frauen, die nicht unter Schilddrüsenfunktionsstörungen, Zyklusunregelmäßigkeiten oder unter prämenstruellen Beschwerden wie z. B. Brustspannen in den Tagen vor der Regelblutung leiden. Auch verfrühte Pubertät oder zu frühe, erschwerte und verlängerte Wechseljahre zeigen eine gestörte Hormonbalance an, die durch hormonaktive Chemikalien gefördert wird. Doch solche hormonellen Dysbalancen sind harmlos im Vergleich zu anderen Erkrankungen des Hormonsystems, bei denen Umweltfaktoren eine Rolle spielen.

Egal, ob Neubildungen wie etwa Myome, Eierstockzysten, Endometriose, PCO-Syndrom, Schilddrüsenknoten oder die zunehmende Unfruchtbarkeit beider Geschlechter – hormonaktive Problemstoffe begünstigen diese und viele weitere Erkrankungen. Hormone steuern zusammen mit Enzymen alle wesentlichen Stoffwechselvorgänge. Daher werden inzwischen auch Stoffwechselerkrankungen wie Fettsucht, metabolisches Syndrom oder Diabetes mit hormonaktiven Chemikalien wie z. B. mit Flammschutzmitteln assoziiert. Nicht zuletzt begünstigen Substanzen, die unser Hormonsystem beeinflussen, auch die Entstehung von Tumoren wie etwa Prolaktinom, Brust- oder Prostatakrebs.

Die Rede ist von sogenannten »endokrinen Disruptoren«, kurz: »ED« oder »EDC« für »endokrine disruptive Chemikalien«. Dabei handelt es sich um eine uneinheitliche Gruppe von hormonell wirksamen Substanzen. Zu den EDs gehören u. a. Umweltgifte wie PCB, Pestizide wie DDT, bestimmte Konservierungsmittel und Bestandteile von Druckfarben und UV-Lichtschutzsubstanzen.

Diese hormonaktiven Substanzen greifen entweder direkt an den Hormonrezeptoren der Zellen an und regen beispielsweise das Wachstum von Brust- oder Prostatakrebszellen an, oder sie wirken durch Blockierung von Enzymen auf den hormonellen Regelkreis ein (Klingmüller und Alléra 2011).

Die Forschung wurde zwar schon in den 1970er-Jahren auf diese Problematik aufmerksam. So stellte man etwa fest, dass Umweltgifte wie PCB bei Fischen in belasteten Gewässern zur Zwitterbildung führten. Aber selbst heute sind lange noch nicht alle hormonaktiven Chemikalien als solche erkannt und vollständig erforscht. Viele dieser Stoffe verbleiben sehr lange nach Erlass eines Herstellungsverbots noch in der Umwelt und gelangen mitunter noch

Jahrzehnte nach ihrem Verbot über die Nahrungskette zu uns zurück. Einige endokrine Disruptoren schauen wir uns im Folgenden etwas genauer an.

Endokrine Disruptoren und ihre Wirkung auf das Hormonsystem

Zu den endokrin disruptiven Chemikalien (EDC) gehören u. a. Metalle wie etwa **Cadmium** (→ Seite 247) oder **Quecksilber** (→ Seite 249). Speziell Quecksilber erhöht u. a. via Hirnanhangsdrüse die Ausschüttung von Prolaktin. Ein Prolaktinüberschuss kann bei Frauen zu Eizellreifungs- und Zyklusstörungen führen. Zudem hemmt erhöhtes Prolaktin die Ausschüttung von Gelbkörperhormonen, weshalb bei Kinderwunsch die Einnistung erschwert ist oder es im Extremfall zu Fehlgeburten kommen kann. Verdacht auf eine umweltbedingte Hyperprolaktinämie besteht beispielsweise bei verfrühten Eisprüngen und kurzen Zyklen (weniger als 25 Tage). Beim Mann wirkt sich ein Prolaktinüberschuss negativ auf die Testosteronsekretion aus und beeinträchtigt somit die Spermienbildung. Schätzungsweise 15 bis 20 % aller Paare mit unerfülltem Kinderwunsch weisen auffällige Prolaktinwerte auf, die sich erfahrungsgemäß durch eine gezielte Schwermetallausleitung (→ Seite 276) und mit der anschließenden Einnahme von prolaktinsenkenden Arzneipflanzen wie etwa Mönchspfeffer (Vitex agnus castus, z. B. **Ceres Agnus castus Dilution D2**) oder Kermesbeere (z. B. **Phytolacca Urtinktur** von DHU) regulieren lassen.

Speziell die Prolaktinsekretion wird von zahlreichen weiteren Substanzen angetriggert. Von rund 100 Medikamenten ist bekannt, dass sie den Prolaktinspiegel beeinflussen, allen voran **Antihistaminika**, die als frei verkäufliche Heuschnupfenmittel heutzutage im wahrsten Sinne des Wortes in aller Munde sind. Um nur auf wenige weitere Interaktionen zwischen Arzneimitteln und Hormonsystem aufmerksam zu machen: **Epilepsiemittel** wie Phenobarbital inaktivieren die Schilddrüsenhormone und führen zu deren verstärkter Ausscheidung, was am Ende negativ auf den hormonellen Regelkreis Hirnanhangsdrüse–Schilddrüse–Eierstöcke rückwirkt und hormonelle Dysbalancen sowie Zyklusstörungen bis hin zur Unfruchtbarkeit mit sich bringt. Lithiumhaltige Psychopharmaka, salicylathaltige Schmerzmittel oder Sulfonamide können die Schilddrüsenfunktion ebenfalls negativ beeinflussen und Knotenbildung fördern.

Deshalb sind in der Anamnese von Erkrankungen und Dysbalancen des Hormonsystems keineswegs nur Umweltschadstoffe, Wohngifte oder Agrargifte von Bedeutung. Wenn nämlich in einem Menschen hormonaktive Medikamente mit hormonaktiven Umweltchemikalien zusammentreffen, dann läuft das berühmte Fass vermutlich viel rascher über, und die Umweltfaktoren triggern auch leichter eine familiäre Neigung zu bestimmten Krankheiten an, oder die Schadstoffe verursachen direkt DNA-Schäden und Genmutationen, die in Hormon- und Stoffwechselstörungen bis hin zur Krebsentstehung münden.

Pestizide wie DDT oder Glyphosat (→ Seite 258) schaden nicht nur den Bienen und töten Mikroorganismen in der Erde, sondern sie verändern nachweislich die Darmflora, was dem heutigen Kenntnisstand zufolge weitreichende Folgen für den Stoffwechsel und das Immunsystem hat. Außerdem stehen Agrargifte im Verdacht, Krebs zu erregen, Allergien, Autoimmunleiden, gynäkologische Erkrankungen wie Endometriose sowie Unfruchtbarkeit zu fördern. Laut einer EU-Verordnung von 2011 sollen eigentlich nur noch solche Pflanzenschutzmittel zugelassen werden, die »keine endokrinschädlichen Eigenschaften besitzt, die schädliche Auswirkungen auf den Menschen haben können« (zitiert nach BfR Presseinformation zu endokrinen Disruptoren 2010). Dennoch wurde gerade erst die Verlängerung der EU-weiten Zulassung von Glyphosat von der zuständigen EU-Kommission bewilligt.

Holzschutzmittel wie Lindan gelten ebenfalls als hormonaktiv und krebserregend. Im Tierversuch konnte man mit

Lindan – wie auch mit DDT und Dioxin – Endometriose erzeugen (Schlumpf und Lichtensteiger 2000). Von der Endometriose sind inzwischen immer mehr junge Frauen betroffen. Häufig treten auch Myome und Endometriose zusammen auf. Dabei ist die Endometriose eine chronische Frauenkrankheit, die mit Unfruchtbarkeit infolge von (toxisch bedingter) schlechter Eizellqualität, chronischen Entzündungen und Verklebungen im Bauchraum einhergeht und oftmals mit anderen (möglicherweise toxisch bedingten) Autoimmunprozessen wie etwa mit Hashimoto-Thyreoiditis vergesellschaftet ist. Eine Entgiftung über Leber, Nieren und Lymphe zusammen mit der Mitochondrientherapie (→ Seite 286) zaubert diese Frauenleiden zwar nicht weg, verbessert jedoch die hormonelle Balance, die Eizellqualität und erhöht somit die Chancen auf eine Schwangerschaft.

Dioxine (→ Seite 251), die u. a. bei der Müllverbrennung entstehen und heute sehr weit verbreitet sind, waren laut der Frauenärztin und Umweltexpertin Prof. Dr. Ingrid Gerhard (→ Seite 230) mit die ersten Problemstoffe, mit denen man im Affenversuch Endometriose erzeugen konnte. Weil die Dioxinaufnahme pro Tag in Deutschland um ein Vielfaches höher liegt als der in den USA festgelegte ADI-Wert (englisch für *acceptable daily intake*), rechnen Experten in den kommenden Jahren mit einem dioxinbedingten Anstieg von Tumorleiden und Krebserkrankungen. Die extreme Zunahme von Endometriose in den letzten beiden Jahrzehnten steht vermutlich mit Dioxinen in Verbindung.

Die seit Jahren stetig sinkende Spermamenge und -qualität wird von Umweltexperten u. a. auch mit **Flammschutzmitteln** in Verbindung gebracht, die inzwischen zu unumgänglichen Problemstoffen im Alltag geworden sind (→ Seite 233 und 253). Speziell bromierte Flammschutzmittel wie etwa Tetrabrombisphenol A, von dem jährlich »weltweit mehr als 100 000 Tonnen produziert« werden (Greim 2022, S. 136), beeinträchtigen die Schilddrüsenfunktion. Diese und andere bromhaltige Umweltproblemstoffe können die Konzentration der Schilddrüsenhormone im Blut herabsetzen oder verdrängen Schilddrüsenhormone an den Bindungsproteinen. Brom ist zudem ein Gegenspieler von Jod. Es hemmt die Jodverwertung, trägt zur Entstehung der Schilddrüsenunterfunktion bei und begünstigt die Kropfentstehung.

Weichmacher (Phthalate) mit ihren bekanntesten Vertretern Diethylhexylphthalat (DEHP) und Bisphenol A können vermutlich schon im Mutterleib und in der frühen Kindheit den Weg für Hormonstörungen in der fruchtbaren Lebensphase ebnen. Weichmacher stehen im Verdacht, Diabetes Typ 2 zu verursachen und an der Entstehung typischer Frauenleiden wie Myomen, PCO-Syndrom, Brust- oder Eierstockzysten beteiligt zu sein. Sie gelten als unfruchtbar machende Umweltproblemstoffe, denn sie beeinträchtigen u. a. die Testosteronsynthese sowie die Funktion männlicher Samenzellen. Speziell Bisphenol A wird und wurde zur Herstellung von Kunststoffen und Kunstharzen sowie für Innenbeschichtungen von Konservendosen oder Dichtungen von Einmachgläsern gebraucht. Weil Umweltverbände 2009 eine erhebliche BPA-Belastung bei Babyfläschchen und Schnullern feststellen mussten, wurde die Verwendung der Phthalate für Spielzeug und Babyartikel verboten. In Auslandsimporten finden sich diese endokrin disruptiven Chemikalien immer noch.

Nicht zuletzt gelangen auch harngängige Abbauprodukte von synthetischen Östrogenen wie **Ethinylestradiol** (ein Pillenöstrogenderivat zur Empfängnisverhütung) in das Grundwasser, wo sie weder gemessen noch deklariert, geschweige denn gefiltert werden. Diese künstlichen Hormone nehmen wir Menschen oder unsere Tiere mit dem Trinkwasser auf, und dann wirken sie in das Hormonsystem von Mensch und Tier hinein, fördern hormonelle Dysbalancen bis hin zu hormonsensitiven Tumoren. Es ist wahrscheinlich, dass die synthetischen Östrogene im Trinkwasser für die flächendeckende Zunahme von Östrogendominanzerkrankungen wie Myome und

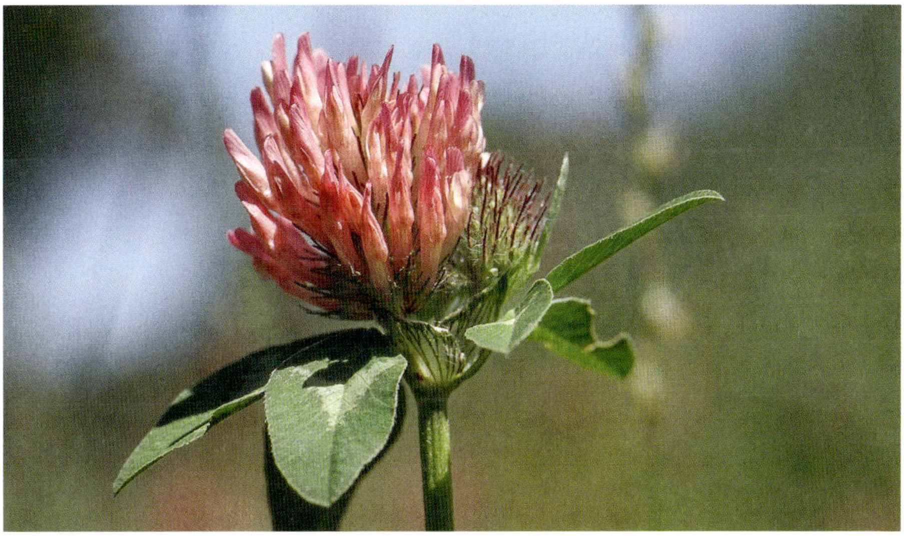

Rotklee enthält hormonartige Isoflavone und zählt deshalb zu den Phyto-SERM *(selective estrogen receptor modulators)*, die jedoch bis zu 10 000-mal schwächer wirken als Umweltöstrogene (endokrin disruptive Chemikalien [EDC]).

Zysten mitverantwortlich sind. Auch andere **synthetische Östrogene** wie Diethylstilbestrol tragen zur Entstehung von gutartigen und bösartigen Tumoren bei.

In diesem Zusammenhang sei darauf hingewiesen, dass eigentlich alle Umweltöstrogene fettlöslich (lipophil) sind und somit sowohl über das Nabelschnurblut an das Ungeborene weitergereicht als auch in die Muttermilch übergehen oder über die Haut resorbiert werden können. Weil Umweltexperten davon ausgehen, dass hormonaktive Chemikalien bereits in der Schwangerschaft und Stillzeit den Grundstein für spätere Hormonstörungen und Stoffwechselerkrankungen legen, ist es wichtig, dass Schwangere und Stillende, sofern Fettdepots abschmelzen, giftbindende Maßnahmen ergreifen (→ Seite 84 und 292).

Pflanzenhormone sind keine endokrinen Disruptoren

Der Münchner Toxikologie Professor Dr. Helmut Greim erwähnt bei den Stoffen, die das Hormonsystem beeinflussen, auch sogenannte »Pflanzenhormone« und weist darauf hin, dass wir täglich eine etwa tausendfach größere Menge natürlicher Substanzen mit hormonähnlicher Wirkung in der Nahrung aufnehmen als endokrine disruptive Chemikalien (Greim und Greim 2022, S. 138). Allerdings darf man hormonähnliche Pflanzeninhaltsstoffe wie etwa Soja- oder Rotklee-Isoflavone nicht im Mindesten mit hormonaktiven Problemstoffen wie etwa Flammschutzmitteln oder Weichmachern vergleichen. Zum einen wirken beispielsweise Isoflavone aus Rotklee oder Soja der Einschätzung von Phytopharmakologen zufolge bis zu 10 000-mal schwächer als unsere körpereigenen Hormone. Ebendie schwache Hormonwirkung ist der Grund, warum man bestimmten Nahrungspflanzen sogar krebsfeindliche Effekte zuspricht: Wenn sich diese schwachen hormonähnlichen Pflanzeninhaltsstoffe an die Hormonrezeptoren binden, blockieren sie die Rezeptoren, sodass potentere körpereigene Hormone, z. B. das Estron aus dem Fettgewebe, und vor allem die um ein Vielfaches gefährlicheren synthetischen Östrogene oder Umweltöstrogene nicht mehr angreifen und somit auch kein Tumorwachstum anregen können. Folglich ist der Begriff »Pflanzenöstrogen« irreführend und stellt diese vergleichsweise harmlosen und zumeist gesundheitsfördernden Pflanzeninhaltsstoffe fälschlicherweise auf eine Stufe mit hochgiftigen endokrin disruptiven Chemikalien.

Zum anderen handelt es sich bei den hormonell wirksamen Pflanzeninhaltsstoffen um verschiedene Pflanzeninhaltsstoffe mit völlig unterschiedlicher Wirkweise. Am besten untersucht sind die Isoflavone aus Soja und Rotklee. Deren Isoflavone gelten als die Hauptvertreter der sogenannten »**Phyto-SERM**« *(selective estrogen receptor modulators)*. Das sind Wirkstoffe, die zwar mit den Östrogenrezeptoren in unserem Körper interagieren, jedoch im Gegensatz zu den echten Hormonen nur Teilfunktionen übernehmen und nur an den »guten« Hormonrezeptoren angreifen, die entzündungs- und tumorwachstumshemmende Effekte vermitteln. Zumindest in üblichen Mengen mit der Nahrung zugeführt, braucht man definitiv keine Angst vor den »Phyto-SERM« zu haben. Anders bewertet werden isolierte und hochdosierte Isoflavone aus Rotklee oder Soja in Nahrungsergänzungsmitteln. Diese sollten laut Bundesinstitut für Risikobewertung (BfR) vor allem von Frauen mit familiär erhöhtem Brustkrebsrisiko oder bei hormonabhängigen Tumoren gemieden werden (BfR Nr. 039/2007). Unklar bleibt bislang, ob genmanipulierte und pestizidbelastete Sojaprodukte in der täglichen Nahrung ebenfalls unerwünschte und möglicherweise negative Hormoneffekte wie etwa Tumorwachstum mit sich bringen. Doch der gesundheits- und umweltbewusste Mensch wird ohnehin Bio-Soja den Vorzug geben.

Wie lassen sich die Belastungen durch endokrine Disruptoren reduzieren?

Es scheint unumgänglich, dass wir mit der täglichen Nahrung wie auch mit dem Trinkwasser synthetische Östrogene oder Abbauprodukte von Hormonpräparaten aus Human- und Tiermedizin sowie hormonaktive Agrargifte aufnehmen und dass diese Problemstoffe Östrogendominanz, Schilddrüsenfunktionsstörungen und Stoffwechselerkrankungen begünstigen.

Durch unser Konsumverhalten können wir diese Belastung jedoch drastisch senken. Wer pestizidbelastetes Obst und Gemüse wie etwa konventionell angebaute Äpfel oder Weintrauben, Kartoffeln, Mais oder Tomaten meidet, tut nicht nur der eigenen Hormonbalance etwas Gutes, sondern hilft auch den Bienen sowie unzähligen Mikroorganismen in der Erde und überhaupt unserem Planeten. Wer Umverpackungen aus Plastik, Dosennahrung oder auch Duschgels weglässt, reduziert die eigene Weichmacherbelastung und wirkt zugleich der weltweit zunehmenden Vermüllung mit Mikroplastik entgegen. Es liegt also in unserer Hand, ob wir mit unserem Einkauf den Bio-Anbau fördern oder ob wir mit Glyphosat oder anderen Agrargiften belastete Agrarprodukte kaufen.

Insbesondere in der Ernährung können wir mit einfachsten Maßnahmen mehr Gesundheit für uns und für unsere Umwelt erreichen. Die Grundregel muss also immer lauten: Gesund ist nur regional, saisonal, überwiegend vegetarisch, ballaststoffreich und biologisch.

Abschließend sei hier noch darauf hingewiesen, dass auch tierische Fette vielfach mit hormonaktiven Chemikalien belastet sind. Außerdem finden sich reichlich Östrogene in der Kuhmilch, weswegen Milch und Milchprodukte bei Brustkrebs oder anderen östrogenabhängigen Tumoren kontraindiziert sind. Zudem speichern die Tiere hormonaktive Umweltgifte genau wie wir Menschen in ihrem Fettgewebe, weswegen vor allem Wurstwaren, insbesondere fette Sorten wie etwa Mortadella oder Salami, aus dem Speiseplan verbannt werden sollten.

SCHILDDRÜSENBLOCKER IN DER NAHRUNG

Mit der Nahrung nehmen wir laufend Substanzen auf, welche die Jodverwertung stören und damit die Kropfbildung begünstigen, z. B. die folgenden (Hotze und Schumm-Draeger 2003, S. 151):

Thiocyanate aus Kohlgewächsen (Grün-, Weiß-, Rot- oder Rosenkohl und Brokkoli) sind für die Neigung zu Kröpfen im Alpenraum mitverantwortlich (sogenannte »Kohlkröpfe«), wo Kohlgerichte zu den Grundnahrungsmitteln gehören. Auch Soja, Bohnen und Zigarettenrauch enthalten Thiocyanate.

Nitrate aus Gemüse und Salat wirken ebenfalls strumigen. Nitrat wird jedoch im Lauf des Tages unter Sonneneinwirkung abgebaut, daher soll man Salat erst mittags ernten. Wo der Nitratgehalt im Trinkwasser erhöht ist, leiden bereits Kinder häufiger unter Schilddrüsenknoten.

Nitrit hemmt ebenfalls die Jodaufnahme und -verwertung, weshalb man zugunsten der Schilddrüsengesundheit auf nitrithaltige Lebensmittel wie etwa Gepökeltes (Salami) oder Räucherspeck verzichten sollte.

Zyanoglycoside aus Mais und Süßkartoffeln wirken ebenfalls strumigen (kropfbildend), indem sie die Aufnahme von Jod hemmen.

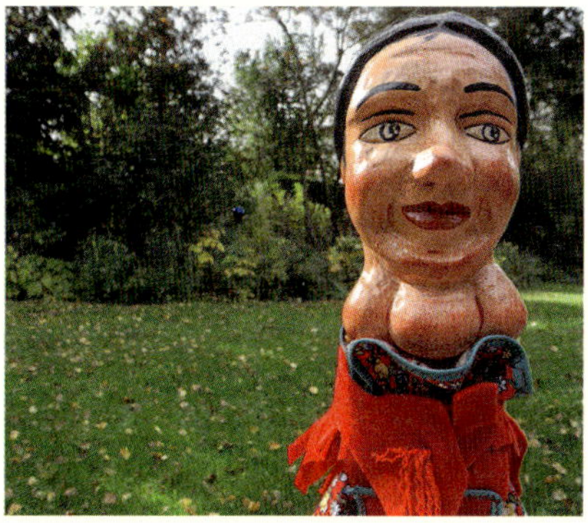

Weil im Alpenraum ernährungsbedingt so viele Kröpfe auftreten, haben sogar die Figuren im Puppentheater Kröpfe. So gesehen in Bergamo (Italien).

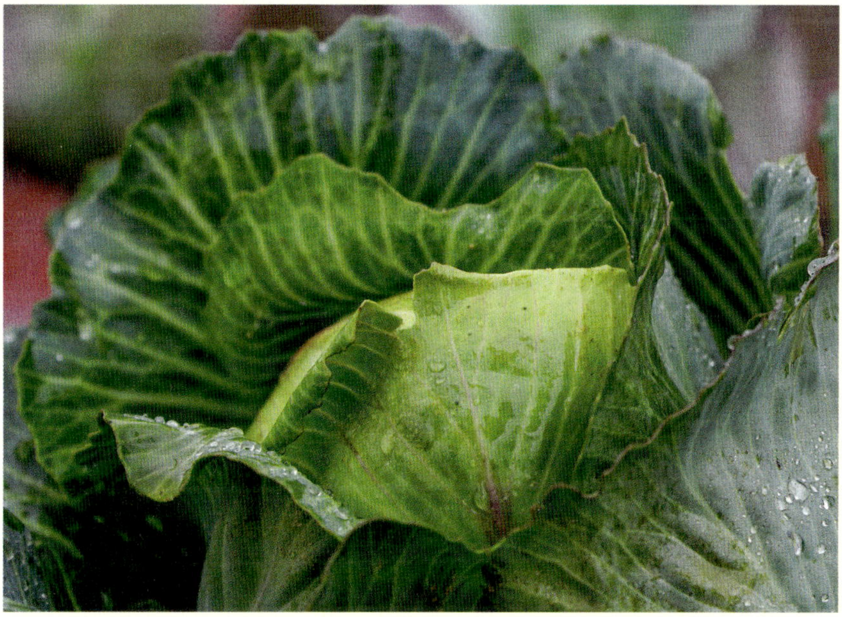

Der reichliche Verzehr von Kohlgerichten ist für die häufige Kropfbildung im Alpengebiet mitverantwortlich.

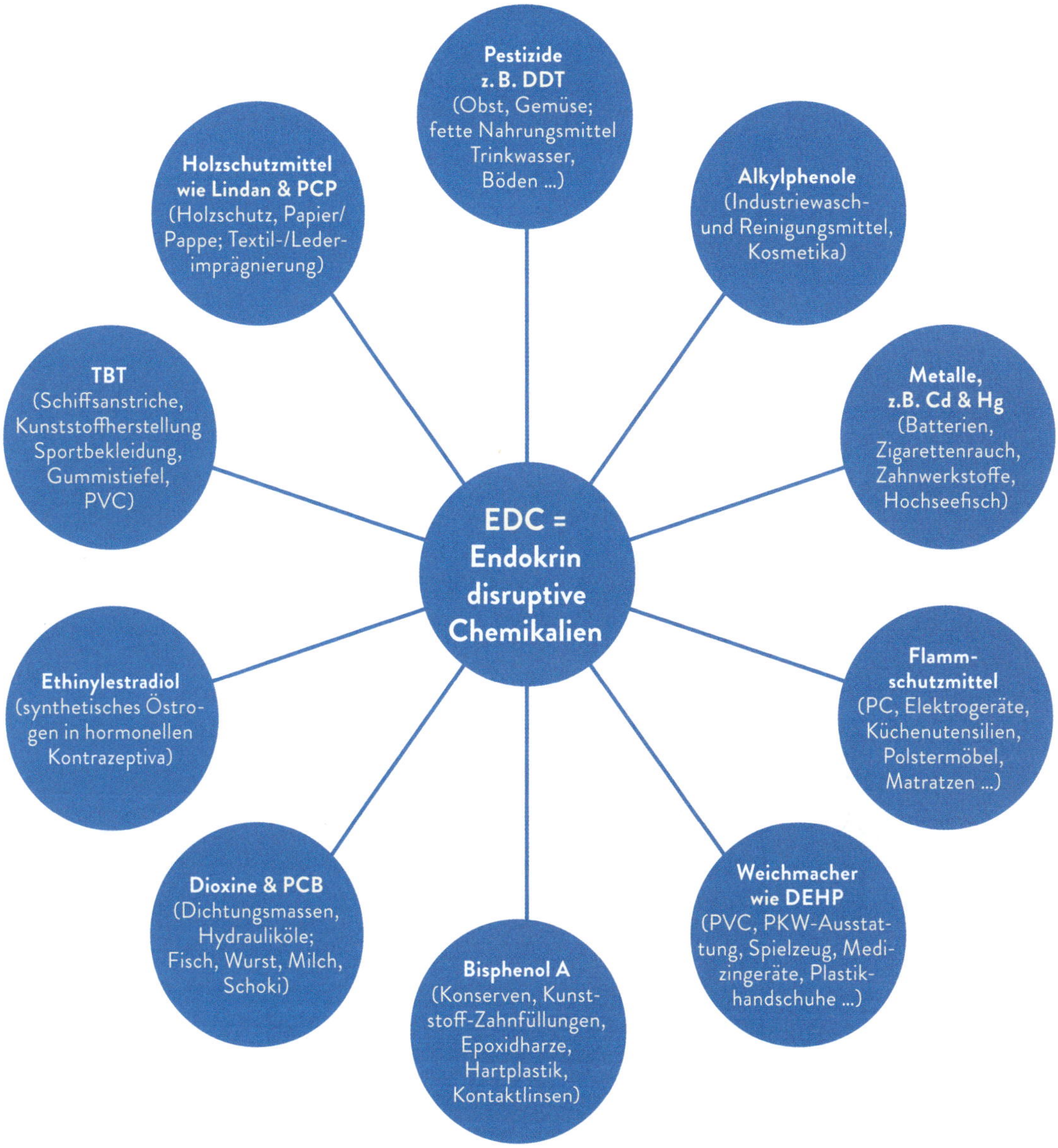

Endokrin disruptive Chemikalien (angelehnt an Klingmüller und Alléra 2011)

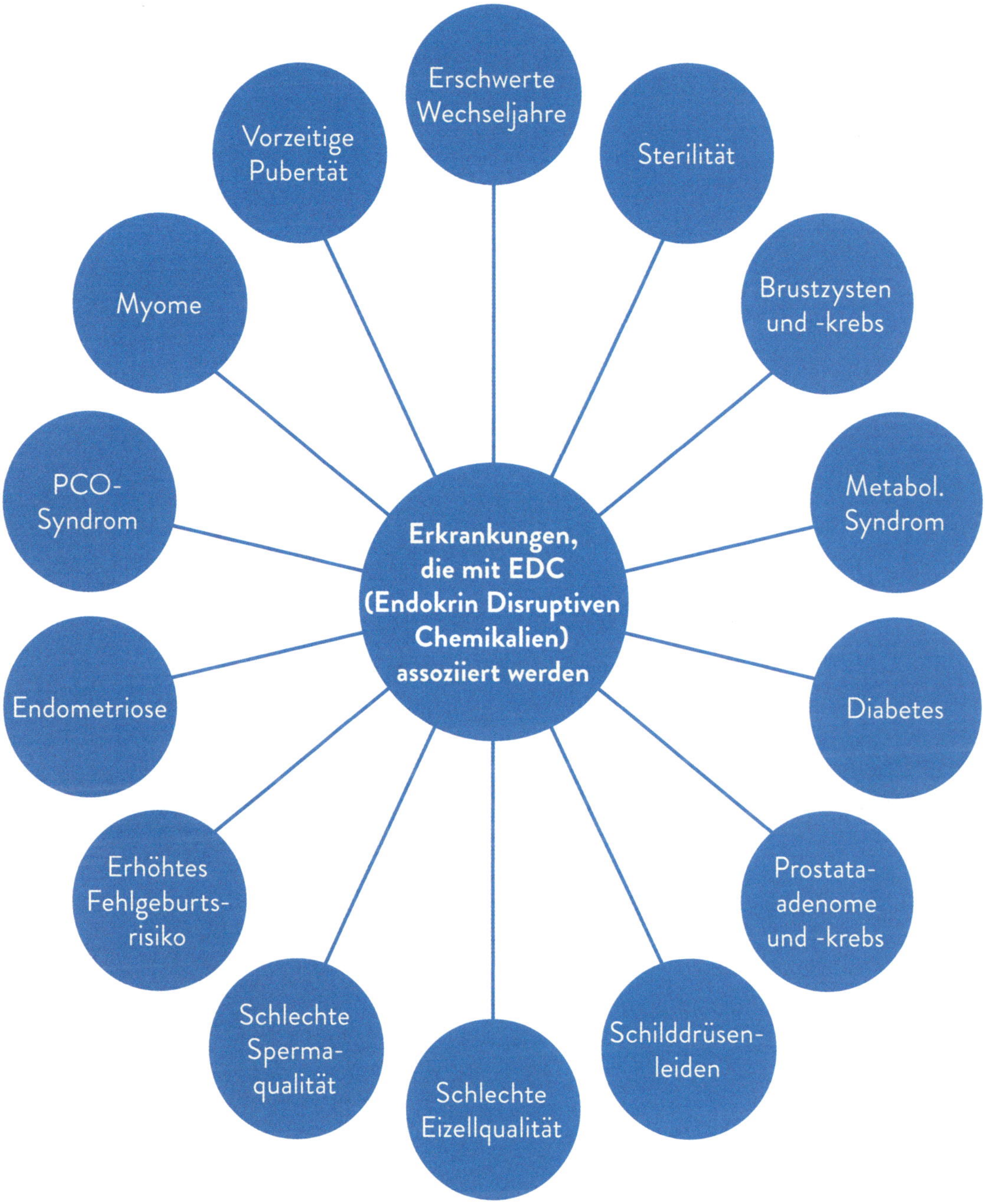
Erkrankungen, die mit EDC (Endokrin Disruptiven Chemikalien) assoziiert werden
Erschwerte Wechseljahre
Sterilität
Brustzysten und -krebs
Metabol. Syndrom
Diabetes
Prostata-adenome und -krebs
Schilddrüsen-leiden
Schlechte Eizellqualität
Schlechte Sperma-qualität
Erhöhtes Fehlgeburts-risiko
Endometriose
PCO-Syndrom
Myome
Vorzeitige Pubertät

Hormonaktive Chemikalien fördern die Entstehung vieler hormoneller Erkrankungen.

Einmaleins der Umweltproblemstoffe

Aluminium (Al)

VORKOMMEN: Das Leichtmetall gelangt mit belastetem **Trinkwasser,** über **Nahrung,** durch **Kochgeschirr** (z. B. Aluminiumbackblech, Alufolie, Alugusspfannen, Alugrillschalen), **Impfstoffe, Heilerde, synthetische oder liposomale Zeolithe** in unseren Organismus.

Das Bundesinstitut für Risikobewertung (BfR) warnt in seiner Stellungnahme vom 26.2.2014 noch davor, dass Aluminium über aluminiumhaltige Deos aufgenommen werden könne (BfR Nr. 007/2014). In der Stellungnahme vom 20.7.2020 heißt es dagegen, dass die Aufnahme über die Haut unwahrscheinlich sei (BfR Nr. 045/2023). Gesundheitsbewusste Personen wichen auf natürliche Deodorantien aus und besorgten sich vielleicht einen »Deostein«. Doch dieser besteht aus Alaun, einem Kalium-Aluminium-Sulfat mit stark schweißhemmender Wirkung. Alaun findet man bis heute in jedem Kinderspieleladen, denn mit dem aluminiumhaltigen Mineral lassen sich herrlich bunte Kristalle züchten. Auch kursieren immer noch Rezepte zur Selbstherstellung von Kinderknete auf Alaunbasis.

Eine weitere Aluminiumquelle sind frei verkäufliche Magensäureblocker (Antazida), die auf den Wirkstoffen Magaldrat (Aluminiumhydroxid) oder Hydrotalcit basieren. Daher sollten vor allem Schwangere auf die Einnahme von Antacida verzichten und bei Sodbrennen lieber auf bewährte volksmedizinische Tricks zurückgreifen wie etwa das langsame Kauen von 1 Esslöffel Bio-Haferflocken.

DEPOT: Aluminium lagert sich im Bindegewebe und im Gehirn ab, es findet sich ebenso in Knochen, Leber, Nieren und Milz. Mit Impfstoffen gelangt Aluminium direkt in den Muskel, muss also keine Haut- oder Schleimhautbarriere überwinden.

VERGIFTUNG: In Gehirnen von Alzheimerkranken fand man vermehrt Aluminium. Das Drüsengewebe von Brustkrebspatientinnen weist höhere Aluminiumgehalte auf als das Gewebe gesunder Frauen. Eine Be-

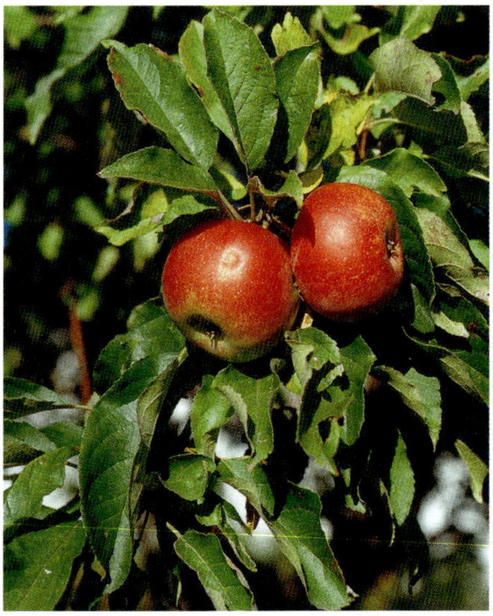

Apfelpektin nährt die gesunde Darmflora und fördert die Ausscheidung von Aluminium.

lastung lässt sich jedoch nur schwer nachweisen. Die akute Belastung kann eventuell im Urin und die chronische Belastung mittels Haaranalyse nachgewiesen werden (z. B. **Mineral-Check Toxic**). Hinweise auf eine Aluminiumbelastung können auch erniedrigte Eisen-, Selen- und Zinkwerte im Blutbild sein. Die chronische Belastung wird assoziiert mit nachlassender Geisteskraft und vorzeitiger Demenz (Herdel 1996). Als Umweltfaktor wird Aluminium ferner bei der Entstehung von amyomorpher Lateralsklerose (ALS) sowie von anderen degenerativen Erkrankungen des zentralen Nervensystems wie etwa Multiple Sklerose diskutiert.

ANMERKUNG: Aluminium wird hauptsächlich über die Nieren und mit der Galle über den Darm ausgeschieden, weshalb während einer Aluminiumausleitung die Nierentätigkeit und der Gallenfluss angeregt und das Leichtmetall im Darm gebunden werden sollte. Auch sollten Vitalstoffe zugeführt werden, welche die Ablagerung von Aluminium in Depots verringern und die Ausscheidung fördern, das sind vor allem Magnesium, Selen, Zink, Vitamin E und Folsäure. Vorsicht ist jedoch bei Zitrusfrüchten geboten, da Ascorbin- und Zitronensäure die Aufnahme von Aluminium ins Blut steigern sollen (Herdel 1996).

Dafür lässt sich Aluminium mit Apfelpektin ausleiten, das die Schadstoffe auch im Darm bindet. Reich an Pektinen sind Äpfel, Karotten, Kürbis oder Sanddorn; sonst kann man auch auf Pektinpulver zurückgreifen. Ein weiteres Mittel zur Aluminiumausleitung ist Silizium, vor allem organisches Silizium, das mit siliziumreicher Nahrung wie etwa Hafer und Hirse oder mit Zinnkrautdekokten zugeführt werden kann oder auch als Nahrungsergänzungsmittel erhältlich ist (→ Seite 223).

Arsen (As)

VORKOMMEN: Aufgrund seiner stark antimikrobiellen Eigenschaften wurde Arsen bereits im alten Ägypten zum Einbalsamieren der Mumien verwendet. Im 19. Jahrhundert entdeckte man Arsen zur Herstellung von **Farbstoffen** (z. B. Schweinfurter Grün) und gebrauchte es zum Färben von Kleidern, Stoffen und Tapeten. Auch konservierte man Felle und Tierpräparate damit. **Holzschutzmittel, Düngemittel** und **Insektizide,** vor allem im Obst-, Wein- und Baumwollanbau, basieren auf Arsen und belasten in Gegenden, in denen Farben oder Pestizide hergestellt oder ausgebracht wurden, auch Jahrzehnte später noch **Böden** und **Grundwasser.** Durch die metallverarbeitende Industrie und bei der Herstellung von Mikroelektronik gelangt Arsen ebenfalls in Umlauf. In den USA ist Arsen immer noch als **Futtermittelzusatz** für Geflügel gebräuchlich. Als besonders arsenbelastet gelten von kontaminierten Böden stammender **Reis** und daraus hergestellte **Reiswaffeln** sowie **Meeresfrüchte** und **Hochseefisch.**

DEPOT: Arsenicum album wird über die Lungen und den Magen-Darm-Trakt resorbiert und verteilt sich im ganzen Körper. Es reichert sich in Leber, Milz, Nieren und Lungen an und verbleibt insbesondere in Haut, Haaren und Fingernägeln. Die Schilddrüse gilt als arsenreichstes Organ; Arsen hemmt die Stoffwechselwirkung der Schilddrüsenhormone.

VERGIFTUNG: Die akute Vergiftung geht mit Übelkeit, Erbrechen, Durchfällen, Darmkoliken und Herzrhythmusstörungen einher. Chronische Vergiftungen begünstigen Diabetes sowie Hautleiden, z. B. schuppige Hautentzündungen oder Hyperkeratosen bis hin zu Hautkrebs, und verursachen Gefäßschäden, Durchblutungsstörungen, Nervenleiden wie die periphere Neuropathie und Krebs (Haut, Lungen, Harnblase, Leber, Nieren). Im Weinanbau verursachten arsenhaltige Insektizide einst chronische Hauterkrankungen wie den »Winzerkrebs«.

In kleinsten Mengen zugeführt, steigert Arsen die Leistungsfähigkeit und die Fruchtbarkeit und verbessert sogar die Nahrungsaufnahme im Darm.

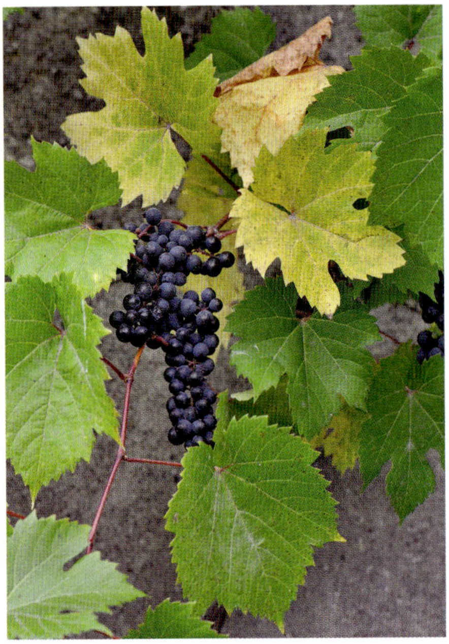

Im Weinanbau wurden einst arsenhaltige Pflanzenschutzmittel eingesetzt, die zum sogenannten »Winzerkrebs« führten.

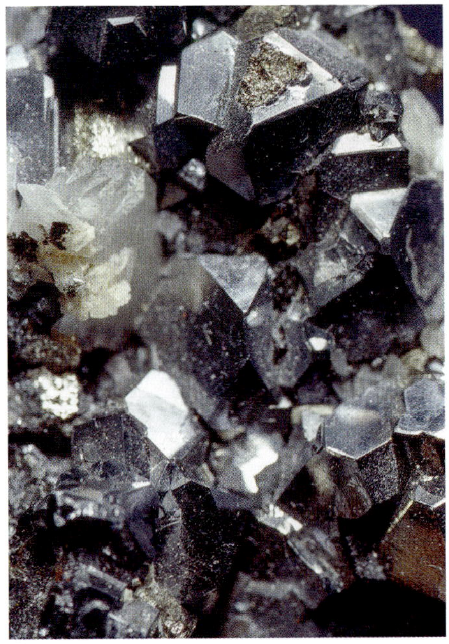

Nach wie vor gelangt Blei durch alte Wasserrohre ins Trinkwasser und stellt eine gesundheitliche Gefahr dar.

ANMERKUNG: »Arsen wird aktuell als ›Umweltgift Nummer eins‹ im Hinblick auf die Relevanz des toxischen Expositionspotentials in der Umwelt beurteilt« (Kunz 2020, S. 347). Man unterscheidet hochgiftige Arsenverbindungen wie das Arsen(III)-oxid, bekannt als Arsenik oder Arsenicum album, das auch als Tötungsgift Berühmtheit erlangte, und weniger toxische Verbindungen wie etwa das schwer resorbierbare Eisenarsenat (Skorodit). Entgiftet wird Arsen in der Leber durch Biomethylierung und ausgeschieden über die Nieren. Arsen zeigt eine große Affinität zu Schwefel und sollte daher mit pflanzlichen oder mineralischen Schwefelverbindungen wie etwa DMPS ausgeleitet werden. Ergänzend empfiehlt sich die Leber- und Nierenstärkung.

Blei (Pb)

VORKOMMEN: Einst galt bleihaltiges **Benzin** als eine der Hauptquellen. Heute wird Blei bei der Herstellung von **Autobatterien** verwendet und findet sich in **Bleikristallgläsern, in Keramik und in emailliertem Kochgeschirr.** Auch **Anglerbedarf, Munition** (Schrot) und **Lötmaterialien** bestehen aus dem Schwermetall. Weitere Quellen sind verlötete **Konserven** sowie **Trinkwasser,** das durch Bleirohre oder verlötete Wasserrohre geführt wird. Manche Nahrungsmittel enthalten relativ viel Blei, z. B. **Tomatenmark,** Innereinen vom Rind, Roggenvollkorn, Kondensmilch, Eier oder Hochseefisch. **Rauchen erhöht die Bleibelastung.** Kalzium- und Vitamin-D-Mangel steigern die Aufnahme im Darm.

DEPOT: Die Aufnahme erfolgt über Magen, Darm, Haut und Lungen. Blei reichert sich an in Leber, Nieren, Gehirn, Lungen und Herzmuskel. Hauptdepot sind die Knochen, und im Blut ist Blei an Erythrozyten gebunden, weshalb es nur im Vollblut und nicht im Serum nachgewiesen wird.

VERGIFTUNG: Die chronische Vergiftung begünstigt bei Kindern Hyperaktivität, geistige Retardierung, Lernstörungen, psychische Labilität (Aggression, Ängste). Beim Erwachsenen stehen Anämie, Bluthochdruck, Nierenerkrankungen, Polyneuropathien, Gedächtnisschwäche, Libidoverlust und hormonelle Störungen bis hin zur Sterilität beider Geschlechter im Vordergrund. Die chronische Bleivergiftung steigert das Fehlgeburtsrisiko und führt zu verminderter Spermienzahl.

ANMERKUNG: Die Ausscheidung erfolgt hauptsächlich über den Urin und zu etwa einem Drittel über die Galle. Daher empfehlen sich neben der Einnahme von Antidoten wie medizinische Schwefelverbindungen (z. B. DMSA, DMPS), Bärlauch, Knoblauch, Gundelrebe oder Wermut während der Ausleitung von Blei auch eine Anregung der Nierenfunktion sowie galletreibende und darmgiftbindende Maßnahmen wie etwa gerbstoffreiche Kräutertees. Vitamin C gilt als natürlicher Chelatbildner und sollte bei Bleibelastung oder während der Ausleitung von Blei reichlich zugeführt werden (z. B. **Cerola Vitamin C-Taler** von Dr. Grandel und/oder **Pascorbin-Infusionen** von Pascoe). Kalzium empfiehlt sich bei Bleibelastung in der Schwangerschaft und Stillzeit.

Weil die Bleibelastung des Trinkwassers in den Wasserwerken nicht gemessen wird und weil sich das Blei im Trinkwasser oft erst auf den letzten Metern ins Haus anreichert, empfiehlt sich eine Messung der Bleibelastung an der Entnahmestelle, also vom Haupthahn in der Küche! (→ Seite 26).

Cadmium (Cd)

VORKOMMEN: Hauptquellen sind **Batterien, Rostschutzmittel, Kunststoffherstellung, Fotozellen, Farbpigmente** (z. B. Cadmiumrot), **Müllverbrennung, Zigarettenrauch, Farbränder von Gläsern, Keramik** und **emaillierte Töpfe** oder **Pfannen.** Je knalliger die Farbe, umso höher der Cadmiumanteil. Cadmium reichert sich in Innereien wie Nieren oder Leber an, findet sich aber auch in Getreide, Spinat, Sellerie und Wildpilzen. Muttermilch kann bis zu zehnmal mehr Cadmium enthalten als Kuhmilch.

DEPOT: Die Aufnahme erfolgt meist über die Nahrungskette, aber auch über die Lungen. Cadmium konkurriert mit Zink und Kalzium, weshalb Vitalstoff-, aber auch Eisen- und Vitamin-D-Mangel die chronische Vergiftung begünstigen. Kupfer- und Zinkmangel erhöhen ebenfalls die Toxizität von Cadmium! Die Speicherung erfolgt in den Nieren, vor allem in der Nierenrinde (»Cadmiumniere«), und zum geringeren Anteil in der Leber.

VERGIFTUNG: Die akute Vergiftung führt beim Einatmen zur Lungenentzündung, bei Aufnahme über die Nahrung zu Entzündungen im Magen-Darm-Trakt. Die chronische Vergiftung führt zu Blutbildungsstörungen (therapieresistente Anämie) sowie zu Leberfunktionsstörungen und zu Nierenschäden bis hin zur »Cadmiumniere«. Die Nieren scheiden vermehrt Eiweiße aus, und es kommt zu Kalziumverlusten, was zu Osteomalazie mit Knochenschmerzen und Neigung zu Knochenbrüchen führen kann. Außerdem steigt das Risiko von Herzinfarkt und Krebs. Bei Kindern begünstigen latente Vergiftungen auch Hyperaktivität.

ANMERKUNG: Die Mobilisation aus den Depots mit Schwefelverbindungen (z. B. DMPS, MSM Organic Sulphur, Bärlauch, Knoblauch) kann die Nieren belasten, weshalb sanften Ausleitungsmethoden der Vorzug gegeben werden und unbedingt eine Nierenstärkung erfolgen sollte (z. B. Goldrute, Indischer Nierentee oder Ackerschachtelhalm). Auch Leberzellschutz ist anzuraten (z. B. Mariendistel). Ferner sollten ausreichend Vitamin D und Kalzium zugeführt werden, um der Osteomalazie entgegenzuwirken.

Kupfer (Cu)

VORKOMMEN: Durch Kupferwasserrohre geführtes **Trinkwasser** kann zur Kupferbelastung führen; ein niedriger Wasser-pH-Wert steigert diese Belastung zusätzlich. Besonders reich an Kupfer sind **Nahrungsmittel** wie Austern, Krabben, Nüsse, Schokolade, Kakao und Rotwein. Aber auch

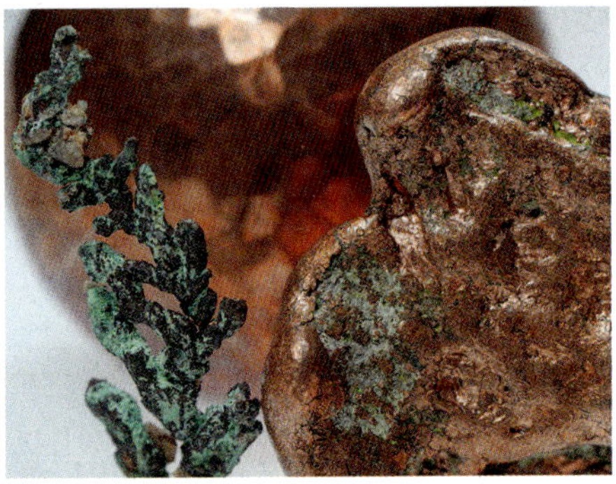

Durch Kupferleitungen kontaminiertes Trinkwasser ist für Babys, Kleinkinder und für manche Tierarten wie etwa Ziegen giftig.

durch Kochen im Kupferkessel, was für Keimfreiheit sorgt, kann Kupfer in die Nahrung übergehen.

DEPOT: Kupfer reichert sich besonders in Leber, Gehirn und Nieren an. Es wird in der Leber an Albumin oder Aminosäuren gebunden und hauptsächlich mit der Galle über den Darm ausgeschieden.

VERGIFTUNG: Neben Übelkeit, Schweißausbrüchen, Durchfällen und Erbrechen erregt das »Krampfmetall Kupfer« vor allem Krämpfe, die es in homöopathischer Zubereitung wiederum lindert. Für Säuglinge kann eine Kupfervergiftung durch belastetes Trinkwasser tödlich sein. Kupferhaltiges Wasser ist auch für Schafe und Ziegen gefährlich, weshalb in den Ställen keine Kupferrohre verwendet werden dürfen.

ANMERKUNG: Ein erhöhter Kupferspiegel im Blut deutet auf Entzündungen hin, wie sie etwa bei Rheuma- oder Fieberschüben oder Schilddrüsenüberfunktion vorkommen. Zinkmangel führt ebenfalls zum Kupferanstieg im Blut.

Einem chronischen Eisenmangel kann dagegen ein Kupfermangel zugrunde liegen. Kupfer spielt nämlich als Spurenelement eine große Rolle bei vielen enzymatischen Prozessen. Bei Kupfermangel empfiehlt sich der Verzehr von Rohkakao oder ein kupferhaltiges Nahrungsergänzungsmittel (z. B. **Neukönigsförder Mineraltabletten** oder **Kupfer Komplex forte Kapseln** von Sunday Natural).

Bei Kupferüberschuss empfehlen sich zur Ausleitung Schwefelverbindungen (z. B. DMPS, MSM Organic Sulphur, Bärlauch, Knoblauch) zusammen mit Leber- und Nierenheilmitteln und giftbindenden Maßnahmen im Darm (z. B. mit gerbstoffreichem Tee oder Heilerde).

Palladium (Pd)

VORKOMMEN: Als Hauptquellen gelten **Kfz-Katalysatoren** und **Zahnwerkstoffe** (z. B. Palladiumlegierungen).

DEPOT: Die Aufnahme erfolgt bei palladiumhaltigem Zahnersatz mit dem Speichel, und in der Folge kommt es zu vermehrter Einlagerung im Kiefer. Der Nachweis kann daher im Speichel (Kaugummitest) oder nach Mobilisation im Harn und im Blut erfolgen. Aufgrund der Umweltbelastung mit Palladium durch Katalysatoren gelangt es auch über die Atemluft in den Körper. Palladium reichert sich in Gehirn, Leber und Nieren an.

VERGIFTUNG: Palladium schwächt das Immunsystem, es hemmt zahlreiche enzymatische Prozesse und verdrängt essenzielle Metalle aus den Zellen. Palladium kann Allergien auslösen, beispielsweise Kreuzallergien mit anderen Metallen wie etwa eine Nickelallergie. Vergiftungssymptome sind Allergien, Depressionen, Haarausfall, Herzrhythmusstörungen, Migräne, Knochen- und Muskelschmerzen, Mundtrockenheit und Zungenbrennen.

ANMERKUNG: Palladium wird über die Nieren und mit dem Stuhl ausgeschieden. Eine Ausleitung erfolgt mit Schwefelverbindungen in Kombination mit Leber- und Nierenheilmitteln und sollte durch giftbindende Maßnahmen im Darm ergänzt werden. Bei einer Belastung durch palladiumhaltige Zahnfüllungen empfiehlt sich insbesondere das Ölziehen (→ Seite 206).

Quecksilber (Hg)

VORKOMMEN: Als Hauptquellen gelten Zahnfüllungen mit **Amalgam,** für die heute jedoch etwas stabilere Legierungen als in der 1960er- und 1970er-Jahren verwendet werden. Quecksilber gelangt außerdem durch die **chemische Industrie,** bei der **Metallverarbeitung** (z. B. Goldgewinnung) sowie durch **Elektronik-** (Energiesparlampen) und **Automobilindustrie** (z. B. Autobatterien), vor allem aber durch **Müllverbrennung** in die Umwelt, wo Bakterien das anorganische Quecksilber in organisches Quecksilber umwandeln.

Letzteres gelangt in den Wasserkreislauf und reichert sich in **Hochseefischen** wie etwa Thunfisch an. Hohe Belastung weisen daher arktische Völker wie die Inuit auf, die sich vorwiegend aus dem Meer ernähren.

Darüber hinaus basieren manche **Kosmetika** (z. B. Enthaarungscremes) auf Quecksilber, weitere Quellen sind **Saatgutbeize.** Nicht zuletzt wurde Quecksilber (Thiomersale/Ethylquecksilber) einst auch **Impfstoffen** beigemengt.

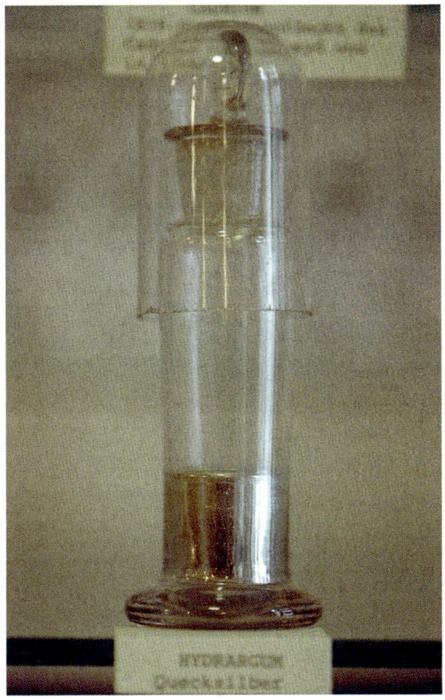

Zahngift Nr. 1 ist immer noch Quecksilber. Ein Teil wird mit dem Speichel verschluckt, ein größerer Teil der Quecksilberdämpfe aus Amalgamfüllungen wird inhaliert.

DEPOT: Aus Amalgamzahnfüllungen verdampft das Quecksilber und wird hauptsächlich über die Lungen ins Blut aufgenommen, weshalb die akute Vergiftung sich gut im Blut nachweisen lässt. Dagegen lässt sich die chronische Quecksilberbelastung eher durch Provokation (DMPS) und Haaranalyse feststellen. Ein kleinerer Anteil des Quecksilbers aus Amalgamfüllungen wird mit dem Speichel verschluckt oder dringt über die Dentinkanälchen tiefer in den Kiefer ein. Quecksilber lagert sich in allen Organen ab, vor allem in den Nieren und Nebennieren, in der Leber, in der Bauchspeicheldrüse und im Gehirn. Im Magen-Darm-Trakt wird es von Darmbakterien in Methylquecksilber umgewandelt und steigert die Durchlässigkeit der Dünndarmschleimhaut (Leaky-Gut-Syndrom).

VERGIFTUNG: Bereits geringe Mengen begünstigen Allergien und Nahrungsunverträglichkeiten. Quecksilber behindert zahlreiche enzymatische Prozesse und beeinträchtigt die hormonelle Balance sowie die Fortpflanzungsfähigkeit beider Geschlechter (→ Seite 231). Es begünstigt chronische und eitrige Entzündungen im HNO-Bereich und Zahnfleischerkrankungen wie Parodontose. Zu den Vergiftungssymptomen gehören im Weiteren Appetitlosigkeit, Haarausfall, Kopf- und Gliederschmerzen, Gedächtnis- und Konzentrationsstörungen, Zittern (Intentionstremor), Schlaflosigkeit, psychische Labilität und Elektrosensitivität.

Weil Quecksilberdämpfe wie auch organisches Quecksilber lipophil sind, überwinden diese Problemstoffe die Blut-Hirn-Schranke, gelangen ins Gehirn und begünstigen chronisch-degenerative Erkrankungen des zentralen Nervensystems. Dennoch wird der Zahnwerkstoff Amalgam vom Bundesinstitut für Arzneimittel und Medizinprodukte (BfArM) – bei ordnungsgemäßer Verarbeitung – inzwischen wieder als unbedenklich eingestuft, u.a. weil heute eben stabilere Legierungen gebräuchlich sind.

ANMERKUNG: Quecksilberdämpfe werden über die Lungen ins Blut aufgenommen, und aus Zahnfüllungen gelangt es mit dem Speichel in den Gastrointestinaltrakt. Ein Großteil des gelösten Quecksilbers wird in der Leber gebunden und kommt mit der Gallenflüssigkeit in den Darm. Daher müssen insbesondere während einer Zahnsanierung galletreibende und darmgiftbindende Maßnahmen erfolgen (z.B. mit gerbstoffreichen Tees oder Heilerden). Als Spezifikum zur Stärkung der Darmbarriere bei Quecksilberbelastung gilt Okoubaka (→ Seite 189).

Quecksilber lässt sich mit Schwefelverbindungen (z.B. DMPS, MSM Organic Sulphur, Bärlauch, Knoblauch) sowie mit Korianderkraut mobilisieren und ausleiten. Es verbindet sich mit Cystein, Glutathion oder Albumin zu Komplexen. Die Ausscheidung erfolgt über Nieren, Leber, Lungen und Schweiß. Daher sind während einer Ausleitungskur neben einer Leber- und Nierenstärkung auch schweißtreibende Maßnahmen wie etwa Schwitzbäder sinnvoll.

Zinn (Sn)

VORKOMMEN: Hauptquellen sind **Zinngeschirr** und **Dosennahrung.** Industriell verarbeitet wird Zinn jedoch auch bei der Herstellung von **Aluminium, Pestiziden** und **Fungiziden.** Zinnorganische Verbindungen wie Tributylzinn (TBT) finden sich in **PVC**-Produkten wie etwa in PVC-Bodenbelägen, Kindergummistiefeln, Babywindeln, Bade- und Sportbekleidung und sogar in Barbiepuppen oder Lego-Bausteinen. Diese Organozinnverbindungen reichern sich im **Hausstaub** an und können für am Boden spielende Kinder durchaus gesundheitsgefährdend sein.

Silberamalgame enthalten mitunter ebenfalls Zinn. Zinnfluorid ist u.a. wegen der antimikrobiellen Effekte Bestandteil von Mundspülungen und Zahncremes.

DEPOT: Zinn reichert sich vor allem in Knochen, Leber und Nieren an.

VERGIFTUNG: Von Darmbakterien wird Zinn in hochgiftiges organisches Zinn umgewandelt und schädigt als solches das zentrale Nervensystem. Zinn wird in der Leber entgiftet und mit dem Harn sowie mit der Galle über den Stuhl ausgeschieden.

Eine Zinnvergiftung führt u.a. zu großer Schwäche, Lähmungszuständen, Nervenleiden, Krämpfen im Magen-Darm-Trakt oder Kopfschmerzen und kann die Hämoglobinsynthese beeinträchtigen.

Organozinnverbindungen zählen zu den hormonaktiven Umweltchemikalien (EDC; → Seite 236 und 242), die im Tierversuch bereits in geringsten Konzentrationen genitale Missbildungen hervorbringen.

ANMERKUNG: Weil Zinn in der Leber gespeichert wird, sollte man während einer Mobilisierung die Leberzellen schützen und entgiften, z.B. mit Mariendistel und Glutathion. Weil Zinn mit der Galle in den Darm abgegeben wird, sollten die gelösten Problemstoffe während der Ausleitung im Darm beispielsweise mit gerbstoffreichen Heilkräutertees, Medizinalkohle oder Okoubaka gebunden werden. Weil ein Zinkmangel die Schwermetallvergiftung begünstigt, sollte bei bekannter Belastung Zink als Nahrungsergänzungsmittel zugeführt werden, und es empfiehlt sich der Verzehr zinkhaltiger Nahrungsmittel wie etwa Hühnersuppe.

Problemstoffgruppen

CKW (Chlorkohlenwasserstoff-Verbindungen)

Hierunter fasst man verschiedene Chemikalien zusammen wie etwa **Insektizide, PVC-Weichmacher, Holzschutzmittel** oder **Fluorkohlenwasserstoffe (FCKW).** Besonders exponiert sind neben Mitarbeitern der chemischen Industrie oder von chemischen Reinigungen auch Heimwerker, die mit Holzschutzmitteln arbeiten, alte Möbel restaurieren oder Häuser sanieren. Mit pestizidbelastetem Obst und Gemüse oder mit tierischen Fetten nimmt man diese Problemstoffe ebenfalls auf. Durch Müllverbrennung werden Chlorchemikalien wie etwa Dioxine freigesetzt, sodass Anwohner im Umfeld von Müllverbrennungsanlagen diesen Umweltgiften vermehrt ausgesetzt sind.

Die Liste der Erkrankungen, die mit diesen Problemstoffen in Verbindung gebracht werden, ist lang: hormonelle Leiden wie etwa Schilddrüsenfunktionsstörungen, Endometriose, Fehl- und Totgeburten, embryonale Entwicklungsstörungen, Leber-, Nieren- und Nervenschäden, Allergien, Hautleiden, Immunschwäche bis hin zu verschiedenen Krebsarten.

Chlorgifte sind fettlöslich und schädigen daher besonders die Nervenzellen und die roten Blutkörperchen, sie finden sich sowohl im Sperma wie auch in den Eizellen und beeinträchtigen die Fortpflanzungsfähigkeit.

Zu den CKWs gehört u. a. **Hexachlorbenzol (HCB),** das als »Pflanzenschutzmittel« zwar bereits 1980 verboten wurde, aber als extrem schwer abbaubar gilt und daher immer noch die Umwelt belastet. Das meiste HCB stammt als Abfallprodukt aus der chemischen Industrie, es wurde und wird verwendet bei der Herstellung von Aluminium, Kunststoffen, Autoreifen, Flammschutzmitteln und vielem mehr. HCB schädigt das Immunsystem und die Leber, es kann Hautleiden und Krebs auslösen. Der Nachweis könnte im Blut, im Fettgewebe oder in der Muttermilch erfolgen. Jedoch zählen HCB zu den am weitesten verbreiteten Umweltgiften und könnten dementsprechend bei jedem Menschen nachgewiesen werden.

Eine weitere Untergruppe bilden die **polychlorierten Biphenyle (PCB),** die vor allem mit Elektrogeräten in Umlauf geraten sind. Ende der 1980er-Jahre wurde die Verwendung von PCB zwar verboten, aber durch die Müllverbrennung gelangen diese Gifte weiterhin in die Umwelt. Vor allem bei der Verbrennung von PCB-haltigen Materialien wie etwa Kunststoff, Isoliermaterialien, Imprägnier- und Flammschutzmitteln, Farben und Lacken entstehen u. a. Dioxine. PCBs lagern sich vor allem im Fettgewebe an und schädigen Leber, Herz, Atemwege, Hormon- und Nervensystem.

Fettlösliche Problemstoffe, die zur Gruppe der CKW gehören, werden durch das Abschmelzen von Fettdepots während des Fastens, infolge von schweren Krankheiten oder zu Beginn der Schwangerschaft und in der Stillzeit freigesetzt. Aus diesem

Grund empfiehlt sich während des Fastens und überhaupt immer, wenn eine Gewichtsreduktion erfolgt, unbedingt eine naturheilkundliche Leberentlastung zusammen mit einer Lymphreinigung. Da Fettlösliches auch über die Galle in den Darm gelangt, sollten auch galletreibende und darmgiftbindende Naturheilmittel eingesetzt werden. Bei chronisch toxischer Belastung sollte eine umfassende Mitochondrientherapie erwogen werden (→ Seite 286).

Bedenklich sind auch Fluorchemikalien wie die Perfluoroctansäure (PFOA), die u. a. bei der Herstellung von Kunststoffen wie Teflon gebräuchlich sind. Bei Teflon, bekannt als Antihaftbeschichtung von Pfannen, handelt es sich um Polytetrafluorethylen (PTFE). Durch die Herstellung werden die Böden und somit auch das Grund- und Trinkwasser für Jahrzehnte mit PTFE/PFOA verseucht. Diese Chemikalien werden beispielsweise von beschädigten Teflonpfannen oder von Backpapier abgegeben. Das Verschlucken von Teflonpartikeln gilt als ungefährlich, da der Stoff unverändert ausgeschieden werden soll (BfR 27.10.2020). Doch schon ab 200 Grad können sich giftige Dämpfe bilden, die durch Inhalation ins Blut gelangen, wo sie sich an Eiweiße binden. Die giftigen Teflongase sind für Vögel (z. B. Kanarienvögel) tödlich giftig, können beim Menschen zum »Teflonfieber« führen und sind vermutlich vor allem für Kinder gesundheitsgefährdend. Die Ausscheidung erfolgt extrem langsam über die Nieren, sodass diese Stoffe wiederum Jahrzehnte im Körper verbleiben.

CKW-SYNDROM – KRANK DURCH HOLZSCHUTZMITTEL

Die durch Holzschutzmittel und Chlorkohlenwasserstoff-Verbindungen hervorgerufenen Beschwerden werden von Umweltmedizinern unter dem Begriff »CKW-Syndrom« zusammengefasst. Zu diesem diffusen Beschwerdebild gehören Befindlichkeitsstörungen wie etwa unklare Erschöpfungszustände, Kopfschmerzen, Schlafstörungen oder Schwindel bis hin zu psychiatrischen Auffälligkeiten wie etwa Affektlabilität, Aggressivität, Gedächtnis- und Konzentrationsstörungen, Zittern bis hin zu hirnorganischen Veränderungen. Das CKW-Syndrom umfasst ebenso Störungen des Immun-, Hormon- und Nervensystems wie z. B. erhöhte Infektanfälligkeit, Asthma oder Darmpilzinfektionen, Leber- und Nierenerkrankungen, Erkrankungen der Schilddrüse, Zyklusstörungen, erhöhte Fehlgeburtsneigung oder Unfruchtbarkeit. In letzter Instanz versucht unser Körper, die Schadstoffe über die Haut loszuwerden, weswegen Akne, Haarausfall oder chronische Hauterkrankungen wie auch die Neigung zu Hautpilz ein Hinweis auf eine entsprechende Belastung sein können.

Besonders betroffen sind durch private oder berufliche Exposition Heimwerker, Handwerker, Schreiner oder Dachdecker. Das CKW-Syndrom tritt außerdem bevorzugt in der Nähe von Müllverbrennungsanlagen auf, weshalb Anwohner bei den vorgenannten Symptomen hellhörig werden und eine umweltmedizinische Beratung in Anspruch nehmen sollten. Abgesehen von den allgemein üblichen Entgiftungsmaßnahmen (Leber/Nieren/Lymphe) ist eine umfassende Mitochondrientherapie ratsam (→ Seite 286), um die vergiftungsbedingten Beschwerden abzumildern.

Flammschutzmittel

Flammschutzmittel, auch als »Brandhemmer« bezeichnet, umfassen eine große Problemstoffgruppe, die mit einem weltweiten Jahresverbrauch von 2 Millionen Tonnen allein im Jahr 2012 eine zunehmende Gefahr für die Volksgesundheit darstellt (Troitzsch 2012, S. 84). Die Konzentrationen in Blut, in der Muttermilch und im Hausstaub steigen seit Jahren kontinuierlich an (Lunder 2008).

Hauptquellen sind **Kunststoffe in elektronischen Geräten** wie etwa im Computer oder in Fernsehapparaten. Flammschutzmittel werden jedoch auch in **brennbare alltägliche Gebrauchsgegenstände** eingearbeitet, z. B. in Matratzen, Polstermöbel, Teppiche, Markisen oder Vorhänge und in Sitzbezüge oder Kunststoffteile von Autos bis hin zu Baumaterialien wie etwa Isolierungen. **Schutzbekleidung,** z. B. von Feuerwehrleuten, enthält reichlich Flammschutzmittel. Nicht unerheblich ist auch die Behandlung von **brennbaren Stoffen** mit Flammschutzsprays **an Messeständen oder im Theater.**

Man unterscheidet im Wesentlichen:

- anorganische Flammschutzmittel wie Aluminiumhydroxid,
- bromierte Flammschutzmittel und
- chlorierte Flammschutzmittel.

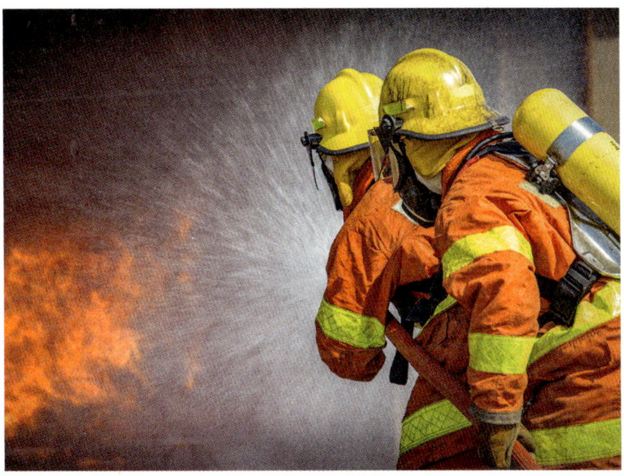

Insbesondere Feuerwehrleute haben Kontakt zu Flammschutzmitteln.

Sofern diese Stoffe trotz ihrer brandhemmenden Wirkung in Brand geraten oder eben in die Müllverbrennung gelangen, entstehen sogenannte Dioxine, z. B. polybromierte oder polychlorierte Dibenzodioxine oder Dibenzofurane (PBDD, PBDF, PCDD, PCDF; Thumulla 2003).

Das weltweit am häufigsten eingesetzte Flammschutzmittel Aluminiumhydroxid enthält, wie der Name schon sagt, Aluminium (→ Seite 244), das mit vorzeitiger Demenz und mit anderen neurologischen Erkrankungen assoziiert wird.

Bei der Herstellung von bromierten Flammschutzmitteln werden Unmengen an Brom verarbeitet, was wiederum die Schilddrüsenfunktion beeinträchtigt (→ Seite 241 und das Interview mit Prof. Dr. Ingrid Gerhard auf Seite 230). Am gefährlichsten sind jedoch die bei Brand freiwerdenden Dioxine (→ Seite 251). Auch das hochgiftige Antimon kommt in manchen Brandhemmern vor.

Weichmacher (Phthalate) und Mikroplastik

Eine weitere Problemstoffgruppe sind die sogenannten Weichmacher, denen wir heute kaum noch ausweichen können. Sie finden sich in **Kunststoff-** und **Plastikartikeln,** in **PVC-Produkten,** in **Elektrogeräten,** in **Küchengeräten,** in **Sportbekleidung,** in **Kosmetika** wie Dusch-Peelings oder Duschgels, in **Spielzeug** und **Medizinprodukten.** Sogar Thermopapiere für **Kassenbons** waren bis 2020 mit dem Weichmacher Bisphenol A beschichtet. Es wäre ein großes Unterfangen, wenn man ausnahmslos alle Materialien und Alltagsgegenstände aufzählen wollte, in denen Weichmacher stecken. Ein Problem ist einerseits die weite Verbreitung, andererseits die Langlebigkeit der mit Weichmachern hergestellten Produkte. Problematisch sind nicht zuletzt auch die lipophilen Eigenschaften, weshalb diese, über Haut und Schleimhaut aufgenommen, im Fettgewebe abgelagert werden und schlimmstenfalls die Blut-Hirn-Schranke überwinden. Richtig gefährlich für die Gesundheit von Mensch, Tier und Natur wird es allerdings, wenn Materialien mit Weichmachern in die Müllverbrennung gelangen, wodurch wiederum Furane und Dioxine freigesetzt werden (→ Seite 251).

Zu den bekanntesten Weichmachern zählt Bisphenol A, das inzwischen zumindest aus Babyfläschchen und Babyartikeln verbannt wurde. Doch aus der Welt ist der Schadstoff, der zu den endokrin disruptiven Chemikalien (→ Seite 242) gehört, damit noch lange nicht. Inzwischen wird meist Bisphenol S (BPS) als Alternative verwendet. BPS findet sich in vielen Alltagsgegenständen wie beispielsweise in Gehäusen von Kameras, Smartphones oder Tablets. Obwohl zellschädigende Effekte im Normalfall erst nach Jahren aufgedeckt werden, konnte man diesem Weichmacher bereits schädliche Wirkungen nachweisen. »Sowohl BPA als auch BPS verursachten Veränderungen der Gehirnentwicklung und lösten Hyperaktivität beim Zebrafisch aus« (Schneider 2024).

Einer der meistverwendeten Weichmacher ist Diethylhexylphthalat (DEHP), bei dem im Tierversuch krebserregende und unfruchtbar machende Eigenschaften nachgewiesen wurden (BfR 2003). Andere weit verbreitete Weichmacher sind etwa polychlorierte Biphenyle (PCB) oder Hexachlorbenzol (HCB).

HCB findet sich nach wie vor als Weichmacher und Flammschutz in vielen Kunststoffen. Es wird vor allem für die Herstellung von Reifen benötigt, und eben durch den Reifenabrieb zählt es mit zu den gesundheitsschädlichsten Bestandteilen von Feinstaub. Außerdem wird HCB in der Herstellung von Pyrotechnik (Feuerwerkskörper) und von Aluminium benötigt. In den Organismus gelangt es sowohl mit Fein- oder Hausstaub über die Atemwege als auch mit kontaminierter Nahrung oder Trinkwasser über den Magen-Darm-Trakt. Nachweisen lässt es sich im Blut, im Fettgewebe und in Muttermilch. HCB gilt u. a. als leberschädigend und krebserregend.

PCBs gehören mit zu den meistgebrauchten Industriechemikalien. Ursprünglich wurde PCB als Weichmacher in Kunststoffen verwendet, und im Ausland diente der Stoff als Trägersubstanz für Pestizide (Martin 2014, S. 163). Wegen der weitreichenden Verwendung in Elektrogeräten, Isoliermaterialien, als Imprägniermittel für Holz und Papier oder als Stabilisator in Farben und Lacken konnten sich diese Schadstoffe weltweit verbreiten. Als besonders gesundheitsgefährdend gelten wiederum die durch Müllverbrennung von PCB-haltigen Materialien freigesetzten Furane und Dioxine. PCB verteilt sich überall im Körper und lagert sich besonders im Fettgewebe ab. Weil PCB oder seine Metaboliten bei jeder Form von Gewichtsabnahme wieder in Umlauf geraten, sollte man immer, wenn Fettdepots abschmelzen, gleichzeitig unbedingt Leber, Lymphe und Nieren stärken und giftbindende Maßnahmen ergreifen.

Obwohl unsere Weltmeere im Plastik zu ersticken drohen und insbesondere deren Verbrennung als hochgradig gesundheitsgefährdend gilt, sind wir noch weit entfernt von einem Plastikverbot. Im Gegenteil: Wir befinden uns mitten im Plastikzeitalter. Aber immerhin wird der Verkauf von Produkten, die Mikroplastik enthalten, in der EU künftig schrittweise verboten. Die neuen Regeln sehen vor, dass Kosmetika mit Mikroplastikgranulat wie etwa Duschpeelings und Spielzeug, das beispielsweise Mikroplastikglitter enthält, verboten werden. Auf Sportanlagen soll in Zukunft auch kein Plastikgranulat mehr erlaubt sein (Europäische Kommission 2023, S. 5). Es ist höchste Zeit für dieses Verbot, da man Mikroplastik längst überall nachweisen kann: Im Wasser, in der Muttermilch, in Fischen, im Hausstaub, und sogar Pflanzen nehmen Mikroplastik je nach Partikelgröße auf (→ Seite 59). Durch Spielsachen sind vor allem Kinder gefährdet, aber auch beim Sport nimmt man je nach Partikelgröße und Feinstaubentwicklung mehr oder weniger Mikroplastik über die Lungen auf. Nicht zuletzt können Weichmacher sogar durch Sportbekleidung (z. B. Neoprenanzüge) über die Haut aufgenommen werden. Plastik ist zweifelsohne die wahre Seuche des 21. Jahrhunderts. Wer es gut mit sich und der Umwelt meint, meidet Plastik, wo es nur geht, und hilft dem eigenen Körper, dessen Verbrennungsprodukte und Metabolite so gut wie möglich wieder loszuwerden (→ Seite 286).

Holz- und sogenannte Pflanzenschutzmittel (Pestizide)

Zu den Holzschutzmitteln und Pestiziden gehören wiederum verschiedene Untergruppen wie etwa Fungizide (Pilzmittel), Herbizide (Unkrautvernichter), Insektizide oder auch Stoffe, die Mottenbefall, Holzschädlinge oder den Verbiss durch Nagetiere verhindern.

Bis in die 1970er-Jahre hinein und Anfang der 1980er-Jahre kamen Holzschutzmittel wie Lindan noch im **Innenbereich von Wohnhäusern** zum Einsatz. In **öffentlichen Gebäuden,** etwa Kindergärten oder Schulen, wurden vor allem in der ehemaligen DDR Holzschutzmittel wie DDT in **Dachstühlen** ausgebracht. Speziell DDT wurde in den alten Bundesländern bereits 1972 verboten, in den neuen Bundesländern verwendete man es noch bis Ende der 1980er-Jahre (Ante 2015). Daher ist in Wohnhäusern wie auch in öffentlichen Gebäuden, die vor den Verboten erbaut wurden und in denen Holzbalkone, Holzverschalungen oder Holzdecken behandelt wurden, mit Altlasten zu rechnen. Oftmals wurden die behandelten Fassaden, Balkone oder Decken im Lauf der Zeit überstrichen, wodurch die Belastung der Raumluft sogar steigen kann.

Im Innen- wie im Außenbereich gasen Holzschutzmittel sehr lange aus, können sich im **Hausstaub** oder in **Wohntextilien** anreichern, etwa in Polstermöbeln, Teppichen oder Vorhängen.

Da es sich in erster Linie um Nervengifte handelt, können diese bei anhaltender Exposition neurologische Beschwerden auslösen. Nicht selten beginnt der Leidensweg mit Kopfschmerzen oder mit unklaren Erschöpfungszuständen. Dem können Depressionen folgen, die auch infolge einer schadstoffbedingten Schilddrüsenfunktionsstörung auftreten. Wenn diese Problemstoffe in die Raumluft ausgasen oder sich mit Hausstaub verbinden, können sie die Schleimhäute reizen und Atemwegserkrankungen wie etwa chronische Nebenhöhlenentzündung oder Asthma begünstigen. Die von Holzschutzmitteln ausgelösten Beschwerden hängen einerseits von der Höhe und Dauer der Belastung ab. Andererseits reagieren Menschen je nach Alter, Geschlecht, Vorerkrankungen und Lebensweise unterschiedlich. Während der eine bei entsprechender Raumluftbelastung unter Augenbrennen oder Dauerschnupfen leidet, kann der andere bei derselben Giftkonzentration bereits eine neurologische oder immunologische Erkrankung auskochen, die sich zu Beginn möglicherweise nur in Konzentrationsstörungen oder Schwindel zeigt und von Hausärzten möglicherweise meist nur als psychosomatische Problematik eingestuft wird.

Des Weiteren gehört zu dieser Schadstoffgruppe auch Pentachlorphenol (PCP), das als Fungizid bis in die 1980er-Jahre eingesetzt wurde. Lindan war als Insektizid Bestandteil von Holzschutzmitteln, die bis in die frühen 1980er-Jahre hinein noch im Innenbereich von Häusern verwendet wurden. Pyrethroide wie Permethrin finden sich nach wie vor als **Mottenschutz** u. a. in **Wollteppichen** und werden zur **Bekämpfung der Krätze** (Skabies) immer noch äußerlich angewendet.

Wie andere Chlorkohlenwasserstoffe (→ Seite 251) gehört auch Dichlordiphenyltrichlorethan (DDT) zu den langlebigen Chemikalien, die über die Nahrungskette zu uns gelangen und sich in der Leber und im Fettgewebe von Mensch und Tier anreichern können und nicht zuletzt auch das Nervensystem schädigen. Bis Anfang der 1970er-Jahre wurden schätzungsweise 2 Millionen Tonnen DDT als Schädlingsbekämpfungsmittel in der **Landwirtschaft** sowie zur **Malariabekämpfung** in die Umwelt verbracht. In der ehemaligen DDR wurde bis Ende der 1980er-Jahre DDT in der **Forstwirtschaft** und als Holzschutzmittel verwendet. Die Abbauprodukte von DDT sind auch Jahrzehnte nach ihrer Ausbringung noch im Blut messbar.

Eben weil die weite Verbreitung von Holzschutzmitteln und Pestiziden als Umweltfaktoren die Entstehung zahlreicher Beschwerdebilder wie etwa das CKW-Syndrom begünstigten, wurde 1983 die Interessensgemeinschaft der Holzschutzmittel-Geschädigten gegründet, die sich heute »Umweltzentrum e. V.« nennt und u. a. Gutachten erstellt und Informationen zu Umweltproblemstoffen veröffentlicht (www.ihg-ev.de, Abruf: 5.1.2024).

SCHREINER LEBEN GEFÄHRLICH

Erfahrungsbericht einer Betroffenen, deren Mann eine berufsbedingte Lindan- und Formaldehydvergiftung hatte und dank einer Ernährungsumstellung und durch Naturheilmittel viele Jahre länger als prognostiziert überleben konnte.

»Mein Mann war Schreiner und hat immer gesagt: ›Ich bin ein Mann wie ein Baum.‹ Als er erste Symptome zeigte, konkret Kribbeln in den Füßen bis in die Zehen hinein, war er 38 Jahre alt und Vater von drei Kindern. Im Lauf der Zeit wanderten die Missempfindungen in die Waden hoch, und er litt unter Unruhe. Daraufhin schickte ihn unser Hausarzt zum Neurologen. Doch der konnte nichts finden. Wegen der Unruhezustände und weil auch Zittern hinzukam, stand bald die Verdachtsdiagnose Parkinson im Raum. In der Computertomografie war jedoch nichts festzustellen.

In 1993 hatten wir dann von dem Internisten und Umweltmediziner Dr. Max Daunderer (1943–2013) gehört und haben ihn aufgesucht. Dr. Daunderer hat Blut- und Speichelproben an ein Labor in Köln und in Berlin geschickt und diagnostizierte eine Vergiftung mit Formaldehyd und Lindan. Der damalige Grenzwert für Formaldehyd lag irgendwo zwischen eins und sieben. Der Wert meines Mannes lag bei 329. Dr. Daunderer meinte, er müsste eigentlich schon tot sein. Die Ärzte gaben ihm zu dieser Zeit nur noch zwei Jahre. Die Schulmedizin konnte zwar die Schmerzen lindern, aber sie konnte ihm keine Diagnose geben und untersuchte auch nicht auf Umweltgifte. Zeitweise erhielt er sogar Parkinson-Medikamente, doch die verschlechterten seinen Zustand nur.

In dieser Zeit interessierte ich mich bereits für die Hildegard-Medizin. Daher habe ich bald begonnen, Galgant, Bertram und all die Gewürze zu verwenden, die Hildegard von Bingen für das Nervensystem empfohlen hat. Außerdem stellten wir auf Dinkel um. Daraufhin kam es zwar zu keiner deutlichen Verbesserung der Beschwerden, also die innere Unruhe und das Zittern waren noch da, aber mein Mann wurde körperlich wieder fitter.

Dann haben wir über die Uniklinik Innsbruck, wo Dr. Daunderer als Professor tätig war, Kontakt zu einem philippinischen Heiler bekommen, der meinen Mann jahrelang zweimal wöchentlich behandelt hat. Seine Spritzen bewirkten, dass mein Mann wieder aktiver wurde und sich insgesamt wohler fühlte. Irgendwann brachte er mir das Spritzen bei, und fortan spritzte ich meinen Mann selbst. Damit konnten wir seinen Gesundheitszustand sehr verbessern.

Zufällig haben wir im Fernsehen von der Umweltklinik in Husum und von Dr. Schwarz erfahren. Also fuhr ich mit meinem Mann nach Husum. Dort wurde die Vergiftung mit Formaldehyd und Lindan erneut bestätigt. Diese toxische Belastung war bei ihm berufsbedingt, denn Lindan und Formaldehyd sind im Leim, in den Farben und im Holzschutz enthalten. Weil er Schreiner war, hat er auch zu Hause alles selbst gemacht, hat Möbel, Fenster und Türen selbst behandelt. Immer wenn er ein neues Möbelstück mitbrachte, bekam ich Migräne mit Kreislaufbeschwerden und Erbrechen. Daher mussten die Möbel erst ausdampfen, bevor sie in die Wohnung gestellt wurden. Mein Mann sagte immer, ihm macht das nichts. Er hat seine Arbeit als Schreiner geliebt und hat tatsächlich geglaubt, dass ihm die giftigen Werkstoffe, mit denen er umging, nichts ausmachen. In Husum bekam mein Mann dann Infusionen, unter anderem Vitamin-C-Infusionen. Weil ich Yogalehrerin bin, habe ich zusätzlich Atemübungen mit ihm gemacht und habe ihn oft in die Berge gefahren, damit er an Wasserfällen über die Lungen und die Poren Ionen aufnehmen kann. Alles in allem konnte diese Behandlung sein Leben auf 14 Jahre verlängern. Mit 38 Jahren ist er erkrankt, und mit 52 Jahren ist er gestorben.«

FORMALDEHYD

Formaldehyd entsteht in kleinen Mengen auch im menschlichen Zellstoffwechsel. Doch industriell wird es in sehr großen Mengen hergestellt. Es dient als Konservierungsmittel und findet sich in Holzwerkstoffen wie etwa in Spanplatten und anderen Baumaterialien, z. B. in Bodenbelägen, Dämmstoffen oder Parkettlacken. Billige Möbel dampfen mitunter Formaldehyd ab, aber der Schadstoff kann auch in Desinfektions-, Wasch- und Reinigungsmitteln, Kosmetika oder in Textilien enthalten sein. Recht hohe Belastungen finden sich in Spielzeug und nicht zuletzt sogar in Coffee-to-go-Bechern. Unzählige Nahrungsmittel enthalten natürlicherweise Formaldehyd oder reichern dieses in sich an. Besonders große Mengen finden sich beispielsweise in Shiitake-Pilzen (50 bis 450 mg/kg) und in Meeresfischen (200 bis 300 mg/kg) (Greim und Greim 2022, S. 234).

Formaldehyd kann Allergien und Asthma auslösen. Die Substanz wurde als krebserregend eingestuft, soll beim Menschen jedoch nur bei Aufnahme mit der Atemluft krebserregend sein und wird mit Lungenkrebs in Verbindung gebracht. Bei Leukämie wird ebenfalls Formaldehyd als Umweltfaktor diskutiert.

Nicht zuletzt wird Formaldehyd als genotoxisch eingestuft; d. h., wenn bei hoher Exposition die zelluläre Entgiftungskapazität erschöpft ist, kann der Schadstoff die Gene schädigen, und solche Genschäden werden neueren wissenschaftlichen Erkenntnissen zufolge an die nächste Generation weitergereicht (Epigenetik).

Da der Problemstoff im Körper hauptsächlich an Glutathion gebunden und über die Nieren ausgeschieden wird, sollte man darauf achten, dass der Glutathionpool ausreichend gefüllt und somit die Entgiftungskapazität der Leber möglichst hoch ist. Leberheilpflanzen wie **Mariendistel** oder Nahrungsergänzungsmittel mit reduziertem Glutathion (z. B. **Liv Ultra Leberkomplex Kapseln** von Sunday Natural) helfen der Leber daher auch beim Entgiften von Formaldehyd.

GLYPHOSAT – AGRARGIFT NR. 1

Eines der bekanntesten und zugleich umstrittensten Agrargifte ist Glyphosat. Es handelt sich um ein »Totalherbizid«, das Pflanzen absterben lässt, indem es ein Enzym hemmt, das zur Herstellung bestimmter Aminosäuren benötigt wird.

Das Herbizid wird in der Landwirtschaft eingesetzt, um Beikräuter zu vernichten, vor allem hielt man damit noch bis 2023 Bahngleise frei von Unkräutern. Es wird jedoch in manchen EU-Ländern auch noch als Reifebeschleuniger verwendet.

Um gesundheitsschädigenden Effekten auf die Spur zu kommen, wurden etwa 14 langfristig angelegte Tierversuche durchgeführt. Im Tierversuch zeigten hohe Dosen u. a. negative Wirkung auf Leber, Speicheldrüsen, Magen-Darm-Trakt und Harnblase (Greim et al. 2014, S. 169 f.). Im Jahr 2015 wurde das Herbizid von der International Agency for Research on Cancer (IARC) als krebserregend beim Menschen eingestuft. 2015 und 2016 kamen die WHO und die Food and Agriculture Organization (FAO) zu dem Schluss, dass zwar eine dosisabhängige krebserregende Wirkung im Tierversuch vorliegt (1000 mg/kg Körpergewicht), die Substanz jedoch bei bestimmungsgemäßer Anwendung für Menschen unbedenklich sei.

Das Agrargift soll das Tumorwachstum anregen und Krebs erzeugen. Es steht ferner im Verdacht, die Fortpflanzung zu beeinträchtigen und Missbildungen bei Kindern zu begünstigen. Nicht zuletzt gibt es wissenschaftliche Nachweise dafür, dass sich durch Glyphosat die Darmflora verändert, wodurch sich Histaminbildner wie etwa Clostridien leichter vermehren (BfR Nr. 033/2012). Diese pathologischen Darmbakterien geben Histamin ab und lösen damit Allergien, akute Durchfälle oder chronische Schleimhautentzündungen und Nahrungsunverträglichkeiten aus sowie neurologische und psychische Beschwerden wie etwa Unruhezustände, Schlafstörungen oder Migräne, die unter dem Sammelbegriff »Histaminose« zusammengefasst werden.

Glyphosat konnte in 70 % der Urinproben von Städtern aus achtzehn Ländern nachgewiesen werden (Baumann 2022, S. 25 f.). Es gelangt u. a. durch die Nutzung in der Landwirtschaft ins Grundwasser und in die Nahrungskette. Rückstände finden sich praktisch in allen konventionellen wie auch in biologischen Agrarprodukten, wobei in Bio-Anbauware nur Spuren des Agrargifts nachweisbar sind. Als besonders belastet gelten importiertes Getreide und daraus hergestellte Nahrungsmittel oder Getränke wie etwa Bier, da in manchen europäischen Ländern der Einsatz von Glyphosat zur Reifebeschleunigung von Getreide immer noch toleriert wird.

Weitere Informationen sind zu finden unter www.bfr.bund.de/de/a-z_index/glyphosat-126638.html (Abruf: 2.3.2024).

In Deutschland stand Glyphosat eigentlich kurz vor dem Verbot. Die EU-weite Zulassung galt nur bis Ende 2023. Doch die zuständige EU-Kommission legte neue Gesetzesentwürfe vor, die – verknüpft mit Auflagen zur Risikominderung – die EU-weite Zulassung um weitere zehn Jahre verlängerten. Umweltschutzorganisationen kämpfen seit Jahren um ein Verbot und sehen im Glyphosat ein Agrargift, das definitiv Mensch und Umwelt gefährdet.

»PESTIZIDE – ES WAR EINMAL EIN APFELBAUER, DER SEINE KINDER MIT AUFS FELD NAHM ...«

Auszug aus einem Interview mit Annemarie Gluderer

ZUR PERSON: Annemarie Gluderer, Jahrgang 1960, bewirtschaftet mit ihrer Familie seit über dreißig Jahren das Kräuterschlössl in Goldrain, einen Vinschgauer Bio-Kräuteranbaubetrieb mit einem wunderschönen Schaugarten. Sie ist eine der Initiatorinnen und zugleich die italienische Vertreterin der europäischen Bürgerinitiative »Bienen und Bauern retten«, die sich seit 1990 für eine pestizidfreie Landwirtschaft einsetzt.

»Mein Vater hatte Auland geerbt und dieses eigenhändig in Kulturland umgewandelt, um dort, wie viele andere Bauern auch, Apfelbäume zu pflanzen. Man versprach sich durch die Äpfel gutes Einkommen, und für den Fall, dass Schädlinge auftauchen, gab es Pestizide. Von Bio sprach damals niemand. Wichtig war nur, dass es im Herbst eine gute Ernte gab. Was die Pestizide anging, so gab es nicht einmal Sicherheitsdatenblätter zum Nachlesen. Die Pestizide wurden in die Giftklassen 1 bis 3 unterteilt. Giftklasse 1 war durch einen Totenkopf gekennzeichnet. Da unser Vater besorgt um unsere Gesundheit war, hielt er uns beim Einsatz von Pestiziden der Giftklasse 1 fern und schützte sich selbst mit Maske und Schutzkleidung. Beim Ausbringen von Fungiziden (Pilzbekämpfungsmitteln) mussten wir Kinder aber mithelfen. Unsere Aufgabe war es, die Schläuche nachzuziehen. Hinterher reichte uns die Mutter immer ein Glas Milch zu trinken. (Anmerkung: Milch galt in der Volksmedizin lange Zeit als erste Hilfe bei Vergiftungen. Weil jedoch viele Schadstoffe fettlöslich sind, gelangen lipophile Agrargifte wie etwa Glyphosat mit der Milch sogar leichter in den Körper. Daher ist von dieser Maßnahme abzuraten!)

Späterhin heiratete ich meinen Mann Urban, und wir zogen in sein elterliches Wohnhaus, das von konventionell bewirtschafteten Apfelplantagen umgeben war. Urban war eigentlich immer schon vom Bio-Anbau angetan, was in den ersten Jahren unserer Ehe mitunter für Meinungsverschiedenheiten sorgte. Aber für meinen Mann war eben von Anfang an klar, dass unser Grundstück allein schon wegen der Kinder nach biologischen Richtlinien bearbeitet werden muss. In 1990 entsorgten wir also alle Pestizidvorräte fachgerecht und stellten auf Bio um. Wegen kleinerer Ernteeinbußen in unserer Anfangszeit war ich noch nicht so recht überzeugt. Doch das sollte sich nach einem Familienausflug schlagartig ändern. Denn als wir nachmittags vom Ausflug zurückkehrten, schrien unsere Schweine wie am Spieß. Wir nahmen an, sie hätten sich verletzt. Aber nein, es war viel schlimmer. Die Schweine waren vom Bauch abwärts gelähmt und hechelten. Der Tierarzt, der umgehend herbeigerufen worden war, fragte sofort: ›Was habt ihr gespritzt, das sieht nach einer Vergiftung aus.‹ Da wir auf unserem Grund weder Pestizide noch Pflanzenschutzmittel einsetzten, konnte es sich nur um Abdrift (Verwehung) aus der benachbarten Apfelplantage handeln. Denn die Schweine hatten sich unter unseren ungespritzten Apfelbäumen aufgehalten und dort Gras gefressen. Der Nachbar war kooperativ. So konnte der Tierarzt die Datenblätter der zuletzt verwendeten Pestizide prüfen, und er konnte das Fungizid Anvil von Syngenta als Vergiftungsursache ausmachen. Anvil war ein Mittel der sogenannten ›Grünen Liste‹ des integrierten Obstanbaus. Ein Mittel, das unbegrenzt eingesetzt werden durfte. Der Tierarzt versuchte, das Gift zu binden und auszuleiten. Aber es gab kein direktes Gegenmittel, und seine Maßnahmen halfen nicht mehr, sodass die Schweine nach zwei leidensreichen Tagen elendiglich eingegangen sind.

Heute wissen wir, dass Pestizide töten und nichts auf Lebensmitteln oder in der Umwelt zu suchen haben. Von den Herstellerfirmen, Verkäufern und Beratern werden die Pestizide aber als unbedenklich eingestuft, und es wird darauf verwiesen, dass diese Stoffe mehrfach getestet wurden. Wenn aber auf den Sicherheitsblättern steht: ›... kann das ungeborene Kind im Mutterleib schädigen, kann Krebs hervorrufen, kann die Fortpflanzungsfähigkeit beeinträchtigen, kann Wasserlebewesen töten‹ etc., dann sind das für mich ernstzunehmende Warnhinweise. Dies sollte jedem Menschen, der über ein Minimum an Verstand verfügt, klar sein. Daher empfehle ich allen, die ihren Kindern eine gesunde Zukunft bieten wollen, die pestizidfreie Landwirtschaft zu unterstützen, indem sie nur regionale, saisonale und unverarbeitete Produkte aus dem Bio-Anbau kaufen.«

Mehr Informationen dazu:

Therapie und Nachweis von Giftstoffen

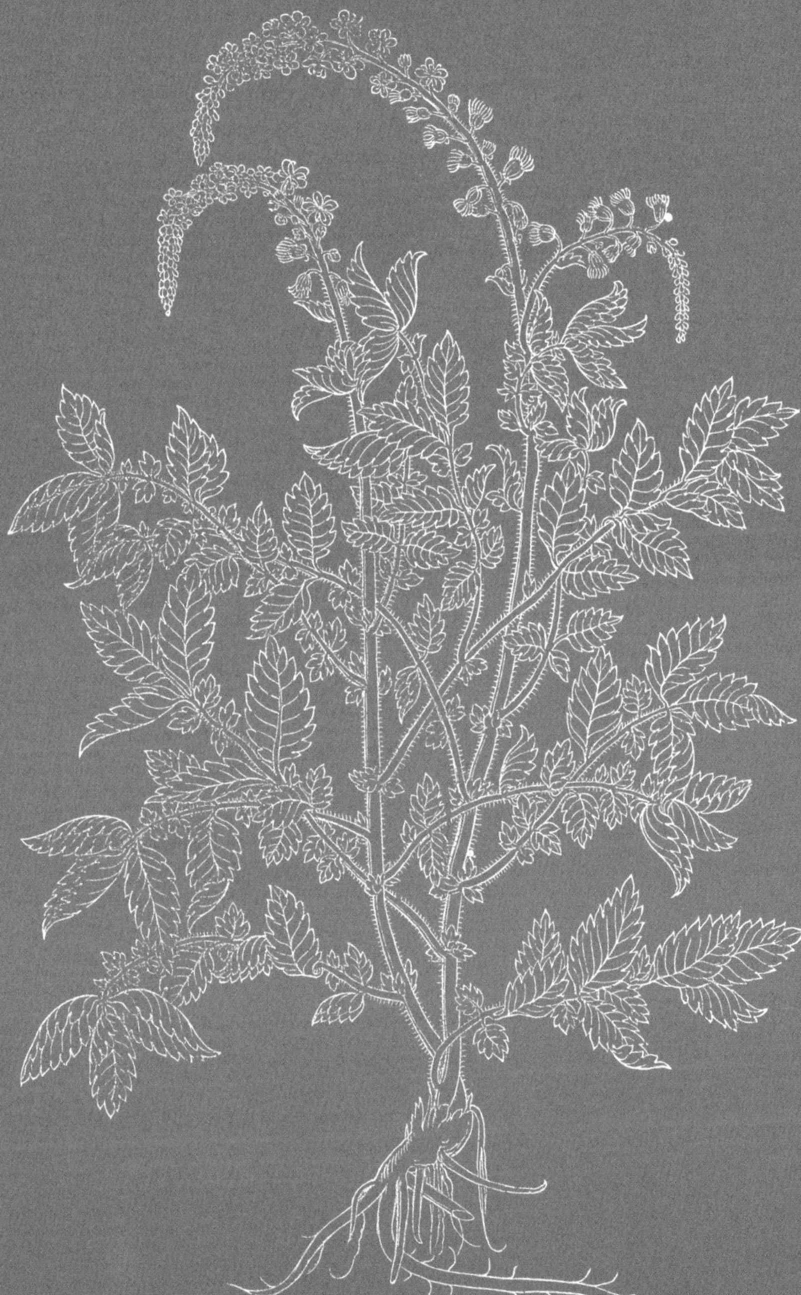

So lassen sich Giftstoffbelastungen nachweisen

Grundsätzlich lassen sich Metalle wie Arsen, Blei, Cadmium oder Quecksilber im Blut nachweisen. Allerdings finden sich im Blut nur die gelösten Toxine. Wenn also infolge von Fastenkuren, zehrenden Krankheiten oder in der Stillzeit Fettdepots abschmelzen und vergiftungsbedingte Beschwerden wie etwa Abgeschlagenheit, Haarausfall, Kopfschmerzen oder Elektrosensitivität auftreten, die auf eine Schwermetallbelastung zurückgehen könnten, dann bestehen durchaus gute Chancen, mit einer einfachen Blutuntersuchung auf den oder die metallischen Übeltäter zu stoßen.

Die in den Depots, also in Organen, im Bindegewebe oder im Fettgewebe abgelagerten Schadstoffe erfasst man mit einem Bluttest jedoch nicht. Daher haben Umweltmediziner wie Dr. Max Daunderer (1943–2013) nach weiteren Testverfahren gesucht und wurden fündig: In den letzten Jahrzehnten konnten sich mehrere Tests etablieren, mit denen sich vor allem Schwermetalle und ganz besonders eine Quecksilberbelastung nachweisen lassen.

DMPS-Test

Der DMPS-Test wird von Umweltmedizinern auch als »das toxikologische Vergrößerungsglas« bezeichnet, da er bei Schwermetallbelastung als wesentlich sensibler gilt als die Blutuntersuchung. DMPS steht für 2,3-**Dim**ercapto**p**ropan-1-**s**ulfonsäure und zählt zu den Chelatbildnern, das sind Substanzen, die mit Metallen Komplexe bilden. Konkret handelt es sich bei dem bekannten Präparat **Dimaval** von Heyl um (RS)-2,3-Bis(sulfanyl)propan-1-sulfonsäure-Natriumsalz, eine schwefelhaltige Substanz, die Schwermetalle mobilisiert, also aus ihren Depots löst, und mit den gelösten Toxinen wasserlösliche Komplexe bildet. Diese Komplexe werden über die Nieren in den Urin abgegeben, sodass man die ausgeschiedenen Metalle im Harn messen kann.

Der DMPS-Test ist ein sogenannter Provokationstest, der nur von Ärzten durchgeführt wird. Vor allem bei intravenöser Verabreichung kann es zu beachtlichen Nebenwirkungen und Unverträglichkeitsreaktionen kommen (siehe die Gebrauchsinformation des Herstellers Heyl).

Provokationstests dieser Art, die u. a. auch mit Edetinsäure (EDTA) oder mit DMSA durchgeführt werden, sind erfahrungsgemäß recht anstrengend, weil die Testperson während des Tests nüchtern sein sollte und einige Stunden nichts trinken darf, um die Konzentration der mit dem Harn ausgeschiedenen Metalle zu erhöhen. Für Nierenkranke eignet sich diese Nachweismethode daher nur bedingt.

Eben weil Dimaval heftige unerwünschte Nebeneffekte hervorrufen kann und weil die Anwendung eher bei akuter Quecksilbervergiftung angezeigt ist, gilt diese Nachweismethode als umstritten. In jedem Fall sollte vorab geklärt werden, ob der oder die Betroffene in der körperlichen Verfassung ist, sich der Belastung, die dieser Test mit sich bringt, auszusetzen.

Nach der Infusion oder intramuskulären Injektion von Dimaval oder nach der

Einnahme von DMPS werden die Schwermetalle in folgender Reihenfolge mit dem Urin ausgeschieden: Zink > Kupfer > Arsen > Quecksilber > Blei > Zinn > Eisen > Cadmium > Nickel > Chrom.

Der DMPS-Test bietet sich zwar in erster Linie als Nachweis für eine Schwermetallbelastung an. Das bedeutet, dass einem auffälligen Urinbefund eine professionelle Ausleitungstherapie folgen sollte. Manche Ärzte nutzen DMPS allerdings auch als Antidot, also als Gegenmittel, speziell bei Quecksilber-, Blei- oder Arsenvergiftung.

Erhältlich sind auf grünem Privatrezept auch die mit weniger Nebenwirkungen behafteten Hartkapseln, die sich Betroffene bei Verdacht auf oder bei nachgewiesener Schwermetallbelastung verordnen lassen können. Bei längerer Einnahme der Kapseln – oder auch nach Infusionen – kann es aufgrund der erhöhten Ausscheidung zu Zink- und Kupfermangel wie auch zu erhöhten Leberwerten kommen. Daher empfiehlt sich nach der Einnahme oder Anwendung von **Dimaval** oder anderen Chelatbildnern, diese Spurenelemente wieder gezielt aufzufüllen. Zusätzlich sollten die Entgiftungsorgane gestärkt werden. Erfahrungsgemäß erreicht man die besten Entgiftungseffekte, indem die Infusionen, die intramuskulären Injektionen oder die Einnahme der Kapseln durch Naturheilmittel für Leber, Nieren und Lymphe begleitet werden.

Sogenannte Provokations- oder Mobilisationstests werden außerdem mit den vorgenannten verschreibungspflichtigen Substanzen EDTA und DMSA durchgeführt:

- **EDTA** steht für Ethylendiamintetraacetat, und bei dem verwendeten Na-EDTA handelt es sich um Natrium-Edetinsäure. EDTA zählt wie DMPS zu den Chelatbildnern und bindet vor allem Blei und Cadmium.
- **DMSA** steht für Dimercaptobernsteinsäure, eine organische Schwefelverbindung, die mit Metallen wie Arsen, Blei oder Cadmium, vor allem aber mit Quecksilber wasserlösliche Komplexe bildet, die dann über die Nieren mit dem Harn ausgeschieden werden.

Alle vorgenannten Chelatbildner sollten nur unter ärztlicher Aufsicht zu Zwecken der Umweltdiagnostik und Entgiftung gebraucht werden. Nach der Einnahme oder auch nach Infusionen mit den jeweiligen Chelatbildnern empfiehlt es sich, sehr viel zu trinken, die Nieren anzuregen (z. B. mit Birke, Goldrute oder Liebstock), die Leber zu schützen (z. B. mit Kurkuma oder Mariendistel) und die Galle zu treiben (z. B. mit Wermut oder anderen Bitterkräutern), um die Metallkomplexe besser ausscheiden zu können.

Die Provokationstests werden in der Regel nur von Umweltmedizinern durchgeführt und gelten ansonsten als umstritten. Leider sagen die gemessenen Werte wenig darüber aus, wie es den Betroffenen wirklich geht.

Kaugummitest

Der Kaugummitest zeigt, wie viel Quecksilber sich aus Amalgamfüllungen durch Kaugummikauen löst. Es werden dazu zwei Speichelproben à 5 ml gesammelt. Je nach Labor wird die erste Probe nüchtern, also vor dem Frühstück, und vor dem Zähneputzen erbracht. Den Speichel für die zweite Probe sammelt man, nachdem man mindestens 5 Minuten lang einen zuckerfreien Kaugummi gekaut hat.

Manche Labore untersuchen auch Speichelproben vor und etwa 5 Minuten nach dem intensiven Kaugummikauen. Doch die Nüchternprobe liefert den exakteren Vergleichswert. Beide Proben werden gekennzeichnet und zur Untersuchung auf den Quecksilbergehalt ins Labor geschickt.

Der Speicheltest gilt jedoch als wenig aussagekräftig, da er auch nichtresorbierbares Quecksilber erfasst, von dem keine Gesundheitsgefahr ausgehen soll (RKI 2007).

Haaranalyse

Die Haaranalyse stellt eine weitere Option dar. Dazu werden Haarproben nach genauer Anleitung des Labors vom Hinterkopf und Nackenbereich abgeschnitten. Die

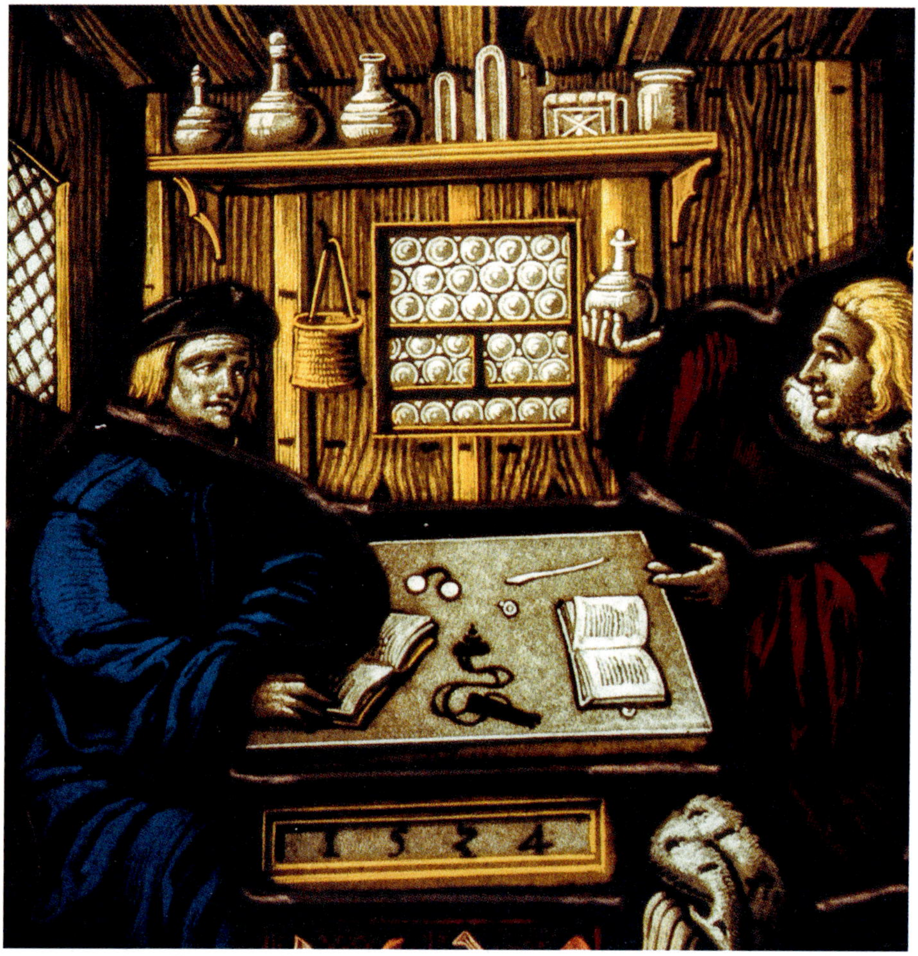

Die Apotheken- und Ärzteheiligen Kosmas und Damian bei der Harnschau, 1542

Haare dürfen jedoch 2 Monate vor der Probeentnahme nicht gefärbt, gebleicht oder dauergewellt worden und sollten auch nicht frisch gewaschen sein. Denn jede Pflegechemikalie, also auch Shampoo, Haargel oder Haarspray, kann das Ergebnis verfälschen. Im Labor wird die Haarprobe dann auf Schwermetalle und Mineralien untersucht.

Mehrere Labore versenden ein Haartest-Kit auch direkt an Betroffene, z. B. **Verisana Lab** (www.verisana.de, Abruf: 5.1.2024). Salus (www.salus.de, Abruf: 5.1.2024) bietet ebenfalls eine umfassende Haarmineralanalyse an, bei der verschiedene Mineralien und Spurenelemente und Toxine wie Aluminium, Antimon, Arsen, Barium, Blei, Cadmium, Nickel, Quecksilber, Strontium und Thallium getestet werden. Mit der Haarmineralanalyse lassen sich vor allem chronische Belastungen erfassen.

Zur Bestimmung der Quecksilberbelastung eignet sich die Haaranalyse nur bedingt, da anorganisches Quecksilber aus Amalgamfüllungen nur geringfügig ins Haar aufgenommen wird, mit der Nahrung aufgenommenes organisches Quecksilber wird dagegen im Haar abgelagert.

Urintest

Urintests erlauben auch ohne vorangegangene Mobilisation von Metallen mit DMPS/DMSA/EDTA gewisse Aussagen. Speziell für die Bestimmung der Quecksilberbelastung eignet sich der 24-Stunden-Sammelurin. Die Ausscheidungsrate korreliert mit der Anzahl der Amalgamfüllungen.

Damit ein gesundheitliches Problem als Umwelterkrankung anerkannt und die Kosten für erforderliche medizinische Gegenmaßnahmen von der Krankenversicherung übernommen werden, ist ein Schadstoffnachweis unentbehrlich. Doch nur wenige Anfragen nach Erstattung der Untersuchungs- und Behandlungskosten sind erfolgreich, und die Betroffenen bleiben nicht selten auf ihren Kosten sitzen. Vor allem gesetzlich Versicherte müssen daher oftmals von Pontius zu Pilatus laufen, um mit ihrem Anliegen ernst genommen zu werden und um überhaupt eine Praxis zu finden, die sich mit Umweltdiagnostik auskennt. Denn Schadstoffnachweise werden nur von spezialisierten medizinischen Laboren erbracht (Adressen und Bezugsquellen → S. 303).

Je nachdem, ob es sich um Schwermetalle oder um Wohngifte wie Lindan, DDT oder Formaldehyd handelt, wird Blut, Speichel oder Urin zur Analyse ins Labor geschickt. In der Regel sind in den Hausarztpraxen sogar im konkreten Verdachtsfall nur Blutuntersuchungen auf Schwermetalle möglich. Doch im Blut lassen sich nur jene Stoffe nachweisen, die eben im Umlauf sind, in den Depots abgelagerte Toxine werden im Blut nicht erfasst. Die Speziallabore arbeiten gewöhnlich mit geschulten Ärzten oder Heilpraktikern zusammen, die im Individualfall entscheiden, welche konkreten Schadstoffnachweise erfolgen sollten. Doch dies sind mitunter sehr teure Sonderleistungen. Allein die Kosten für einen Provokationstest belaufen sich auf 400 bis 500 Euro. Will man zusätzlich noch Holzschutzmittel, Flammschutzmittel, Kunststoffe, Weichmacher und weitere Umweltfaktoren abklären, dann kommen schnell um die 2000 Euro Laborkosten zustande. Daher sollten sich Selbstzahler überlegen, ob sie das Geld für die Umweltdiagnostik nicht lieber gleich in eine umfassende Ausleitung investieren. Denn schließlich ist die Erfolgsquote recht gering: Nur bei etwa 15 % der Patienten gelingt es, eine relevante Exposition zu identifizieren (Otterbach 2008).

Bei Verdacht auf berufsbedingten Toxinkontakt sollte man also zuerst den Betriebsarzt oder die zuständige Innung/Handwerkskammer kontaktieren und sich nach möglichen Schadstoffkontakten in der jeweiligen Berufsgruppe erkundigen, um dann gezielt Blut, Haare oder Urinproben auf die verdächtigen Problemstoffe untersuchen zu lassen oder gleich zu entgiften, was mit hoher Wahrscheinlichkeit der eigenen Gesundheit schadet oder noch schaden könnte. Damit eine kranke Person später als umweltkrank anerkannt wird, ist es jedoch unerlässlich, alles gut zu dokumentieren und alle Befunde aufzubewahren.

Erfassung mittels Umweltfragebogen

Der Verdacht auf eine toxische Belastung kann ebenso mit einem Umweltfragebogen (→ Seite 266) erfasst werden. So liefern in manchen Fällen schon Geburtsort oder die aktuelle Adresse erste Hinweise, wenn die Person etwa in einem Weinanbaugebiet aufgewachsen ist oder in der Nähe einer Müllverbrennung wohnt oder einen bestimmten Beruf ausübt, um nur einige Beispiele zu nennen. Sensibilisierte Ärzte oder Heilpraktiker können aus einem solchen Fragebogen Informationen über mögliche Giftexpositionen ziehen.

Umweltfragebogen

Name, Vorname:

Geburtsdatum: Geburtsort:

Geburtsjahr der Mutter:

Aktuelle Adresse:

Wie sind Sie aufgewachsen?

☐ Ländlich mit viel Weideflächen ☐ Ländlich mit Anbau von Äpfeln, Getreide, Mais, Obst, Wein
☐ In der Stadt ☐ In der Nähe von Fabriken oder Müllverbrennungsanlagen

Gab es Toxinkontakte in der Kindheit? Wenn ja, welche?

Impfungen? Wenn ja, welche?

Ausbildung(en)/Beruf(e):

Sind berufsbedingte Toxinkontakte bekannt? Wenn ja, welche?

☐ Abgase ☐ Lacke ☐ Lösungsmittel ☐ Kleber ☐ Holzschutzmittel ☐ Pestizide
☐ Metalle ☐ Flammschutzmittel ☐ Weichmacher ☐ Andere:

Wurde Ihnen bereits eine toxische Belastung nachgewiesen?

☐ Ja ☐ Nein
☐ Im Blut ☐ Im Urin ☐ Per Haaranalyse ☐ Nach DMPS/DMSA ☐ Sonstige:

Wenn ja, welche?

Welche Hobbys hatten oder haben Sie?

Haben Sie Amalgamfüllungen? ☐ Ja ☐ Nein ☐ Nicht mehr

Wenn ja, wie viele?

Haben Sie Brücken? Wenn ja, welche Materialien? ☐ Mit Metall ☐ Ohne Metall
Inlays oder Kronen? Wenn ja, welche Materialien? ☐ Kunststoff ☐ Keramik ☐ Gold
Hatten/haben Sie eine Zahnspange? Wenn ja, eingeklebt? ☐ Ja ☐ Nein

Sonstiges:

Wie oft haben Sie Stuhlgang?

☐ Mehrfach täglich ☐ Ein- oder zweimal täglich ☐ Alle 1 bis 2 Tage ☐ Seltener

Stuhlkonsistenz? ☐ Wechselnd ☐ Klebrig ☐ Hart ☐ Schwergehend ☐ Schwimmend ☐ Unverdaut
☐ Sehr hell ☐ Sehr dunkel ☐ Mit Schleimbeimengung

Haben Sie Blähungen? ☐ Immer ☐ Oft ☐ Sehr selten ☐ Stinkend ☐ Geruchlos

Leiden Sie unter Nahrungsunverträglichkeiten? Wenn ja, welche?

Wurden Sie gestillt? ☐ Ja ☐ Nein ☐ Ich weiß nicht, ob und wie lange

Wie ernähren Sie sich? ☐ Vegetarisch ☐ Vegan ☐ Flexigan ☐ Fleischlastig
☐ Ich koche selbst ☐ Ich esse oft in der Kantine ☐ Ich esse oft im Restaurant

Haben Sie in der Kindheit Antibiotika bekommen? ☐ Ja, oft ☐ Ja, manchmal ☐ Nein ☐ Weiß nicht

Wann haben Sie zuletzt Antibiotika eingenommen? ☐ Vor Kurzem ☐ Im letzten Jahr ☐ Vor vielen Jahren

Warum haben Sie Antibiotika bekommen?
☐ Angina ☐ Blasenentzündung ☐ Zähne ☐ Weiß ich nicht mehr ☐ Sonstiges: __________

Gibt es ärztliche Diagnosen? Wenn ja, welche?

Leiden Sie unter: ☐ Allergien ☐ Asthma ☐ Heuschnupfen ☐ Brustknoten ☐ Brustzysten
☐ Eierstockzysten ☐ Endometriose ☐ Myome ☐ PCO-S ☐ PMS ☐ Fehlgeburten
☐ Morbus Basedow ☐ Hashimoto-Thyreoiditis ☐ Kropf ☐ Schilddrüsenunterfunktion
☐ Schilddrüsenüberfunktion ☐ Schlafstörungen ☐ Migräne ☐ Schwindel ☐ Konzentrationsstörungen
☐ Fibromyalgie ☐ Rheuma ☐ Gelenkschmerzen ☐ Zittern ☐ Polyneuropathie ☐ Multiple Sklerose

☐ Sonstige: __________

Welche Erkrankungen/Todesursachen sind Ihnen aus Ihrer Familie bekannt?

Welche Medikamente und Nahrungsergänzungsmittel nehmen Sie derzeit ein?
(Bitte auch Hersteller und Dosierung angeben)

Welches gesundheitliche Anliegen führt Sie in die Naturheilpraxis?

(Ort, Datum) (Unterschrift)

Wichtig: Fragen, die Sie nicht beantworten können, dürfen Sie gerne mit einem Fragezeichen versehen. Hilfreich für die Einschätzung wären auch ältere und aktuelle Blutwerte sowie ein Krankheitsverlauf in Stichpunkten.

Ausleitungskonzepte

Ausleitung von Antibiotika

Die meisten Antibiotika wären vermutlich unnötig, wenn man stattdessen antimikrobielle Heilpflanzen wie etwa Kapuzinerkresse, Knoblauch oder Kamille gebrauchen würde. Manche Ärzte und Krankenhäuser lassen den Patienten sogar rund um Operationen die Wahl zwischen chemisch definierten und pflanzlichen Antibiotika. Der bekannteste pflanzliche Antibiotikaersatz ist eine Kombination aus Kapuzinerkresse und Meerrettich (z. B. **Alpenkraft Kapuzinerkresse Meerrettich Kapseln** von Salus), die hochdosiert auch bei eitrigen Rachenmandeln oder bakterieller Blasenentzündung zum Einsatz kommt. Diese antimikrobielle Pflanzenkombination kann bei Bedarf auch zeitgleich mit Antibiotika angewendet werden, denn das steigert die Wirksamkeit der Antibiose und verringert das Risiko der Resistenzbildung von Bakterien.

Wenn Antibiotika dennoch unumgänglich sind, dann sollte man Antibiotikareste wie auch Bakterientoxine ausleiten und die Darmflora wieder auffüllen. Dazu hat sich folgende Kombination bewährt:

- Potenzierter Schwefel wird vor allem am Ende akuter Infekte verwendet, um Antibiotikareste und Bakterientoxine auszuleiten. Dazu bieten sich bei Schulkindern **Engystol Tabletten** von Heel an, z. B. zweimal täglich 1 bis 2 Tabletten langsam zerkauen. Erwachsene können täglich 1 bis 2 Ampullen **Engystol** von Heel subkutan im Bauchraum injizieren oder injizieren lassen (s. u.).
- Bei kleinen Kindern oder auch bei sehr empfindlichen Personen weicht man lieber aus auf **Sulfur D12,** ein- bis dreimal täglich 3 bis 5 Globuli (Kinder) oder auch zwei- bis dreimal täglich 5 Globuli (ältere Kinder oder empfindliche Erwachsene) im Mund zergehen lassen.

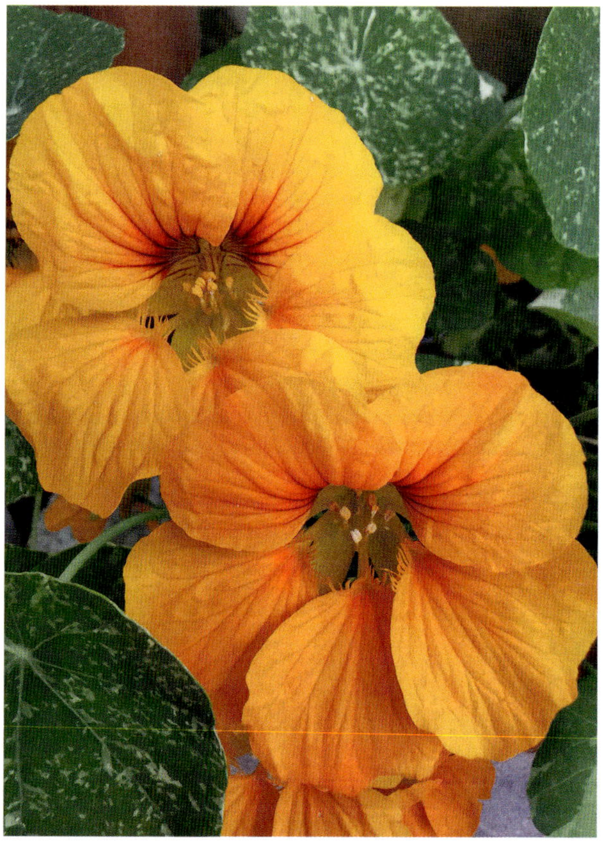

Mit der Kapuzinerkresse lassen sich in vielen Fällen leber- und darmfloraschädigende Antibiotika ersetzen.

- Um die durch Antibiotika gestörte Darmflora wiederaufzubauen, bieten sich verschiedene Nahrungsergänzungsmittel zur Symbioselenkung an. Speziell auf die Antibiotikafolgen für den Darm abgestimmt ist beispielsweise **Omni-Biotik AAD 10,** das nach Herstelleranweisung zunächst 10 bis 14 Tage lang eingenommen werden kann. Wer Kapseln bevorzugt, kann z. B. auch **Darmflora plus Kapseln** von Dr. Wolz einnehmen.
- Für Kinder eignen sich mehr abwehrsteigernde Kombinationspräparate mit Milchsäurebakterien, Vitalstoffen und Vitamin D wie etwa das **Kinderimmun Pulver** von Dr. Wolz, das man messerspitzenweise in Getränke oder Speisen einrühren kann. Bei Magen-Darm-Problemen nach Antibiotika kann man das Pulver auch mit **Colibiogen Kinder** von Laves kombinieren.
- Ergänzend empfiehlt sich zur Darmpflege nach Antibiotika fermentierte Nahrung wie etwa Bio-Sauerkraut, Schwedenmilch oder auch eine Kur mit **Kanne Brottrunk.** Dazu je 50 ml Brottrunk, stilles Wasser und milden Bio-Apfelsaft mischen und von der Mischung 2 bis 3 Gläser täglich trinken. *Kurdauer:* Die Kombination sollte nach einmaliger Antibiotikagabe etwa 10 bis 14 Tage lang, nach wiederholten Antibiotikagaben mindestens 6 bis 8 Wochen lang eingesetzt werden.
- Sofern durch die Antibiotika die Leberenzyme angestiegen sind, empfiehlt sich zusätzlich die Einnahme von Leberheilmitteln (→ Seite 97) wie z. B. **Metaheptachol Mischung** von meta Fackler oder ein hochdosiertes Mariendistelpräparat (z. B. **Mariendistel Extrakt 600 mg hochdosiert** von Sunday Natural, längerfristig zweimal täglich 1 Kapsel).

PRAXISTIPP

ENGYSTOL VON HEEL NACH ANTIBIOTIKAGABE UND VIRUSINFEKTEN

Speziell zur Ausleitung von Antibiotikaresten sowie von Bakterien- und Virustoxinen wurde einst von dem Naturheilmittelhersteller Heel die Arzneikombination **Engystol** entwickelt (Inhaltsstoffe: Vincetoxicum D6, D10, D30 und Sulfur D10, D4).

Engystol besteht aus einer Kombination von potenziertem mineralischem Schwefel (Sulfur), der sich zur Ausleitung von Problemstoffen über die Haut bewährt hat, und einem Potenzakkord von Schwalbenwurz, deren lateinischer Name Vincetoxicum wie gesagt so viel wie »Siegerin über das Gift« bedeutet.

Naturheilärzte und Heilpraktiker empfehlen die homöopathische Arzneikombination zur unspezifischen Abwehr-

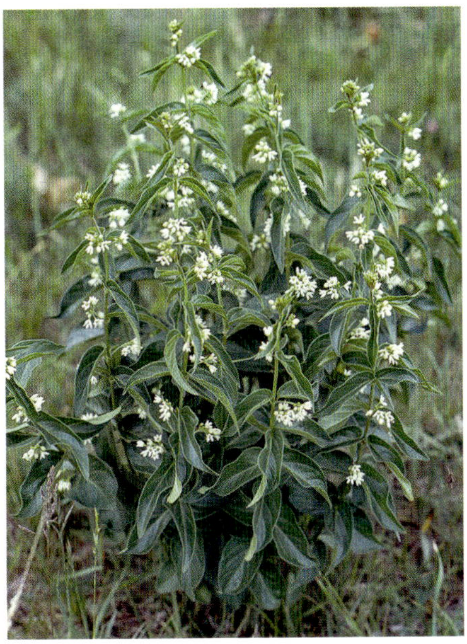

Vincetoxicum entgiftet das Immunsystem und bewährt sich zur Ausleitung von Virustoxinen (z. B. EBV).

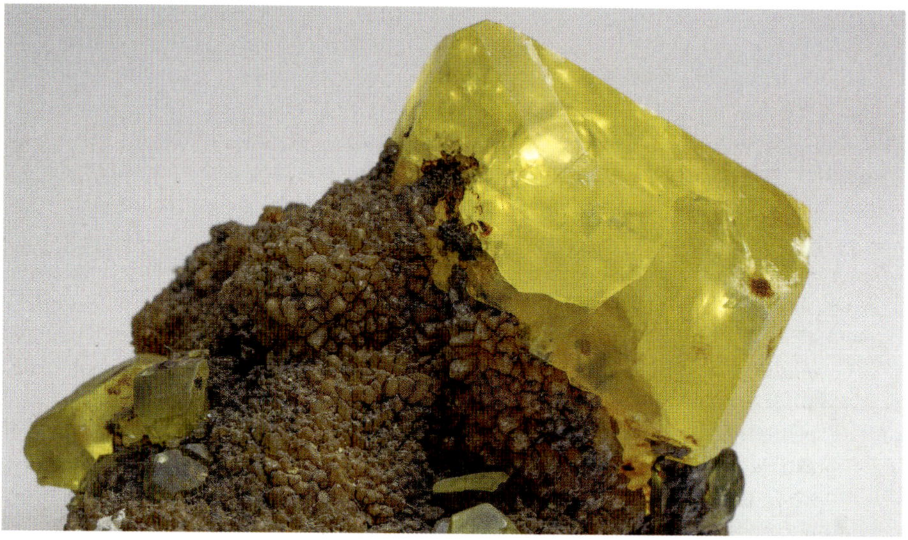

Mineralischer Schwefel wird in homöopathischer Verdünnung u. a. zur Ausleitung von Bakterien- und Virustoxinen nach Antibiotikagaben gebraucht.

steigerung wie auch zur Begleitbehandlung und zur Nachbehandlung von bakteriellen Infekten. Das Naturheilmittel hat sich auch und vor allem zur Immunmodulation nach Antibiotikagaben bewährt. Denn eine der Hauptkomponenten, der Schwefel, wird in der Homöopathie speziell eingesetzt, um am Ende eines Infekts Bakterientoxine zu neutralisieren.

In der Tiermedizin kommt das Präparat ebenfalls nach Antibiotikatherapien sowie bei virusbedingten Erkrankungen wie etwa Katzenschnupfen zum Einsatz. In der Humanmedizin hat sich Engystol zur Ausleitung von Virustoxinen z. B. nach EBV oder zur Begleitbehandlung von Post-Covid oder Borreliose bewährt.

Ab dem Kindergartenalter kann man nach einer einmaligen Antibiotikakur zunächst 10 bis 14 Tage lang zwei- bis dreimal täglich 1 Engystol-Tablette langsam zerkauen lassen. Bei häufigeren Antibiotikagaben sollte man 6 Wochen lang mit Engystol ausleiten und zusätzlich die Darmflora stärken. Bei infektanfälligen Kindern empfiehlt sich dazu beispielsweise eine Kur mit **Colibiogen Kinder** von Laves sowie die längerfristige Einnahme von **Kinderimmun Pulver** von Dr. Wolz.

Erwachsene können die Engystol-Tabletten zur Ausleitung von Antibiotikaresten und Bakterientoxinen höher dosieren, z. B. zwei- bis dreimal täglich 2 bis 3 Tabletten langsam zerkauen und ergänzend die Darmflora mit **Omni-Biotik AAD 10** wiederaufbauen oder eine gezielte Symbioselenkung nach Stuhluntersuchung durchführen. Zur Ausleitung bei chronischer Viruslast (z. B. EBV, Post Covid) empfiehlt sich eine Injektionskur über mehrere Wochen hinweg, z. B. 6 bis 8 Wochen lang zwei- bis dreimal wöchentlich 1 Ampulle Engystol subkutan im Bauchraum injizieren.

Ausleitung von Cortison/ Kortikoiden

Erfahrungsberichten von TCM-Ärzten zufolge blockieren Cortisonpräparate bereits nach einmaliger Einnahme mitunter wochenlang den Nierenmeridian. Daher muss ein Ausleitungskonzept in erster Linie die Nieren stärken und die Nebennieren anregen, damit diese die Cortisolausschüttung wiederaufnehmen. In der Traditionellen Chinesischen Medizin bezeichnet man das Organsystem Nieren/Nebennieren auch als »Meer der Energie«. Daher kann dieses Therapiekonzept ebenso bei von den Nieren ausgehenden Erschöpfungszuständen, die oftmals nach Dauerstress oder durch Umweltschadstoffe vorkommen, versucht werden.

Folgende Kombination von Naturheilmitteln und Heilanwendungen hat sich z. B. bewährt:

- **Phytocortal Mischung** von Steierl Pharma. *Dosierung:* Zur Stimulation der Nebennieren und um die Cortisolsekretion anzuregen, können Erwachsene zwei- bis dreimal täglich 15 bis 25 Tropfen in etwas Wasser einnehmen. Das Präparat empfiehlt sich ebenfalls, um das Ausschleichen von Kortikoiden zu erleichtern. Ab dem Kindergartenalter kann man beispielsweise ein- bis zweimal täglich 10 bis 15 Tropfen Phytocortal in etwas Wasser reichen oder die gesamte Tagesdosis von zirka 20 bis 30 Tropfen in die Trinkflasche hineinträufeln. Nach einer einmaligen Cortisongabe genügt meist eine 10-Tages-Kur. Nach längerfristiger Einnahme von Cortisonpräparaten sollte man zunächst 6 bis 8 Wochen lang kuren.
- **Glandula suprarenales comp. Globuli** von Wala. *Dosierung:* zur Anregung der Nebennieren während oder nach Cortisongaben je nach Bedarf und Reaktion zwei- bis fünfmal täglich 10 Globuli im Mund zergehen lassen. Die anthroposophische Arzneispezialität eignet sich besonders zur unspezifischen Anregung der Nebennierentätigkeit nach Cortisongaben sowie bei Erschöpfungszuständen nach Virusinfekten (z. B. EBV oder Post-/Long Covid). Die Globuli bewähren sich auch bei Schulkindern und können nach Infektionen mit Corona- oder Epstein-Barr-Viren (EBV) mehrere Wochen lang eingenommen werden, bei ausgeprägten Erschöpfungszuständen am besten zusammen mit **Meteoreisen Globuli** von Wala, jeweils zwei- bis dreimal täglich 10 Globuli.
- Ergänzend empfiehlt sich eine unspezifische Anregung der Nieren beispielsweise mit einem Nierentee (→ Seite 103), mit Goldruten-Extrakt (z. B. **Ceres Solidago virgaurea Urtinktur**) oder mit **Wala Nierentonikum Sirup.** Kinder kann man ein- bis zweimal täglich 1 Teelöffel Sirup in einem Glas Wasser verrührt trinken lassen, Erwachsene können zweimal täglich 1 Esslöffel auf ein großes Glas Wasser (300 bis 400 ml) verrührt trinken.
- Zur Stärkung und Anregung von Nieren und Nebennieren eignen sich außerdem Basenfußbäder, Fußreflexzonenmassagen, Einreibungen der Fußsohle mit **Kupfersalbe rot** von Wala, Zinnkraut-Nierenwickel (→ Seite 221) und Nierenheilpflanzen (→ Seite 104).

REZEPT

Kräutertee zur Nebennierenstärkung

Da dieser Tee die Nierendurchblutung steigert und die Nebennieren stimuliert, wirkt er in erster Linie tonisierend und anregend auf die Cortisolsekretion. Er empfiehlt sich nach Cortisongaben und vor allem bei Erschöpfungszuständen mit niedrigem Cortisolspiegel, wie sie etwa beim Burn-out vorkommen.

Beifußkraut	20 g
Goldrutenkraut	20 g
Taigawurzel	20 g
Wacholderbeeren	20 g
Rosenwurz	20 g

Mischen. 2 Teelöffel pro Tasse à 200 ml heiß überbrühen, etwa 5 bis 8 Minuten ziehen lassen, nach dem Ausschleichen von Cortison 2 bis 6 Wochen lang 2 bis 3 Tassen täglich trinken.

GEGENANZEIGEN: nicht geeignet für Schwangere oder bei Autoimmunerkrankungen mit Nierenbeteiligung (Glomerulonephritis).

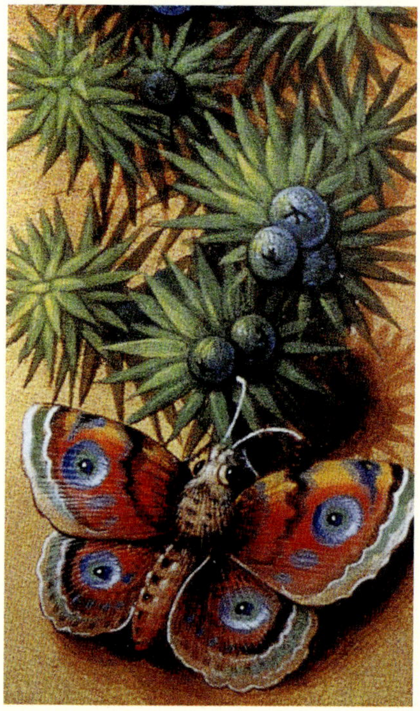

Wacholder eignet sich zur Anregung der Nierentätigkeit und stärkt die Nebennieren bei umweltbedingten Erschöpfungszuständen.

PRAXISTIPP

INJEKTIONSKUR ZUR AUSLEITUNG VON KORTIKOIDEN

Nach der längerfristigen Einnahme von Glukokortikoiden wie Cortison kann man mit folgender Arzneikombination den Funktionskreis Nieren und Nebennieren mit einer Injektionskur stärken und die körpereigene Cortisolsekretion anregen:

- **Glandula suprarenales comp.,** flüssige Verdünnung zur Injektion von Wala, zwei- bis dreimal wöchentlich 1 Ampulle subkutan im Bauchraum injizieren.
- **Ubichinon compositum Ampullen** von Heel, zwei- bis dreimal wöchentlich 1 Ampulle subkutan im Bauchraum injizieren.

KURDAUER: Je nach Bedarf und Reaktion kann die Injektionskur beispielsweise 1 bis 2 Monate lang durchgeführt werden.

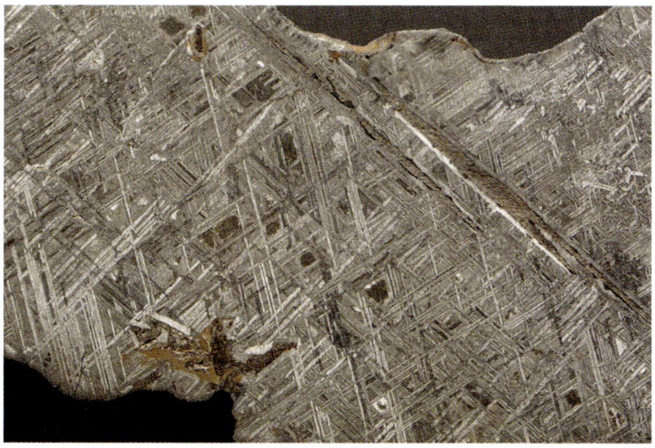

Meteoreisen ist Bestandteil einer anthroposophischen Arzneikombination, die sich auch bei Erschöpfungszuständen nach Impfungen empfiehlt. Meteoreisen ist eine Art »Ritterrüstung fürs Immunsystem«.

Ausleitung von Impftoxinen

Wenn eine Impfung unumgänglich ist, wie etwa bei der in Deutschland für Kindergarten- und Schulkinder vorgeschriebenen Masernimpfung, lautet ein wichtiger Rat, dass das Kind unbedingt gesund zum Impfen gehen soll. Keinesfalls sollte in eine bestehende Erkältung, in eine bakterielle Blasenentzündung oder in ein anderes akutes Krankheitsgeschehen hineingeimpft werden. Das Immunsystem sollte auch nicht im akuten Allergieschub oder im Schub einer Autoimmunerkrankung mit einer Impfung zusätzlich belastet werden, denn sonst riskiert man mitunter heftige Impfreaktionen, und man begünstigt dadurch auch Impffolgeschäden. Auch empfiehlt es sich, mindestens 1 bis 2 Wochen vor der geplanten Impfung die Abwehrkräfte des Kindes zu stärken. Eine solche unspezifische Abwehrsteigerung kann z. B. mit Vitamin D_3 und **Meteoreisen Globuli** von Wala erfolgen, beides eignet sich ebenso für Allergiker, Autoimmunkranke, Schwangere oder Stillende; wobei diese Risikogruppen das generell höhere Impfrisiko vorab mit ihren Hausärzten klären sollten.

Bewährt haben sich beispielsweise die tägliche Einnahme von 2 bis 3 Tropfen **Innova Mulsin Vitamin D3** zum Essen und ein- oder zweimal täglich 5 bis 10 Globuli **Meteoreisen** von Wala. Insbesondere Vitamin D_3 kann zur Immunmodulation auch nach Impfungen fortgeführt werden. Idealerweise misst man erst den Vitamin-D_3-Spiegel im Blut und entscheidet dann zusammen mit dem Arzt, der Hebamme oder dem Heilpraktiker, in welcher Dosierung und über welchen Zeitraum hinweg welche Vitamin-D_3-Dosierung sinnvoll ist. Erwachsene können aber auch ohne Test das Winterhalbjahr über täglich 2000 bis 3000 I. E. und Kinder täglich 500 bis 1000 I. E. einnehmen, ohne dass die Gefahr einer Überdosierung besteht.

Wer unsicher ist und Vitamin D_3 nicht ohne ärztliches Anraten einnehmen will, kann zur unspezifischen Abwehrstärkung vor der Impfung wie auch im gesamten Winterhalbjahr auf **Kinderimmun Pulver von Dr. Wolz** ausweichen. Das Pulver enthält neben Milchsäurebakterien für den gesunden Darm u. a. Zink und Vitamin D_3 zur Immunmodulation sowie Vitamin C und Vitamin-B-Komplex. Es eignet sich zur Abwehrsteigerung für die ganze Familie und lässt sich auf einfache Weise anwenden, indem man täglich 1 oder 2 Messerspitzen bis ½ Teelöffel in Getränke oder Speisen einrührt.

Direkt nach der Impfung sollte man Impfbegleitstoffe, heute vor allem Metalle wie Aluminium oder selten noch Ethylquecksilber (Thiomersal), mit **Silizium** und **Schwefel** ausleiten, bewährt hat sich z. B. folgende Kombination:

- **Sulfur D12:** 1 bis 2 Wochen lang zwei- bis dreimal täglich 3 Globuli (Kindergar-

»Potenzierte Kieselsäure in höheren Potenzen stellt zugleich ein wichtiges Arzneimittel in der Behandlung von Impfnebenwirkungen und -folgeschäden dar.«

— SOLDNER UND STELLMANN 2001, SEITE 88

tenkinder) oder zwei- bis dreimal täglich 5 bis 10 Globuli (Schulkinder). Erwachsene können statt Sulfur D12 auch Engystol von Heel einnehmen oder subkutan im Bauchraum injizieren. Sulfur wie auch **Engystol** (→ Seite 269) aktivieren schwefelhaltige Entgiftungsenzyme und fördern die Ableitung von Impftoxinen mit dem Schweiß über die Haut.

– **Silizium** kann man in Form von Schachtelhalmtee (Abkochung) zuführen oder als Arzneispezialität der anthroposophischen Medizin, z. B. **Equisetum Silicea cultum Dil. D2** oder **Solutio Siliceae comp.** von Weleda; zwei- bis dreimal täglich 10 bis 15 Tropfen in etwas Wasser einnehmen. Wer Kapseln bevorzugt, kann auch auf **Kieselsäure Silizium Kapseln** von Sunday Natural ausweichen. Noch einfacher sind Trinkkuren mit siliziumreichen Mineralwässern oder verdünntes **Kolloidales Silizium 300 ppm in Grander-Wasser** von Sunday Natural. Silizium bindet vor allem Impfbegleitstoffe wie Aluminium.
– Zur Ausleitung von Aluminium empfiehlt sich außerdem **Apfelpektin,** das beispielsweise in Pulverform zugeführt werden kann. Dazu erhalten Kinder einoder zweimal täglich 1 Messerspitze und Erwachsene 1 oder 2 Teelöffel Apfelpektin. Wichtig ist, dass nach der Einnahme von Apfelpektin reichlich getrunken wird, also mindestens 1 Glas stilles Wasser zusätzlich pro Messerspitze. Eine einfache Anleitung zur Herstellung von Apfelpektin aus den Resten pektinreicher alter Apfelsorten findet sich unter www.lubera.com/de/gartenbuch/apfelpektin-p4689 (Abruf: 5.1.2024).

Ergänzend kommen je nach Impfstoff und Impfreaktion nachfolgende Naturheilmittel infrage. Die genaue Dosierung, die Frequenz und die Einnahmedauer hängen von den persönlichen Reaktionen auf die gewählten Mittel ab. Eine übliche mittlere Dosis sind bei Globuli D12 ein- oder zweimal täglich 5 bis 10 Globuli, bei Globuli D6 mehrmals täglich 5 bis 10 Globuli, bei Injektionspräparaten zwei- bis dreimal wöchentlich bis zu täglich 1 Ampulle subkutan im Bauchraum injiziert, und bei Arzneikomplexen variiert die Dosierung je nach Präparat von zwei- bis fünfmal täglich 10 bis 20 Tropfen:

– Bei Entzündungen der Blutgefäßwände, bei Hämatomen oder Thrombosen oder bei Herzbeteiligung nach Corona-Impfung: **Arnica/Aurum I** (bei niedrigem oder normalem Blutdruck) oder **Arnica/Aurum II Globuli** (bei Bluthochdruck) oder **Injektionslösung** von Wala.
– Bei Erschöpfungszuständen oder Kopfschmerzen nach Corona-Impfung oder auch nach Corona- oder Influenza-Infektion: **Meteoreisen Globuli** oder **Injektionslösung** von Wala, eventuell im Wechsel mit **Glandula suprarenales comp. Globuli** oder **Injektionslösung** von Wala.
– Nach Mehrfachimpfung der Kinderkrankheiten (Masern, Mumps, Röteln etc.) wie auch nach HPV-Impfung: **Phönix Thuja-Lachesis spag. Mischung** oder **Thuja D12 Globuli.** Thuja gilt auch als Spezifikum bei Hautausschlägen nach Impfungen.
– Bei Erschöpfungszuständen nach Gelbfieberimpfung empfiehlt sich eine Leberstärkung über mehrere Monate hinweg, die aus dem Leber-Entlastungstrank mit Kurkuma (→ Seite 43), hochdosiertem Mariendistelextrakt (→ Seite 183) und/oder Subkutaninjektionen mit **Metahepat Injektionslösung** von meta Fackler bestehen kann.
– Bei extremer Erschöpfung nach einer Corona- oder Gelbfieber-Impfung kann man **Meteoreisen** von Wala mit **Glandula suprarenales comp.** von Wala und Chininum arsenicosum D6 Globuli kombinieren. Zusätzlich sollte man eine Leberstärkung erwägen. Auch pflanzliche Tonika wie die Taigawurzel (Eleutherokokkus) oder Schlehentriebspitzen erweisen sich bei unklaren Erschöpfungszuständen als hilfreich (z. B. **Prunus spinosa, Summitates Urtinktur** von Weleda).

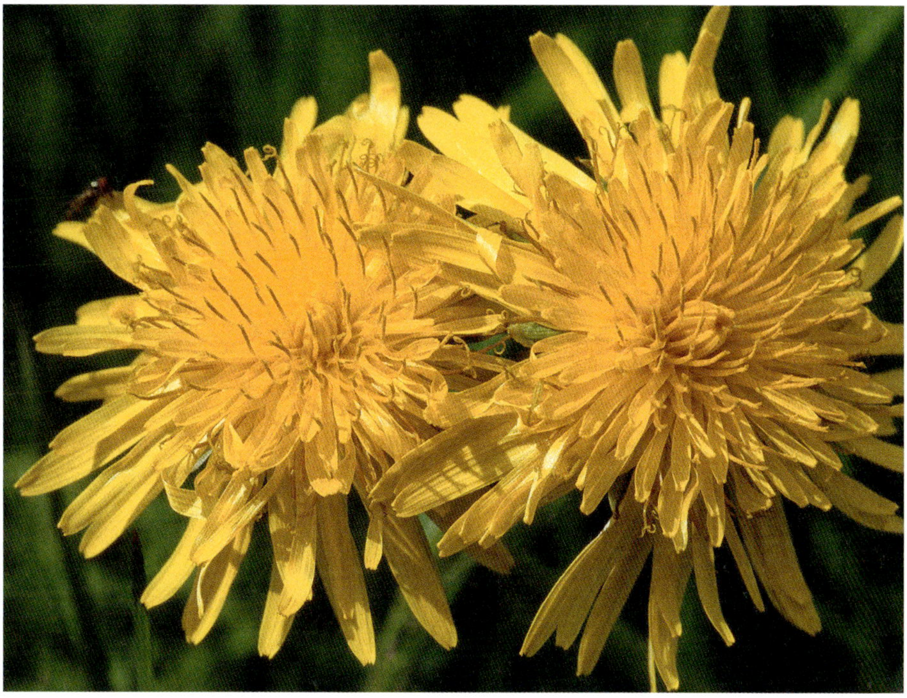

Unter Kräuterkundigen gilt der Löwenzahn als Entgiftungsmittel, das Corona-Spikeproteine ausleitet.

- Bei Infektanfälligkeit nach Impfungen empfiehlt sich eine Kur mit **Quarz D12 Globuli, 20 g,** von Wala (z. B. zweimal täglich 5 bis 10 Globuli), kombiniert mit **Meteoreisen Globuli** von Wala (z. B. zweimal täglich 10 bis 15 Globuli). Beide Mittel nimmt man zusammen vor dem Essen ein. Speziell zur Ausleitung der Spikeproteine nach mRNA-Impfung oder auch nach Corona-Infektionen empfehlen manche Entgiftungsexperten den Löwenzahn (z. B. **Ceres Taraxacum officinale Urtinktur** oder **Taraxacum Urtinktur** von Weleda). Einen ähnlichen Effekt haben Lymphmittel wie **Lymphdiaral Basistropfen** von Pascoe oder die **Phönix Thuja-Lachesis spag. Mischung.**
- Bei Fehlgeburtsneigung nach Corona-Impfungen kann man zu Beginn der nächsten Schwangerschaft bis Ende der 16./17. Woche – ergänzend zu allen ärztlichen Verordnungen – folgende Kombination einnehmen: **Arnica/Aurum I** von Wala (z. B. morgens und mittags vor dem Essen je 10 Globuli) und **Bryophyllum comp.** von Wala (z. B. im Lauf des Tages drei- bis fünfmal täglich 10 Globuli). Weil Corona-Impfungen wie auch -Infektionen vermutlich die Blutgerinnung negativ beeinflussen, sollte insbesondere nach wiederholten Fehlgeburten nach 2020 die Blutgerinnung überprüft und gegebenenfalls einer weiteren Fehlgeburt zusätzlich mit **ASS 100** und/oder mit Heparin-Injektionen vorgebeugt werden.

ANMERKUNG: In matriarchalen Völkern galt während der Corona-Pandemie Kokosmilch als neutralisierendes Getränk, um die Spike-Proteine der Coronaviren zu neutralisieren und um mRNA-Impftoxine auszuleiten. Die Bevölkerung trank dazu einfach täglich 1 bis 2 Gläser Kokosmilch (persönlicher Bericht der Matriarchatsforscherin und Filmemacherin Uschi Madeisky).

PRAXISTIPP

BEWÄHRTE INJEKTIONSPRÄPARATE ZUR AUSLEITUNG VON IMPFTOXINEN

Nach einer Impfung kann man versuchen, mit folgenden Arzneispezialitäten Impftoxine auszuleiten:

- **Engystol Ampullen** von Heel, zur unspezifischen Abwehrsteigerung sowie zur Ausleitung von Virustoxinen zwei- bis dreimal wöchentlich eine Ampulle subkutan im Bauchraum injizieren.
- **Meteoreisen Injekt** von Wala, zur Abwehrsteigerung nach Grippeimpfung oder Corona-Impfung zwei- bis dreimal wöchentlich eine Ampulle subkutan im Bauchraum injizieren.
- Speziell nach Corona-Impfungen empfiehlt der anthroposophische Arzt Dr. med. Johannes Wilkens **Arnica/Aurum** von Wala, vor allem wenn das Herz-Kreislauf-System und die Blutgefäße betroffen sind oder begleitend bei Thrombosen nach Corona-Impfung.
- **Glandula suprarenales comp. Injektionslösung** von Wala, bei Erschöpfung nach Corona-Impfung zwei- bis dreimal wöchentlich 1 Ampulle subkutan im Bauchraum injizieren.

Je nach Bedarf und Reaktion können die Injektionen auch bis zu täglich durchgeführt werden, und die Dauer der Injektionskur kann beispielsweise über 6 bis 8 Wochen erfolgen. Die genaue Dosierung und Dauer der Injektionskur hängen jedoch vor allem vom Bedarf und persönlichen Befinden ab.

Ausleitung bei Schwermetallbelastung

Speziell Blei oder Quecksilber lassen sich recht gut ausleiten, indem man diese Metalle mit Schwefelverbindungen mobilisiert und gleichzeitig mit Naturheilmitteln Leber, Nieren und Lymphe anregt. Außerdem sollte man unbedingt darauf achten, dass vor und während einer Schwermetallausleitung die Darmbarriere gestärkt wird (→ Seite 115 und 190). Erfahrungsgemäß ist nach einer zwei- bis dreimonatigen Kur ein Großteil der Schwermetalle ausgeleitet.

Sofern man die Schwermetalle nicht professionell mit DMPS/DMSA mobilisieren will oder kann, bietet sich für eine Ausleitung in eigener Regie z. B. der ayurvedische Knoblauchtrank an (→ Seite 174), von dem man idealerweise bei abnehmendem Mond 14 Tage lang täglich 1 bis 2 Gläser trinken sollte. Wer Knoblauch nicht mag oder wegen niedrigem Blutdruck nicht verträgt, kann auf andere Schwefelverbindungen ausweichen, z. B. auf **MSM Organic Sulphur Vegi-Tabs** von Bionutrition. Sehr empfindliche Personen können auch auf potenzierten mineralischen Schwefel zurückgreifen, z. B. **Sulfur D6** (zwei- bis dreimal täglich 5 bis 10 Globuli) oder **Sulfur D12** von Wala (ein- bis zweimal täglich 5 bis 10 Globuli). Wer Schwefelverbindungen grundsätzlich nicht verträgt, kann auch auf Koriander ausweichen (→ Seite 175).

PRAXISTIPP

TRINKFLASCHENKUR ZUR SCHWERMETALLAUSLEITUNG

- Zur Anregung des Gallenflusses: **Metaheptachol Mischung** von meta Fackler, TD: 30 bis 40 Tropfen.
- Für die Bauchspeicheldrüse und um Darmgifte zu binden: **Okoubasan D2 Tropfen** von Sanum, TD: 15 bis 20 Tropfen.
- Zur Anregung der Nieren: **Metasolitharis Mischung** von meta Fackler, TD: 30 bis 60 Tropfen.
- Zur Anregung der Lymphe: **Lymphdiaral Basistropfen** von Pascoe, TD: 30 bis 60 Tropfen.

Alle Tagesdosen (TD) zusammen in eine Glasflasche mit stillem Wasser geben und 6 bis 8 Wochen lang schluckweise über den Tag verteilt trinken.

Für die Darmbarriere empfehlen sich **Birkenkohle comp. Kapseln** von Weleda. **DOSIERUNGSVORSCHLAG:** zwei- bis dreimal täglich 1 Kapsel zwischen den Mahlzeiten. Um Schwermetalle zu binden, kann man zusätzlich Chlorella-Tabletten einnehmen, z. B. zwei- bis dreimal täglich 3 bis 4 **NeproRella Tabletten** von Nestmann.

Außerdem sollten die Nieren verstärkt angeregt werden (z. B. mit dem Wermut-Trank nach Hildegard von Bingen, → Seite 220). Insbesondere bei Quecksilberbelastung empfehlen sich zusätzlich noch schweißtreibende Maßnahmen wie etwa Saunagänge oder Schwitzbäder. Während der Schwermetallausleitung sollte man unbedingt auf eine reichliche Flüssigkeitszufuhr achten. Mindestens 3 Liter Flüssigkeit sollten im Laufe des Tages zugeführt werden, z. B. in Form von stillem Wasser, Kräutertees, Heiltränken (Zitronen-, Knoblauchtrank) und Gemüsesuppen.

Nicht zuletzt sollte man bei Verdacht auf Quecksilberbelastung Selen zuführen, z. B. zweimal täglich 1 **Cefasel 100 Nutri Tab,** da Selenmangel die Giftigkeit von Quecksilber steigert.

REZEPT

Ausleitungstee bei Schwermetallbelastung

Goldrutenkraut	20 g
Gundelrebe	40 g
Liebstockwurzel	20 g
Wegwartenwurzel	20 g

Mischen, 2 Teelöffel pro Tasse à 200 ml heiß überbrühen, mindestens 5 bis 6 Minuten ziehen lassen, täglich 3 bis 5 Tassen ungesüßt trinken.

Daneben eignet sich speziell zur Ausleitung von Blei Gundelrebentee (→ Seite 164).

Ausleitung von Hormonen

Unabhängig davon, ob frau jahrelang hormonelle Kontrazeptiva eingenommen hat oder ob eine Hormonstimulation im Rahmen einer Kinderwunschbehandlung erfolgt ist, ob eine Hormonspirale zur Verhütung gebraucht wurde oder ob in den Wechseljahren Hormone substituiert wurden – alle Hormone werden gleichermaßen in der Leber abgebaut. Daher benötigt die Leber während und auch nach Hormongaben die meiste Pflege. Vor allem bei ausgeprägten hormonellen Dysbalancen nach Absetzen der jeweiligen Präparate sollte man nicht nur eine Leberkur machen, sondern zusätzlich auch Hormone aus dem Trinkwasser filtern (→ Seite 27) und eventuell sogar mit Nahrungshormonen wie etwa Soja vorsichtig sein, weil diese die Schilddrüsenfunktion beeinträchtigen können.

Darüber hinaus kommt es als Reaktion auf die von außen zugeführten Hormone zu einem sogenannten »negativen Hormon-Feedback«. Bildhaft gesprochen: Wenn der Bäcker morgens Brot in seinem Laden vorfindet, dann muss er nicht mehr selbst backen. Folglich stellen die Hormondrüsen ihre Arbeit ein oder drosseln die Hormonsekretion, wenn Hormone substituiert worden sind.

Weil aber nicht nur eine einzelne Hormondrüse, sondern vielmehr ein ganzer Regelkreis auf die zugeführten Hormone reagiert, muss oftmals der gesamte Regelkreis in das Therapiekonzept einbezogen werden, denn auch die Hirnanhangsdrüse wird durch Hormongaben mehr oder weniger nachhaltig blockiert. Ebendeswegen leiden so viele Frauen nach Absetzen von hormonellen Kontrazeptiva unter hormonellen Dysbalancen. In der Naturheilpraxis klagen auffällig viele Patientinnen nach dem Absetzen der Pille über prämenstruelle Beschwerden (PMS) wie Brustspannen, Wassereinlagerungen oder Stimmungsschwankungen vor der Regel. Bei manchen Pillenkonsumentinnen bleibt der Zyklus nach dem Absetzen sogar über Monate hinweg aus.

Letzteres ist vor allem bei drüsenschwachen Frauentypen der Fall, die vielleicht unter einer latenten Schilddrüsenunterfunktion leiden und ihre erste Regelblutung relativ spät bekommen haben, z. B. nach dem vierzehnten Lebensjahr. Wenn die Pille solchen jungen Frauen verabreicht wurde, bevor sich der Zyklus einspielen konnte, bewirkt das negative Hormon-Feedback, dass die körpereigene Hormonproduktion zum Teil nachhaltig blockiert ist. Erfahrungsgemäß entwickeln relativ viele drüsenschwache Frauentypen nach Absetzen von hormonellen Verhütungsmitteln ein PCO-Syndrom. Bei dieser häufigen gynäkologischen Erkrankung wie auch bei anderen Frauenleiden, etwa Endometriose, Myomen, Eierstockzysten oder Dermoiden, spielen immer auch Umweltfaktoren eine Rolle.

Das Hormonsystem wird heute mit zahlreichen hormonaktiven Chemikalien konfrontiert, den sogenannten »endokrinen Disruptoren« (→ Seite 236 und 242). Manche dieser »Umweltöstrogene« (Xenoöstrogene) können Hormonrezeptoren blockieren und die Ausschüttung bestimmter Hormone hemmen. Andere hormonaktive Chemikalien, z. B. Weichmacher, können eine Hormondrüse überstimulieren, sodass es vielleicht zur Zystenbildung kommt. Endokrine Disruptoren können also an verschiedenen Stationen auf das Hormonsystem Einfluss nehmen. So kommt es durch Quecksilber oder Flammschutzmittel, die über den Hypothalamus und die Hirnanhangsdrüse und zum Teil auch über die Schilddrüse in den hormonellen Regelkreis hineinwirken, beispielsweise zur vermehrten Ausschüttung von Prolaktin. Das erhöhte Prolaktin wirkt sich negativ auf die Eizellreifung aus, bremst die Ausschüttung von Gelbkörperhormonen und bringt den Zyklus durcheinander, was eine erschwerte Empfängnis bis hin zur Unfruchtbarkeit zur Folge haben kann.

In beiden Fällen, also nach der Einnahme von Hormonen wie auch bei und nach dem Kontakt mit hormonaktiven Schadstoffen, sollten jedenfalls nicht nur die jeweiligen Umweltgifte ausgeleitet und die Leber langfristig nachbehandelt werden, sondern es müssen ebenfalls die betroffenen Hormondrüsen reaktiviert werden. Bei Verdacht auf Belastung mit endokrinen Disruptoren sollte darüber hinaus eine Mitochondrientherapie (→ Seite 286) erwogen werden.

Folgende Naturarzneien und Nahrungsergänzungsmittel können beispielsweise nach Absetzen von Hormonpräparaten versucht werden:

- **Hypophysis/Stannum Globuli velati** von Wala: zur Anregung der Hirnanhangsdrüse sowie zur Zyklusregulation nach Absetzen von hormonellen Kontrazeptiva (»Antibabypille«) oder nach Hormonstimulation im Rahmen von reproduktionsmedizinischer Behandlung. *Dosierung:* zunächst 8 bis 10 Wochen lang zweimal täglich 10 Globuli im Mund zergehen lassen.
- **Ovaria comp. Globuli** von Wala: zur Anregung der Eierstockfunktion, der Eizellreifung und des Eisprungs. *Dosierung:* zunächst 8 bis 10 Wochen lang zweimal täglich 12 bis 15 Globuli. Bei Kinderwunsch oder, falls es nach Absetzen der Hormone zu Zyklusunregelmäßigkeiten und hormoneller Dysbalance kommt, kann die Gebärmutterschleimhaut aufgebaut und die Eierstockfunktion auch mit Injektionskuren angeregt werden. Dazu durchgängig im gesamten Zyklus zwei- bis dreimal wöchentlich 1 Ampulle **Ovaria comp.** von Wala subkutan im Bauchraum injizieren. Die Injektionskur erweist sich als wirksamer, wenn zuvor Schwermetalle ausgeleitet (toxische Blockade) und die Schilddrüse eingestellt wurden.
- Hochdosierte **Mariendistel** (z. B. **Mariendistelextrakt 600 mg Silymarin 80% Kapseln** von Sunday Natural) empfiehlt sich zur Leberregeneration nach Absetzen von Hormonen aller Art. *Dosierung:* 8 bis 12 Wochen lang zweimal täglich 1 Kapsel mit etwas Wasser einnehmen.
- Ergänzend empfehlen sich der **Leber-Entlastungstrank mit Kurkuma** und bei ausbleibender Regelblutung der Kräutertee bei Post-Pill-Amenorrhoe (s. u.) oder **Ceres Beifuss Frischpflanzen-Extrakt** zur Anregung des Zyklus über die Hirnanhangsdrüse.

REZEPT

Kräutertee bei Post-Pill-Amenorrhoe

Wenn sich nach Absetzen der Antibabypille keine Regelblutung mehr einstellen will, kann man mit diesem Kräutertee die Eierstockfunktion anregen, die Gebärmutterschleimhaut aufbauen und die Entgiftung über das Menstrualblut in Gang bringen.

Beifußkraut	40 g
Hopfenblüten	20 g
Liebstockwurzel	20 g
Rosmarin	20 g

Mischen, 2 Teelöffel pro Tasse à 200 ml heiß überbrühen, mindestens 6 bis 8 Minuten ziehen lassen, zunächst 8 bis 12 Wochen lang täglich 2 bis 3 Tassen trinken, danach eventuell noch eine Zeit lang mit 1 Tasse täglich fortfahren.

KONTRAINDIKATION: Eine Schwangerschaft sollte vorher ausgeschlossen werden.

PRAXISTIPPS

VORZEITIGER WECHSEL NACH HORMONSTIMULATION

Wenn die Eierstockfunktion nach einer Hormonstimulation wegen Kinderwunschs nachlässt und ein vorzeitiger Wechsel eintritt, dann empfiehlt sich einerseits eine Ausleitung der Hormone über die Leber (→ Seite 97). Andererseits kann die vorzeitig ausbleibende Regelblutung ein Hinweis auf eine Nebennierenerschöpfung sein. Daher empfiehlt sich nach Hormonstimulation eine Anregung der Eierstockfunktion z. B. mit **Ovaria comp.** von Wala (s. o.) zusammen mit einer Aktivierung der Nebennieren, etwa mit **Glandula suprarenales comp. Globuli** von Wala, zweimal täglich jeweils 10 bis 15 Globuli.

Beide Präparate sind auch als flüssige Verdünnung zur Injektion erhältlich und können bei Bedarf über mehrere Wochen hinweg bis zu täglich injiziert werden.

INJEKTIONSKUR ZUR AUSLEITUNG VON HORMONPRÄPARATEN

Nach dem Absetzen von Hormonen kann man die Leber stärken und das Hormonsystem mit folgender Arzneikombination aktivieren:

- **Ovaria comp. Ampullen** von Wala.
  DOSIERUNG: zwei- bis dreimal wöchentlich 1 Ampulle subkutan im Bauchraum injizieren.
  KONTRAINDIKATION: nicht während der Regelblutung einsetzen.
- **Metahepat Ampullen** von meta Fackler.
  DOSIERUNG: zwei- bis dreimal wöchentlich 1 Ampulle subkutan im Bauchraum injizieren.

KURDAUER: Je nach Bedarf und Reaktion können vor allem die Ovaria-comp.-Injektionen auch bis zu täglich durchgeführt werden, und die Injektionskur kann so lange fortgesetzt werden, bis sich wieder ein regulärer Zyklus eingestellt hat. In der Regel genügt eine zwei- bis dreimonatige Injektionskur, sofern nicht zusätzlich noch andere hormonelle Leiden wie etwa eine Schilddrüsenunterfunktion oder eine Nebennierenerschöpfung vorliegen.

Ausleitung von Psychopharmaka

Psychopharmaka, vor allem verschreibungspflichtige Antidepressiva, Schlafmittel oder angstlösende Medikamente, sollten auf keinen Fall ohne ärztliche Begleitung abgesetzt werden! Im Entzug können mitunter schwer beherrschbare Stimmungsschwankungen, massive Schlafstörungen oder depressive Episoden auftreten, die man eventuell nicht mehr allein in den Griff bekommt. Am besten suchen sich Betroffene eine ärztliche oder naturheilkundliche Betreuung und lassen sich im Medikamentenentzug professionell begleiten.

Wie so viele chemisch definierte Arzneimittel können auch Psychopharmaka die Leber und die Nieren belasten und bei lang-

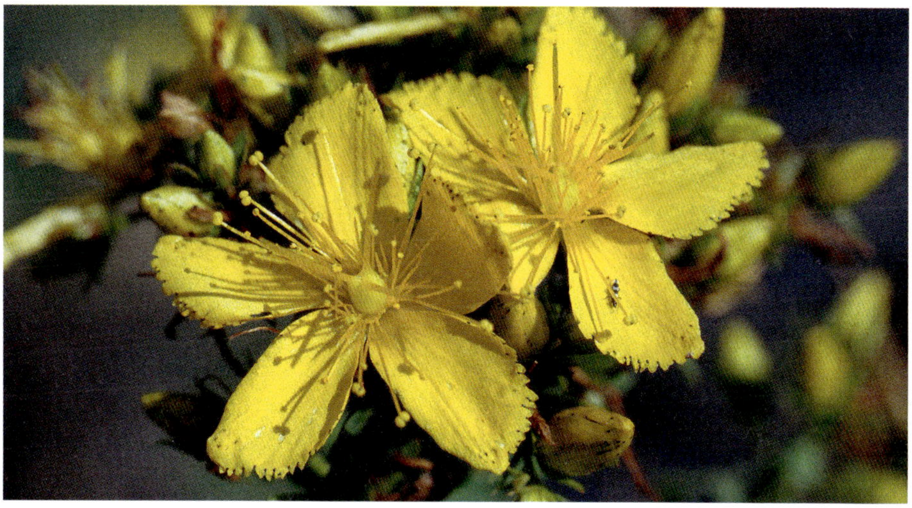

Mithilfe von Johanniskraut lassen sich bei leichten bis mittelschweren Depressionen Antidepressiva ersetzen. Allerdings sollen Johanniskrautpräparate nicht gleichzeitig mit Psychopharmaka eingenommen werden.

fristiger Einnahme auch nachhaltig schädigen. Weil ein Absetzen schrittweise erfolgen sollte, indem man die Mittel langsam und im Zweifelsfall über Wochen oder sogar Monate hinweg ausschleicht, sollten auch während der Entwöhnung alkoholhaltige Naturheilmittel und Pflanzenextrakte gemieden werden.

Zur Leberregeneration bieten sich deshalb alkoholfreie Zubereitungen wie der Leberentlastungstrank mit Kurkuma an (→ Seite 43) und/oder hochdosierte Mariendistel-Kapseln (z. B. Mariendistel Extrakt 600 mg Silymarin 80 % von Sunday Natural). Sehr sensible Personen können auf homöopathische Leberkomplexe wie etwa Hepar Hevert Lebertabletten ausweichen. Kurdauer: Mindestens 8 bis 10 Wochen lang sollte man mit den Leberheilmitteln nach eigener Wahl kuren – wenn einem diese spürbar guttun, gern auch länger. Bei Schlafstörungen im Entzug erweist sich der Schafgarben-Leberwickel (→ Seite 197) als hilfreich, und man darf ihn täglich und zeitlich unbegrenzt anwenden.

Für die Nieren empfehlen sich täglich 2 bis 3 Tassen Goldrutentee (→ Seite 158) oder eine Trinkkur mit **Wala Nierentonikum Sirup.** *Dosierung:* zwei- bis dreimal täglich 1 bis 2 Teelöffel Nierentonikum auf ein großes Glas Wasser (300 ml) verrührt trinken. Besonders wohltuend sind im Entzug Basenfußbäder mit anschließenden Einreibungen der Fußsohlen mit **Kupfersalbe rot** von Wala, da diese nicht nur entspannend, sondern auch erdend wirken.

Folgende Pflanzenarzneien erweisen sich zusätzlich zur Nierenstärkung und Lebereinigung als hilfreich im Entzug von Psychopharmaka, um die Psyche zu stabilisieren:

– **Johanniskraut** (Hypericum perforatum): Die Sonnenpflanze gehört zu den pflanzlichen Serotonin-Wiederaufnahmehemmern und durchlichtet somit ähnlich wie ein Antidepressivum die Seele. Weil Johanniskraut die Wirkung wichtiger Arzneimittel herabsetzt, so etwa von Blutgerinnungshemmern, hormonellen Kontrazeptiva oder Zytostatika, sollte es nicht gleichzeitig mit diesen eingenommen werden. Auch Psychopharmaka dürfen nicht gleichzeitig mit hochdosierten Johanniskrautpräparaten eingenommen werden. Dagegen gehen feinstoffliche Präparate, in denen nur spagyrisch oder homöopathisch zubereitetes Johanniskraut enthalten ist, erfahrungsgemäß keine nennenswerten Wechselwirkungen mit Arzneimitteln ein, sodass man mit ihnen die Stimmung auch im Entzug aufhellen kann (z. B. **Ceres Hypericum Urtinktur;** *Dosierung:* zwei- bis dreimal täglich 4 bis 5 Tropfen pur oder in etwas Wasser einnehmen, oder **Aurum/Apis regina comp. Globuli** von Wala).

- **Keimzumpe** (Bryophyllum): Diese bodendeckende Urwaldpflanze verfügt über beruhigende, angstlösende und einschlaffördernde Kräfte und kann auch in der Schwangerschaft und Stillzeit sowie gleichzeitig mit schulmedizinischen Arzneimitteln eingenommen werden. Bei innerer Unruhe im Entzug oder auch bei Gedankenkreisen kann man **Bryophyllum 50% Pulver** von Weleda versuchen, bei Bedarf einmal oder mehrmals täglich 1 Messerspitze bis ½ Teelöffel voll Pulver einnehmen. Die Maximaldosis ist erreicht, wenn Müdigkeit eintritt. Für Kinder oder Schwangere eignet sich die alkoholfreie Zubereitung **Bryophyllum Argento cultum Rh Dil. D3** von Weleda. Wenn auch Ängste und Panikattacken Anwendungsgebiete von Bryophyllum sind, so sollten Betroffene bei Angsterkrankungen dennoch professionelle Hilfe in Anspruch nehmen.
- **Passionsblume** (Passiflora incarnata): Ängste und nervöse Unruhezustände sind auch das Hauptanwendungsgebiet von Passiflora. Das Kraut empfiehlt sich beispielsweise bei Angst vor Operationen und wird auch bei längerfristiger Einnahme gut vertragen. Zur Langzeiteinnahme empfehlen sich **Pascoflair Tabletten** von Pascoe, zwei- bis dreimal täglich 1 Tablette, oder **Ceres Passiflora Urtinktur,** zwei- bis dreimal täglich 5 bis 6 Tropfen pur oder in etwas Wasser.
- **Safran** (Crocus sativus): Das Sonnengewürz erwies sich in Studien modernen Antidepressiva als ebenbürtig, jedoch ohne Suchtgefahr! Zur Stimmungsaufhellung empfiehlt sich während der Entwöhnung von Psychopharmaka jeden Morgen nüchtern ein Nahrungsergänzungsmittel mit Safran (z. B. **Cefasafra Kapseln** von Cefak oder **Talasar Safran Kapseln** von Amisar Munich Biohealth) oder eine Tasse Safrantee. Dazu 4 bis 5 Safranfäden mit 50 bis 80 ml kochendem Wasser überbrühen, auf Trinkwärme abkühlen lassen, umrühren und mitsamt den Safranfäden trinken.
  GEGENANZEIGEN: Wegen der euphorisierenden Wirkung eignet sich Safran jedoch nicht bei manischen Zuständen! In der Schwangerschaft muss man vorsichtig dosieren. Weil Safran zu den pflanzlichen Serotonin-Wiederaufnahmehemmern gehört, sollte man diese Sonnenmedizin für die Seele erst nach Absetzen der Psychopharmaka gebrauchen.

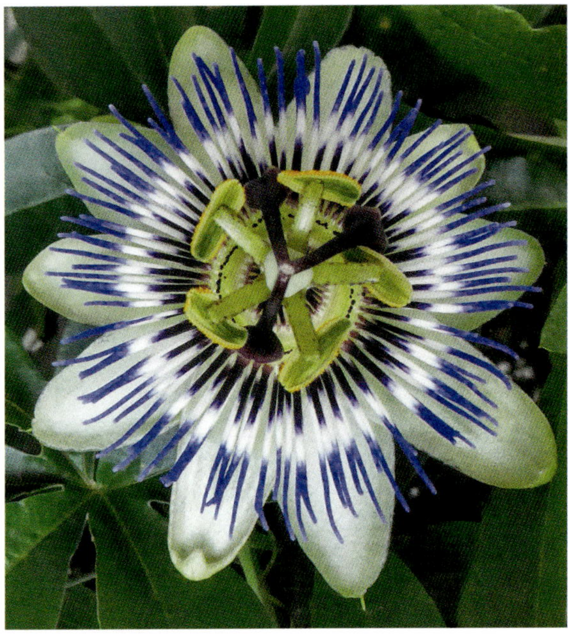

Wegen seiner angstlösenden und nervenstärkenden Wirkung kann man mithilfe von Passiflora so manches Psychopharmakon einsparen.

REZEPT

Schlaf- und Nerventee

Baldrianwurzel	30 g
Herzgespannkraut	30 g
Hopfenzapfen	20 g
Passionsblumenkraut	50 g
Weißdornblätter	40 g
Zitronenmelisse	30 g

Mischen, 2 Teelöffel der Mischung pro Tasse à 200 ml heiß überbrühen, etwa 5 bis 8 Minuten ziehen lassen, abseihen, bei Bedarf im trinkwarmen Zustand mit etwas echtem Bio-Imkerhonig süßen.

DOSIERUNG: je nach Reaktion 2 bis 3 Tassen täglich trinken.

PRAXISTIPP

INJEKTIONSKUR ZUR AUSLEITUNG VON PSYCHOPHARMAKA

Nach dem Absetzen von Psychopharmaka kann man die Nierentätigkeit anregen und der seelischen Erschöpfung mit folgender Arzneikombination entgegenwirken:

- **Renes/Cuprum Ampullen** von Wala.
  DOSIERUNG: zwei- bis dreimal wöchentlich 1 Ampulle subkutan im Bauchraum injizieren.
- **Levico comp. Ampullen** von Wala.
  DOSIERUNG: zwei- bis dreimal wöchentlich 1 Ampulle subkutan im Bauchraum injizieren.

KURDAUER: Je nach Bedarf und Reaktion können die Injektionen bis zu täglich und über einen längeren Zeitraum hinweg durchgeführt werden.

Der Umgang mit Umweltsyndromen wie der multiplen Chemikaliensensitivität (MCS)

Vonseiten der Schulmedizin werden Umweltsyndrome wie etwa die multiple Chemikaliensensitivität (MCS) selten ernst genommen. Weil die Betroffenen meist mit diffusen Krankheitsbildern und zu Beginn wegen unklarer Beschwerden wie etwa geringerer Belastbarkeit, Muskelschwäche, Kopf- oder Gliederschmerzen sowie mit Schlafstörungen, Brain Fog oder Schwindel in der Arztpraxis erscheinen, werden sie oftmals in die Psychosomatikecke verbannt.

Nicht selten erweckt aber bereits eine einfache Anamnese den Verdacht, dass hier möglicherweise schon mit dem Nabelschnurblut oder mit der Muttermilch bestimmte Umweltgifte wie etwa Dioxine weitergereicht wurden. Insbesondere den Müttern, die in den 1960er- und 1970er-Jahren ihre Kinder bekamen, wurde seinerzeit sogar vom Stillen abgeraten, weil damals in der Muttermilch Dioxine gefunden wurden. Viele Kinder dieser Jahrgänge wurden daher nur wenige Wochen oder gar nicht gestillt, was wiederum der Darmgesundheit geschadet hat. Durch genotoxische Substanzen wie etwa Dioxin wurden enzymatische Entgiftungsprozesse möglicherweise so nachhaltig gestört, dass alle weiteren Schadstoffe immer schlechter abgebaut und neutralisiert werden können.

Wenn man zu Umweltschadstoffen wie etwa Flammschutzmitteln, Pestiziden oder Weichmachern tiefergehend recherchiert, stößt man immer wieder auf den Hinweis, dass diese Stoffe im Tierversuch diverse schädliche Effekte bis hin zur Krebsentstehung oder sogar Genschädigung bewirken, aber in den üblichen, äußerst geringen Mengen angeblich keine Gefahr für den Menschen darstellen – »nur« (!) Kinder seien besonders gefährdet, vor allem wenn sie bodennah spielen und etwa kontaminierten Hausstaub einatmen oder verschlucken würden. Eben wegen solcher toxikologischen Ausführungen steht doch irgendwann der Verdacht im Raum, dass eine MCS bereits in der Kindheit wurzeln könnte. Bei näherem Hinterfragen finden sich tatsächlich bei allen Betroffenen Altlasten aus der Kindheit, aus der Jugend oder aus der Lehrzeit. Sei es die Holzdecke im Elternhaus oder die Kindheit auf dem Hof mit konventionellem Getreide-, Mais-, Gemüse- oder Obstanbau, die Amalgamfüllungen in den Zähnen oder die Lehre beim Schreiner. Der Beschwerdekomplex kann auch erst nach einem Umzug, nach einer Renovierung oder nach einer Impfung auftreten, weshalb es wichtig ist, bei jedem einzelnen Symptom nach dem »Seit wann?« zu fragen.

Die MCS ist für die meisten Ärzte, aber auch für viele Naturheilkundler ein kaum greifbares und schwer nachweisbares Phänomen, das erfahrungsgemäß schwerwiegenderen Umwelterkrankungen wie etwa einem Krebs, einer Leukämie oder einer neurologischen Erkrankungen mitunter jahrzehntelang vorangehen kann. Daher ist es bei mehreren für die MCS typischen Beschwerden nicht nur sinnvoll, sondern notwendig, die Entgiftungsorgane wie auch die Mitochondrien zu stärken (→ Seite 286) und unseren Organismus bis in die letzten Winkel unserer Zellen zu reinigen. Ein Universalkonzept gibt es hierfür leider nicht. Denn typisch für MCS-Patienten ist, dass sie auf viele Medikamente und Naturarzneien, auf Begleitstoffe in Nahrungsergänzungsmittel, auf Salbengrundlagen oder auf diverse Nahrungsmittel empfindlich reagieren. Das Fass ist einfach zu voll, und jeder noch so kleine weitere toxische Reiz bringt es zum Überlaufen.

Daher sind bei diesem Umweltsyndrom nur die allersanftesten Naturheilmittel und Entgiftungsmethoden ratsam. Um unnötige Ausgaben und therapeutische Irrwege zu vermeiden, empfehlen sich bei der MCS verschiedene Untersuchungen wie z. B. ein Mineralstatus, um nötigenfalls Spurenelemente wie Selen oder Zink gezielt auszugleichen. Doch wir Menschen sind keine DIN-genormten Automaten, die funktionieren, wenn man nur ständig die richtigen Vitalstoffe auffüllt. Bildhaft ausgedrückt, findet sich das »Leck im Eimer«, also die Ursache des Mikronährstoffmangels, doch meist im Darm (→ Seite 114).

Weil Krankenkassen bestimmte Ausleitungstherapien und Klinikaufenthalte bei MCS nur dann bezahlen, wenn die Umweltbelastung gut dokumentiert werden kann, sollten möglichst umfassende Untersuchungen erfolgen. Beispielsweise können Belastungen mit Schwermetallen, Holzschutzmitteln, Pestiziden etc. sowie oxidativer Stress mittels Blutuntersuchungen, Mobilisationstests oder Haaranalysen getestet werden. Doch meist sind dies Privatleistungen.

Natürlich empfiehlt sich auch bei Beschwerdekomplexen, wie sie bei der MCS auftreten, mit Kräutertees und pflanzlichen Arzneimitteln – gegebenenfalls auch ergänzend zu allen medizinisch notwendigen Maßnahmen – Entzündungen zu lindern, die Entgiftungsorgane zu stärken und Entgiftungsprozesse anzuregen.

PRAXISTIPP

BEISPIEL FÜR EIN ENTGIFTUNGSKONZEPT BEI MULTIPLER CHEMIKALIENSENSITIVITÄT

Grundsätzlich empfehlenswert sind bei multipler Chemikaliensensitivität (MCS) Basenkost sowie eine möglichst glutenfreie Ernährung, um den Stoffwechsel nicht unnötig mit Säuren und Gluten zu belasten. Wenn die MCS mit Autoimmunerkankungen vergesellschaftet ist, lohnt sich der Glutenverzicht ganz besonders, denn dieser senkt die Antikörper meist zuverlässig. Außerdem empfehlen sich basische Heilkräutertees, Trinkkuren mit siliziumhaltigen Heilwässern, Basenfuß- oder -vollbäder bzw. regelmäßige Schwitzbäder bis hin zu ärztlich beaufsichtigter Hyperthermie. Bewährt haben sich folgende Maßnahmen:

- Leberentlastungstrank mit Kurkuma (→ Seite 43),
- Darmtee zur Stärkung der Darmbarriere (→ Seite 188),
- ayurvedische Trinkkur (→ Seite 28),
- Schafgarben-Leberwickel (→ Seite 197).

Sofern kleine Mengen alkoholhaltiger Tinkturen toleriert werden, empfiehlt sich eine Trinkflaschenkur (→ Seite 277) mit milden Leber-, Lymph- und Darmheilmitteln, z. B.:

- Für die Leber: **Metaheptachol Mischung** von meta Fackler, TD: 20 bis 30 Tropfen.
- Für die Lymphe: **Lymphdiaral Basistropfen** von Pascoe, TD: 30 bis 60 Tropfen.
- Für den Darm und die Bauchspeicheldrüse: **Okoubasan D2 Tropfen** von Sanum, TD: 20 bis 30 Tropfen.

Sofern Geldbeutel und Magen es zulassen, kann man außerdem folgende Nahrungsergänzungsmittel erwägen:

- Zur Leberentlastung: **Formel LE 5 Kapseln** von Evolution oder **Leber-Rezeptur Kapseln** nach Dr. med. Michalzik oder **Liv Ultra Leber Komplex Kapseln** von Sunday Natural.
  DOSIERUNGSVORSCHLAG: zweimal täglich 1 bis 2 Kapseln.
- Zur Entzündungshemmung: **BS 85 Weihrauch Kapseln** nach Dr. med. Michalzik.
  DOSIERUNGSVORSCHLAG: einmal täglich, anfangs auch zweimal täglich 1 oder 2 Kapseln nach dem Essen.
- Zur Energiegewinnung für die zelluläre Entgiftung: **Mitochondrien forte Kapseln** nach Dr. med. Michalzik.
  DOSIERUNGSVORSCHLAG: morgens nach dem Essen 2 Kapseln.
- Je nach Belastungsprofil kommen beispielsweise alle 1 bis 2 Wochen Ausleitungsinfusionen mit alpha-Liponsäure (Thioctsäure, z. B. **Thiogamma Turbo-Set** von Wörwag) infrage, die man ergänzen kann mit Vitamin C (z. B. **Pascorbin Injektionslösung** von Pascoe) sowie mit homöopathischer Milchsäure (z. B. **Sanuvis Flüssige Verdünnung** zur Injektion von Sanum-Kehlbeck).

Bewährt haben sich auch regelmäßige Subkutaninjektionen, welche die Betroffenen nach professioneller Anleitung durch Ärzte oder Heilpraktiker selbstständig durchführen können, z. B.:

- Zur Lymphentlastung und Lymphreinigung: **Lymphaden Hevert Injekt.**
  DOSIERUNG: zweimal wöchentlich 1 Ampulle subkutan im Bauchraum injizieren.
- Zur Anregung der Entgiftung über Leber und Galle: **Hepar-Magnesium D4 Ampullen** von Weleda.
  DOSIERUNG: zweimal wöchentlich oder bis zu täglich 1 Ampulle subkutan im Bauchraum injizieren.
- Bei extremen Erschöpfungszuständen empfiehlt sich die Anregung der Nebennieren, z. B. mit **Glandula suprarenales comp. Ampullen** von Wala.
  DOSIERUNGSVORSCHLAG: eventuell bis zu täglich 1 Ampulle subkutan im Bauchraum injizieren, bei Bedarf im täglichen Wechsel mit **Levico comp. Ampullen** von Wala.

MERKE: Die konkrete Auswahl der Naturheilmittel und der Nahrungsergänzungsmittel sollte im Idealfall nach eingehender Labordiagnostik und Vitalstoffanalyse in Absprache mit den behandelnden Ärzten oder Heilpraktikern erfolgen.

Die Ausleitung von Agrargiften und Industriechemikalien oder Was ist eine Mitochondrientherapie?

Mitochondrien sind Zellorganellen, also winzige Organe in unseren Zellen, deren Aufgabe die Energiegewinnung ist. Sie spielen eine zentrale Rolle im Zitronensäurezyklus sowie in der Zellatmung und werden daher als »zelluläre Kraftwerke« bezeichnet. Im Zusammenspiel mit Sauerstoff erzeugen sie Adenosintriphosphat (ATP). Ohne diese Energiezentralen erlahmt der Stoffwechsel. Bakterien- oder Virustoxine, vor allem lipophile Umweltchemikalien wie etwa Flammschutzmittel oder Pestizide, Übersäuerung oder Vitalstoffmangel schwächen die Mitochondrien und schränken deren Funktionen ein. In der Folge kommt es zu oxidativem Stress, der Entzündungen und Gewebeschäden nach sich zieht. Aus diesem Grund sind bei chronischen Erkrankungen, an deren Entstehung Umweltfaktoren beteiligt sind und die mit Detox-Blockaden oder Therapieresistenz einhergehen, reinigende und die Mitochondrien regenerierende Maßnahmen sinnvoll. Die sogenannte Mitochondrientherapie basiert auf folgenden Säulen.

Mineral- und Vitalstoffanalyse

Damit Mitochondrien funktionieren, werden Mineralstoffe, Spurenelemente und Vitamine benötigt. Daher sollte man eigentlich bei allen chronischen Leiden, an deren Entstehung Umweltfaktoren beteiligt sind, zuerst die Labordiagnostik bemühen, um Defizite festzustellen und diese nötigenfalls gezielt auszugleichen.

Dabei sollte der Selenspiegel besondere Beachtung finden. Denn »Selen ist als Bestandteil des Enzyms Glutathionperoxidase eines der wichtigsten Antioxidanzien, insbesondere im Zellinneren« (Baumann 2022, S. 84). Das essenzielle Spurenelement wird hauptsächlich für das Enzym Glutathionperoxidase benötigt, das u. a. die Zellmembranen schützt. Ein Selenmangel verstärkt außerdem die Giftwirkung von Schwermetallen wie Blei, Cadmium oder Quecksilber, und oxidative oder durch Chemikalien verursachte Leberschäden nehmen durch einen Mangel ebenfalls zu. Nicht zuletzt wird Selen für eine gute Schilddrüsenfunktion benötigt, denn es fördert die Umwandlung von inaktiven in aktive Schilddrüsenhormone (fT4 zu fT3).

Weil unsere Böden relativ selenarm sind, ist es während einer Schwermetallausleitung sinnvoll, Selen zuzuführen (z. B. mit **Cefasel 100 Nutri Selen Tabs** und/oder mit **Selenokehl-Injektionen** von Sanum-Kehlbeck). Insbesondere bei Autoimmunerkrankungen der Schilddrüse wie etwa Hashimoto-Thyreoiditis lassen sich durch Selengaben oftmals die Antikörper absenken. Auch bei Krebserkrankungen liegt nicht selten ein Selenmangel vor. Nur überdosieren sollte man Selen nicht, da dies u. a. zu Blutbildveränderungen (z. B. Leukozytose), Haarausfall und Erbrechen führen kann. Unbedenklich ist die tägliche Zufuhr von 100 bis 200 µg Selen.

Zahlreiche weitere Mikronährstoffe sind ebenfalls unentbehrliche Co-Faktoren für die zelluläre Entgiftung, z. B. Coenzym Q10, Kupfer, Magnesium, B-Vitamine sowie die Vitamine C, D und E. Dennoch sollte man nicht wahllos Vitaminkombinationen schlucken, sondern lieber gezielt vorgehen. Am besten lassen sich medizinische Laien hierzu fachlich beraten.

Entsäuerung

Eine Grundregel lautet: »Nur im basischen Milieu kann man entgiften.« Daher empfiehlt sich initial eine Basenkur, z. B. indem man zunächst 10 bis 14 Tage lang morgens nüchtern 1 Teelöffel Natron oder ein Basenpulver (z. B. **Alkala N Pulver** von Sanum) auf 1 Glas Wasser verrührt trinkt. Bereits eine Viertelstunde später kann dem ein frisch gepresster und mit Wasser verdünnter Bio-Zitronensaft folgen. Während die Zitronensaftkur unbegrenzt fortgeführt werden kann, sollte man Basenmittel jedoch nur über einen begrenzten Zeitraum hinweg einnehmen, weil sonst die Wirkung der Magensäure aufgehoben und somit die Eiweißverdauung gestört wird. Ist die Eiweißverdauung gestört, kommt es im Darm zu Fäulnisprozessen mit Gasbildung, was wiederum die Entgiftungsorgane belasten kann. Gesünder ist es also, einer Übersäuerung langfristig mit Basenkost, mit Kräutertees und mit Basenfußbädern, -vollbädern oder -wickeln entgegenzuwirken.

Oxidativem Stress kann man auch mit **Coenzym Q10** und **Vitamin C** (Ascorbinsäure) vorbeugen. Dazu bieten sich natürliches Vitamin C aus der Cerola-Kirsche an (z. B. **Cerola Vitamin C Taler** von Dr. Grandel) oder der mit Wasser verdünnte frisch gepresste Zitronensaft (→ Seite 226). Speziell bei toxischer Belastung oder bei Krebs empfehlen sich Vitamin-C-Infusionen. Coenzym Q10 führt man während einer Ausleitungskur jedoch meist in Form von Nahrungsergänzungsmitteln zu (z. B. **Flüssiges Ubichinol Q10** nach Dr. med. Michalzik), oder man integriert **Ubichinon compositum Injektionslösung** von Heel in das Injektionsprogramm.

Als wahres Kraftfutter für Mitochondrien erweist sich Alpha-Liponsäure, eine schwefelhaltige Fettsäure, die als Coenzym die mitochondriale Energiegewinnung für Stoffwechsel- und Entgiftungsprozesse steigert. Die Substanz, auch »LA« *(lipoic acid)* genannt, wirkt als Chelatbildner für Metalle wie Blei, Cadmium oder Quecksilber und fördert die Ausscheidung von Metallionen aus der Zelle. LA verfügt über starke antioxidative Kräfte und kann sogar andere Antioxidanzien recyceln, denn sie »verwandelt verbrauchtes Vitamin C und E, Glutathion sowie Coenzym Q10 – also die wichtigsten Radikalfänger und Entgiftungssubstanzen des Körpers in ihre aktive Form zurück« (Thust und Schlett 2006, S. 80).

Zudem wird diskutiert, ob Alpha-Liponsäure der Alzheimer-Erkrankung entgegenwirken kann (Kerschner 2015). In jedem Fall vermittelt Alpha-Liponsäure antidiabetische Effekte, was wiederum der Entstehung von Demenz vorbeugt.

Alpha-Liponsäure steht zwar als Nahrungsergänzungsmittel zur Verfügung (z. B. **Alpha-Liponsäure Kapseln** nach Dr. med. Michalzik), um die Basisentgiftung von Bindegewebe und Fettgewebe voranzutreiben. Aber vor allem bei multipler Chemikaliensensitivität sowie bei vielen weiteren umweltbedingten Erkrankungen wie etwa Allergien, Autoimmunleiden oder Fibromyalgie erweisen sich Infusionen als wesentlich effektiver. Solche Infusionen (z. B. mit **Thiogamma Turbo-Set** von Wörwag) sollten zunächst 4 bis 6 Wochen lang ein- bis zweimal wöchentlich unter medizinischer Aufsicht erfolgen.

Eines der stärksten körpereigenen Antioxidanzien ist Glutathion (y-L-Glutamyl-L-Cysteinylglycin). Es wird hauptsächlich in der Leber gebildet und kommt in allen Körperzellen vor. Glutathion stabilisiert u. a. die Zellmembran, sodass Schadstoffe, etwa Aflatoxine, Formaldehyd oder Schwermetalle, und Viren nicht mehr so leicht eindringen können. Zudem steigert es die zelluläre Entgiftungsleistung und entlastet das Immunsystem, indem es die Vermehrung von Viren bremst (Smith und Dawason 2006). Daher nimmt der Glutathionspiegel nach Virusinfekten oder durch Umweltgifte ab. Niedrige Glutathionspiegel finden sich bei vielen Krankheiten, bei denen Umweltfaktoren eine Rolle spielen, z. B. bei Alzheimer, Multipler Sklerose, Parkinsonismus oder bei der Unfruchtbarkeit beider Geschlechter.

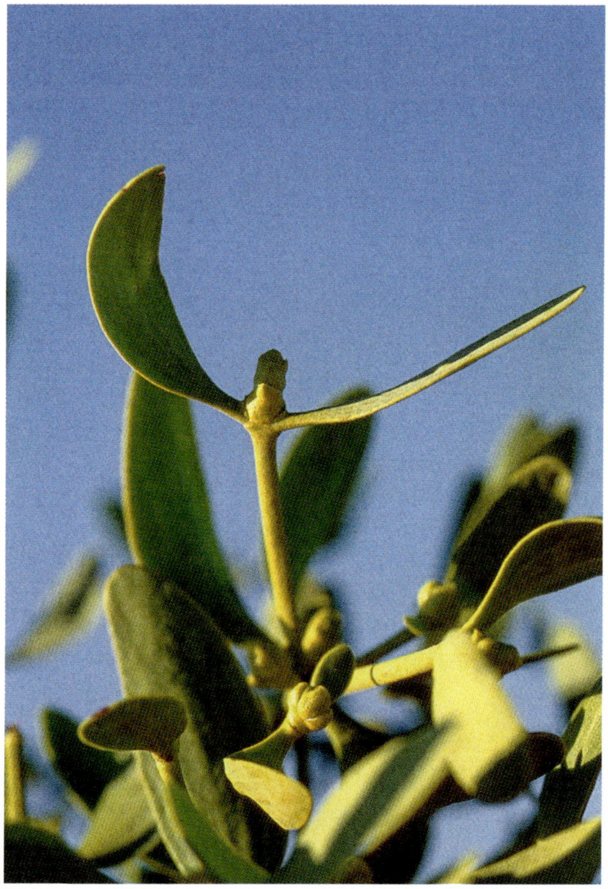

Speziell aufbereitete Tannenmistel erweist sich in Form von Injektionskuren hilfreich bei chronischen Hautleiden wie etwa Lichen, an deren Entstehung Umweltfaktoren beteiligt sind. Das in der Tannenmistel enthaltene Gluthation wird für zelluläre Entgiftungsprozesse benötigt.

Damit wir ausreichend Glutathion herstellen können, benötigen wir drei Aminosäuren: Glutaminsäure, Cystein und Glycin. Wie gut wir entgiften, hängt jedoch auch davon ab, ob mehr aktives, also reduziertes Glutathion (GSH) vorhanden ist oder oxidiertes Glutathion (GSSG), das bereits freie Radikale eingefangen hat und nun nicht mehr antioxidativ wirken kann. Sofern ein Missverhältnis zwischen reduziertem und oxidiertem Glutathion vorliegt, löst dies oxidativen Stress aus, in dessen Folge Zellschäden entstehen. Schmerzmittel wie **Paracetamol** inaktivieren reduziertes Glutathion und erhöhen den oxidativen Stress (DocCheck Flexikon 2023). Dem kann man mit der Einnahme von reduziertem Glutathion als Nahrungsergänzungsmittel entgegenzuwirken versuchen (z. B. **L-Glutathion reduziert Kapseln** von Evolution).

Wenn zu viel liposomales Glutathion zugeführt wird und direkt in die Zellen eindringt, kann dies den oxidativen Stress und vergiftungsbedingte Beschwerden wie Kopfschmerzen ebenfalls verstärken. Bei oraler Einnahme soll die Bioverfügbarkeit sehr gering sein, weil Glutathion im Darm in Glycin und y-Glutamylcystein zerlegt wird. Dennoch soll sich die langfristige Einnahme von reduziertem Glutathion positiv auf verschiedene Krankheitsbilder auswirken, so etwa auf die Aktivität der natürlichen Killerzellen oder auf die Arteriensteifigkeit.

Doch am besten ist es, wenn man den Glutathionspiegel auf sanfte Weise anhebt, indem man Vitalstoffe zuführt, z. B. Vitamin C, Magnesium, Selen, Omega-3-Fettsäuren, B-Vitamine oder MSM. Nicht zuletzt erhöhen auch die leberzellschützenden Heilpflanzen Kurkuma und Mariendistel das Glutathion in den Leberzellen. Speziell durch hochdosierte Mariendistel (z. B. **Mariendistelextrakt 600 mg Silymarin 80 % Kapseln** von Sunday Natural) oder durch Kombinationen von Mariendistel mit Glutathion (z. B. **Liv Ultra Leber Komplex Kapseln** von Sunday Natural) werden die Mitochondrien geschützt und zugleich reaktiviert.

Schließlich können sogar Injektionskuren mit speziell aufbereiteter Mistel (z. B. **Iscucin Abietis Potenzreihe I** von Wala) positiv auf den Glutathionspiegel einwirken. Das in Tannenmisteln nachgewiesene schwefelhaltige Glutathion stärkt die Mitochondrien, schützt Zellmembranen und Erbgut, vermittelt antidiabetische Effekte und erweist sich in der Praxis als sehr gut verträglich auch bei umweltbedingten Allergien und Autoimmunprozessen.

BUNT ESSEN HILFT – WISSENSWERTES ÜBER PFLANZLICHE ANTIOXIDANZIEN

Dem umweltbedingten oxidativen Stress kann man nicht zuletzt auch mit pflanzlichen Antioxidanzien entgegenwirken, denn diese fangen freie Radikale ein, die ansonsten Zellschäden verursachen und Entzündungen anfachen.

Über starke antioxidative Kräfte verfügen beispielsweise Zitrusflavonoide, die sich reichlich in der Schale von Bio-Zitronen finden und in Form von Nahrungsergänzungsmitteln erhältlich sind. Der ascorbin- und zitronensäurehaltige frische Bio-Zitronenpresssaft gilt ebenfalls als Radikalfänger und wird zudem noch basisch verstoffwechselt (→ Seite 226).

Den Polyphenolen des Grüntees konnte man sogar krebsfeindliche und metastasenhemmende Effekte nachweisen (Wagner et al. 2007, S, 183). Der wirksamkeitsbestimmende Inhaltsstoff Epigallocatechingallat (ECGC) hemmt nachweislich die Urokinase, ein Enzym, welches das Eindringen der Krebszelle in andere Gewebe fördert. Bei Myomen oder Endometriose, die durch hormonaktive Umweltchemikalien begünstigt werden, erweisen sich hochdosierte Grüntee-Extrakte als hilfreich, denn sie bewirken oftmals einen Wachstumsstillstand und in manchen Fällen sogar eine Tumorrückbildung (z. B. **Tigovit Grünteekomplex** von Tigogreen).

Ganz ähnlich und ebenfalls antioxidativ wirkt Resveratrol, das in roten Trauben und Rotwein vorkommt. Doch Rotwein vertragen viele Patienten mit Leberschwäche und vor allem MCS nicht, weil sie zuerst eine Darmreinigung, Symbioselenkung und Leberregeneration benötigen. Trauben sollten wegen der Fruktose nur in Maßen und auch nur in Bio-Qualität konsumiert werden.

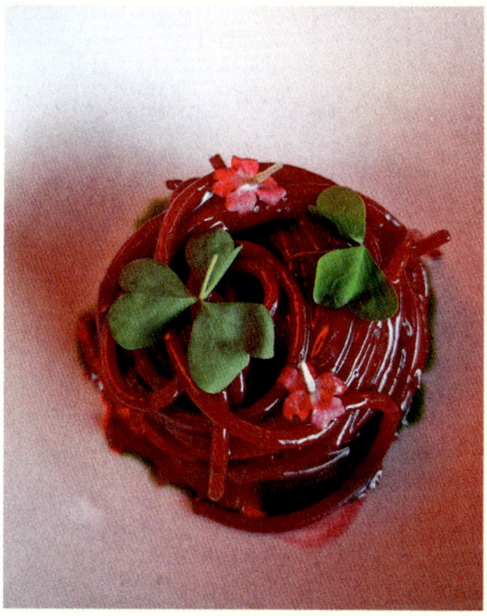

Rote-Bete-Spaghetti (fotografiert im Restaurant »Kitchen«, Como/Italien).

Aber es sind viele weitere Heil- und Nahrungspflanzen reich an Antioxidanzien, z. B. Ingwer, Knoblauch oder Zwiebeln. Sie liefern nämlich viele sogenannte sekundäre Pflanzeninhaltsstoffe, die aufgrund ihrer Heileigenschaften in den letzten Jahren eingehend erforscht wurden. Pflanzen bilden diese Stoffe, um sich selbst vor schädlichen Außeneinflüssen wie etwa UV-Strahlung oder Pflanzenviren zu schützen. Bei Knoblauch und Zwiebeln sind dies beispielsweise Alliin und Allicin, die nicht nur die Pflanzenzelle vor Außeneinflüssen schützen, sondern auch dem Menschen weitreichende Heileffekte vermitteln und sogar zur Lebensverlängerung beitragen. Ein interessantes Zwischenergebnis der Altersforschung ist bekanntlich, dass Hundertjährige meist ihr Leben lang Knoblauch und Zwiebeln gegessen haben.

Viele sekundäre Pflanzenstoffe sind für uns sogar mit bloßem Auge sichtbar, weil sie farbgebend sind, so z. B. die Anthocyane in Beerenfrüchten wie Brombeeren oder Heidelbeeren. Allerdings werden diese Früchte, wenn sie angebaut werden, meist viel zu sehr »verhätschelt«, sodass sie kaum sekundäre Pflanzeninhaltsstoffe zum Eigenschutz vor Witterung oder Schädlingsbefall bilden müssen, weiß die Heilpraktikerin und Ernährungsberaterin Christine Baumann. Dass Kulturobst weniger Anthocyane bildet als Wildobst, kann man beispielsweise bei Heidelbeeren selbst überprüfen: Schneidet man die Beeren beider Anbauformen in der Mitte durch, dann ist die Anbauware vergleichsweise farblos und weist einen viel höheren Wassergehalt auf. Inzwischen hat man herausgefunden, »dass diese sekundären Pflanzenstoffe zu 80 Prozent erst in den letzten 20 Prozent der Wachstumszeit ausgebildet werden. Das heißt, je reifer eine Tomate oder überhaupt ein Gemüse oder ein Obst geerntet wird, desto mehr sekundäre Pflanzenstoffe sind drin« (siehe QR-Code auf Seite 306; mit diesem QR-Code gelangen Sie zum Original-Interview mit Frau Baumann).

Daher verwundert es nicht, dass Bio-Tomaten wesentlich mehr Antioxidanzien enthalten als konventionelle Ware (Vallverdú-Queralt et al. 2012). Um bei der Tomate zu bleiben: Ihr Farbstoff Lycopin vermittelt antioxidative und leberschützende Effekte und erweist sich als wahres Kraftfutter für die Leberzellen. Lycopin konnte in einer Studie die Viruslast der Leber wie auch erhöhte Leberwerte absenken und reduzierte den bindegewebigen Umbau der Leber bei Hepatitis (Schad et al. 2004).

Potente Antioxidanzien liefern auch alle gelben Nahrungspflanzen wie etwa Karotte, Kürbis, Sanddorn oder Gelbwurz (Kurkuma), deren heilkräftiger Farbstoff Curcumin zu den besonders wirksamen Carotinoiden zählt, die vor allem Leber, Haut und Schleimhäute von innen heraus kräftigen.

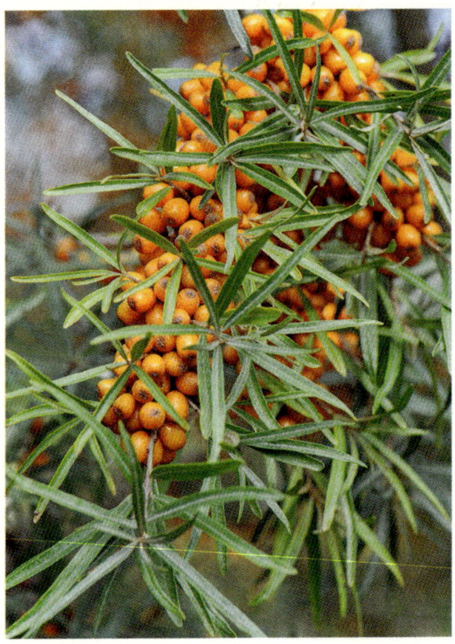

Sanddorn

Die Liste der gesundheitsfördernden Pflanzeninhaltsstoffe könnte endlos fortgeführt werden. Die meisten antioxidativen Pflanzeninhaltsstoffe lassen sich leicht in den täglichen Speiseplan integrieren. Dazu muss man nur biologisch, regional und möglichst bunt essen: Currygerichte mit Kurkuma, Kürbisrisotto, Tomatensuppe oder Haferbrei mit Heidelbeeren sind einige Beispiele für schmackhafte Heilspeisen, die während einer Entgiftungskur besonders guttun.

Beispiel für eine kombinierte Mitochondrientherapie

Infusionen

Ein- bis zweimal wöchentlich kann man den Stoffwechsel aktivieren, indem man sich z. B. unter medizinischer Aufsicht Infusionen geben lässt mit Alpha-Liponsäure (z. B. **Thiogamma Turboset** von Wörwag) und Vitamin C (z. B. **Pascorbin** von Pascoe). Bei Bedarf können zusätzlich **Derivatio H Ampullen** von Pflüger und **Sanuvis Ampullen** von Sanum-Kehlbeck intravenös zugespritzt werden.

Injektionskur zur Anregung des Stoffwechsels sowie der Leber- und Nierenfunktion

- Für die Nieren: **Renes/Equisetum comp. Ampullen** von Wala;
  DOSIERUNG: zwei- bis dreimal wöchentlich 1 Ampulle subkutan injizieren.
- Für den Stoffwechsel: **Ubichinon compositum Ampullen** von Heel;
  DOSIERUNG: zwei- bis dreimal wöchentlich 1 Ampulle subkutan im Bauchraum injizieren.
- Für die Leber: **Metahepat Ampullen** von meta Fackler;
  DOSIERUNG: zwei- bis dreimal wöchentlich 1 Ampulle subkutan im Bauchraum injizieren.

Nahrungsergänzungsmittel

- Für die Leber: **Leber-Rezeptur Kapseln** nach Dr. med. Michalzik;
  DOSIERUNG: zweimal täglich 1 bis 2 Kapseln.
- Für die Mitochondrien: **Mitochondrium forte Kapseln** nach Dr. med. Michalzik;
  DOSIERUNG: zweimal täglich 1 bis 2 Kapseln.
- Für den Selenspiegel: **Cefasel nutri Tabs 100;**
  DOSIERUNG: zwei- bis dreimal täglich 1 Tablette.

Trinkflaschenkur

- Für den Säure-Basen-Haushalt: **Sanuvis, flüssige Verdünnung** von Sanum-Kehlbeck;
  TD: 20 bis 30 Tropfen.
- Für Bauchspeicheldrüse und Darmbarriere: **Okoubasan D2 Tropfen** von Sanum-Kehlbeck;
  TD: 20 bis 30 Tropfen.
- Für die Lymphe: **Lymphdiaral Basistropfen** von Pascoe;
  TD: 30 bis 60 Tropfen.

Alle Tagesdosen (TD) zusammen in eine kleine Glasflasche (0,3 bis 0,5 Liter) geben und schluckweise über den Tag verteilt trinken.

Ergänzende Maßnahmen

Je nach Bedarf und Möglichkeit sollte auch die Ernährung umgestellt werden. Als besonders stoffwechselentlastend erweist sich eine glutenfreie Ernährung zusammen mit vorwiegend vegetarischer Kost mit reichlich Ballaststoffen und Antioxidanzien. Ergänzend kommen des Weiteren Basenfuß- oder Vollbäder, Elektrophorese-Fußbäder, Kneippsche Leberwickel sowie Nieren- oder Entgiftungstees infrage (→ Seite 103 und 179). Sanft und effektiv ist auch die ayurvedische Trinkkur (→ Seite 28).

WICHTIG: Insbesondere bei MCS sowie bei Neigung zu Allergien oder Autoimmunerkrankungen sollten alle Naturheil- und Nahrungsergänzungsmittel langsam eingeschlichen und der persönlichen Reaktion entsprechend dosiert werden. Bei Unverträglichkeitsreaktionen aller Art empfiehlt sich vorab eine Stuhlflora-Analyse mit Darmreinigung und gezielter Symbioselenkung (→ Seite 110), da eine gestörte Darmwandbarriere und Dysbiose oder Histaminose für die überschießenden Reaktionen verantwortlich sein könnten.

Giftbindung bei Schwangeren und Stillenden

Gleich zu Beginn einer Schwangerschaft verlieren viele Frauen ein paar Pfunde, weil sie durch die hormonelle Umstellung unter Appetitlosigkeit und Übelkeit mit oder ohne Erbrechen leiden. Doch wenn die Fettdepots abschmelzen, werden gesundheitsschädliche Transfette wie auch im Fettgewebe abgelagerte Umweltschadstoffe frei. Sprich: Lymphe, Leber und Nieren haben im ersten Schwangerschaftsdrittel meist viel zu tun, um die frei werdenden Toxine abzutransportieren, zu binden und für die Ausscheidung vorzubereiten. Vermutlich trägt ebendiese Schadstoffflut zu mancher Fehlgeburt bei. Daher sollten insbesondere Schwangere, die bereits Fehlgeburten hatten, ergänzend zu allen medizinisch erforderlichen Maßnahmen wie etwa ärztlich verordneten Progesteronanwendungen oder Heparininjektionen auf möglichst sanfte Weise Gifte binden. Auf keinen Fall sollte man in der Schwangerschaft Schwermetalle mobilisieren und die Nieren oder die Verdauung zu stark anregen. Denn alles, was in Umlauf gerät, gelangt über das Nabelschnurblut zum Kind, und stark harntreibende oder durchfallerregende Pflanzen können vorzeitige Wehen auslösen.

Da aus ethischen Gründen nicht an Schwangeren geforscht wird, liegen zu den meisten Naturheilmitteln und Nahrungsergänzungsmitteln auch keine Erkenntnisse über deren Wirksamkeit bei Schwangeren oder Stillenden vor. Dennoch kann frau einige sanfte Ausleitungsmittel und giftbindende Maßnahmen auch in der Schwangerschaft und Stillzeit durchführen, z. B.:

- **Schwermetalle binden** und ausleiten mit geringen Mengen schadstoffgeprüfter Chlorella-Algen, z. B. mit **Nepro-Rella Tabletten** von Nestmann; **DOSIERUNGSVORSCHLAG:** zweimal täglich 2 bis 3 Tabletten.
- **Darmgifte binden** und zugleich Blutzuckerschwankungen ausgleichen, z. B. mit **Okoubasan D2 Tabletten** von Sanum-Kehlbeck; **DOSIERUNGSVORSCHLAG:** zweimal täglich 2 Tabletten langsam zerkauen.
- **Antibiotika ausleiten,** z. B. mit **Sulfur D12 Globuli; DOSIERUNGSVORSCHLAG:** zweimal täglich 3 Globuli im Mund zergehen lassen, in Kombination mit Symbionten (z. B. **Omni-Biotik AAD 10**).
- **Den Gallenfluss regulieren** und damit Schwermetalle mit der Galle ableiten, z. B. mit **Chelidonium D6 Globuli; DOSIERUNGSVORSCHLAG:** zweimal täglich 5 bis 10 Globuli im Mund zergehen lassen.
- **PDA und Betäubungsmittel ausleiten,** z. B. mit **Nux vomica D12 Globuli; DOSIERUNGSVORSCHLAG:** direkt nach der Entbindung oder dem Kaiserschnitt zwei- bis dreimal täglich 3 Globuli im Mund zergehen lassen.
- **Die Leber entlasten,** z. B. mit kleinen Mengen Kurkuma (→ Seite 43) oder mit homöopathischen Komplexen wie etwa **Hepar-Hevert Tabletten; DOSIERUNGSVORSCHLAG:** zweimal täglich 1 bis 2 Tabletten langsam zerkauen.
- **Weitere blutreinigende oder entgiftende Maßnahmen,** die auch Schwangere und Stillende durchführen dürfen: gerbstoffreiche Mundspülungen, z. B. mit verdünntem Tormentillextrakt um Zahnfleischentzündungen zu reduzieren oder um Metalle nach dem Herausbohren von Amalgamfüllungen zu binden; Ölziehen mit Sonnenblu-

menöl (→ Seite 206), Basenfußbäder, pflanzliche Antioxidanzien mit der Nahrung zuführen (z. B. Apfelpektin, Haferkost, Porridge mit Wildheidelbeeren, Zitronentrank).

REZEPT

Blutreinigungstee für Schwangere und Stillende

Birkenblätter	20 g
Brennnesselblätter	20 g
Frauenmantelkraut	50 g
Walnussblätter	20 g
Zitronenmelisse	40 g

1 bis 2 Teelöffel pro Tasse à 200 ml heiß überbrühen, zirka 3 bis 5 Minuten ziehen lassen, abseihen, bei Bedarf im trinkwarmen Zustand mit etwas Bio-Imkerhonig süßen, 2 bis 3 Tassen täglich trinken.

Ausleitung von Betäubungs- und Schmerzmitteln nach Operationen

Rund um Operationen oder bei operativen Zahneingriffen kommen Betäubungs- und Schmerzmittel zum Einsatz, die man in der Regel 2 bis 4 Wochen lang über Leber und Nieren sowie mit speziellen Homöopathika wie etwa **Nux vomica** ausleitet. Bewährt hat sich folgende Kombination:

- **Nux vomica e semine D6 Globuli velati** von Wala;
  DOSIERUNG: je nach Bedarf und Reaktion direkt nach dem operativen Eingriff zunächst 3 bis 7 Tage lang zwei- bis dreimal täglich 10 Globuli im Mund zergehen lassen. Nux vomica gilt in der Homöopathie als Spezifikum zur Ausleitung von Betäubungsmitteln und empfiehlt sich ebenfalls nach übermäßigem Alkohol- oder Drogenkonsum, um diese Substanzen rascher abzubauen. Es hat sich auch bewährt, um einer Magenverstimmung durch zu viel Kaffee oder einem Nikotinkater entgegenzuwirken.
- **Trinkflaschenkur mit Leber- und Nierenheilmitteln:**
  1. Für die Leber: **Metaheptachol Mischung** von meta Fackler;
     TD IN WASSER: zirka 40 Tropfen.
  2. Für die Nieren: **Metasolitharis Mischung** von meta Fackler;
     TD IN WASSER: zirka 60 bis 80 Tropfen.

Beide Tagesdosen (TD) zusammen in eine kleine Glasflasche (zirka 500 ml) mit stillem Wasser geben und schluckweise über den Tag verteilt trinken.

Falls man lieber **Tabletten** und **Kapseln** einnehmen möchte, wäre eine Alternative z. B. **Mariendistel Extrakt 600 mg Silymarin 80 % Kapseln** von Sunday Natural für die Leber in Kombination mit **Solidagoren mono Kapseln** von Klein für die Nieren; DOSIERUNG: jeweils zweimal täglich 1 Kapsel zusammen mit etwas Wasser einnehmen. Wenn man feinstoffliche Pflanzenkomplexe bevorzugt, dann gehen für die Nieren ebenso **Ceres Goldruten Kombination** oder **Phönix Solidago spag. Trop-**

»Klinisch haben wir in Nux vomica (Brechnuss) ein kaum versagendes Gegenmittel bei Nikotin-Vergiftung (…). Leitsymptome: (…) Gegenmittel bei Arzneimittelmißbrauch.«

— MEZGER 2005, SEITE 1082

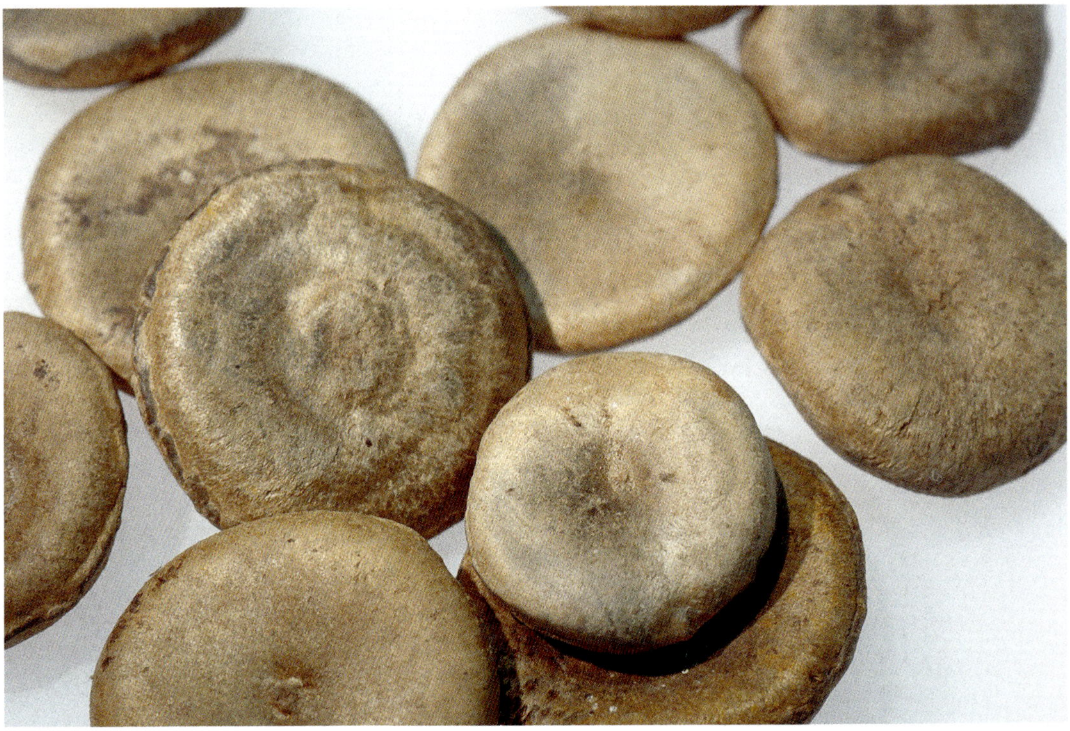

In der Homöopathie gilt Nux vomica (Brechnuss) als Kardinalmittel zur Ausleitung von betäubenden und berauschenden Substanzen.

fen und für die Leber **Ceres Taraxacum comp. Leber-Galle** oder **Phönix Silybum spag. Tropfen;** DOSIERUNG: nach Herstellerangaben.

Bei Kindern kann man zur unspezifischen Leberstärkung ausweichen auf **Hepar Hevert Lebertabletten;** DOSIERUNG: zwei- bis dreimal täglich 1 Tablette zerkauen lassen. Für Kinder, die zu Stuhlverstopfung neigen, empfehlen sich eher **Lycopodium comp. Globuli** von Wala, zwei- bis dreimal täglich 5 bis 10 Globuli im Mund zergehen lassen. Zur Anregung der Nieren hat sich für Kinder der wohlschmeckende **Wala Nierentonikum Sirup** mit einem Spritzer frisch gepresstem Bio-Zitronensaft bewährt; DOSIERUNG: zweimal täglich 1 Teelöffel auf 1 Glas Wasser verrührt trinken lassen.

Ab dem Schulkindalter kann man auch die entsprechenden **Urtinkturen** von Ceres für Leber und Nieren in die Trinkflasche träufeln, sodass die Entgiftungsorgane im Tagesverlauf mit jedem Schluck kleine Heilimpulse bekommen; DOSIERUNG: z. B. jeweils 10 bis 15 Tropfen **Ceres Taraxacum comp.** für die Leber und **Ceres Solidago virgaurea Urtinktur** für die Nieren.

Ergänzend empfehlen sich nach Zahnoperationen Kaffeezubereitungen mit Zitrone (→ Seite 226), und nach anderen Operationen kann man der Leber beispielsweise auch einen Schafgarben-Leberwickel gönnen (→ Seite 197). Zur Anregung der Wundheilung kann man außerdem Schafgarbentee und **Traumeel** von Heel einnehmen oder injizieren.

Ausleitung von Radioaktivität und Röntgenkontrastmitteln

Eines der strahlenempfindlichsten Organe ist die Schilddrüse. Rudolf Steiner bezeichnete das schmetterlingsförmige Organ einst als das »Gehirn des Stoffwechsels«. Ohne die Schilddrüsenhormone wäre nämlich kaum eine Stoffwechselleistung möglich. Autoimmunprozesse, Entzündungen, Knoten, Zysten und Tumoren der Schilddrüse haben in den letzten Jahrzehnten deutlich zugenommen. Manche Ärzte führen dies auf die radioaktive Belastung infolge der oberirdischen Atomtests und des Fall-outs nach den Reaktorunfällen von Tschernobyl (1986) und Fukushima (2011) zurück. »Zwei Jahre nach dieser Nuklearkatastrophe sind schon bei 35 % der Kinder in der Präfektur Fukushima Schilddrüsenzysten und -knoten festgestellt worden, die normalerweise in diesem Lebensalter sehr selten sind« (Wortberg 2015, S. 42).

Speziell zur Ausleitung von Radioaktivität sowie zur Gesunderhaltung der strahlengeschädigten Schilddrüse ist in Weißrussland (Belarus) Weißes Fingerkraut (Potentilla alba) gebräuchlich. Das getrocknete Kraut wie auch die Tinktur kann man von der Augsburger Hofapotheke beziehen (Bezugsquellen → Seite 303). Das Rosengewächs verfügt über immunmodulierende, antioxidative und entzündungswidrige Kräfte, liefert außerdem zahlreiche Spurenelemente und gleicht die Schilddrüsenfunktion aus – egal, ob eine Unter- oder Überfunktion vorliegt. Die Heilpflanze eignet sich auch dann, wenn ein Autoimmunprozess hinter der Schilddrüsenfunktionsstörung steckt. Sogar die Gewebestruktur, das Volumen, Blutwerte und Antikörper besserten sich durch Potentilla alba (Forstneric Lesjak und Hadeljan 2021).

Weil radioaktive Elemente und Isotope wie etwa Caesium-137, Jod-131 oder Radon mit dem Harn ausgeschieden werden, kann man die Ausscheidung dieser Substanzen wie auch die jodhaltiger Röntgenkontrastmittel mit harntreibenden Heilkräutern anregen, z. B. mit Birkenblättertee oder mit einer Nierenteemischung (→ Seite 45). Nach Exposition (z. B. nach Szintigrafie) sollte man mindestens 10 bis 14 Tage lang kuren. Rund um Bestrahlungen, wie sie etwa bei Krebs durchgeführt werden, empfiehlt sich zusätzlich hochdosierte Goldrute (*Dosierung:* z. B. dreimal täglich 2 Kapseln **Solidagoren mono** von Dr. Klein), um die Strahlenschäden der Haut und des gesunden Gewebes gering zu halten. »Tierexperimentell konnte nach i.v.-Applikation eines Extrakts ein Schutzeffekt gegenüber Röntgenstrahlen-Schädigungen der Haut nachgewiesen werden« (Wichtl 1989, S. 199 f.). Strahlendermatitis, also die Entzündung in bestrahlten Hautarealen, lässt sich außerdem gut mit **Aloe-vera-** oder **Combudoron-Gel** von Weleda und mit feuchten Umschlägen mit verdünnten Kamillenextrakten lindern.

Gerhard Madaus empfahl einst auch das Meerträubchen: »Bewährt hat sich Ephedra ferner bei Röntgenkater« (Madaus 1938/1989, S. 1265). Die tonisierende Wirkung kann man nutzen, indem man nach der Bestrahlung **Ephedrinum D4** von DHU einnimmt; **DOSIERUNG:** z. B. dreimal täglich 10 Globuli, eher nicht abends.

Nach dem Reaktorunfall von Tschernobyl nutzten die Bewohner in den kontaminierten Gegenden neben dem Weißen Fingerkraut auch die Taigawurzel (Eleutherococcus senticosus), um Strahlenschäden zu reduzieren. Russische Astronauten erhielten die Wurzel, um die Wirkung der kosmischen Strahlung zu mindern. In der modernen Phytotherapie zählt Eleutherococcus zu den Adaptogenen, die in Stressphasen u. a. die Leistungsfähigkeit steigern (Blaschek 2016, S. 234–237). Eleu wirkt jedoch auch immunmodulierend und gilt sogar als Metastasenprophylaxe bei Krebs. Taigawurzel bewährt sich wegen der antiviralen und tonisierenden Effekte ebenso bei Erschöpfungszuständen nach Virusinfekten (z. B. EBV, Post-Covid) oder bei Strahlenkater, bei Burn-out oder Krebskachexie (z. B. **Eleu Curarina Tropfen** von Harras Pharma; **DOSIERUNG:** bei Bedarf morgens 30 bis 40 Tropfen in etwas Wasser einnehmen).

Abgeleitet von den Empfehlungen Rudolf Steiners, rät der anthroposophische Arzt und Mistelexperte Dr. med. Johannes Wilkens in seinen Vorträgen bei Schilddrüsenerkrankungen infolge von radioaktiver Strahlenbelastung speziell bei Autoimmunprozessen oder begleitend bei Schilddrüsenkrebs zu homöopathischen Arzneikombinationen mit Colchicum (z. B. **Colchicum comp. Globuli** von Wala) und Einreibungen im Halsbereich über der Schilddrüse mit der **Thyreodoron Salbe Apowelis Rezeptur 5332** (Wilkens 2022).

Bei strahlenbedingten Schilddrüsenknoten oder -krebs empfiehlt Dr. Wilkens begleitend zu allen anderen medizinisch notwendigen Maßnahmen zudem auch Injektionskuren mit speziell aufbereiteter potenzierter Kiefernmistel, die ebenfalls Strahlenschäden regenerieren und das Immunsystem reaktivieren sollen. Bei Bedarf kann man mit der **Iscucin Pini Potenzreihe I** von Wala oder mit **Abnoba Viscum D6 Ampullen** beginnen und zweimal wöchentlich 1 Ampulle subkutan im Bauchraum injizieren.

Nicht zuletzt fanden Forscher vom Institut für Strahlensicherheit »Belrad« in Weißrussland heraus, dass sogar Apfelpektin die Belastung mit radioaktiven Stoffen wie Caesium 137 senken kann. Strahlenbelastete Kinder erhielten ein Präparat mit Apfelpektin und zeigten daraufhin auch dann noch eine geringere Belastung, wenn weiterhin radioaktiv belastete Nahrung aufgenommen wurde (Rehberg 2023a).

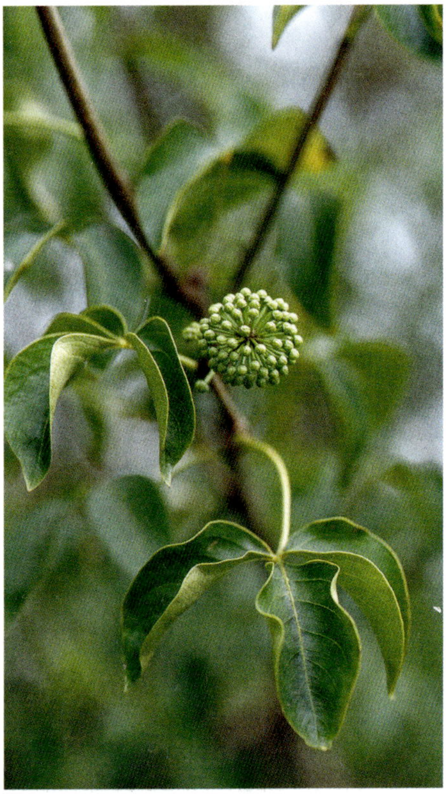

In den verstrahlten Regionen rund um den Reaktorunfall von Tschernobyl nutzte man die antioxidativen und immunmodulierenden Kräfte der Taigawurzel, um die Strahlenschäden gering zu halten.

REZEPT

Taigawurzelextrakt bei Strahlenkater

100 g Taigawurzel gemahlen in ein sauberes Schraubglas (ca. 500 ml) geben und mit 250 ml 95%igem Trinkalkohol und zirka 150 ml Quellwasser fast randvoll übergießen. Das Pulver muss noch etwas aufquellen können. Alles verrühren und das Glas verschlossen an einen dunklen, zimmerwarmen Ort stellen. Einmal täglich schütteln.

Nach rund 40 Tagen kann man den Alkoholextrakt durch ein feines Sieb abfiltern, in eine Braunflasche umfüllen und beschriften.

DOSIERUNG: Bei Strahlenkater oder bei Erschöpfungszuständen nach Virusinfekten (z. B. EBV, Post-Covid oder Long Covid) oder auch bei Burnout oder Krebskachexie kann man je nach Bedarf zwei- bis dreimal täglich 20 bis 30 Tropfen Taigawurzelextrakt einnehmen.

Lungenreinigung bei Feinstaubbelastung

Insbesondere Städter oder Menschen, die in der Nähe stark befahrener Straßen wohnen, sind dem Feinstaub ausgesetzt und sollten regelmäßig ihre Atemwege reinigen. Aber auch andere Personen haben mit feinen Stäuben zu tun, z. B. können Bergarbeiter oder Bildhauer eine Staublunge entwickeln. Bauern, die schimmelbeladenen Heustaub einatmen, leiden in der Regel häufiger als andere unter chronischen Nebenhöhlenentzündungen. Heimwerker und Handwerker kommen privat oder beruflich mit Atemgiften wie Arsen, Asbest oder Formaldehyd in Kontakt. Mechatroniker atmen berufsbedingt Benzol ein, und wer unter Tage arbeitet oder das Büro im Souterrain hat, ist vermehrt Radon ausgesetzt. Schließlich gehören Raucher ebenso zu den Personengruppen, die regelmäßig etwas für ihre Atemwege tun sollten. Eine Lungenreinigung ist jedoch allen Menschen, die unter Asthma oder anderen Atemwegserkrankungen leiden wie etwa an der chronisch-obstruktiven Lungenerkrankung (COPD) oder besonders infektanfällig sind, zu empfehlen.

Hilfreich sind dabei vor allem Saponindrogen wie beispielsweise Efeublätter, welche die Bronchialsekrete verflüssigen und das Abhusten erleichtern (z. B. **Ceres Hedera helix Urtinktur**). Mit dem Bronchialsekret werden auch feine Staubpartikel abtransportiert und wieder ausgeschieden. Scharfstoffpflanzen wie die Meisterwurz **(Ceres Imperatoria obstruthium Urtinktur)** regen ebenfalls die Nasen- und Bronchialsekretion an und eignen sich vor allem für Menschen, die durch schleimhautreizende Atemgifte unter erhöhter Infektanfälligkeit leiden. Die Pflanzenschleime von Eibisch (Althaea officinalis) oder Käsepappel (Malva sylvestris) legen sich wie ein Schutzfilm über die Schleimhäute, sodass beispielsweise das atemwegsreizende Ozon nicht tiefer eindringen kann. Die Süßholzwurzel (Glycyrrhiza glabra) verfügt ebenfalls über schleimhautschützende Kräfte und lindert den Hustenreiz wie keine andere Arzneipflanze.

Im Bergwald wirken Bartflechten (Usnea barbata) wie Luftfilter. Arzneilich gebraucht, reinigen sie unsere Bronchien und hemmen das Wachstum von Bakterien und Schimmelpilzen. Damiana (Turnera diffusa/Turnera aphrodisiaca) heißt bei den Maya »Asthmabesen« und steht in dem Ruf, die Raucherlungen vom Teer zu befreien.

Es gibt also viele Lungenheilpflanzen, die sich zur Reinigung unserer Atemwege eignen. Die nachfolgende Kombination bewährt sich bei Feinstaub-Belastung, bei Asthma bronchiale und allergischem Asthma.

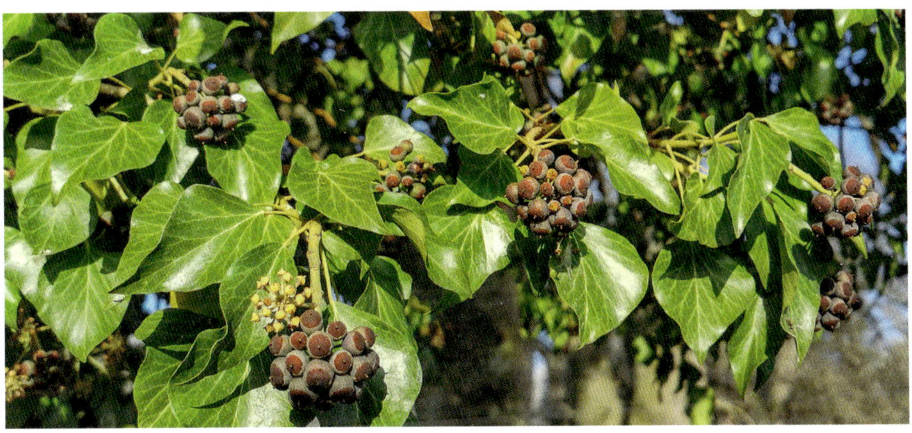

Efeublätter sind reinigende Bestandteile von Lungentees und helfen als solche beim Ausscheiden von Atemgiften.

PRAXISTIPP

UNSPEZIFISCHE LUNGENSTÄRKUNG UND LUNGENREINIGUNG

Bei Neigung zu Asthma oder COB (= chronisch obstruktive Bronchitis) oder bei ständigen Atemwegsinfekten kann man auch vorbeugend folgende Kombination versuchen: **Ceres Efeu Kombination,** je nach Bedarf und Reaktion zwei- bis fünfmal täglich 5 bis 6 Tropfen in einer Tasse Damianablättertee oder in einer Tasse lungenreinigendem Kräutertee einnehmen.

REZEPTE

Lungenreinigender Kräutertee

Damianablätter	40 g
Efeublätter	20 g
Ehrenpreis	40 g
Lungenkraut	50 g
Meisterwurz	20 g
Thymian	20 g
Süßholzwurzel	40 g
Vogelknöterich	20 g

GEGENANZEIGEN: Bei Neigung zu Bluthochdruck, in der Schwangerschaft oder bei Abneigung gegen Lakritz lässt man Süßholz einfach weg.

Mischen, 1 Esslöffel pro Tasse à 200 ml heiß überbrühen, mindestens 8 bis 10 Minuten ziehen lassen, abseihen, im trinkwarmen Zustand bei Bedarf mit etwas echtem Bio-Imkerhonig süßen. Zur Lungenreinigung bei Feinstaubbelastung oder bei Asthma kurmäßig 6 bis 8 Wochen lang 4 bis 5 Tassen über den Tag verteilt trinken.

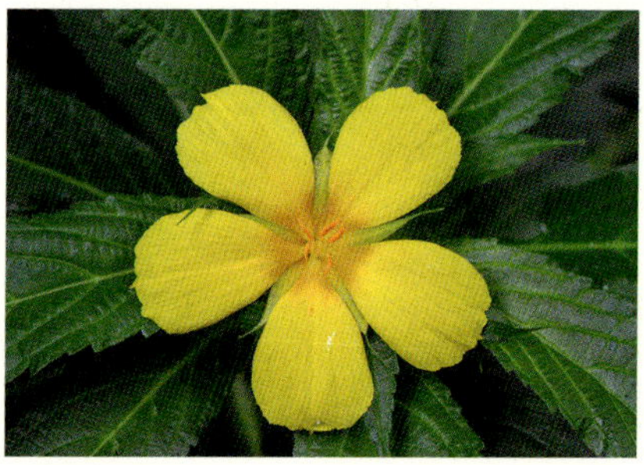

Damianablätter heißen in Mexiko »Asthmabesen«, denn sie reinigen die Lungen von Feinstaub und Rußpartikeln.

Asthmamischung

- Cuprum aceticum Dil. D4
- Damiana Dil. D2
- Drosera Dil. D1
- Ephedrinum Dil. D6
- Usnea barbata Urtinktur = D1

Je 20,0 ml selbst mischen oder über eine Apotheke bestellen und mischen lassen. *Dosierung:* je nach Bedarf und Reaktion mehrmals täglich 10 bis 15 Tropfen pur oder in etwas Wasser einnehmen (wegen der anregenden Wirkung von Damiana und Ephedrinum lieber nicht abends verwenden).

Danksagung

Für dieses Buchprojekt habe ich drei Jahre lang auf mehrere Urlaube und Konzertbesuche verzichtet, Einladungen abgelehnt und selbst keine ausgesprochen. Daher sage ich immer: Bücherschreiben macht asozial. Man taucht nur noch ab in die Materie und hat ein geradezu manisches Verlangen zu schreiben. Es ist wie ein Strudel, der einen mitreißt. Deshalb muss ich mich bei meiner Familie und bei meinen Freunden für ihre Geduld mit mir bedanken.

Meinem Mann danke ich außerdem dafür, dass er mir – wie immer – den Rücken für meine Arbeit freigehalten hat. Dank auch dafür, dass er mir wieder bei der Bildauswahl und bei der Kommunikation mit dem Verlag geholfen hat.

Besonderen Dank hat mein Sohn Florian verdient. Seine IT-Kenntnisse haben mich immer wieder gerettet, wenn ich wegen PC-Problemen kurz vor dem Nervenzusammenbruch war. Auch hat er mir die Bildauswahl erleichtert und das Bild auf Seite 225 für mich angefertigt.

Außerdem danke ich meinem Mitarbeiter und Heilpraktikerkollegen Manuel Villegas für die anregenden Gespräche, für seine Kochkünste und für das Chaga-Foto auf Seite 145.

Ein herzliches Dankeschön haben sich alle meine Interviewpartnerinnen und Interviewpartner verdient, die mir ihre Zeit und ihr Wissen zur Verfügung gestellt und mich inspiriert haben: Michael Aigner, Roland Andre, Christine Baumann, Andreas Domes, Ingrid Gerhard, Annemarie Gluderer, Frank Röpti, Andreas Schulz, Dora Somvi, Stephan Streil und Jutta Ebner Tappeiner. Ein Dank im Voraus an alle, die noch folgen. Denn wir werden auf der Internetseite mit den Originalinterviews noch viele weitere Interviewmitschnitte hochladen. Wenn man das Umweltfass erst einmal aufgemacht hat, dann geht es vermutlich nie mehr zu.

Bedanken möchte ich mich nicht zuletzt auch bei meinen Leserinnen und Lesern, dass sie durch den Kauf dieses Buchs meine Arbeit unterstützen und mich mit ihren positiven Feedbacks motivieren. Vielen Dank im Voraus für Ihr Verständnis, dass dieses Buch unmöglich vollständig sein kann, denn die Toxikologie ist ein sehr weites Feld, und sicherlich verfügen alle Pflanzen über eine mehr oder weniger entgiftende und heilende Wirkung auf unsere Erde und ihre Bewohner.

Ein Dank geht auch an meinen Lektor Ralf Lay für seine Bemühungen.

Schließlich danke ich meinen Patientinnen, die mir in den letzten drei Jahrzehnten ihr Vertrauen geschenkt und deren gesundheitliche Anliegen mir den Anlass zu diesem Buch geliefert haben.

Anhang

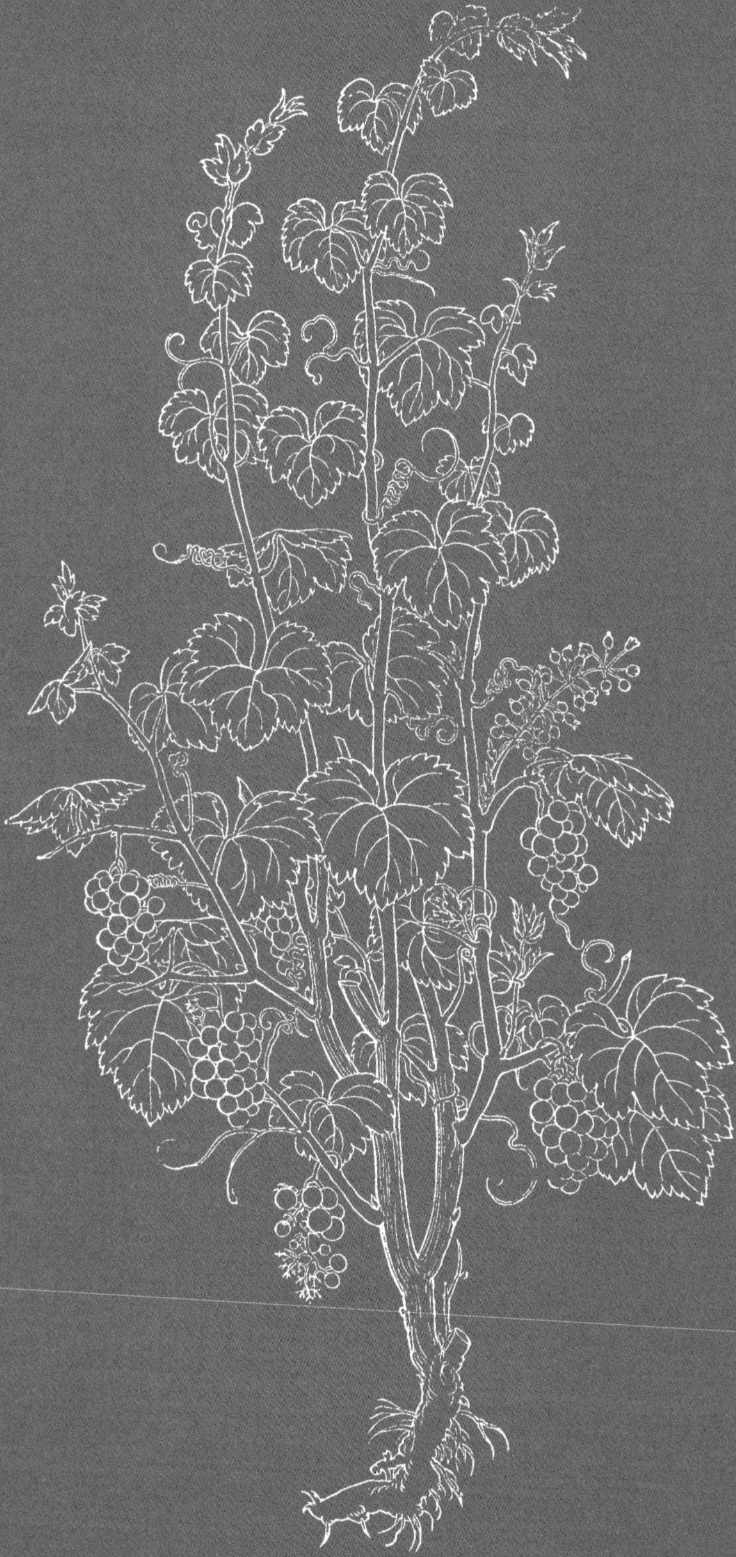

Abkürzungen

Abkürzungen Substanzen

CKW: Chlorkohlenwasserstoff.

DDT: Abkürzung für die frühere Bezeichnung des Insektizids Dichlordiphenyltrichlorethan.

DEPH: Diethylhexylphthalat, gehört zu den meistverwendeten Weichmachern.

EDC: steht für »endokrin disruptive Chemikalien«. Zu den EDC gehören alle hormonaktiven Chemikalien, die schädigend in das Hormonsystem hineinwirken.

FCKW: Fluorkohlenwasserstoffe; als Treibgase und Kältemittel verwendete Chemikalie mit schädigender Wirkung auf die Ozonschicht.

HCB: Hexachlorbenzol.

MSM: Methylsulfonylmethan ist eine natürliche Schwefelverbindung, die zur Entgiftung, Entzündungshemmung und Schmerzlinderung vor allem bei chronischen Muskel- und Gelenkserkrankungen genutzt wird.

PAK: polyzyklische aromatische Kohlenwasserstoffe; Schadstoffe, die durch Industrie, Müllverbrennung oder Autoabgase in die Umwelt gelangen.

PBDE: polybromierte Diphenylether.

PCB: Polychlorierte Biphenyle gelten als Auslöser der Yusho-Krankheit, die mit Leberkrebs, Polyneuropathien, Hormonstörungen bis hin zu Fehl- und Totgeburten einhergeht (Wortberg 2015, S. 106 f.).

PCP: Pentachlorphenol; gehört zu den CKW und war bis vor zirka 20 Jahren als Holzschutzmittel, im Bautenschutz sowie in der Lederimprägnierung gebräuchlich.

PVC: Polyvinylchlorid ist einer der wichtigsten Ausgangssubstanzen von Kunststoffen und wird zur Herstellung von Bodenbelägen, Rohren oder Kabelummantelungen verwendet. PVC findet sich auch in Kinderspielteppichen und Spielzeugen wie Lego.

SERM: steht für »selektive Estrogen Rezeptor Modulatoren« und umfasst Pflanzen oder einzelne pflanzliche Inhaltsstoffe, die an den Hormonrezeptoren binden und Teilfunktionen der echten Hormone übernehmen. Die Wirkung wird von Experten bis zu 10 000-mal schwächer als die der EDC eingeschätzt.

TBT: Tributylzinn ist eine Organozinnverbindung, die für Anstriche von Hochseefrachtern genutzt wird und sich auch in Sportbekleidung, Sportschuhen, Gummistiefeln oder PVC-Fußböden findet. TBT gehört zu den Leber, Blut und Hormonsystem schädigenden Umweltgiften.

Abkürzungen Erkrankungen und Allgemeines

ADI-Wert: engl. *accepatble daily intake*. Bezeichnet die von den zuständigen Behörden als unbedenklich eingestufte tägliche Schadstoffmenge.

BAT-Wert: biologischer Arbeitsplatztoleranzwert.

CFS: steht für das Chronic Fatigue Syndrom (chronisches Müdigkeitssyndrom), das durch kurze und sehr geringe Belastbarkeit gekennzeichnet ist und dem meist eine Kombination von erhöhter Viruslast (z. B. EBV oder Long Covid) und umweltbedingter Schilddrüsenfunktionsstörung zugrunde liegt.

EBV: Epstein-Barr-Viren, Erreger der Mononucleosis infectiosa, bekannt als »Pfeiffersches Drüsenfieber«. Verdacht besteht bei chronischen Erschöpfungszuständen nach Virusinfekten, ohne oder mit wiederkehrenden Lymphknotenschwellungen einhergehend.

ES: Elektrosensitivität; Beschwerden wie etwa Schlafstörungen, die durch Elektrosmog oder Handymasten verursacht werden. Oftmals liegt dem eine im Labor messbare Schwermetallbelastung zugrunde.

MCS: multiple Chemikaliensensitivität; durch verschiedene Chemikalien bereits in geringster Dosierung auslösbarer Beschwerdekomplex, der mehrere Organe betrifft und sich durch Exposition zuverlässig auslösen lässt. Die Symptome reichen von Allergien und Asthma über Nahrungsunverträglichkeiten und Hautreaktionen bis hin zu Erschöpfung, depressiver Verstimmung, geringerer Belastbarkeit oder Schlafstörungen.

MS: Multiple Sklerose; chronisch-entzündliche Erkrankung des Nervensystems mit Entmarkungsherden (Kernspin), die mit Virusinfekten und Umweltfaktoren wie etwa Aluminium assoziiert wird. Verdacht besteht bei Sensibilitäts-, Seh-, Gangstörungen oder lähmungsartigen Zuständen.

PCO-Syndrom: polyzystisches Ovarialsyndrom; eine der häufigsten gynäkologischen Erkrankungen auch bei jungen Frauen. An der Entstehung sind Umweltfaktoren wie Holzschutzmittel oder Pestizide beteiligt. Verdacht auf PCO besteht bei verlängerten Zyklen oder ausbleibenden Eisprüngen und Regelblutungen sowie perlschnurartig aufgereihten Eierstockzysten (Ultraschall) und vermehrter Körperbehaarung (Androgenüberschuss). Beim Vollbild kommt Insulinresistenz hinzu (Endokrinologenbefund).

PMS/PMDS: prämenstruelles Syndrom; fasst alle Beschwerden in den Tagen vor Eintritt der Regelblutung oder in der gesamten zweiten Zyklushälfte zusammen. Typische PMS-Beschwerden sind Brustspannen, Bauchauftreibung oder Wassereinlagerungen vor der Regel. Wenn psychische Symptome wie etwa Stimmungslabilität, depressive Verstimmungszustände oder Reizbarkeit vor der Regel im Vordergrund stehen, fasst man dies zusammen unter PMDS, »prämenstruelles dysphorisches Syndrom«. Das PMS zeigt eine hormonelle Dysbalance an, bei der oftmals latente Schilddrüsenfunktionsstörungen, Progesteronmangel und ein Prolaktinüberschuss zusammentreffen. Als Umweltfaktoren kommen Schwermetalle wie Quecksilber, Holzschutzmittel, Pestizide und andere endokrine Disruptoren (siehe EDC) infrage.

SBS: Das Sick-Building-Syndrom fasst Befindlichkeitsstörungen von Gebäudenutzern zusammen, die von verwendeten Baumaterialien oder Büroeinrichtungen ausgehen.

Adressen und weiterführende Informationen

Veranstaltungen der Autorin

Informationen über Kräuterführungen, Vorträge, Seminare und Fachfortbildungen der Autorin finden Sie auf der Homepage von Natura Naturans, Arbeitsgemeinschaft für Traditionelle Abendländische Medizin, c/o Madejsky/Rippe, Angerfeldstr. 10 A, D-82205 Gilching OT Geisenbrunn, office@natura-naturans.de, www.natura-naturans.de.

Per Newsletter informieren wir Sie gerne unverbindlich über kurzfristige Angebote wie etwa kostenlose Onlinevorträge oder Livestreams. Link zur Newsletteranmeldung:
www.natura-naturans.de/newsletter-anmelden

Bitte beachten Sie auch unsere YouTube-Videos von Campus Natura Naturans.

Bezugsquellen

Entgiftungsrezepturen, homöopathische Arzneien und andere Naturheilmittel sind erhältlich in Apotheken. Erfahrungen mit den in diesem Buch genannten Rezepten haben folgende Apotheken:

- Fraunhofer Apotheke, Dr. Stefanie Schaffer, Fraunhoferstr. 38, D-80469 München, Tel. +49 89 2012327, www.fraunhoferapotheke-shop.de
- Limes-Apotheke, Annette Heerz, Uhlandstr. 18, D-35415 Pohlheim, Tel. +49 6403 61595, www.limes-apotheke.net
- Saint Charles Apotheke, Sabine Zeek, Pariser Str. 20, D-10707 Berlin, Tel. +49 30 88725300, sowie Gumpendorfer Str. 30, A-1060 Wien, Tel. +43 1 5861363, www.saint-charles.eu
- Apotheke am Albisriederplatz, Albisriederplatz 3, CH-8003 Zürich, Tel. +41 44 4966030, www.naturefirst.ch/standorte/apotheke-albisriederplatz
- Marienapotheke, Mag. pharm. Wolfgang Stindl, Sebastian-Kneipp-Gasse 5–7, A-2380 Perchtoldsdorf; Tel. +43 1 8694163, www.marienapotheke.at
- Hofapotheke St. Afra, Tobias Müller, Hoher Weg 11, D-86152 Augsburg, Tel. +49 821 343470, www.hofapotheke-augsburg.de, www.meine-teemischung.de
- St. Peter Apotheke, St. Peterstr. 16, CH-8001 Zürich, Tel. +41 44 2114477, www.stpeter-apotheke.com

Spezielle Hildegard-Arzneien und -Heilweine kann man bestellen bei:
Jura Naturheilmittel, Nestgasse 2, D-78464 Konstanz, Tel. +49 7531 31487, https://shop.hildegard.de

Getrocknete Heilkräuter für Teemischungen, Waschungen, Wickel oder Sitzbäder sind erhältlich in Kräuterläden. Die meisten der in diesem Buch genannten Heilkräuter bekommen Sie hier:
- Münchner Kräutergarten GmbH, Romana Auth, Pestalozzistr. 3, D-80469 München, Tel. +49 89 23249802, www.muenchner-kraeutergarten.com
- Kräuter und Gewürzladen, Ulrike Anger, Schirmgasse 276, D-84028 Landshut, Tel. +49 151 55521667, www.haus.bio

Gartenkräuter, Topfpflanzen und Heilstauden kann man bestellen bei:
- Staudengärtnerei Gaißmayer, Jungviehweide 3, D-89257 Illertissen, Tel. +49 7303 7258, www.gaissmayer.de
- Rühlemann's Kräuter und Duftpflanzen, D-27367 Horstedt, Tel. +49 4288 929558, www.kraeuter-und-duftpflanzen.de

Hochwertige ätherische Öle bester Qualität erhält man in den meisten Kräuterläden und in manchen Apotheken oder direkt vom Hersteller:
- Bergila GmbH, Familie Niederkofler, Weiherplatz 8, I-39030 Pfalzen, Tel. +39 0474 565373, www.bergila.com
- Maienfelser Naturkosmetik Manufaktur, Familie Lindenmann, Brettacher Str. 5, D-71543 Wüstenrot-Maienfels, Tel. +49 7945 2582, www.maienfelser-naturkosmetik.de

Räucherbedarf, Moxazigarren und weiteren Medizinbedarf kann man bestellen bei:
Bacopa GmbH, Waidern 42, A-4521 Schiedlberg, Tel. +43 7251 22235, www.bacopa.at

Wickelutensilien sind erhältlich von:
Wickel & Co. GmbH, Schwanden 8, D-87466 Oy-Mittelberg, Tel. +49 8376 9769467, www.wickel-co.de

Beratungsstellen, Fachgesellschaften und Labore

- Analytik, Baubiologie, Beratung, Gutachten etc.: Das Umweltzentrum e. V., vormals Interessengemeinschaft der Holzschutzmittelgeschädigten e. V., Neckarplatz 4 a, D-84036 Landshut, info@ihgev.de, www.ihgev.de
- Eine Adressliste von Baubiologen findet sich auch auf der Internetseite des Berufsverbands Deutscher Baubiologen (VDB e. V.), www.baubiologie.net
- Veröffentlichungen über spezielle Schadstoffe: Arbeitsgemeinschaft ökologischer Forschungsinstitute e. V. (AGÖF), Mathildenstr. 48, D-90762 Fürth, Tel. +49 911 815166-22, info@agoef.de, www.agoef.de
- Stellungnahmen zu aktuellen Gesundheitsthemen finden sich auch auf der Seite der UGB, Vereine für Unabhängige Gesundheitsberatung, www.ugb.de
- Über diverse Umweltproblemstoffe oder Nahrungsinhaltsstoffe informiert das Bundesinstitut für Risikobewertung (BfR), auf der Internetseite finden sich zu vielen Problemstoffen Stellungnahmen mit Quellenangaben, www.bfr.bund.de

- Informationen zu Umwelterkrankungen wie multipler Chemikaliensensitivität (MCS) sowie Stellungnahmen zu umweltmedizinischen Themen wie etwa Quecksilber finden sich auch unter www.umweltbundesamt.de oder ww.rki.de
- Bund für Umwelt- und Naturschutz Deutschland (BUND), Am Köllnischen Park 1, D-10179 Berlin, info@bund.net, ww.bundgegengift.de
- Bundesverband der Beratungsstellen für Umweltgifte BBFU e. V., www.bbfu.de
- Deutsche Gesellschaft Multiple-Chemical-Sensitivity e. V., Rubensstr. 31, D-95447 Bayreuth. Die Beratungsstelle für Patienten ist dauerhaft geschlossen und verweist auf die »Aktion Patientensicherheit Bayreuth« mit der Hotline Tel. +49 178 1890850 oder +49 921 1500167, www.dgmcs.de
- Informationen über die Chelattherapie in Deutschland mit Ärzteliste bietet die Ärztegesellschaft für Klinische Metalltoxikologie (KMT), Königsallee 94, D-40212 Düsseldorf, Tel. +49 211 451845, info@metallausleitung.de, www.metallausleitung.de
- Onko Internetportal: www.krebsgesellschaft.de/onko-internetportal/basis-informationen-krebs
- Betroffene können sich auch an den Selbsthilfeverein für Umweltgeschädigte e. V. wenden, www.shv-umweltgeschaedigte.de

Umweltmedizin: Umweltmedizinische Sprechstunde und Diagnostik:
- IMD Labor Berlin = Institut für Medizinische Diagnostik Berlin-Potsdam GbR, Nicolaistr. 22, D-12247 Berlin (Steglitz), Dr. med. von Baehr und Kollegen, Tel. +49 30 77001-220, info@imd-berlin.de; bietet spezielle Labor- und Immundiagnostik für Selbstzahler.
- IGL Labor GmbH, Institut für ganzheitliche Labordiagnostik, Dorfstr. 15, D-25872 Wittbek, Tel. +49 4845 91640, info@igl-labor.de, www.igl-labor.de
- Medizinisches Labor Bremen, Haferwende 12, D-28357 Bremen, Tel. +49 421 20720, info@mlhb.de, www.mlhb.de
- Umweltsprechstunde und Labor Dr. Fenner und Kollegen, Bergstr. 14, D-20095 Hamburg, Tel. +49 40 309550, fennerlabor@fennerlabor.de
- Umweltmedizinische Ambulanz, Spezialsprechstunde des Labor Dr. Wisplinghoff, Horbellerstr. 18–20, D-50858 Köln, Tel. +49 221 940505565, uma@wisplinghoff.de
- Eine Ärzteliste findet sich unter www.metallausleitung.de; siehe Ärztegesellschaft für Klinische Metalltoxikologie (s. o.)

Interviews und Reportagen

Filmtipp: »Vergiftete Wahrheit« von Todd Haynes (Regisseur); Justizdrama, 2019; angelehnt an den Bericht von N. Rich mit dem Titel »The Lawyer Who Became DuPont's Worst Nightmare« in der *New York Times* vom 6.1.2016

Videos oder DVD-Mitschnitte von Vorträgen zum Thema:

- Roland Andre: Das kühle Nass aus der Leitung (Vortrag auf DVD; www.dvd-wissen.com)
- Margret Madejsky: Entgiften mit Heilkräutern (Webinar auf DVD; www.natura-naturans.de)
- Margret Madejsky: Grünkraft für die Leber (YouTube-Video, siehe Campus Natura Naturans)
- Andreas Schulz: Wasser Kristall Welten; AT Verlag, Aarau, 2008; www.dvd-wissen.com/andreas-schulz-wasser-kristall-welten

Die Originalinterviews im Netz

- »Was ist gesundes und lebendiges Wasser?« – Andreas Schulz
- »Bevor man entgiftet, sollte man sich erst einmal kräftigen!« – Jutta Tappeiner Ebner, → Seite 51
- »Auf die Reihenfolge kommt es an!« – Andreas Domes, → Seite 80
- »Umweltmedizin einst und heute« – Prof. Dr. Ingrid Gerhard, → Seite 230
- »Pestizide – Es war einmal ein Apfelbauer, der seine Kinder mit aufs Feld nahm ...« – Annemarie Gluderer, → Seite 259

Der Interviews wurden in den Jahren 2023 und 2024 geführt, auch das Interview mit Christine Baumann, das in diesem Buch mehrmals auszugsweise zitiert wird.

Leserinnen und Leser erhalten mithilfe des folgenden QR-Codes oder Links Zugang zu den Originalinterviews: www.natura-naturans.de/themenschwerpunkt-entgiftung

Bitte beachten Sie, dass wir auch künftig noch weitere Interviews oder Podcasts rund um das Thema »Vergiftung – Entgiftung« auf unsere Internetseite stellen werden. Die Liste ist also nicht vollständig.

Literaturverzeichnis

Acquarone, D.: Schwermetallvergiftungen. In Suttorp, N., Möckel, M., Siegmund, B., Dietel, M. (Hrsg.): Harrisons Innere Medizin; ABW Wissenschaftsverlag, 20. Aufl., Berlin, 2020: 4094–4097

Aneni, E. C., Escolar, E., Lamas, G. A.: Chronic toxic metal exposure and cardiovascular disease. Curr. Atheroscler. Rep. 2016; 18: 81

Andres, U.: Citrus-Flavonoide verbessern Diabetes. Z. f. Phytother. 2020; 41: 146

Ante, M.: Holzschutzmittel. Stand: Januar 2015. www.agoef.de/schadstoffe/chemische-schadstoffe/holzschutzmittel.html, Abruf: 5.1.2024

Arab, L., Liu, W., Elashoff, D.: Green and black tea consumption and risk of stroke: a meta-analysis. Stroke. 2009; 40(5): 1786–1792

Aschner, B. (Hrsg.): Paracelsus: Sämtliche Werke. 4 Bände. Nach der 10bändigen Huserschen Gesamtausgabe (1589–1591) zum ersten Mal in neuzeitliches Deutsch übersetzt. Mit einer Einleitung, Biographie, Literaturangaben und erklärenden Anmerkungen versehen. Gustav Fischer Verlag, Jena, 1926–1932

Austen, K., Mac Lean, J., Balanzategui, D., Hölker, F.: Microplastic inclusion in birch tree roots. Sci. Total. Environ. 2022, 808, 152085. www.doi.org/10.1016/j.scitotenv.2021.152085, Abruf: 5.1.2024

Baptista Portas, J.: Phytognomica. Frankfurt, 1608

Baratta, M. T., Dorman, H. J. D., Deans, S. G., Biondi, D. M., Ruberto, G.: Chemical composition, antimicrobial and antioxidative activity of laurel, sage, rosemary, oregano and coriander essential oils. J. Essent. Oil Res. 1998; 10: 618–627

Baumann, C.: Gesund mit Vitalstoffen. AT Verlag, Aarau, 2022

Beiser, R.: Kriechender Günsel. Heilpflanzen. 2023; 1: 4–12

Betti, M.: Infusionen in der Naturheilkunde: Interview mit Heilpraktiker Enrico Thiele. Natur & Heilen. 2023; 10: 46–51

Bundesanstalt für Arbeitsschutz und Arbeitsmedizin (BAuA) (Hrsg.): Leitlinie für die Asbesterkundung zur Vorbereitung von Arbeiten in und an älteren Gebäuden. In Zusammenarbeit mit dem Bundesinstitut für Bau-, Stadt- und Raumforschung (BBSR) und dem Umweltbundesamt (UBA). April 2020. www.umweltbundesamt.de/sites/default/files/medien/421/publikationen/leitlinie_asbesterkundung_der_bob_2020-web.pdf, Abruf: 5.1.2024

Bundesinstitut für Risikobewertung (BfR): Weichmacher DEHP: Tägliche Aufnahme höher als angenommen? Stellungnahme vom 23.7.2003. www.bfr.bund.de/cm/343/taegliche_aufnahme_von_diethylhexylphthalat.pdf, Abruf: 5.1.2024

Bundesinstitut für Risikobewertung (BfR): Gesundheitliche Risiken durch zu hohen Jodgehalt in getrockneten Algen. Aktualisierte Stellungnahme Nr. 026/2007 des BfR vom 22.6.2004. www.bfr.bund.de/cm/343/gesundheitliche_risiken_durch_zu_hohen_jodgehalt_in_getrockneten_algen.pdf, Abruf: 5.1.2024

Bundesinstitut für Risikobewertung (BfR): Isolierte Isoflavone sind nicht ohne Risiko. Stellungnahme Nr. 039/2007 des BfR. www.bfr.bund.de/cm/343/isolierte_isoflavone_sind_nicht_ohne_risiko.pdf, Abruf: 5.1.2024

Bundesinstitut für Risikobewertung (BfR): Endokrine Disruptoren und hormonähnliche Substanzen, www.bfr.bund.de/de/presseinformation/2010/A/endokrine_disruptoren_substanzen_mit_schaedlichen_wirkungen_auf_das_hormonsystem, 2009 u. a., www.bfr.bund.de/de/a-z_index/endokrine_disruptoren_und_hormonaehnliche_substanzen-32448.html, Abruf: 8.4.2024

Bundesinstitut für Risikobewertung (BfR): Hat Glyphosat möglicherweise schädliche Auswirkungen auf die Darmflora von Mensch und Tier? Stellungnahme Nr. 033/2012 des BfR. www.bfr.bund.de/cm/343/hat-glyphosat-moeglicherweise-schaedliche-auswirkungen-auf-die-darmflora-von-mensch-und-tier.pdf, Abruf: 5.1.2024

Bundesinstitut für Risikobewertung (BfR): Gesundheitliche Beeinträchtigungen durch Guduchi-Kräutertees sind möglich – Datenlage ist aber noch unzureichend. Stellungnahme Nr. 009/2013 des BfR. www.bfr.bund.de/cm/343/gesundheitliche-beeintraechtigungen-durch-guduchi-kraeutertees-sind-moeglich-datenlage-aber-noch-unzureichend.pdf, Abruf: 5.1.2024

Bundesinstitut für Risikobewertung (BfR): Aluminiumhaltige Antitranspirantien tragen zur Aufnahme von Aluminium bei. Stellungnahme Nr. 007/2014 des BfR. www.bfr.bund.de/cm/343/aluminiumhaltige-antitranspirantien-tragen-zur-aufnahme-von-aluminium-bei.pdf, Abruf: 5.1.2024

Bundesinstitut für Risikobewertung (BfR): Neue Studien zu aluminiumhaltigen Antitranspirantien: Gesundheitliche Beeinträchtigungen durch Aluminium-Aufnahme über die Haut sind unwahrscheinlich. Stellungnahme Nr. 045/2023 des BfR. www.bfr.bund.de/cm/343/neue-studien-zu-aluminiumhaltigen-antitranspirantien-gesundheitliche-beeintr%C3%A4chtigungen-durch-aluminium-aufnahme-ueber-die-haut-sind-unwahrscheinlich.pdf, Abruf: 5.1.2024 (vgl. Weichmacher DEHP: Tägliche Aufnahme höher als angenommen? Stellungnahme des BfR vom 23.7.2003).

Biosicherheit.de: Phytosanierung: Reinigung von schadstoffbelastetem Boden mit Hilfe von Pflanzen. www.pflanzenforschung.de/de/pflanzenwissen/lexikon-a-z/phytosanierung-2062, Abruf: 5.1.2024

Bittel, M., Klose, P., Langhorst, J.: Kurkuma- und Curcuminoid-Behandlung bei Gonarthrose. Z. f. Phytother. 2022; 6: 243–249

Blaurock-Busch, E.: DMSA – die sanfte und effektive orale Entgiftung. OM & Ernährung. 2011; 134

Blaschek, W.: Wichtl – Teedrogen und Phytopharmaka. Wissenschaftliche Verlagsgesellschaft Stuttgart, Stuttgart, 6. Aufl., 2016

Blech, J.: Giftkur ohne Nutzen. Der Spiegel 2004; 41: 160–162

Bock, H.: Kreütterbuch. Josiam Rihel, Straßburg, 1577. Nachdruck vom Reprint-Verlag Konrad Kölbl, Grünwald bei München, 1964

von Braunschweig, R.: Pflanzenöle: Qualität, Anwendung und Wirkung. Stadelmann Verlag, Wiggensbach, 4. Aufl., 2012

Buchart, K.: Mein Freund, der Darm. Servus Verlag, A-Wals bei Salzburg, 2017

Bühring, U.: Praxis-Lehrbuch der modernen Heilpflanzenkunde. Sonntag Verlag, Stuttgart, 2005

Bühring, U.: Praxis-Lehrbuch der modernen Heilpflanzenkunde. Sonntag Verlag, Stuttgart, 2. Aufl., 2009

Bund für Umwelt- und Naturschutz Deutschland e. V. (BUND): Über 300 Schadstoffe in der Muttermilch. Zeit für eine neue Chemikalienpolitik. Natur & Umwelt Verlags GmbH, Berlin, 2005

Casanova, N. A., Ariagno, J. I., Lopez Nigro, M. M., Mendeluk, G. R., Gette, M. D., Petenatti, E., Palaoro, L. A., Carballo, M. A.: In vivo antigenotoxic activity of watercress juice (Nasturtium officinale) against induced DNA damage. J. Appl. Toxicol. 2013; 33: 880–885

Chivian, E., McCally, M., Hu, H., Haines, A.: Krank durch Umwelt – Was jeder über Umweltgifte wissen sollte. Beck'sche Reihe. Verlag C. H. Beck, München, 1993

Daunderer, M.: Gifte im Alltag. Verlag C. H. Beck, München, 1995

Daunderer, M.: Handbuch der Umweltgifte – Klinische Umwelttoxikologie. ecomed Verlagsgesellschaft, Landsberg am Lech, 1990

Daunderer, M.: Handbuch der Amalgamvergiftung – Diagnostik, Therapie, Recht. ecomed Verlagsgesellschaft, Landsberg am Lech, 1994

Dioscorides: Kräuterbuch, 1610. Reprint-Verlag Konrad Kölbl, Grünwald bei München, 1968

DocCheck Flexikon: Gluthation. Zuletzt aktualisiert am 7.9.2023. www.flexikon.doccheck.com/de/Glutathion, Abruf: 5.1.2024

Doemling, R.: 3 Superpflanzen, die unsere Welt ein bisschen besser machen, Artikel vom 13.6.2020; Agrarwelt. www.agrarbetrieb.com/3-superpflanzen-die-unsere-welt-ein-bisschen-besser-machen, Abruf: 5.1.2024

Dogar, M. Z., Adnan, H., Akhtar, M. S., Sheik, M. A.: Preliminary assessment of efficacy of Nigella sativa seeds in acute lymphoblastic leukemia local children. Pharmacologyonline. 2009; 2: 769–777

Donner, S.: Endlager Mensch – Wie Schadstoffe unsere Gesundheit belasten. Rowohlt Taschenbuch Verlag, Hamburg, 2021

Eis, D., Helm, D., Mühlinghaus, T., Birkner, N., Dietel, A., Eikmann, T., Gieler, U., Herr, C., Lacour, M., Nowak, D., Pedrosa Gil, F., Podoll, K., Renner, B., Wiesmüller, G. A., Worm, M.: The German multicentre study on multiple chemical sensitivity (MCS). Int. J. Hyg. Environ. Health. 2008; 211(5): 658–681

Europäische Kommission: Neue EU-Verordnung verhindert Umwelt-Verschmutzung durch Mikroplastik. Pressemitteilung vom 25.9.2023. https://germany.representation.ec.europa.eu/news/neue-eu-verordnung-verhindert-umwelt-verschmutzung-durch-mikroplastik-2023-09-25_de, Abruf: 5.1.2024

Fecher, P.: Anorganisches Arsen und Gesamtarsen in reishaltigen Lebensmitteln – Untersuchungsergebnisse 2013. Bayerisches Landesamt für Gesundheit und Lebensmittelsicherheit; aktualisiert am 11.12.2017. www.lgl.bayern.de/lebensmittel/warengruppen, Abruf: 5.1.2024

Fernandez, F., Barroso, M. F., De Simone, A., Emriková, E., Dias-Teixeira, M., Pereira, J. P., Chlebek, J., Fernandes, V. C., Rodrigues, F., Andrisano, V., Delerue-Matos, C., Grosso, C.: Multi-target neuroprotective effects of herbal medicines for Alzheimer's disease. J. Ethnopharmacol. 2022; 290: 115107

Fintelmann, V., Wegener, T.: Curcuma longa – Gelbwurzel, eine unterschätzte Heilpflanze. Dtsch. Apoth. Ztg. 2001; 32: 53. www.deutsche-apotheker-zeitung.de/daz-az/2001/daz-32-2001/uid-1217, Abruf: 5.1.2024

Forstneric Lesjak, V., Hadeljan, B.: Weißes Fingerkraut (Potentilla alba): Eine wichtige osteuropäische Heilpflanze für die Schilddrüsenerkrankungen. Der Merkurstab. 2021; 74(5): 428–438

Frohne, D.: Heilpflanzenlexikon. Wissenschaftliche Verlagsgesellschaft Stuttgart, Stuttgart, 8. Aufl., 2006

Gadgoli, C., Mistra, S. H.: Fitoterapia. 1995; 66: 319–323

Galle-Hoffmann, U.: Korianderöl. PTA heute. 1997; 11: 769–774

Gerhard, I.: Schadstoffe und Fertilitätsstörungen – Schwermetalle und Mineralstoffe. Geburtshilfe Frauenheilkd. 1992; 52: 383–396

Gerhard, I.: Frauengesundheit: Ganzheitliches Heilwissen für Körper & Seele. Trias Verlag, Stuttgart, 3. Aufl., 2021

Gerhard, I., Runnebaum, B.: Schadstoffe und Fertilitätsstörungen – Lösungsmittel, Pestizide. Geburtshilfe Frauenheilkd. 1993; 53: 147–160

Gerhard, I., Dermer, M., Runnebaum, B.: Endokrine und immunologische Veränderungen bei Frauen durch chronische Belastung mit Holzschutzmitteln. Landesregierung Niedersachsen, Hannover, 1992

Gesellschaft Anthroposophischer Ärzte in Deutschland (GAÄD) (Hrsg.): Vademecum Anthroposophische Arzneimittel, Bd. 1. Medizinische Sektion der Freien Hochschule für Geisteswissenschaft, Dornach, 4. Aufl., 2017

Girke, M.: Innere Medizin. Salumed Verlag, Berlin, 2010

Gleiter, C. H., Deckert, J.: Koffein, klinische Pharmakologie und Anwendung als Pharmakon. Med. Mo. Pharm. 1992; 15(9): 258–268

Greim, H., Greim, H.: Toxikologie für alle – Wann ist ein Stoff gefährlich? Wiley-VCH GmbH, Weinheim, 2022

Greim, H., Saltmiras, D., Mostert, V., Strupp, C.: Evaluation of carcinogenic potential of the herbicide glyphosate, drawing on tumor incidence data from fourteen chronic/carcinogenicity rodent studies. Crit. Rev. Toxicol. 2015; 45(3): 185–208

Grimm, H.-U.: Die Ernährungsfalle – Wie die Lebensmittelindustrie unser Essen manipuliert. Heyne Verlag, München, 2010

Gruber, L., Wolz, G., Piringer, O.: Untersuchungen von Phthalaten in Baby-Nahrung. Deutsche Lebensmittel Rundschau. 1998; 94: 177–179

Gründemann, C., Lengen, K., Sauer, B., Garcia-Käufer, M., Zehl, M., Huber, R.: *Equisetum arvense* (common horsetail) modulates the function of inflammatory immunocompetent cells. BMC Compl. Altern. Med. 2014; 14: 283

Hahnemann, S.: Apothekerlexikon, A–K, Band 1 und 2. Nachdruck der Erstausgabe 1793–1798. Haug Verlag, Ulm 1966

Hänsel, R., Sticher, O., Zündorf, I.: Pharmakognosie, Phytopharmazie. Wissenschaftliche Verlagsgesellschaft Stuttgart, Stuttgart, 10. Aufl., 2015

Hartner, G. K.: Schmerzkrankheit Fibromyalgie. Natur & Heilen. 2023; 10: 30–35

Heidelberger, B.: Das Sieben-Kräuter-Erbe. G. A. Ulmer Verlag, Tuningen, 1999

Hennek, M., Hennek, B.: Umweltbedingte Erkrankung EL/MCS, Gesund Wohnen & Leben. Eigenverlag Umwelt-Beratung, Würzburg, 2001

Herdel, J.: Aluminium und Alzheimer-Demenz. arznei-telegramm 1996; 2: 20. www.arznei-telegramm.de/html/1996_02/9602020_01.html, Abruf: 5.1.2024

Hertzka, G., Strehlow, W.: Große Hildegard-Apotheke. Verlag H. Bauer, Freiburg im Breisgau, 2. Aufl., 1992

Herzig, K.: Schwarzkümmelöl – Wirkung und Anwendung. Aktualisiert am 07.09.2023. www.zentrum-der-gesundheit.de/ernaehrung/lebensmittel/gewuerze/schwarzkuemmeloel, Abruf: 5.1.2024

Hevert Arzneimittel GmbH: Ausleitung Entgiftung, Leitfaden für Fachkreise. www.hevert.com/de/de, Abruf: 5.1.2024

Hildegard von Bingen: Heilkraft der Natur – »Physica«. Herder Verlag, Freiburg im Breisgau, 1993

Hilp, M.: Amalgam, ein Problem? – Das gesundheitliche Risiko von Amalgamplomben. Dtsch. Apoth. Ztg. 2005; 5: 52. www.deutsche-apotheker-zeitung.de/daz-az/2005/daz-44-2005/uid-14852, Abruf: 5.1.2024

Hirsch, S., Grünberger, F.: Die Kräuter in meinem Garten. Weltbild Verlag, Augsburg, 2008

Hitova, A., Melzig, M. F.: Cichorium intybus L. – Gemeine Wegwarte. Z. f. Phytother. 2014; 35: 198–202

Hofmann, T., Kuhnert, A., Schubert, A., Gill, C., Rowland, I. R., Pool-Zobel, B. L., Glei, M.: Modulation of detoxification enzymes by watercress: in vitro and in vivo investigations in human peripheral blood cells. Eur. J. Nutr. 2009; 48(8): 483–491

Hotze, L.-A., Schumm-Draeger, P.-M.: Schilddrüsen-Krankheiten. Diagnose und Therapie. BMV – Berliner Medizinische Verlagsanstalt GmbH/Henning Berlin/Sanofi-Synthélabo, Berlin, 5. Aufl., 2003

Huibers, J.: Kräuter für Leber und Galle. Aurum Verlag, Freiburg im Breisgau, 2. Aufl., 1982

Huibers, J.: Kräuter für Nieren, Haut und Augen. Aurum Verlag, Freiburg im Breisgau, 2. Aufl., 1982

Huber, R., Weisser, S., Luedtke, R.: Effects of abdominal hot compresses on indocyanine green elimination – a randomized cross over study in healthy subjects. BMC Gastroenterology. 2007; 7: 27

Ippen, H.: Gamma-Linolensäure besser aus Nachtkerzen- oder aus Borretschöl? Z. f. Phytother. 1995; 16, 167–170

Jedinák, A., Mucková, M., Kost'álová, D., Maliar, T., Masterova, I.: Antiprotease and antimetastatic activity of ursolic acid isolated from *Salvia officinalis*. Z. Naturforsch. C. J. Biosci. 2006; 61: 777–782

Jennrich, P.: Schwermetalle – Ursache für Zivilisationskrankheiten. Co'Med Verlagsgesellschaft, Hochheim, 2007

Jennrich, P.: Schwermetalle und Krebs. Co.Med. 2008; 7(8): 1–5

Jobst, D., Kraft, K., Feistel, B., Fürst, R.: Silymarin-Extrakt aus *Silybum marianum* (L.) Gaertn. Gegen alimentär-toxische Leberschäden? Z. f. Phytother. 2020; 41(1): 32–36

Jones, K., Exleya, C., Hawkins, C., Exley, C.: Urinary excretion of aluminium and silicon in secondary progressive multiple sclerosis; EbioMedicine. 2017; 26: 60–67

Kalbermatten, R.: Kompendium der Ceres-Heilmittel. Ceres Heilmittel AG, Kesswil/Schweiz, ALCEA GmbH, Kerpen-Türnich, 8. Aufl., 2009

Kalbermatten, R., Kalbermatten, H.: Pflanzliche Urtinkturen. AT Verlag, Aarau, 2005

Kalbermatten, R., Kalbermatten, H.: Pflanzliche Urtinkturen. AT Verlag, Aarau, 8. Aufl., 2016

Kalus, U., Pruss, A., Bystron, J., Jurecka, M., Smekalova, A., Lichius, J. J., Kiesewetter, H.: Effect of *Nigella sativa* (black seed) on subjective feeling in patients with allergic diseases. Phytother. Res. 2003, 17: 1209–1214

Karadar, D.: Frühjahrsputz für Körper und Seele – Mit ätherischen Ölen die Entgiftung unterstützen. Heilpflanzen. 2023; 1: 39–43

Karutz, M., Soldner, G.: Einleitung/Achillea. Der Merkurstab 2022, 75(1): 52–54

Kati: Superpflanzen: Wie Sie den Boden im Garten entgiften können. www.plantura.garden/gruenes-leben/pflanzen-kuriositaeten/superpflanzen, Abruf: 5.1.2024

Keller, M., Dittrich, K.: Wie gesund sind Chlorella-Algen? UGBforum. 2014; 5(14): 252. www.ugb.de/exklusiv/fragen-service/chlorella-algen/?chlorella-algen, Abruf: 5.1.2024

Kerschner, B.: Alzheimer: Stoppt Liponsäure das Vergessen? Medizin transparent. Beitrag vom 5.3.2015. www.medizin-transparent.at/alzheimer-liponsaeure, Abruf: 5.1.2024

Kim, Y. J., Kwon, S., Kim, M. K.: Effect of Chlorella vulgaris intake on cadmium detoxification in rats fed cadmium. Nutr. Res. Pract. 2009; 3(2): 89–94

Klingmüller, D., Alléra, A.: Endokrin aktive Substanzen in der Umwelt (Endocrine Disruptors): Gefahr für den Menschen? Dtsch. Med. Wochenschr. 2011; 136(18), 967–972

Kneipp, S.: Das große Kneippbuch. Kösel & Pustet, München, 1935

Knieriemen, H.: E-Nummern. AT Verlag, Aarau, 1999

Knieriemen, H., Pfyl, P. S.: Kosmetik-Inhaltsstoffe von A bis Z. AT Verlag, Aarau, 2005

Koch, H. M., Drexler, H., Angerer, J.: An estimation of daily intake of di(2-ethylhexyl) phthalate (DEHP) and other phthalates in the general population. Int. J. Hyg. Environ. Health. 2003; 206: 1–7

Kostyuk, V. A., Potapovich, A. I., Vladykovskaya, E. N., Hiramatsu, M.: Protective effects of green tea catechins against asbestos-induced cell injury. Planta Med. 2000; 66: 762–764

Kraljević Pavelić, S., Simović Medica, J., Gumbarević, D., Filošević, A., Pržulj, N., Pavelić, K.: Critical Review on zeolite clinoptilolite safety and medical applications in vivo. Front. Pharmacol. 2018; 9: 1350

Kroeber, L.: Das neuzeitliche Kräuterbuch, Bd. 1. Hippokrates Verlag, Leipzig, 3. Aufl., 1937

Kuchen, A., Müller, F., Farine, M., Zimmermann, H., Blaser, O., Wüthrich, C.: Die mittlere tägliche Aufnahme von Pestiziden und anderen Fremdstoffen über die Nahrung in der Schweiz. Mitt. Lebensm. Hyg. 90: 78–107

Kumara, S. S. M., Huat, B. T. K.: Extraction, isolation and characterization of anti-tumor principle, α-Hederin, from the seeds of Nigella sativa. Planta Med. 2001, 67: 29–32

Künzle, J.: Chrut und Uchrut. Unterberger Verlagsbuchhandlung, A-Feldkirch, 1935

Kunz, C.: Arsen – Gift und Heilmittel. Der Merkurstab. 2020; 73(5): 344–351

Lautenbacher, L.-M.: Schwarzkümmelöl. Dtsch. Apoth. Ztg. 1997; 137: 4602–4603

Leibniz Universität Hannover: Inhaltsstoffe von Mineral- und Heilwasser, Inhaltsstoffe und Gehalte der Inhaltsstoffe – Kieselsäure, Silizium. www.lw.uni-hannover.de/de/forschung/forschung-am-institut/ernaehrungsphysiologie/kmh/inhaltsstoffe, Abruf: 5.1.2024

Lonicerus, A.: Kreuterbuch, 1679. Reprint-Verlag Konrad Kölbl, Grünwald bei München, 1962

Lucchini, R. G., Hashim, D.: Tremor secondary to neurotoxic exposure: Mercury, lead, solvents, pesticides. Handbook Clin. Neurol. 2015; 131: 241

Lunder, S., Sharp, R., Ling, A., Colesworthy, C.: Study finds record high levels of toxic fire retardants in breast milk from american mothers. Environmental Working Group, Washington, DC, 2008. http://static.ewg.org/reports/2008/MothersMilk.pdf, Abruf: 5.1.2024

Madaus, G.: Lehrbuch der Biologischen Heilmittel. Nachdruck der Ausgabe von Thieme, Leipzig, 1938. Mediamed Verlag, Ravensburg, 1989

Madejsky, M.: Praxishandbuch Frauenkräuter. AT Verlag, Aarau, 2019

Madejsky, M.: Stinkender Storchschnabel, der Kindsmacher der Volksmedizin. Beitrag vom 7.8.2023. www.natura-naturans.de/phytotherapie/ueber-die-heilkraefte-des-stinkenden-storchschnabels-von-margret-madejsky, Abruf: 5.1.2024

Madejsky, M., Rippe, O.: Heilmittel der Sonne. AT Verlag, Aarau, 2012

Magnus, A.: Ausführliches Kräuterbuch oder gründliche Beschreibung aller heilwirkenden Pflanzen, Kräuter und Gesträuche mit genauer Angabe ihrer Verwendung, Kräfte und Wirkungen. Enßlin & Laiblin, Reutlingen, 1871

Maier, G.: Das besondere Kochbuch. Eigenverlag, o. Jahr

Martin, M. (Hrsg.): Das Standardlabor in der naturheilkundlichen Praxis. Elsevier GmbH, Urban & Fischer Verlag, München, 4. Aufl., 2014

Marzell, H.: Wörterbuch der deutschen Pflanzennamen, Bd. Dab–Lyt. Hirzel, Leipzig, 1972

Matheson, S., Fleck, R., Lockwood, T., Gill, R. L., Irga, P. J., Torpy, F. R.: Fuelling phytoremediation: gasoline degradation by green wall systems-a case study. Environ. Sci. Pollut. Res. Int. 2023; 30(56): 118 545–118 555

Matthiolus, P.: Kreutterbuch, 1626. Reprint-Verlag Konrad Kölbl, Grünwald bei München, 1980

Melcher, M.: (Arznei-)Pflanzen und Metabolisches Syndrom – ein Update therapeutischer Möglichkeiten. Z. f. Phytother. 2022; 43(Suppl. 1): S13

Melchers, E., Melchers, H.: Das große Buch der Heiligen. Südwest Verlag, München, 1978

Mezger, J.: Gesichtete homöopathische Arzneimittellehre, Bd. 1 und 2. Haug Verlag, Stuttgart, 12. Aufl., 2005

Meyer, E. A.: Der Haronga-Baum – Bewährte Hilfe für Magen und Darm. Artikel vom 8.2.2016; pta Forum. https://ptaforum.pharmazeutische-zeitung.de/ausgabe-032016/bewaehrte-hilfe-fuer-magen-und-darm, Abruf: 5.1.2024

Meyer, U.: »Tau des Meeres« – Rosmarinus officinalis als Heilpflanze. Der Merkurstab. 2009; 62(5): 455–469

Mirzaei, N., Sadatmahalleh, S. J., Rouholamin, S., Nasiri, M.: A randomized trial assessing the efficacy of Silymarin on endometrioma-related manifestations. Sci. Rep. 2022; 12: 17549

Mitra, S., Sur, R. K., Roy, A., Mukherjee, A. S.: Effect of *Chelidonium majus* L. on experimental hepatic tissue injury. Phytother. Res. 1996; 10: 354–356

Momsen, J.: Das ausdauernde Gänseblümchen – ein heilkräftiger Immerblüher. Der Merkurstab. 2008; 61(3): 270–283

Mutter, J.: Lass dich nicht vergiften. Gräfe und Unzer, München, 2022

Nehls, M.: Das erschöpfte Gehirn. Der Ursprung unserer mentalen Energie – und warum sie schwindet. Heyne, München 2022

Neumann, N.: Birken entfernen Mikroplastik aus dem Boden. IGB Pressemitteilung vom 21.2.2022. www.igb-berlin.de/news/birken-entfernen-mikroplastik-aus-dem-boden, Abruf: 5.1.2024

Neumann, S.: Entgiften ganz easy. Verlag Wolf Digital GmbH, Winterthur, 3. Aufl., 2020

Neuwinger, H. D.: Afrikanische Arzneipflanzen und Jagdgifte. Wissenschaftliche Verlagsgesellschaft Stuttgart, Stuttgart, 2. Aufl., 1998

Nieber, K.: Curcumin – Antiinflammatorische Wirkung, neue Applikationsformen und klinische Studien. Z. f. Phytother. 2015; 36: 63–68

Niederkofler, C.: Die Kraft der Kräuter. Athesia Verlag, Bozen, 2005

oe24: Fukushima – Arbeiter kämpfen mit Zeolith gegen Verseuchung. Pressemitteilung vom 16.4.2011. www.oe24.at/welt/japan-beben/Arbeiter-kaempfen-mit-Zeolith-gegen-Verseuchung/24594088, Abruf: 5.1.2024

Oh, H., Kim, D. H., Cho, J. H., Kim, Y. C.: Hepatoprotective and free radical scavenging activities of phenolic petrosins and flavonoids isolatet from Equisetum arvense. J. Ethnopharmacol. 2004; 95(2/3): 421–424

Otterbach, C., Nowak, I., Hornberg, D., Eikmann, C., Wiesmüller, T.: Klinische Umweltmedizin. Dtsch. Ärztebl. 2008: 105(30): 523-10000

Pallenbach, E.: Kaffee, Cola und Koffeintabletten. Dtsch. Apoth. Ztg. 2002; 142(22): 2707–2715
Pauli, A.: Moospolster gegen Smog. Gesundheitsnachrichten. 2017; 11: 15
Pelikan, W.: Heilpflanzenkunde: Der Mensch und die Heilpflanzen, Bd. I. Philosophisch-Anthroposophischer Verlag, Dornach, 1958
Pflanzenforschung.de: Biostaubsauger für Bodengifte – Phytomining mit Arabidopsis halleri. Artikel vom 03.11.2016. www.pflanzenforschung.de/de/pflanzenwissen/journal/biostaubsauger-fuer-bodengifte-phytomining-mit-arabidop-10717, Abruf: 5.1.2024
Pirkenau, D.: Quecksilber richtig ausleiten – endlich gesund werden. Books on Demand, Norderstedt, 2011
Pirzkall, R.: Aluminium ausleiten: Was Sie dabei beachten sollten. Artikel vom 14.12.2019. Focus Online. https://praxistipps.focus.de/aluminium-ausleiten-was-sie-dabei-beachten-sollten_115690, Abruf: 5.1.2024
Porta, J. B.: Phytognomonica, Frankfurt am Main 1608, 3. Buch, Kap. II, zitiert nach Schlegel, E.: Religion der Arznei. J. Sonntag Verlag, 6. Aufl., Regensburg 1987
Rabiei, K., Ebrahimzadeh, M. A., Saeedi, M., Bahar, A., Akha, O., Kashi, Z.: Effects of a hydroalcoholic extract of Juglans regia leaves on blood glucose and major cardiovascular risk factors in type 2 diabetic patients: a double-blind, placebo-controlled clinical trial. BMC Complement Altern. Med. 2018; 18: 206
Raimann, C.: Alant – Die Elfenampfer von gestern gegen den Feinstaub von heute. © 2016. www.ch-raimann.ch/heilpflanzen/pflanzenbeschreibung/alant, Abruf: 5.1.2024
Rehberg, C.: Ausleitung von Aluminium. Aktualisiert am 1.11.2023 – 2023a. www.zentrum-der-gesundheit.de/bibliothek/ratgeber/detox-uebersicht/aluminium-ausleiten, Abruf: 5.1.2024
Rehberg, C.: Ölziehen – Ihre Kur zur Entgiftung. Aktualisiert am 5.2.2023 – 2023b. www.zentrum-der-gesundheit.de/bibliothek/ratgeber/detox-uebersicht/oelziehen, Abruf: 5.1.2024
Rehberg, C.: Zeolith: Kann sich daraus Aluminium lösen? Aktualisiert am 7.8.2023 – 2023c. www.zentrum-der-gesundheit.de/bibliothek/naturheilkunde/alternative-mittel/zeolith-aluminium, Abruf: 5.1.2024
Réquéna, Y.: Acupuncture et phytothérapie, Bd. 1–3. Maloine, Paris, 1983–1985
Rhyner, H. H., Frohn, B.: Heilpflanzen im Ayurveda. AT Verlag, Aarau, 2006
Ribeiro, C. B., Ramos, F. M., Manthey, J. A., & Cesar, T. B.: Effectiveness of Eromin® in managing hyperglycemia and reversal of prediabetes condition; a double-blind, randomized, controlled study. Phytother. Res. 2019; 33: 1921–1933
Ring, J., Bachert, C., Bauer, C.-P., Czech, W. (Hrsg.): Weißbuch Allergie in Deutschland. Springer Verlag, Berlin/Heidelberg, 2010
Rippe, O. / Madejsky, M.: Traditionelle Heilpflanzenkunde und Phytotherapie. AT Verlag, Aarau, 4. Aufl., 2019
Robert Koch-Institut (RKI): Amalgam: Stellungnahme aus umweltmedizinischer Sicht. Bundesgesundheitsbl. Gesundheitsforsch. Gesundheitsschutz. 2007; 50: 1304–1307
Ruoff, M.: Löwenzahn und Löwenkraft. AT Verlag, Aarau, 3. Aufl., 2018
Ruoff, M.: Schachtelhalm. AT Verlag, Aarau, 2019
Rupprecht, M.: Aktivkohle – bewährtes Heilmittel bei Durchfall-Erkrankungen und Vergiftungen. Natur & Heilen. 2023; 3: 42–47
Saller, R., Dal Cero, M.: Supportivmedizin, Multimorbidität und Phytotherapie. Z. f. Phytother. 2022; 43(Suppl. 1): S6–S7

Saller, R., Rostock, M.: Diabetes und Fettstoffwechselstörungen: Phytotherapie und »herbal medicine« – ein selektiver Review. ZAENmagazin. 2017; 9: 11–16
Schad, F., Matthes, B., Portner, J., Biesenthal-Matthes, S., Buchwald, D., Pickartz, H., Matthes, H.: Viscum album L and Solanum lycopersicum inhibit fibrosis in chronic hepatitis C (HCV). A pilot study. Gastroenterology. 2004; 126(Suppl. 2): S1154
Schempp, C. M., Wölfle, U., Rispens, J. A., Schaette, R.: Koriander (Coriandrum sativum L.) – ein heilkräftiger und antimikrobiell wirksamer mediterraner Doldenblütler. Der Merkurstab. 2011; 64(4): 339–345
Schier, J., Bruchner, N.: Schafgarbe-Tee-Leberwickel bei Chemotherapie-assoziierten Beschwerden bei einem 40-jährigen Patienten mit Seminom – eine Kasuistik. Der Merkurstab. 2016; 69(2): 134–138
Schlegel, E.: Religion der Arznei. Johannes Sonntag, Regensburg, 1987
Schiller, S.: Schwermetall-Ausleitung, die wirksamsten Verfahren der Naturheilkunde. Natur & Heilen. 2023; 8: 22–29
Schlumpf, M., Lichtensteiger, W. (Hrsg.): Sinkt die Fertilität? Daten zur Wirkung von Umweltchemikalien auf Fortpflanzungsprozesse bei Mensch, Wirbeltieren und wirbellosen Tieren. Verlag Kind und Umwelt, Zürich, 1996
Schlumpf, M., Lichtensteiger, W. (Hrsg.): Hormonaktive Chemikalien. Verlag Hans Huber, CH-Bern, 2000
Schneider, M.: Zu viel Chemie in der Nahrung. Naturheilpraxis 3/2024, S. 10–13
Schönfelder, I., Schönfelder, P.: Das neue Buch der Heilpflanzen. Wissenschaftliche Verlagsgesellschaft Stuttgart, Stuttgart, 2004
Schulte-Uebbing, C.: Angewandte Umweltmedizin. Sonntag Verlag, Stuttgart, 1996
Schulz, A.: Wasser Kristall Welten. AT Verlag, Aarau, 2003
Schulz, A.: Geräte zur Wasserbelebung. AT Verlag, Aarau, 2006
Schweig, T.: Schwarzkümmels kleine Körner groß im Kommen. Pharm. Ztg. 1999; 144: 2582–2587
Schwyn, H.-J., Lieners, C.: Lebensmittelunverträglichkeiten – Allergie Typ 3 erkennen und richtig behandeln. AT Verlag, Aarau, 2009
Sears, M. E.: Chelation: Harnessing and enhancing heavy metal detoxification – a review. The ScientificWorldJournal. 2013: 219840
Singh, V., Gupta, A., Verma, U. P., Mishra, T., Pal, M.: An evaluation of the efficacy of ethanolic extract of Nigella sativa L on the clinical parameters of moderate-to-severe gingivitis: A split-mouth clinical study. Ayu. 2019; 40(3): 152–158
Smith, D., Dawason, H.: Glutathione is required for efficient production of infectious picornavirus virions; Virology. 2006; 353(2): 258–267
Soldner, G., Stellmann, H. M.: Individuelle Pädiatrie. Wissenschaftliche Verlagsgesellschaft Stuttgart, Stuttgart, 2001
Sommer, M.: Umwelteinflüsse in der Kindheit auf das Risiko einer späteren Erkrankung an Multipler Sklerose. Der Merkurstab. 2007; 60(5): 400–414
Sommer, N. W.: Detox – natürlich entgiften. Eigenverlag, 2018
Sterry, W.: Erdrauch gegen Schuppenflechte. Z. f. Phytother. 2003; 24(3): 105
Strauß, L.: Phytomining: Mit Superpflanzen Böden entgiften und Metalle ernten. Artikel vom 28.3.2019. www.reset.org/phytomining-superpflanzen-boeden-entgiften-und-metalle-ernten-03262019, Abruf: 5.1.2024
Tabernaemontanus, J.: Kräuterbuch. Johann L. König, Basel, 1731
Tappeiner Ebner, J.: Meine Rosenwelt. Naturkosmetik, Kulinarik und Gartentipps. Edition Raetia, Bozen, 2022

Teschke, R., Glass, X., Schulze, J., Eickhoff, A.: Suspected Greater Celandine hepatotoxicity: liver-specific causality evaluation of published case reports from Europe. Eur. J. Gastroenterol. Hepatol. 2012; 24: 270–280

Thumulla, J.: Flammschutzmittel/Weichmacher. Stand: Juli 2003. www.agoef.de/schadstoffe/chemische-schadstoffe/flammschutzmittel.html, Abruf: 5.1.2024

Thust, T., Schlett, S.: Entgiften & Entschlacken. Gräfe und Unzer, München, 4. Aufl., 2006

Toda, M., Okubo, S., Ikigai, H., Suzuki, T., Suzuki, Y., Shimamura, T.: The protective activity of tea against infection by Vibrio cholerae. J. Appl. Bacteriol. 1991; 70(2): 109–112

Trautmann, A., Kleine-Tebbe, J.: Umweltbezogene Syndrome. In Trautmann, A., Kleine-Tebbe, J. (Hrsg.): Allergologie in Klinik und Praxis; Thieme Verlag, Stuttgart, 4. Aufl. 2022. https://eref.thieme.de/NV9NP, Abruf: 5.1.2024

Trautmann, A., Kleine-Tebbe, J.: Umwelttoxikologie. In Trautmann, A., Kleine-Tebbe, J. (Hrsg.): Allergologie in Klinik und Praxis; Thieme Verlag, Stuttgart, 4. Aufl., 2022: 653–654

Troitzsch, J.: Flammschutzmittel. Anforderungen und Innovationen. Kunststoffe, 11/2012

Tuchaninova, L. I.: Experience of using phytopreparation Alba (root extract of Potentilla alba) in complex treatment of thyroid pathology in children and adolescents. Originalartikel in Russisch. Lik. Sprava. 2014; 3–4: 125–129

Überall, A., Überall, F.: Herb- und Bitterstoffe, Rezepte und Anwendungen aus der Tibetischen Medizin. AT Verlag, Aarau, 2013

Uehleke, B.: Blutzuckerkontrolle: Placebo besser als Walnussblätter? Z. f. Phytother. 2019; 40: 16–17

Umweltbundesamt: Multiple Chemikaliensensibilität. Beitrag vom 15.12.2021. www.umweltbundesamt.de/themen/gesundheit/belastung-des-menschen-ermitteln/umweltmedizin/multiple-chemikaliensensibilitaet, Abruf: 5.1.2024

Vallverdú-Queralt, A., Jáuregui, O., Medina-Remón, A., & Lamuela-Raventós, R. M.: Evaluation of a method to characterize the phenolic profile of Organic and conventional tomatoes. J. Agric. Food Chem. 2012, 60, 13: 3373–3380

Van Wyk, B. E., Wink, C., Wink, M.: Handbuch der Arzneipflanzen. Wissenschaftliche Verlagsgesellschaft Stuttgart, Stuttgart, 3. Aufl., 2015

Verbraucherzentrale: Asbest: gefährlich und immer noch aktuell. Beitrag vom 20.6.2023. www.verbraucherzentrale.de/wissen/umwelt-haushalt/wohnen/asbest-gefaehrlich-und-immer-noch-aktuell-48383, Abruf: 5.1.2024

Vlachojannis, J., Chrubasik-Hausmann, S.: Knoblauch zur Gesunderhaltung. Z. f. Phytother. 2018; 39(4): 165–169

Vogel, H.-H.: Wege der Heilmittelfindung. Natur – Mensch – Medizin Verlags GmbH, Bad Boll, 1994

Wabner, D., Beier, C.: Aromatherapie. Urban & Fischer, München, 2009

Wagner, H.: Arzneidrogen und ihre Inhaltsstoffe. Wissenschaftliche Verlagsgesellschaft Stuttgart, Stuttgart, 6. Aufl., 1999

Wagner, H., Vollmar, A., Bechthold, A.: Pharmazeutische Biologie 2. Wissenschaftliche Verlagsgesellschaft Stuttgart, Stuttgart, 7. Aufl., 2007

Waxenegger, C.: Curcumin verbessert Symptomatik bei Colitis ulcerosa. Z. f. Phytother. 2020; 41: 247

Waxenegger, C.: Süßholzwurzel unterstützt Leberregeneration. Z. f. Phytother. 2023; 44: 135

Wei, S., Zhou, Q., Mathews, S.: A newly found cadmium accumulator – Taraxacum mongolicum. J. Hazard. Mater. 2008, 11; 159: 544–547

Weiß, R. F.: Lehrbuch der Phytotherapie. Hippokrates Verlag, Stuttgart, 7. Aufl., 1991
Wichtl, M.: Teedrogen. Wissenschaftliche Verlagsgesellschaft Stuttgart, Stuttgart, 2. Aufl., 1989
Wichterich, A.: Heilpflanzen Smoothies für Frauen. Mankau Verlag, Murnau, 2016
Wiesenauer, M.: Homöopathie – Okoubaka aubrevillei. Dtsch. Apoth. Ztg. 2007; 25: 50
Wilkens, J., Meyer, F.: Die Birkenmistel. Der Merkurstab. 2022; 75(1): 43–51
Winder, C.: Mechanisms of multiple chemical sensitivity. Toxicology Letters. 2002; 128(1): 85–97
Witkowska-Banaszczak, E., Bylka, W., Matlawska, I., Goslinska, O., Muszynski, Z.: Antimicrobial activity of Viola tricolor herb. Fitoterapia 2005; 76: 458–461.
Wojnicz, D., Kucharska, A. Z., Sokół-Łętowska, A., Kicia, M., Tichaczek-Goska, D.: Medicinal plants extracts affect virulence factors expression and biofilm formation by the uropathogenic Escherichia coli. Urol. Res. 2012; 40: 683–697
Wortberg, W.: Bin ich umweltkrank? ML Verlag, Kulmbach, 2. Aufl., 2015
Yang, T., Doherty, J., Zhao, B., Kinchla, A. J., Clark, J. M., He, L.: Effectiveness of commercial and homemade washing agents in removing pesticide residues on and in apples. J. Agric. Food Chem. 2017, 65(44): 9744–9752
Zalewska, M., Trefon, J., Milnerowicz, H.: The role of metallothionein interactions with other proteins. Proteomics. 2014; 14(11): 1343–1356
Zeit Online: Deutsche Bahn will Einsatz von Glyphosat halbieren. Pressemeldung vom 30.8.2019. www.zeit.de/wissen/umwelt/2019-08/umweltschutz-deutsche-bahn-schienen-unkrautvernichtung-glyphosat, Abruf: 5.1.2024
Zeit Online: Gewerkschaft: Asbest-Belastung in Wohnhäusern birgt Gefahr. Pressemitteilung der dpa vom 10.8.2023. www.zeit.de/news/2023-08/10/gewerkschaft-asbest-belastung-in-wohnhaeusern-birgt-gefahr, Abruf: 5.1.2024
Zilker, T., Eckert, K.-G., Eyer, P.: Aktivkohle – Sofortmaßnahme bei oralen Vergiftungen. Dtsch Ärztebl. 1999; 96(44): A-2826/B-2406/C-2252
Zündorf, I., Fürst, R.: Welche Pflanzen können bei Leber-/Galleleiden helfen? Z. f. Phytother. 2020; 41: 5–12

Weitere Quellen:

Allgemeine Homöopathische Zeitung für wissenschaftliche und praktische Homöopathie; Band 225; 1980, Heft 1; Eichhornia, S. 219
Wie helfen Aminosäuren bei der Entgiftung? https://artgerecht.com/magazin/wie-helfen-aminosaeuren-bei-der-entgiftung
Wie entgifte ich meinen Körper? https://artgerecht.com/magazin/wie-entgifte-ich-meinen-koerper-artgerechte-tipps-zum-gesunden-fasten.
Entgiftung in der Orthomolekularen Medizin https://akademie-orthomolekulare-medizin.de/uebersicht-naturheilverfahren/entgiftung-in-orthomolekularen-medizin
Schwermetallentgiftung bei Kinderwunsch www.paleo-mama.de/schwermetalle-entgiften-kinderwunsch

Die Autorin

Margret Madejsky, Jahrgang 1966, ist seit 1993 als Heilpraktikerin in eigener Praxis tätig. Schwerpunkt ihrer Praxis- und Unterrichtstätigkeit ist die Naturheilkunde für Frauen. Sie ist Mitbegründerin von Natura Naturans, Arbeitsgemeinschaft für Traditionelle Abendländische Medizin, und leitet seit mehr als 30 Jahren Ausbildungen und Fortbildungen in Kräuterheilkunde, Astromedizin und Paracelsusmedizin. Die Autorin hat seit Mitte der 1990er-Jahre zahlreiche Veröffentlichungen gemacht, u. a. in der Fachzeitschrift *Naturheilpraxis*. Im AT Verlag sind von ihr bereits erschienen: *Paracelsusmedizin* (2001), *Die Kräuterkunde des Paracelsus* (2006), *Lexikon der Frauenkräuter* (2008), *Heilmittel der Sonne* (2012), *Praxishandbuch Frauenkräuter* (2019).

www.natura-naturans.de
www.margret-madejsky.de

Stichwortverzeichnis

A

B

C

D

E

F

G

H

I

J

K

L

M

N

O

P

Q

R

S

T

U

V

W

X

Y

Z

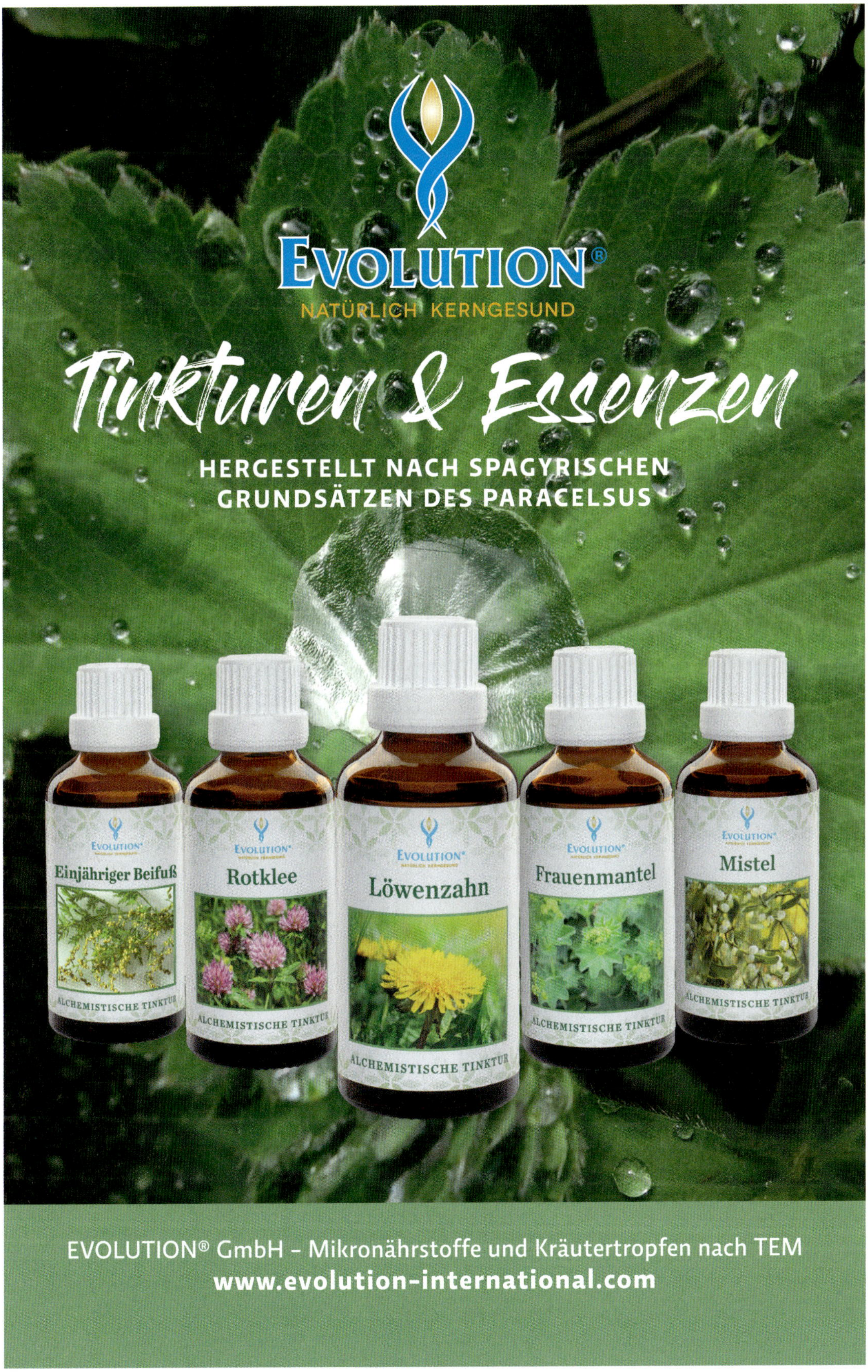
EVOLUTION®
NATÜRLICH KERNGESUND
Tinkturen & Essenzen
HERGESTELLT NACH SPAGYRISCHEN
GRUNDSÄTZEN DES PARACELSUS
Einjähriger Beifuß
ALCHEMISTISCHE TINKTUR
Rotklee
ALCHEMISTISCHE TINKTUR
Löwenzahn
ALCHEMISTISCHE TINKTUR
Frauenmantel
ALCHEMISTISCHE TINKTUR
Mistel
ALCHEMISTISCHE TINKTUR
EVOLUTION® GmbH – Mikronährstoffe und Kräutertropfen nach TEM
www.evolution-international.com

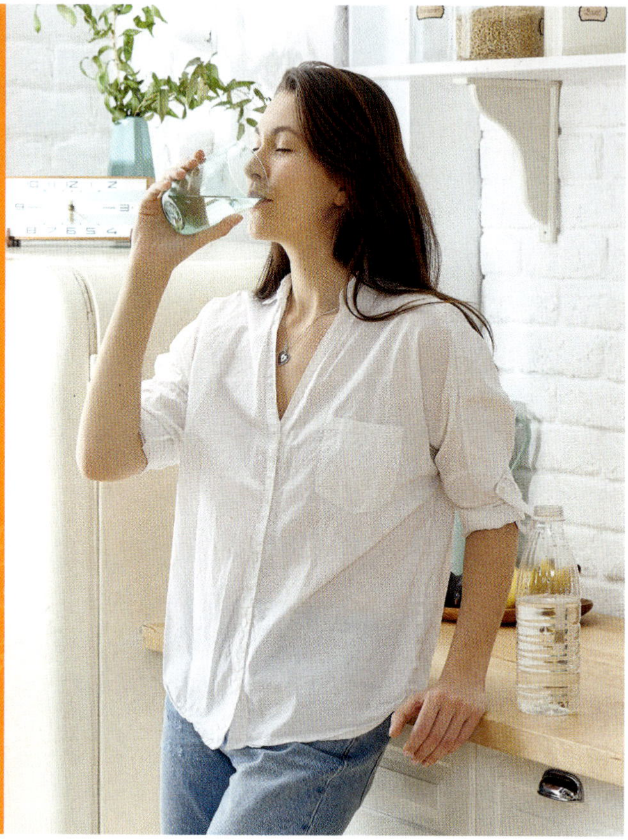

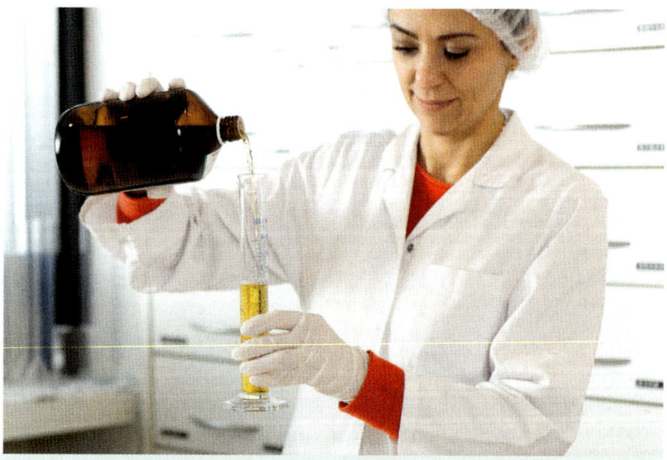

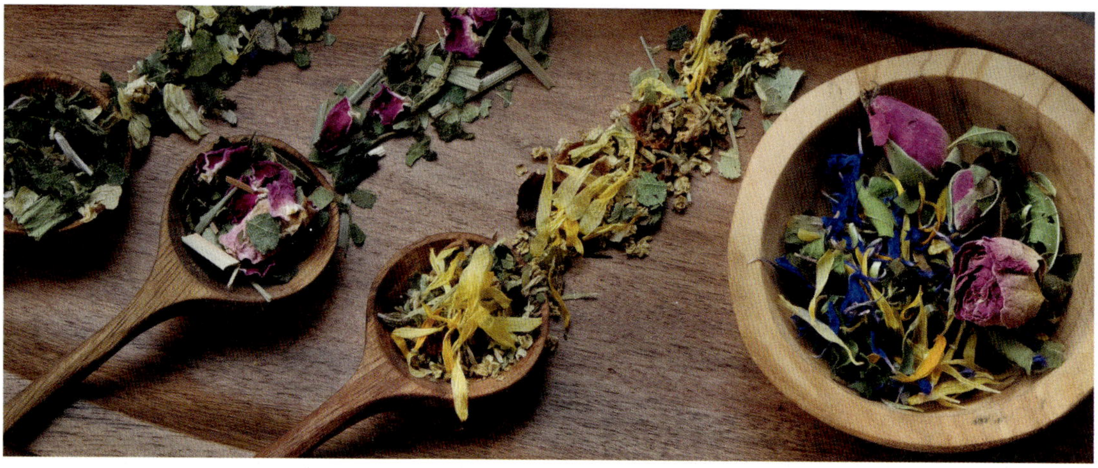

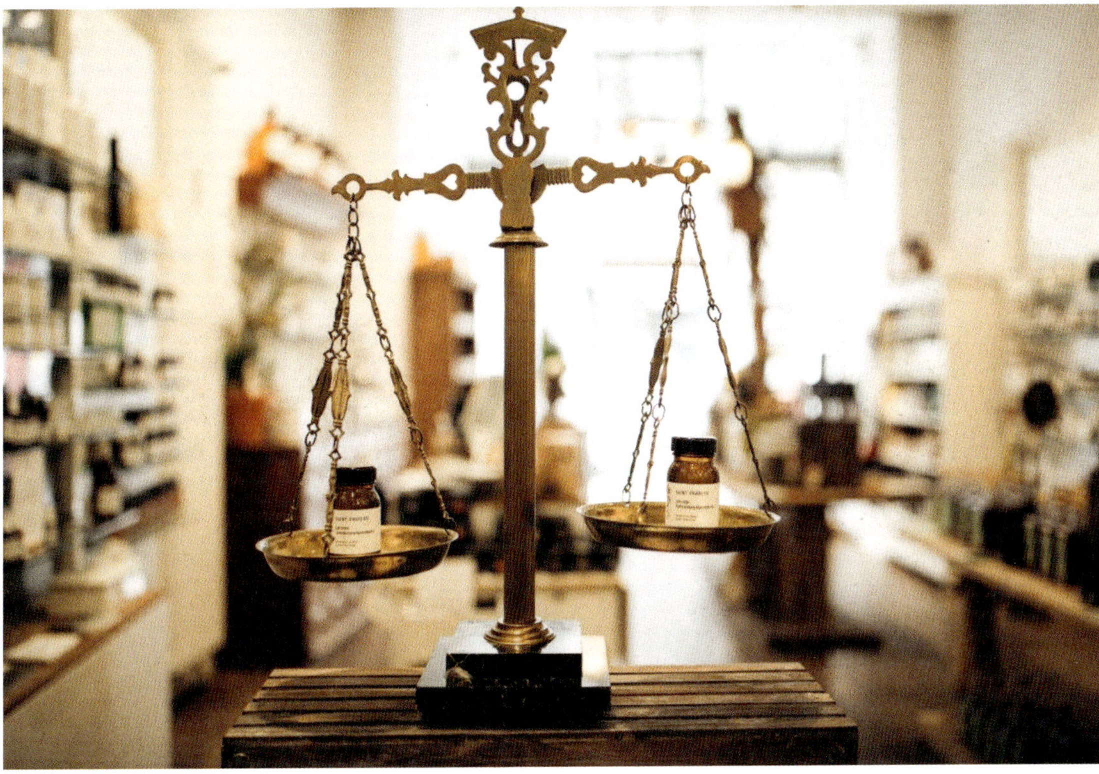

Umschlag Vorderseite: iStock/Dave Harrison-Ward
Umschlag Rückseite: Sammlung Madejsky/Rippe
Bilder Inhalt: Sammlung Madejsky/Rippe, außer Foto S. 13: stock.adobe.com/tavav; Foto S. 30: iStock/gaspr13; Foto S. 130: Shutterstock/Sebastian_Photography; Foto S. 145: Manuel Villegas; Foto S. 187: Shutterstock/Kabar; Foto S. 189: iStock/photographereddie; Foto S. 253: iStock/Prathaan

3. Auflage, 2025

Lektorat: Ralf Lay, Mönchengladbach
Gestaltung und Satz: AT Verlag
Bildbearbeitung: Thomas Humm, Matzingen
Druck und Bindearbeiten: Firmengruppe Appl, aprinta Druck, Wemding
Printed in Germany

MIX
Papier | Fördert gute Waldnutzung
FSC® C004592

ISBN 978-3-03902-246-5

Für Herstellung und Einfuhr in die EU: AT Verlag AG, Bahnhofstraße 41, 5000 Aarau, Schweiz, info@at-verlag.ch; AT Verlag Deutschland, c/o Liberté Buchservice GmbH, Fruchthof, Gotzinger Straße 52b, 81371 München, Deutschland, info@atverlag.de

www.at-verlag.ch

Der AT Verlag wird vom Bundesamt für Kultur für die Jahre 2021–2025 unterstützt.